细针穿刺细胞病理学

主编　赵澄泉（Chengquan Zhao）

　　　[美] 利朗·潘特诺威茨（Liron Pantanowitz）

　　　杨　敏（Min Yang）

北京科学技术出版社

图书在版编目（CIP）数据

细针穿刺细胞病理学 / 赵澄泉，（美）潘特诺威茨，杨敏主编. — 北京：北京科学技术出版社，2014.6

ISBN 978-7-5304-7100-5

Ⅰ．①细… Ⅱ．①赵… ②潘… ③杨… Ⅲ．①穿刺术—细胞学—病理学 Ⅳ．①R446.9

中国版本图书馆CIP数据核字（2014）第057839号

细针穿刺细胞病理学

主　　编：赵澄泉（Chengquan Zhao）〔美〕利朗·潘特诺威茨（Liron Pantanowitz）　杨敏（Min Yang）
责任编辑：李金莉　张静静
特约编辑：毛瑛玉
责任校对：黄立辉
责任印制：李　茗
封面设计：耕者设计工作室
出 版 人：曾庆宇
出版发行：北京科学技术出版社
社　　址：北京西直门南大街16号
邮政编码：100035
电话传真：0086-10-66161951（总编室）
　　　　　0086-10-66113227（发行部）　0086-10-66161952（发行部传真）
电子信箱：bjkjpress@163.com
网　　址：www.bkydw.cn
经　　销：新华书店
印　　刷：北京捷迅佳彩印刷有限公司
开　　本：889mm×1194mm　1/16
字　　数：752千
印　　张：28.5
版　　次：2014年9月第1版
印　　次：2014年9月第1次印刷
ISBN 978-7-5304-7100-5/ R · 1751

定　　价：280.00元

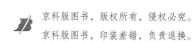

■ 主 编

赵澄泉（Chengquan Zhao）

[美] 利朗·潘特诺威茨（Liron Pantanowitz）

杨敏（Min Yang）

■ 编者 （按姓氏字母顺序排列）

Guoping Cai（蔡国平）, MD
Associate Professor of Pathology
Yale Medical Center
New Haven, CT USA

PoChu Fung, MBA, SCT（ASCP）
Instructor, School of
Cytotechnology
University of California Los
Angeles Medical Center
Los Angeles, CA USA

Yun Gong（龚云）MD
Associate Professor of Pathology
University of Texas MD Anderson
Cancer Center
Houston, TX USA

Yajue Huang（黄雅珏）, MD
Staff Pathologist
Mayo Clinic
Rochester, MN USA.

Walid E. Khalbuss, MD, PhD
Professor of Pathology
University of Pittsburgh Medical
Center
Pittsburgh, PA USA

Zaibo Li （李再波）, MD, PhD
Assistant Professor of Pathology
University of Ohio State Medical
Center
Columbus, OH USA

Pifu Luo（罗丕福）, MD, PhD
Staff Pathologist
Providence Medford Medical Center
Medford, OR   USA

Zhicheng Mo（莫志成）, MD
Staff pathologist
Kaiser Permanente Medical Center South Sacramento
Sacramento, CA   USA

Liron Pantanowitz, MD
Associate Professor of Pathology
University of Pittsburgh Medical Center
Pittsburgh, PA   USA

Jianyu Rao（饶建宇）, MD
Professor of Pathology
University of California Los Angeles Medical Center
Los Angeles, CA   USA

Lu Wang（王路）, MD, PhD
Cytopathology Fellow
Loyola University Health System
Maywood, IL   USA

Eva M. Wojcik, MD
Professor of Pathology
Loyola University Health System
Maywood, IL   USA

Huaitao Yang（杨怀涛）, MD, PhD
Assistant Professor of Pathology
University of Cincinnati Medical Center
Cincinnati, OH   USA

Min Yang（杨敏）, MD
Dorevitch Pathology
Melbourne,Australia

Songlin Zhang（张松林）, MD, PhD
Associate Professor of Pathology
University of Texas at Houston
Houston, Texas. USA

Xinmin Zhang（张新民）, MD
Associate Professor of Pathology
Temple University School of Medicine
Philadelphia, PA 19140

Chengquan Zhao（赵澄泉）, MD
Professor of Pathology
University of Pittsburgh Medical Center
Pittsburgh, PA   USA

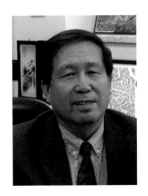

赵澄泉（Chenquan Zhao），医学博士，美国匹兹堡大学医学院教授。兼任多所中国大学病理学特聘教授。妇科病理学、乳腺病理学和细胞病理学专家。现为全美华人病理学会（CAPA）副主席。任美国病理学家协会（CAP）细胞病理学委员会、美国细胞病理学学会（ASC）委员会等多个病理学学会会员。

1983年毕业于青岛医学院（77级医学系），后在青岛医学院附属医院检验科工作，曾任检验科副主任。1985—1988年在青岛医学院微生物系攻读硕士学位，随后留校任教于微生物学和免疫学教研室。1992年赴以色列希伯来大学从事DNA重组的分子生物学研究。1993年10月—2000年6月在美国加州大学洛杉矶分校医学院从事抗菌肽分子生物学研究，科研成果获三项美国国家专利局专利。2000年7月—2004年7月在美国Drexel大学医学院接受病理学专科训练。后在美国军队病理研究所（AFIP）完成妇产科病理学和乳房病理学专科训练（1年），并在南加州大学医学院专修细胞病理学（1年）。2006年至今，在匹兹堡大学医学中心Magee妇女医院从事乳腺病理学、妇科病理学和细胞病理学的临床诊断、教学和科研工作，任细胞病理学副主任，细针穿刺室主任。主要科研方向为妇科肿瘤的病理诊断、分子生物学、妇科宫颈细胞学及HPV的研究。已发表医学论文120余篇。编写和翻译国内多部医学书籍，参编2013世界卫生组织妇科肿瘤分类的修订。

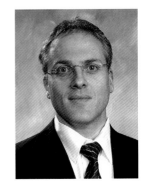

利朗·潘特诺威茨（Liron Pantanowitz），医学博士，美国匹兹堡大学医学院副教授，细胞病理学、软组织和骨外科病理学专家。

1991年毕业于南非Witwatersrand大学，获生物科学学士学位；1996年获Witwatersrand大学医学院博士学位；1999—2003年在美国哈佛大学Beth Israel Deaconess医学中心完成4年病理住院医生培训，随后在同家医院完成血液病理专科培训（1年），在Tufts大学医院完成细胞病理学培训（1年）；2005年7月—2010年6月任Tufts大学病理系助理教授；2010年7月任匹兹堡大学医学院副教授，现为匹兹堡大学医学中心Shadyside医院细胞病理学主任、信息病理研究室主任。主要研究方向为细胞病理学、传染病病理学和数字化病理学。已发表300余篇学术论文，主编和参编多本细胞病理学和数字化病理学专著。应邀在美国和世界许多国家作学术演讲。

利朗·潘特诺威茨博士为*Journal of Pathology Informatics*主编和多种细胞学杂志编委，美国信息病理学学会前任主席。美国加拿大病理学会（USCAP）、美国病理学家协会（CAP）、美国细胞病理学学会（ASC）委员会委员。

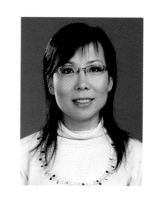

杨敏（Min Yang），医学学士，专业研究方向为细胞病理学，现在澳大利亚墨尔本Dorevitch Pathology工作。曾任解放军总医院（301）病理科细胞学室负责人，中华医学会病理学分会细胞病理学专业委员会委员。

1995年毕业于辽宁省锦州医学院；1999年在解放军总医院（301）病理科进修1年；2000年在北京协和医院病理科学习半年；2003年赴香港学习宫颈液基细胞学诊断，获SurePath液基细胞学诊断资格证书；2006年与国内外病理学者共同创建华夏病理学网（www.ipathology.cn），该网站在国内病理专业网站中点击率、影响力均名列前茅；2007年荣获解放军总后医技部嘉奖；2009年主编《细胞病理学诊断图谱及实验技术》，参编《女性生殖系疑难病例临床病理讨论》；2011年主编《妇科细胞病理学诊断与临床处理》；2012年主编《细胞病理学诊断图谱及实验技术》第2版。

长期从事病理学诊断工作，具有丰富的专业知识和经验，始终以严谨的学风和热忱的工作态度致力于细胞学诊断和网络建设。通过华夏病理学网站，联系国内外病理学专业人士进行学术交流和举办讲座。为促进临床病理学发展及国内病理专业技术水平的提高做了大量的工作。

近年来，细胞病理学在国内越来越受重视，一方面缘于临床对细胞病理学检查的需求不断增加，另一方面也缘于学者们对细胞病理学认识的逐步加深。此外，内镜、液基细胞学、分子生物学技术等新技术的开发、应用和发展也促进了细胞病理学的进步。越来越多的病理医生、技术员和其他临床医生迫切需要深入了解和掌握更多的细胞病理学知识。然而，现有的细胞病理学专业书籍十分有限，不能完全满足新手入门及相关人员继续教育的需要。

这本由17位海内外病理学专家、学者历时2年编撰的《细针穿刺细胞病理学》，不仅参阅了大量的文献，博采众长，更是凝聚了编者们多年丰富的个人工作经验和心得；不仅有最基础的知识普及，还融入了最新的理论、技术介绍；图文并茂，内容详实。本书除包括常见的穿刺细胞病理学内容外，还专门分出胃肠道、胰腺、卵巢、肾、感染性疾病和分子病理学等章节，有助于进一步拓宽病理学专业人员开展穿刺细胞病理学临床研究的思路。

相信《细针穿刺细胞病理学》一书将成为细胞病理学工作者的良师益友，成为临床医生、医学生们重要的参考书籍。

衷心祝贺本书的出版，并感谢主编、编者和编辑们的辛勤劳动！

刘东戈
卫生部北京医院

Drs. Chengquan Zhao, Liron Pantanowitz, both from the University of Pittsburgh Medical Center (UPMC), and Dr. Yang are to be congratulated on their new comprehensive Chinese language review of Fine Needle Aspiration Cytopathology. This impressive reference work has been in preparation for two years and relied upon collaboration with 17 academic center cytopathologists, most of whom are currently working in the US. Reflecting the current US trend toward sub-specialization, this book offers an in depth collection of well-illustrated case material covering most commonly accessed organ systems. Over 1300 photomicrographs, 100 tables, 14 chapters nicely lay out both introductory concepts as well as detailed diagnostic insights commonly known to only more experienced practitioners. Accordingly, this publication should prove useful to both pathologists early in their training and experience with fine needle aspiration cytology as well as to more experienced practitioners. The publication also includes valuable chapters on cytopreparatory and ancillary techniques and on application of newer adjunctive molecular diagnostic methods useful in fine needle aspiration cytology interpretation and prognostic assessment. This text is a meritorious addition to Drs. Zhao and Yang's earlier Chinese language publication on Gynecologic Cytopathology. It should prove to be a helpful education resource to support the growing cost-effective use of fine needle aspiration cytology in China.

祝贺赵澄泉医生、Liron Pantanowitz医生和杨敏医生主编的《细针穿刺细胞病理学》一书出版!

本书经过两年时间酝酿,由17位细胞病理学家共同完成。其中赵澄泉医生、Liron Pantanowitz医生来自美国匹兹堡大学医疗中心(UPMC),其他大多数编者也在美国医院工作。

这是一本内容全面的细胞病理学专著,体现了美国病理学目前呈现亚专科化的发展趋势。本书向读者展示了精心收藏的图文并茂的病例材料,内容涵盖大多数常见器官系统疾病。全书分为14章,共有超过1300幅显微照片,近100张表格,包括相关的概念和详细的诊断要点。这些精深的细胞病理学知识通常只有经验非常丰富的细胞病理医生才能领悟和了解。本专著既可适用于细针穿刺细胞学的初学者,也适用于有经验的病理医生。本书还包括其他一些很有价值的章节,如介绍了细胞学标本制备和辅助研究技术,以及分子学辅助诊断方法的最新进展,有助于细针穿刺细胞病理学的判读和预后评估。本书也是对赵澄泉医生和杨敏医生以前出版的《妇科细胞病理学诊断与临床处理》的有益补充。

细针穿刺细胞病理学实践具有低成本高效率的优势,在中国的开展日益增多,本书将为此提供有益的教学材料。

R. Marshall Austin MD, PhD
Professor of Pathology
Director of Cytopathology
Magee- Women's Hospital
University of Pittsburgh medical Center
Pittsburgh, PA USA

组织编写一套与国际接轨的细胞学系列丛书是我们的一个梦想，也是我们始终坚持的奋斗目标。我们计划用6年时间完成3本细胞学著作（妇科细胞学、穿刺细胞学、脱落细胞学）。自2011年8月我们成功出版《妇科细胞病理学诊断与临床处理》第一本书之后，经过2年的时间，我们又圆满完成了《细针穿刺细胞病理学》第二本书的编写工作，距离我们的目标又迈进了坚实的一步。

《细针穿刺细胞病理学》由17位海内外病理学专家学者历时2年时间，参阅大量相关文献，并结合多年的临床病理诊断工作经验，倾情奉献，密切配合，共同编写而成，这是集体智慧的结晶。

本书与国际最新规范相结合，系统而详细地介绍了穿刺细胞学工作中遇到的常见及疑难病例。为便于读者阅读，全书按照系统分类，共分为14章，提供1300多幅精美彩图，30余万字，近100个鉴别诊断图表。从基础到提高，循序渐进地介绍穿刺细胞学技术、各种疾病的临床表现、细胞学特征、鉴别诊断，以及书写规范等。增加了少见的胃肠道、胰腺、卵巢、肾、感染性疾病和分子病理学等章节。彩图多采用巴氏染色、Diff-Quik染色、特殊染色及HE染色技术。

本书适用于细胞病理学诊断医生、细胞技术人员、病理学专业的医学生、住院医生和进修医生参考。此书也将作为华夏病理学网站（www.ipathology.cn）网络病理学院的穿刺细胞学课程培训教材。相信本书的问世一定会给国内细胞学工作者带来福音，帮助他们解决日常工作中遇到的很多难题。希望本书的问世能加速国内细针穿刺细胞学诊断与国际接轨的步伐，促进细胞病理学的发展。

两年七百多个日日夜夜，感谢所有海内外编者的辛勤努力！同时感谢华夏病理学网站的网友们，感谢abin、土豆2008、陈燕坪等朋友们协助翻译；感谢筷子协助打字；感谢197、飘林、雾蒙蒙、可可、水中央、薄冰之旅、太阳最红、杨瑞秦、董立真、董苑协助文字润色工作；感谢David Zhou（美国罗切斯特大学）、Uma Rao（UPMC）、Judith Modery（UPMC）提供部分病例或教学片用于采图！感谢北京科学技术出版社的大力支持！

尽管我们努力追求完美，编写过程中难免会有不够完善之处，望读者朋友们多多批评指正。

赵澄泉　杨　敏

2014年2月

|目 录| CONTENTS

第一章 细针穿刺细胞病理学简介

1　第一节　细针穿刺的适应证、禁忌证和并发症
2　第二节　细针穿刺的材料及设备
3　第三节　细针穿刺的分类
4　第四节　细胞穿刺的操作技术
4　第五节　细针穿刺的样本制备及染色
8　第六节　现场细胞学
9　第七节　细胞形态学分析
11　第八节　辅助检查在细针穿刺中的应用
12　第九节　细针穿刺的细胞病理学报告

第二章 甲状腺和甲状旁腺

14　第一节　概　述
14　第二节　细针穿刺技术和细胞涂片准备
15　第三节　报告结果诊断术语
16　第四节　无诊断性/不满意样本
17　第五节　良性病变
24　第六节　意义不明确的非典型性病变
25　第七节　滤泡性肿瘤/可疑滤泡性肿瘤
26　第八节　滤泡性肿瘤，嗜酸细胞型/可疑滤泡性肿瘤，嗜酸细胞型
28　第九节　可疑恶性肿瘤
30　第十节　恶性肿瘤
40　第十一节　甲状旁腺肿瘤

第三章 食管和胃肠道

43　第一节　概　述
45　第二节　食　管
51　第三节　胃
60　第四节　肠　道

第四章 涎腺病变

64　第一节　概　述
65　第二节　涎腺非肿瘤性病变
68　第三节　良性肿瘤
77　第四节　恶性涎腺肿瘤
87　第五节　转移性恶性肿瘤

第五章 淋巴组织增生性疾病

89　第一节　概　述
91　第二节　良性反应性淋巴结
92　第三节　小淋巴细胞性淋巴瘤
94　第四节　黏膜淋巴组织相关的结外边缘区淋巴瘤
96　第五节　滤泡性淋巴瘤
99　第六节　套细胞淋巴瘤
101　第七节　弥漫性大B细胞淋巴瘤
103　第八节　伯基特淋巴瘤
105　第九节　浆母细胞性淋巴瘤
107　第十节　骨外浆细胞瘤
108　第十一节　霍奇金淋巴瘤
113　第十二节　成熟T和NK细胞肿瘤
118　第十三节　B淋巴母细胞性白血病/淋巴瘤

第六章 肺

122　第一节　概　述
124　第二节　良性肿瘤
130　第三节　肺　癌
159　第四节　其他肺原发恶性肿瘤
161　第五节　肺转移瘤

第七章　乳　腺

171 第一节　概　述

173 第二节　操作技术及样本制备

173 第三节　乳腺细针穿刺细胞学诊断标准

174 第四节　乳腺良性病变

190 第五节　乳腺恶性肿瘤

第八章　肝　脏

220 第一节　概　述

221 第二节　正常肝组织穿刺细胞成分

222 第三节　感染性病变

222 第四节　肝脏良性病变

227 第五节　肝脏恶性肿瘤

236 第六节　转移性肿瘤

第九章　胰　腺

251 第一节　概　述

253 第二节　穿刺诊断的基本策略

256 第三节　正常及非肿瘤性胰腺病变

259 第四节　实性胰腺肿瘤

271 第五节　囊性胰腺肿瘤

274 第六节　胰腺的继发性肿瘤

第十章　卵　巢

283 第一节　概　论

285 第二节　卵巢良性非肿瘤性囊肿

290 第三节　卵巢上皮细胞肿瘤

305 第四节　卵巢生殖细胞肿瘤

310 第五节　性索-间质肿瘤

313 第六节　不常见的原发性卵巢肿瘤

313 第七节　转移性肿瘤

第十一章　软组织和骨骼

315 第一节　概　述

315 第二节　脂肪瘤样病变/肿瘤

319 第三节　黏液样病变/肿瘤

324 第四节　梭形细胞病变/肿瘤

331 第五节　圆形细胞肿瘤

336 第六节　上皮样肿瘤

340 第七节　含有多形性巨细胞的肿瘤

343 第八节　炎性/感染性软组织和骨骼病变

343 第九节　实验室辅助检测

第十二章　肾脏和肾上腺

347 第一节　概　述

353 第二节　肾脏良性肿瘤和病变

358 第三节　肾原发性恶性肿瘤

378 第四节　恶性肿瘤转移至肾

382 第五节　肾上腺良、恶性肿瘤

391 附录　肾肿瘤治疗方案

第十三章　感染性疾病

392 第一节　概　述

393 第二节　微生物学概述

403 第三节　寄生虫

407 第四节　样本收集

408 第五节　特殊的染色法

409 第六节　宿主反应

410 第七节　肺部感染

|目 录| CONTENTS

415 第八节 淋巴结感染

417 第九节 头和颈部感染

418 第十节 泌尿道感染

421 第十一节 胃肠道感染

422 第十二节 肝胆感染

422 第十三节 中枢系统感染

425 第十四节 肌肉骨骼系统感染

425 第十五节 皮肤感染

427 第十六节 类似物和污染物

第十四章 分子生物学技术在细针穿刺（FNA）细胞病理学中的应用

430 第一节 肺部肿瘤分子生物学检测

433 第二节 甲状腺肿瘤分子生物学检测

第一章

细针穿刺细胞病理学简介

蔡国平（Guoping Cai）

细针穿刺是指通过细针抽吸获取组织细胞样本的一项病理诊断技术。细针穿刺细胞学的研究范畴是对细针穿刺获取的样本进行细胞形态学及相关指标分析从而达到诊断的目的。

细针穿刺在临床上的最早应用可以追溯到19世纪40年代。当时一位医生用针吸的方法取得了脑部肿块的样本[1]。尽管他用的穿刺针比较粗，按照现在的标准来说够不上细针，但毕竟是以针吸方法第一次在临床上的尝试。真正系统应用细针穿刺并对其进行评估首见于纽约纪念医院的报道[2]。此后细针穿刺技术在欧洲特别是瑞典逐步应用起来，但较多地用于浅表性的肿块[3]。现代细针穿刺细胞学的发展主要得益于介入放射影像学的发展和一些新兴辅助诊断技术的出现[3-7]。

细针穿刺主要用于肿瘤的诊断并能提供一些有关预后指标的检测。在医学进入靶向治疗及个体化医疗的时代，细针穿刺采取的样本还可用于分子病理学检测，为临床治疗提供指导[7]。

第一节　细针穿刺的适应证、禁忌证和并发症

一、细针穿刺的适应证

细针穿刺主要用于浅表及深部组织肿块性质的鉴别判断，首先要鉴别肿块属于肿瘤性还是非肿瘤性。局部炎症、感染及代谢物沉积等都可以造成非肿瘤性肿块。如属于肿瘤性，在大多数情况下细针穿刺技术还能对肿瘤的良恶性及肿瘤的类型进行判断。此外，细针穿刺还有助于对恶性肿瘤进行分级及分期。

在一些特定情况下，细针穿刺还可以用于弥漫性病变的诊断。如在腹部皮下脂肪组织进行细针穿刺采集到的脂肪血管组织可用于淀粉沉积症的诊断。

二、细针穿刺的禁忌证

肝包虫病可能是细针穿刺的极少数的禁忌证之一。所以如临床上有怀疑肝包虫病的病例应避免进行穿刺，因为有可能会造成过敏性休克。

细针穿刺还有一些相对的禁忌证，如颈动脉体瘤和肾上腺嗜铬细胞瘤[8]。对此类的病变穿刺要非常慎重，因为有可能会发生一过性高血压甚至昏厥。深部的肿块如怀疑是血管性病变，因无法有效地控制出血也不宜穿刺。如患者有肺动脉高压或严重的肺气肿也应尽量避免对肺部病变的穿刺。但这些都是相对禁忌证，最终是否采用细针穿刺还需根据诊断的需要与危险性权衡之后作出判断。

三、细针穿刺的并发症

细针穿刺比较安全，并发症不多见且不严重，发生率估计在0.03%左右[9]，其中最常见的是出血。对于浅表的肿块来说，即使有出血只要局部加压即可止血。如有必要可加压10多分钟。但对深部组织

来说，出血可能会有一定危险性。因而对有凝血功能障碍的患者，要慎用细针穿刺。如确需要做细针穿刺，在操作时也要尽量轻巧些，以减少出血机会。对服用阿司匹林的患者，应在进行深部细针穿刺前一周停用阿司匹林而改用短效的肝素，并在穿刺的当天停用肝素。

穿刺造成的感染很少见，但操作时仍要注意消毒。穿刺浅部肿块一般只要对穿刺部位用70%酒精进行消毒即可。对经皮的深部组织穿刺，应按照小手术的要求用碘酊与酒精消毒，并进行铺巾。

细针穿刺造成的疼痛比较轻。大部分浅表细针穿刺时不需要麻醉剂。如需要的话，可喷些表面麻醉剂或局部注射麻醉剂。经皮深部组织穿刺因为操作过程较长，一般需要使用局部麻醉剂。如细针穿刺后疼痛较重或持续较久，也可以口服一些镇痛药。

其他少见的并发症包括气胸和腹膜炎。

关于细针穿刺是否会造成肿瘤种植和扩散的问题，现有的资料提示细针穿刺确有可能造成肿瘤在穿刺针道的种植，但发生的机会极低，仅有一些个别的案例报告。也可能跟使用穿刺针的粗细大小有关，穿刺针越粗相对来说肿瘤种植发生的机会越高。但即使出现此类并发症，一般也不会对患者的自然病程造成太大的影响。而关于肿瘤扩散的问题，曾有两个长期随访的研究认为细针穿刺不会对患者的长期存活率造成影响[10,11]。有一点必须要指出，与其他样本采样方式如粗针活检相比，细针穿刺造成此类并发症的机会要低得多。

第二节　细针穿刺的材料及设备

一、穿刺针

普通皮下注射针头就可以用来做穿刺。如穿刺的位置较深可以采用脊髓穿刺针。在某些特殊部位的穿刺如胃肠镜超声或支气管镜超声定位下的穿刺则有特殊的配套穿刺针，这些特殊的穿刺针不仅对

其大小形状及长短有一定的要求，而且表面还涂有特殊的材料以增强对超声信号的反射。穿刺针大小应为22G到27G，其外径为0.72mm到0.41mm。穿刺针大小的选择应根据所穿刺肿块的性质而定。大多数的穿刺都可以采用25G的针头。如果穿刺的病变有很黏稠的物质可用稍大的针头；对血供较为丰富的组织如内分泌器官等可用较小的针头以减少出血。

二、针筒

在大多数情况下细针穿刺需要用针筒负压抽吸以增加样本的获取量。最好使用10ml针筒，这样的大小便于操作并能产生适当的负压。针筒的头部最好没有螺纹，以减少针头放置及取下的时间。

三、穿刺枪

针筒可以徒手把持也可采用针筒把持器即通常所说的穿刺枪（图1-1）。目前市场上可以买到的穿刺枪样式众多，可根据个人的爱好而选择。

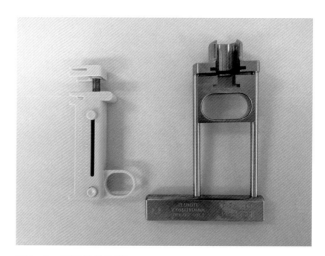

图1-1　常见的穿刺枪

四、玻片

穿刺获得的样本需要放置于玻片上进行涂片以用于细胞形态学的分析。涂片用的玻片最好选用高质量带电荷的产品。在玻片的一端应有毛玻璃区以便记录患者及穿刺信息。如穿刺到的样本为较多的囊性液体，可不必进行涂片，而将样本直接按照液基制片处理。

五、染色试剂

涂片制作完成后需要进行染色。细胞学常用的染色方法有Diff-Quik和巴氏染色。前者是在涂片制作完毕暴露空气中晾干后直接进行染色。而巴氏染色则需要将涂片立即浸入95%的酒精中固定后进行。酒精固定好的涂片也可用来做HE染色。

六、固定液

除了涂片之外，一部分穿刺样本需要固定以制备细胞蜡块。固定液可以是酒精类的固定液，也可以采用福尔马林。如临床怀疑是淋巴血液系统的病变，应把部分样本放置于RPMI细胞保存液中。

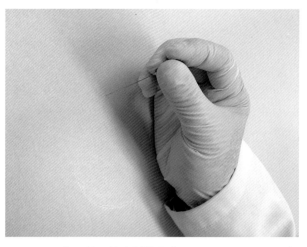

图1-2　无负压抽吸的穿刺技术（French technique）

 第三节　细针穿刺的分类

根据操作过程中是否采用负压抽吸，细针穿刺可分为无负压抽吸细针穿刺与有负压抽吸细针穿刺[12]。前者又称法国式细针穿刺（French technique），而后者则称为瑞典式细针穿刺（Swedish technique）。这两种穿刺方法各有其在临床应用的价值及局限性。一般来说，法国式穿刺（图1-2）便于操作，产生并发症的可能性较低，但获得的样本量较少。此种方法对那些仅需做细胞形态学分析，较易出现并发症的病变更为适合。而瑞典式穿刺（图1-3）能获取较多的样本量，除用作细胞形态学分析之外，还可以用来做辅助检查，如免疫细胞学、分子病理学等。但瑞典式穿刺在操作上相对较为困难，需要经过训练才能做得好，且发生并发症的可能性会相对高一些。

根据穿刺部位的不同，细针穿刺可以分为浅表性和深部两种方式。对于浅表性的病变，如可以触摸到，通常可采用徒手穿刺的方式进行；而对那些不可触摸的病变，则应在影像学（通常是超声）定位下进行。对于浅表性的肿块，在穿刺前最好有影像学检查的结果，以便对肿块的性质有所了解。对全囊性或全实性的病变，如可触摸到，可以进行徒

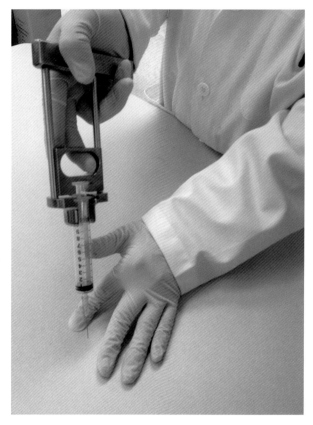

图1-3　有负压抽吸的穿刺技术（Swedish technique）

手穿刺；而对那些囊实性的病变，即使是可以触摸的，也应在影像学定位下进行穿刺，以免因没有穿刺到实性部分的病变而造成误诊。深部肿块的穿刺应在影像学引导下进行。根据病变的部位，采用不同的影像学方法，可以是超声、CT或内镜超声。例如，肺部的肿块，如果病变位于肺外周部分靠近胸膜，一般会考虑采用经皮CT定位下的肺穿刺；而对

于靠近肺门部位的肿块，支气管镜超声定位下穿刺可能是首选的方法。在极少数的情况下，深部组织的肿块还可以采用手术直视下的方式进行穿刺。

第四节　细胞穿刺的操作技术

一、徒手穿刺技术

对于浅表可触摸的肿块采用徒手穿刺的方法。穿刺过程可根据病变的部位及病变的性质选用加负压或不加负压的穿刺。也可先用无负压抽吸的方法，再根据其结果决定是否加用负压。在使用无负压抽吸方法时应保持穿刺针通畅，避免用针筒等封闭穿刺针头的部位。如有时为了便于操作需套用针筒，也应拔除针筒的内芯后再使用。徒手穿刺可分为以下几个步骤。

肿块的检查与触摸

应检查肿块的位置、大小、活动度、质地及肿块离皮肤表面的距离。根据这些结果来决定穿刺进针点及进针的角度。进针时尽量采用与肿块长轴一致的角度。对于较小的肿块，应对准肿块的中心部位穿刺；而对于较大的肿块，可优先对肿块边缘区进行穿刺采样，以便能取得诊断所需的样本而不是坏死组织。

肿块固定

为了能更好地采集到样本，需要固定好肿块，使其在穿刺过程中不发生移动。一般采用食指和中指夹挤的方法固定肿块，绷紧皮肤，从而留出拇指用作使用针筒枪操作时的支撑。

穿刺进针

根据事先选好的进针点及角度进针，针尖进到肿块的最佳部位。如用负压抽吸的方法，此时可加负压。一般10ml的针筒加负压至2~3ml刻度即可，并尽量使这一负压水平不变。如穿刺到的样本量很少，可以考虑增加负压。

穿刺针在肿块中的运行

穿刺针在进入肿块并加以一定负压后，应在肿块中来回抽动以获取样本。来回抽动的速度尽量快

些，一般10~15次。若肿块较大，如想在一次进针后获取不同部位的样本，应将针尖退至皮下（不退出皮肤表面），改变方向后再进入肿块。一般应避免在肿块内部穿刺过程中改变方向，以减少不适及出血。

穿刺针的退出

在看到有穿刺物或样本出现在针筒里时可考虑退针。如采用负压抽吸的方法，在退针前应放空负压。

一般来说，一个肿块应需2~3次的穿刺，以确保穿刺样本的质量和代表性。如需送样本做一些辅助检查，可再加1~2次的穿刺。

二、影像学引导下的穿刺

因为影像学引导下的定位穿刺大多为深部组织，避免穿刺到大血管极为重要。以上所述的徒手细针穿刺的原则同样适合于影像学引导下的细针穿刺。超声或内镜超声通常有多普勒探头，打开后可观察肿块的血供情况及附近的血管情况。

超声成像除了便于观察血流血管状况外，还具有实时的优点，可以在显示屏上看到穿刺针的实时移动。但超声成像仅能看清超声探头所在的表面及附近组织，而CT成像虽不能实时，但总体成像结构很清晰。

另外，在影像学引导下的深部肿块的定位穿刺，也要注意进针的角度以减少并发症的发生。如经皮CT定位下肺部肿块的穿刺，应尽量采用与胸壁垂直的方向进针，以避免气胸的发生。

第五节　细针穿刺的样本制备及染色

一、直接涂片

在绝大多数情况下，直接涂片是细胞形态学分析的最佳样本制备方法。如制作恰当，细胞形态学分析所要观察的指标如细胞的大小、形状、细胞质及细胞核等都能在直接涂片上得到较好的呈现。细胞间的相互关系或结构特征如单个细胞或成团排列等也能在直接涂片上很好看到。有时在涂片过程中

所产生的人工假象对细胞形态学分析也会有帮助。一些脆性较大的细胞核在涂片过程中因挤压而成条索状（nuclear streaming）是一种人工假象（图1-4），此假象常见于淋巴细胞和小细胞癌的样本。另外，穿刺样本中的一些背景信息如甲状腺胶质、黏液基质、坏死及炎症也都能很好地在直接涂片上显示。

量多而细胞稀少的穿刺样本，如囊性肿块的抽吸液。液基制备可以起到浓缩样本的作用。但液基样本在做细胞形态学分析时会有局限性：一是细胞在液基样本固定制作过程中会有一定程度的缩小，以致影响对细胞大小的准确判断；二是液基制作采用离心或过滤的方法，真正的细胞间的关系不易判别，在

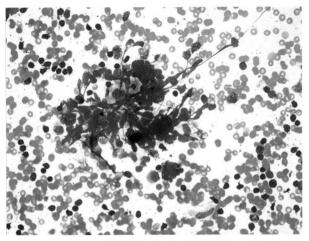

图1-4　淋巴细胞在直接涂片时细胞核受挤压而成水流状（nuclear streaming）的人工假象

直接涂片有多种方法，如一步法和二步法。一步法就是将穿刺样本放置于玻片上直接进行涂片（图1-5 A~C）。二步法常用于那些被体液（如血液）稀释的样本，其制作方法是将样本放置于玻片上，将玻片侧放以去除过多的体液，然后以另一玻片收集其存留的颗粒性样本后再涂片（图1-6 A~E）。

图1-7所示是一步法直接涂片法。按照此方法制作出来的涂片能将细胞呈现密度梯度的分布，因而在做形态学分析时总能找到一块细胞密度最佳的区域。此种涂片方法的操作关键在于涂片过程中必须保持两张玻片平行。根据样本的稀稠来决定是否应立即涂片。如果是偏液性的样本，在放置两张玻片后应立即涂片，以免液体形成的张力影响玻片的移动。而对较黏稠的样本，在两张玻片放置到一起后应稍停片刻，等黏稠的样本分散开些再涂片，以免制作的涂片过厚而影响细胞形态学分析。

二、液基样本

液基样本可作为直接涂片的补充。特别适用于

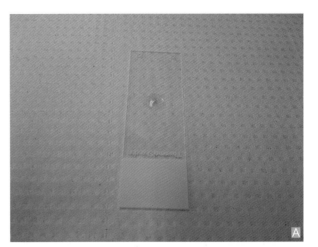

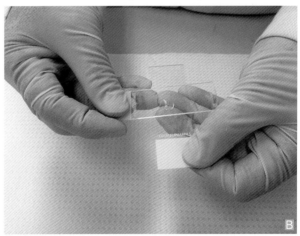

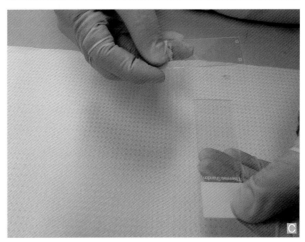

图1-5　一步法涂片技术

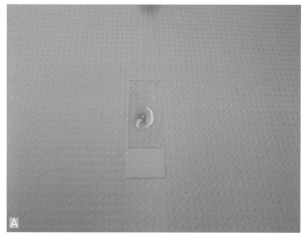
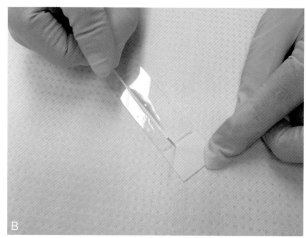
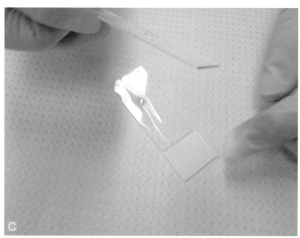
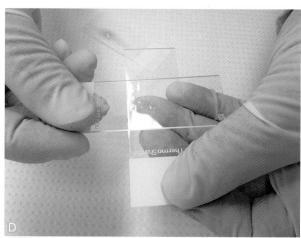
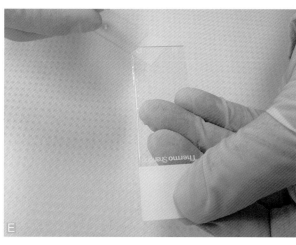

图1-6　二步法涂片技术

液基样本中看到的细胞成团现象有可能只是制备过程中造成的假象。另外，一些背景信息如较稀的基质、黏液或坏死等在液基样本上也不易看清。

残留的液基样本还可以用来做一些辅助检查，如可以制作新的液基片用于特殊染色或免疫细胞染色。另外，液基样本还可以用来做分子病理学的分析，如检测基因突变。

三、固定和染色

在涂片制作完毕后，需要进行固定和染色才能用于细胞形态学分析。常用的染色分析包括Diff-Quik 染色、巴氏染色及HE染色。

Diff-Quik染色

涂片制作后需经自然干燥才能用来做Diff-Quik

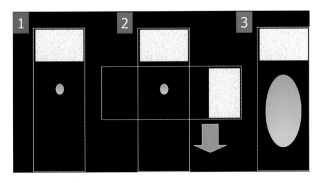

图1-7　一步法涂片方法示意图

染色。此染色方法非常快速、简单，故常用于现场细胞学的分析。Diff-Quik染色对细胞质的特征如颗粒、空泡、包涵体等辨识度较好。另外，基质、黏液、甲状腺胶质等也能被较好地辨认（图1-8）。

巴氏染色

巴氏染色是妇科脱落细胞学中最常用的染色方法，也同样广泛地应用于细针穿刺细胞学中。用于巴氏染色的涂片在制作好后应立即放置于95%的酒精中，因为干燥所造成的假象会影响细胞形态学的分析。巴氏染色最大的好处在于能够很好地呈现出细胞核的形态学特征，如核膜的光滑度、染色质的粗细、核仁的大小以及核内包涵体。另外，此染色方法能很容易地辨认细胞质的角化情况，这对鳞状上皮细胞癌的诊断尤其重要（图1-9）。

HE染色

涂片如需做HE染色则必须在制作好后立即放置

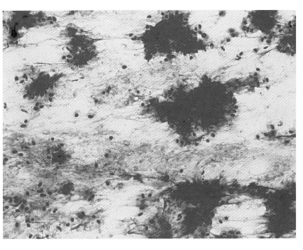

图1-8　腮腺混合瘤的细胞形态学特征（Diff-Quik染色）

于95%酒精中固定。HE染色也能较好地呈现细胞核的形态学特征（图1-10）。但细针穿刺样本中的血性成分往往会对细胞形态学的观察造成干扰。

关于Diff-Quik染色、巴氏染色及HE染色的比较详见表1-1[12, 13]。

四、细胞蜡块的制作

穿刺得到的部分样本和穿刺针冲洗液、血块或组织碎块等可以用来制作细胞蜡块。细胞蜡块可以作为补充进行形态学分析，还可用于一些辅助检查，如特殊染色、免疫细胞化学及分子病理学检测。特别需要指出的是免疫细胞化学检查，尽管此检查也可以在直接涂片或液基样本上进行，但细胞蜡块可

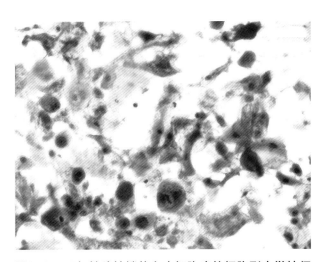

图1-9　颈部转移性鳞状上皮细胞癌的细胞形态学特征（巴氏染色）

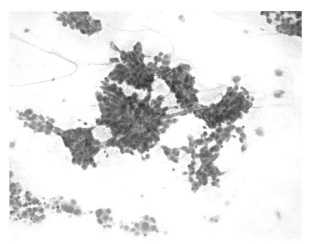

图1-10　卵巢浆液性乳头状癌的细胞形态学特征（HE染色）

表1-1

Diff-Quik 染色、巴氏染色及HE染色的比较

指标	Diff-Quik染色	巴氏染色	HE染色
样本的制作	空气中晾干	95%酒精固定	95%酒精固定
细胞质特征	较易辨认胞质颗粒及包涵体	较易辨认胞质角化状况	对胞质特征辨认性差
细胞核特征	不易辨认核膜的光滑程度，核染色质状况及是否有明显的核仁	较易辨认核膜的光滑程度，核染色质状况及是否有明显的核仁	较易辨认核膜的光滑程度，核染色质状况及是否有明显的核仁
背景物质	较易辨认黏液、甲状腺胶质、肿瘤基质等背景物质及坏死	不易辨认黏液、甲状腺胶质、肿瘤基质等背景物质及坏死	不易辨认黏液、甲状腺胶质、肿瘤基质等背景物质及坏死

以提供多张具有相似细胞（量及结构）的切片，方便应用于那些需做多种指标检测的样本；并且细胞蜡块上所做的免疫细胞化学类似于组织切片，通常背景清晰，很少有非特异性的染色，故细胞蜡块是免疫细胞化学检查的首选样本类型。

用于细胞蜡块制作的样本需先经过固定。常用的固定液有配制的细胞固定液、50%酒精和4%福尔马林。样本经固定后可采用人工血凝块法或琼脂/组织胶法来制成细胞蜡块。

人工血凝块法

（1）固定好的样本需进行离心沉淀，去除所有上清液。因为固定液中酒精或福尔马林可能会抑制人工血凝块的形成。如有必要，可用生理盐水多次冲洗离心沉淀物。

（2）将离心沉淀物与血浆充分混合。所加血浆量的多少应视沉淀物的大小而定，一般来说加几滴即可。

（3）加入与血浆相当量的凝血素（50U/ml），并充分混匀，一般1~2分钟形成血凝块。

（4）将形成的血凝块用镜头纸包好，放置于小标本盒中，像组织标本一样处理。

琼脂/组织胶方法

（1）将琼脂/组织块预热至40~50℃。所用的琼脂浓度为3%。组织胶则够量即可使用。

（2）将固定好的样本进行离心沉淀，去除上清液。

（3）将预热好的琼脂/组织胶与沉淀物混合好。注意不能将混合物过度搅拌，最好形成粗块。让沉淀物自然冷却，使其质地变硬。

（4）将变硬的混合物用镜头纸包裹好，放置于小标本盒中，像组织标本一样处理。

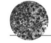 **第六节　现场细胞学**

为了改进细针穿刺的质量，加强病理科医生与临床医生的交流，增进病理科医生参与临床处理的决策过程，有必要对由影像科医生或临床医生所进行的细针穿刺进行现场细胞学检查[14-16]。

一、现场细胞学的意义

进行现场细胞学检查首先是为了确保细针穿刺样本的质量。其检查结果可对细针穿刺的操作产生影响，比如决定几次穿刺能得到所需的样本量；如穿刺物为坏死组织，则应考虑在病变的周边部分进行穿刺。有些病变除形态学分析外还需做辅助检查来帮助诊断，需增加穿刺次数。

根据现场细胞学检查的结果，有助于对穿刺样

本进行恰当的分流处理。如怀疑是感染原因造成的肿块，其穿刺样本需保持新鲜无菌状态，以便送细菌、真菌等培养。如怀疑是血液淋巴系统病变，则需送样本做细胞流式检查，其样本需放置在RPMI细胞保存液中。如病变需要做免疫细胞化学或分子病理检测，则需尽量节省样本以用于制作细胞蜡块。

另外，现场细胞学还能提供初步诊断结果。这种诊断结果会直接影响到医生的细针穿刺操作。例如，一个肺部肿块在支气管镜超声定位下穿刺，被证实为肺癌后，很有可能会对肺门或纵隔淋巴结进行穿刺以帮助判断肺癌分期。初步诊断结果也有助于尽早对患者进行相关的检查，以节省手术前的准备时间。

二、现场细胞学的材料及设备

除了穿刺针、针筒、玻片、95%酒精和样本固定液外，还需要现场染色所需的Diff-Quik染色试剂。最好还要准备无菌培养管及RPMI细胞保存液。

做现场细胞学的分析，显微镜是必不可少的。如条件允许，可以考虑在一些细针穿刺较多的科室，如CT室、超声室和内镜室，长期配置显微镜。至少应配置一小推车，将显微镜及其他细针穿刺所需的材料都放置在一起，可随时到所需的科室提供此项服务。

三、现场细胞学的应用

对于影像学定位下深部组织的细针穿刺都应尽量开展现场细胞学的检查。尽管开展这一检查会增加病理科室的工作量，纯粹从经济的角度来说对病理科运营似乎并不划算，但考虑到如患者因穿刺不理想而需重做，不仅可能会延迟诊断，而且会增加患者的医疗费用。因而现场细胞学是有助于减少总体医疗费用的[14,17]。

对于浅表性肿块，可考虑有选择性地做现场细胞学检查。如患者的第一次细针穿刺后无法明确诊断，在重复穿刺时最好做现场细胞学检查，以保证穿刺样本的质量，避免再次诊断不明确。

如病理科医生本人进行浅表性肿块的穿刺，必须进行现场细胞学检查。这是病理科跟其他临床科室相比，在做细针穿刺的优势所在。良好的细针穿刺结果是推广应用此技术的一个最好实证。

第七节　细胞形态学分析

细胞形态学分析是细针穿刺的重要一环，是对穿刺所获得的细胞的量和质以及背景信息进行观察，结合临床信息对病变作出判断[12,13]。

一、细胞量的判断

对于细胞量多少才能符合诊断要求没有统一的规定，可因病变的性质而异。最终的判别应是细针穿刺的结果能否解释患者的临床表现，即在绝大多数情况下能否解释患者的肿块。例如根据临床资料提示为单一囊性肿块，即使在穿刺样本中只见到散在巨噬细胞，也应认为是合格的样本。但如果是一实体性病变，只有散在炎症细胞的样本显然是不合格的。对于实体性病变来说，诊断恶性肿瘤所需的细胞量也与肿瘤细胞本身的形态学有关。如肿瘤细胞的异型性大，作出诊断所需的细胞量可少些；对于分化较好细胞异型性不大的肿瘤，则需要更多的细胞量来支持诊断。

有多种因素会影响到细针穿刺所获取的细胞量。如病变本身的性质会影响细针穿刺的细胞量，一些纤维化较多的病变穿刺到的细胞量往往会少些。坏死的病变也不容易取得成活细胞，对于这一类病变应选择病变的周边进行穿刺。另外，穿刺操作本身也会对获取的细胞量造成一定的影响。如穿刺造成肿块内出血，穿刺样本就会被血液所稀释因而造成穿刺细胞量减少。对容易出血的病变操作时应轻巧些并尽量避免损伤肿块内及附近的血管。

二、细胞的类型及结构特征

肿瘤性肿块可源自上皮、间质或血液系统。这些病变在细针穿刺细胞学上呈现不同的形态学特征。一般来说，上皮起源的肿瘤细胞往往呈团状分布，间质性肿瘤细胞间的黏附性较差常呈单个或松散的成团分布，而血液起源的病变则呈单个细胞分布。

尽管细针穿刺的细胞学缺乏组织学的形态结构，但从细胞的分布也许可以找到一些提示。如腺癌在涂片上细胞可以呈腺管样的排列分布；甲状腺滤泡性病变在涂片上可有微小滤泡和大滤泡样结构。其他的如乳头样结构、玫瑰花环状结构等也可从细胞的排列分布中得到提示。

对于上皮性肿瘤来说，观察细胞之间的黏附性也是判断肿瘤性质及恶性肿瘤分化程度的一个指标。对于细胞间黏附性的判断最好在直接涂片上分析。恶性上皮细胞肿瘤重要的特征之一就是上皮肿瘤细胞之间的黏附性降低，因而在涂片上会出现单个肿瘤细胞。单个肿瘤细胞越多则提示肿瘤的分化越差。当然细胞黏附度只是判断肿瘤性质及分化程度的一个指标，最终的判断还得考虑肿瘤细胞的其他形态学特征，如细胞的异型性等。

三、细胞的大小和异型性

判断细胞的大小可以依据一些常见的参照细胞来进行。参照细胞包括红细胞、白细胞等。在穿刺样本中，正常的组织上皮细胞也可以作为参照，如在气管超声镜下穿刺到的正常支气管上皮细胞和胃肠超声镜下穿刺到的正常胃或十二指肠黏膜上皮细胞。

如果是血液系统病变，还可以沿用组织学中常用巨噬细胞的细胞核大小来判断。如病变细胞小于巨噬细胞的细胞核则可称为小细胞性病变，而等于或大于巨噬细胞的细胞核则分别称为中等及大细胞性病变。

细胞的异型性表现为细胞大小参差不齐和形状各异。一般来说，良性肿瘤的细胞比较一致，缺乏异型性；而分化较差的恶性肿瘤细胞则异型性很明显。但也有例外，比如肿瘤细胞大小形状的均一性是一些淋巴瘤的细胞形态学特征，而反应性淋巴结肿大在穿刺上则呈现明显的细胞大小的变异。

四、细胞质的特征

细胞质的特征随肿瘤的不同而异。鳞状上皮细胞癌的细胞质较为致密，在角化时更甚（在巴氏染色上呈深红色或橘红色）。腺瘤细胞的胞质一般较为

稀疏，细胞的边界不太清晰。有些肿瘤的胞质会有颗粒，如肝细胞肿瘤、甲状腺嗜酸性细胞肿瘤及胰腺的腺泡细胞瘤等。

有些肿瘤细胞的胞质出现空泡或脂质小体的沉积。胞质的空泡常见于腺上皮肿瘤，常常是因胞质内的黏液所致。偶尔细胞变性也可导致空泡的出现。肾上腺上皮细胞肿瘤及肾透明细胞癌的胞质常有脂质小体的沉积。Burkitt淋巴瘤及部分神经内分泌肿瘤胞质也可偶见粗、小的脂质小体沉积。

在某些肿瘤细胞质还可以出现色素沉积。如肝细胞肿瘤的胆汁沉积和黑色素肿瘤的黑色素沉积。

五、细胞核的特征

肿瘤细胞特别是恶性肿瘤的细胞会有细胞核明显增大，造成核质比例增高。如细胞核增大而细胞质也很丰富，则有可能是一些反应性变化（如放射或化学疗法）。

一般来说，正常细胞或呈反应性改变的细胞，细胞核核膜较为光滑。肿瘤细胞，特别是恶性肿瘤细胞，细胞核的核膜会变得不光滑，出现皱褶，甚至核内出现假包涵体。核皱褶和假包涵体只是不同程度的核膜不规则的表现。核膜严重不规则时会造成核膜内陷，从而在形态上出现假包涵体的现象。

恶性肿瘤细胞的染色质较粗大，但也有例外。如甲状腺乳头状癌和胰腺导管癌等，染色质较为稀疏，分布均匀，甚至出现透明样改变。

明显的核仁可见于一些肿瘤细胞中。一般来说，腺癌比鳞状上皮细胞癌更常见到明显的核仁。在黑色素细胞癌中也常可见到非常明显的核仁。而一些内分泌肿瘤如类癌或小细胞癌则往往看不到核仁。核仁的大小还作为个别肿瘤如肾透明细胞癌分级的一个指标。

肿瘤细胞还可以有多核的改变。多核肿瘤细胞常见于霍奇金淋巴瘤、黑色素瘤、多发性骨髓瘤及某些分化较差的恶性上皮肿瘤如肺肉瘤样上皮癌及胰腺未分化上皮细胞癌。

核分裂象及凋亡小体可为肿瘤良恶性及细胞增殖活动程度的判断提供帮助。

六、背景物质及细胞

除了细胞之外，在穿刺的样本中也可以有一些基质成分，这些基质成分的存在有时可以对肿瘤的起源及分类的判断提供帮助。如腮腺混合瘤会有黏液样或软骨样基质的存在，细胞外黏液的存在也有助于腺癌的诊断。甲状腺肿瘤的胶质在穿刺样本中非常多见，其数量和质量会对甲状腺肿块的性质判断有帮助。间质性肿瘤或多或少有基质成分的存在，而血源性肿瘤则无基质。

此外，背景是否有组织细胞坏死是细胞形态学分析中要观察的一项指标。造成坏死的原因很多，可以是炎症感染所致，也可以是肿瘤的坏死，也可两者兼而有之。事实上，一些恶性肿瘤常常会有坏死并伴有炎症细胞的浸润，因而对有坏死及大量炎症细胞的样本，要仔细检查以免造成误诊。

第八节　辅助检查在细针穿刺中的应用

一、特殊化学染色

辅助检查在细针穿刺中起着重要的作用[18-23]，其应用可能涉及病因（原）诊断、肿瘤良恶性及分类的判断、肿瘤预后及靶向治疗指标的检测。辅助检查可减少细针穿刺诊断不明确的概率，对患者的

临床处理提供帮助。

如穿刺的肿块怀疑为感染所致，应将部分样本送细菌和真菌培养。一些特殊染色方法如革兰染色、六胺银染色及抗酸染色也常用于细针穿刺的样本（图1-11）。这些特殊染色可以在直接涂片、液基样本或细胞蜡块上进行。

二、免疫细胞化学

免疫细胞化学是一项常用的辅助检查，广泛用于肿瘤的分类、分级或预后指标的检测。免疫细胞化学检查最好在细胞蜡块上进行（图1-12）。对于那些没有细胞蜡块的病例可考虑使用液基样本或直接涂片；那些已经染色过的样本玻片经过脱色处理后也可用于免疫细胞化学检查。不过，对于在非细胞蜡块上得到的免疫细胞化学结果，在报告时应该慎重，因为玻片上的免疫细胞化学往往会有较高的非特异性的染色信号。

三、流式细胞学

流式细胞学检查是诊断血液系统疾病的一种常用方法（图1-13）。该方法具有敏感性高且评估客观的优点，特别对非霍奇金B细胞淋巴瘤和白血病的诊断及分类有重要的作用。对于霍奇金淋巴瘤及T细胞淋巴瘤，流式细胞检查的意义可能比较有限。霍奇金淋巴瘤的诊断更多的是依赖于形态学的分析和免

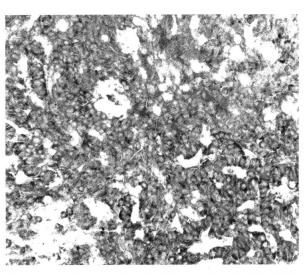

图1-12　**胰腺神经内分泌肿瘤表达突触素（免疫细胞化学染色）**

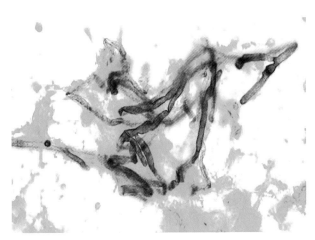

图1-11　**肺曲霉菌病的细胞形态学特征（六胺银染色）**

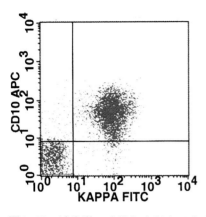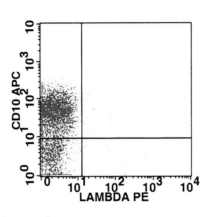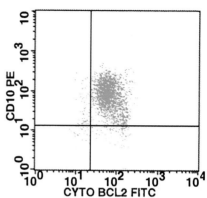

图1-13　滤泡淋巴瘤的免疫学表型（流式细胞学）

疫细胞化学的检查；而分子病理检测T细胞受体的异型对于诊断T细胞淋巴瘤的意义更大。

四、分子病理学

随着分子生物学技术的发展及在临床上的推广应用，分子病理学越来越多地应用于细针穿刺中。目前的主要应用包括：①肿瘤的诊断，现已知一些肿瘤有特异性的基因改变，通过对这些基因进行检测可以帮助明确诊断；②肿瘤的预后判断，如带有 *BRAF* 基因突变的甲状腺乳头状癌往往预后较差；③分子靶向治疗的指南，如肺腺癌患者检测出表皮生长因子受体（*EGFR*）基因突变，这是临床上使用酪氨酸激酶抑制剂的依据（图1-14）。常用的分

子病理检测方法包括 PCR、分子测序及免疫荧光原位杂交。涂片、液基和细胞蜡块样本都可以用于分子病理的检测。

第九节　细针穿刺的细胞病理学报告

完整的细针穿刺病理报告除患者姓名、性别、年龄外，应包括以下内容：穿刺部位、穿刺方法、细胞形态学描述、辅助检查结果、最后诊断及备注。

根据细针穿刺的结果，诊断可以分为无法诊断、阴性结果、存在不典型细胞、良性肿瘤、怀疑恶性肿瘤及恶性肿瘤。良性肿瘤、怀疑恶性肿瘤及恶性肿瘤的诊断还应尽可能进一步说明肿瘤具体的类型。即使对于不典型细胞也尽量对细胞的类型进行区别，如不典型鳞状上皮细胞、不典型淋巴细胞等。

对于能明确诊断的良性或恶性肿瘤应尽量采用组织病理学的术语，以方便与临床医生交流及与组织病理学检查结果的比较。对于一些在细胞学上无法区分的病变可以使用一个较为笼统的术语。比如细胞学上甲状腺滤泡肿瘤包括了组织学上的结节性甲状腺肿、甲状腺滤泡腺瘤、甲状腺滤泡腺癌及部分甲状腺滤泡型乳头状癌，因为这些病变在细胞形态学上不易区别。

在备注中可以说明细针穿刺样本的质量、肿瘤的鉴别诊断及对临床医生的建议。建议中可包括是否需要重新穿刺和是否需要做组织学活检。对于缺

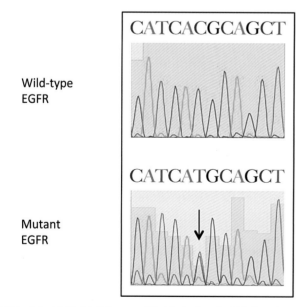

Wild-type EGFR

CATCACGCAGCT

Mutant EGFR

CATCATGCAGCT

图1-14　肺腺癌显示 *EGFR* 基因突变（聚合酶链式反应加DNA测序）

乏临床信息的样本，在作出诊断时也应提示临床医生需结合临床作出判断。有效地与临床医生交流是一项重要工作，通过交流可以使病理医生和临床医生在对具体病例的诊断上达成一致。

参考文献

1. Kun M. A new instrument for the diagnosis of tumours. Monthly J Med Sci，1847，7：853-854.

2. Martin HE，Ellis EB. Biopsy by needle puncture and aspiration. Ann Surg，1930，92：169-181.

3. Frable WJ. Needle aspiration biopsy：Past，present，and future. Hum Pathol，1989，20：504-517.

4. Dodd LG，Mooney EE，Layfield LJ，et al. Fine-needle aspiration of the liver and pancreas：A cytology primer for radiologists. Radiology，1997，203：1-9.

5. Stewart CJ，Coldewey J，Stewart IS. Comparison of fine needle aspiration cytology and needle core biopsy in the diagnosis of radiologically detected abdominal lesions. J Clin Pathol，2002，55：93-97.

6. Dey P. Role of ancillary techniques in diagnosing and subclassifying non-Hodgkin's lymphomas on fine needle aspiration cytology. Cytopathology，2006，17：275-287.

7. Tetzlaff MT，LiVolsi V，Baloch ZW. Assessing the utility of a mutational assay or BRAF as an adjunct to conventional fine needle aspiration of the thyroid gland. Adv Anat Pathol，2006，13：228-237.

8. McCorkell SJ，Niles NL. Fine-needle aspiration of catecholamine-producing adrenal masses：a possibly fatal mistake. AJR Am J Roentgenol，1985，145：113-114.

9. Powers CN. Complications of fine needle aspiration biopsy. The reality behind the myths. In：Schmidt WA，Miller TR（eds）. Cytopathology Anuual. Chicago：ASCO Press，1996：69-96.

10. Berg JW，Robins GF. A late look at the safety of aspiration biopsy. Cancer，1962，15：826-829.

11. Taxin A，Tartter PI，Zappetti D. Breast cancer diagnosis by fine needle aspiration and excisional biopsy. Acta Cytol，1997，41：302-303.

12. Ljung BM. Techniques of fine-needle aspiration，smear preparation，and principles of interpretation. In：Koss LG，Melamed MR（eds）. Koss' Diagnostic Cytology and Its Histopathologic Bases. 5th ed. Philadelphia：Lippincott Walliams & Wilkins，2006：1056-1080.

13. Frable WJ. Fine-needle aspiration biopsy techniques. In：Bibbo M，Wilbur DC（eds）. Comprehensive Cytopathology. 3rd ed. Philadelphia：Elsevier Saunders，2008：579-597.

14. Nasuti JF，Gupta PK，Baloch ZW. Diagnostic value and cost-effectiveness of on-site evaluation of fine-needle aspiration specimens：review of 5，688 cases. Diagn Cytopathol，2002，27：1-4.

15. Mazza E，Maddau C，Ricciardi A，et al. On-site evaluation of percutaneous CT-guided fine needle aspiration of pulmonary lesions. A study of 321 cases. Radiol Med，2005，110：141-148.

16. Iglesias-Garcia J，Dominguez-Munoz JE，Abdulkader I，et al. Influence of on-site cytopathology evaluation on the diagnostic accuracy of endoscopic ultrasound-guided fine needle aspiration（EUS-FNA）of solid pancreatic masses. Am J Gastroenterol，2011，106：1705-1710.

17. Pellisé Urquiza M，Fernández-Esparrach G，Solé M，et al. Endoscopic ultrasound-guided fine needle aspiration：Predictive factors of accurate diagnosis and cost-minimization analysis of on-site Pathologist. Gastroenterol Hepatol，2007，30：319-324.

18. O'Reilly PE，Brueckner J，Silverman JF. Value of ancillary studies in fine needle aspiration cytology of the lung. Acta Cytol，1994，38：144-150.

19. Young NA，Al-Saleem TI，Ehya H，et al. Utilization of fine-needle aspiration cytology and flow cytometry in the diagnosis and subclassification of primary and recurrent lymphoma. Cancer，1998，84：252-261.

20. Krishnamurthy S. Applications of molecular techniques to fine-needle aspiration biopsy. Cancer，2007，111：106-122.

21. Gautam U，Srinivasan R，Rajwanshi A，et al. Comparative evaluation of flow-cytometric immunophenotyping and immunocytochemistry in the categorization of malignant small round cell tumors in fine-needle aspiration cytologic specimens. Cancer，2008，114：494-503.

22. Filie AC，Asa SL，Geisinger KR，et al. Utilization of ancillary studies in thyroid fine needle aspirates：A synopsis of the National Cancer Institute Thyroid Fine Needle Aspiration State of the Science Conference. Diagn Cytopathol，2008，36：438-441.

23. Khalbuss WE，Teot LA，Monaco SE. Diagnostic accuracy and limitations of fine-needle aspiration cytology of bone and soft tissue lesions：A review of 1114 cases with cytological-histological correlation. Cancer Cytopathol，2010，118：24-32.

第二章

甲状腺和甲状旁腺

Eva M. Wojcik，王路（Lu Wang）

 第一节　概　述

甲状腺结节的发病率很高，并且容易被怀疑为恶性，但实际上恶性率不到5%[1,2]。外科手术切除所有的甲状腺结节既不切实际，也没有必要。因此作为筛查检测，细针穿刺细胞学（fine needle aspiration，FNA）起着至关重要的作用。FNA细胞学检查不仅有效地减少不必要的手术，而且可提高恶性肿瘤的检出率[3,4]。根据最近的一项对157例中国患者的研究，甲状腺细针穿刺诊断恶性肿瘤的敏感性、特异性和阳性预测值分别为85.4%、86.9%和90.5%[5]，因此，甲状腺结节是甲状腺细针穿刺的主要适应证。

每一个有可触及甲状腺结节的患者都可以做FNA检测。4%~7%的成人通过触诊可以发现甲状腺结节[6,7]，但触诊并不能准确评估甲状腺结节患病率。结合甲状腺超声或尸检结果，成人甲状腺结节的患病率在西方国家为20%~30%[8,9]。中华医学会内分泌学分会2011年的甲状腺疾病流行病学调查结果显示，中国甲状腺结节患病率高达18.6%。触诊和超声的结果有时并不一致，20%触诊发现的甲状腺结节在超声显示小于1cm，相反，超声发现的明显的结节有时触诊却检测不到[10]。超声检测比触诊能更加准确地发现甲状腺结节，所以，目前大多利用超声检测来证实触诊检测到的结节是否存在FNA检查指征[11]。

检查甲状腺的其他影像学方法包括甲氧基异丁基异腈（sestamibi）扫描（诊断甲状旁腺功能亢进症）、计算机断层扫描（CT）、磁共振成像（MRI）和正电子发射断层扫描（PET）。FNA检测所有影像学偶然发现的结节并不可行。进一步超声检查证明小于1cm的结节通常不需要活检。但对于有恶性嫌疑（如微钙化）的小结节，穿刺活检很有必要[11]。PET检测到的热结节有高度恶性风险，应接受进一步的细针穿刺活检。

对于甲状腺功能亢进的结节（"热"结节）（约占所有结节的5%），应结合患者的血清促甲状腺素（TSH）水平决定是否进行细针穿刺[11]。如果TSH的水平正常或升高，通常进行细针穿刺。如果TSH的水平低于正常，并且放射性核素甲状腺扫描确诊为热结节，则没有必要进行穿刺，这种结节的恶变率很低[12]。

 第二节　细针穿刺技术和细胞涂片准备

FNA穿刺可以在触诊或超声的指导下进行。通过触诊进行穿刺的好处是成本低和快捷。超声指导的穿刺可以确保穿刺到那些可疑的结节，减少无效穿刺的数量，并提高诊断精确度。因此，对于那些触及不到的结节，有明显囊性成分的结节（>25%），以及先前进行过穿刺但样本不合格的结节应该在超声的指导下进行穿刺。无论通过触诊或辅助超声，穿刺技术实质上相同。

甲状腺血管非常丰富，为最大限度减少血肿的形成，建议使用25G或27G的细针。根据不同的情况和操作者的偏好，穿刺时可以同时加带注射器的抽吸。皮肤应使用酒精棉签擦拭干净。是否皮下注射利多卡因进行局部麻醉，应根据操作者的经验和患者愿望而定，不是必须的。超声指导的细针穿刺最好避免使用凝胶，因为凝胶可以掩盖正常的细胞学形态[13]。进行穿刺时细针在结节内反复抽动的频率大约在每秒3次。每次穿刺的时间最好控制在2～5秒，如果时间过长，针腔会被形成的血块堵塞。如果开始2次穿刺的细胞量持续偏低，可以加用注射器抽吸。但在穿刺针撤出结节之前，应该释放抽吸力。穿刺次数应视具体情况和结节的大小而定，通常建议3～5次[10, 13]。穿刺并发症（如暂时血肿和结节梗死）并不常见，引发的感染则更为罕见。

穿刺后借助注射器内空气将细针内的样本推压到玻片上以制备细胞涂片。细针内残留样本可以通过冲洗收集在细胞悬浮液内，以便进一步制备离心涂片（cytospin）、液基（liquid-based）细胞学涂片（例如薄层涂片，ThinPrep or Sure Path），或细胞块（cell block）。薄层涂片的优点包括减少血细胞干扰和易于制备。样本结构（大滤泡和小滤泡）亦被保留。如果使用液基制片，一张薄层涂片就已足够[14, 15]。薄层涂片和离心涂片应使用巴氏染色（Papanicolaou stain）。细胞涂片可以是酒精固定（巴氏染色）或空气干燥固定（Diff-Quik染色，亦即Romanowsky染色）。巴氏染色可以更好观察细胞核特点，如假包涵体、核沟和染色质质地。Diff-Quik染色更适合检测细胞外物质（特别是胶体和淀粉样物质）以及胞质的细节（如颗粒状物质）。

第三节　报告结果诊断术语

美国Bethesda甲状腺细针穿刺报告系统目前被广泛接受（表2-1）。每个疾病类别都有相应的癌症风险及针对的临床处理原则：可疑恶性结节有可能被切除，良性结节患者则在适当的时间内复查。

表2-1

Bethesda甲状腺细针穿刺报告系统[16, 17]

诊断类别	恶性率（%）	常规处理
样本无法诊断或不满意	1～4	重复超声引导下的细针穿刺
良性	<1	临床监测
意义不明确的非典型细胞病变或滤泡性病变	≈5～10	重复细针穿刺
滤泡性肿瘤或可疑滤泡性肿瘤	15～30	单叶切除术
滤泡性肿瘤，Hürthle细胞型或可疑Hürthle细胞肿瘤	15～45	单叶切除术
可疑恶性肿瘤		
－可疑乳头状癌		
－可疑髓样癌	60～75	单叶切除术或甲状腺切除术
－可疑淋巴瘤		
－可疑转移肿瘤		
－其他		
恶性	97～99	甲状腺切除术

第四节 无诊断性/不满意样本

一般情况下，甲状腺细针穿刺取样的满意与否应结合细胞以及胶质成分的数量和质量而定，其具体标准比较主观并具有争议性。虽然样本质量是正确诊断的关键，但在设定严格细胞数量标准方面并没有达成共识。目前还没有任何研究支持适用于所有情况的特定滤泡细胞量标准（良性和恶性，囊性和实性）。此外，在最低穿刺取样次数上也无统一标准。高品质的样本中含有足够病变细胞，让检测者可以自信地作出正确诊断。高品质细胞学涂片不仅要求优质取样，亦要求优异的制片和染色。

样本数量标准

（1）包含至少6组可检测的滤泡细胞。

（2）每组至少包括10个细胞。

如果样本不能满足以上条件，则被认为是"无诊断性"或"不满意样本"。

例外情况

（1）实性结节含有非典型性细胞：千万不要把具有明显非典型性细胞的样本叫做"无诊断性"或"不满意样本"。细胞学中任何明显的非典型性都必须报告，这种样本不受最低滤泡细胞数量标准的限制。

（2）炎性实性结节：淋巴细胞性甲状腺炎（桥本病）、甲状腺脓肿或肉芽肿性甲状腺炎患者的结节可能只包含炎性细胞。这种情况被解释为良性，而不作为"无诊断性"或"不满意样本"。

（3）胶质结节：含有大量稠厚胶体的样本应被认为是良性样本和满意样本。这种样本不受最低滤泡细胞数量标准的限制。

"无诊断性"或"不满意样本"（图2-1~图2-5）

（1）少于6组形态完好（10个细胞/组）且染色佳的滤泡细胞（见"炎性实性结节"的例外情况）。

（2）制备不好，染色不佳或不清晰的滤泡细胞。

（3）囊性液体样本，有或没有组织细胞，少于6组（10个／组）良性滤泡细胞。

足够的样本量可以防止假阴性诊断。只用滤泡细胞的数量判断样本的合格性，巨噬细胞、淋巴细胞或其他非恶性细胞均不作为判断标准[18,19]。若只有一组可以足够诊断甲状腺乳头状癌的滤泡细胞，尽管细胞量不足，仍应判读为满意样本。囊性液体可能只含有巨噬细胞，虽然简单小囊肿（直径小于3cm）恶变率很低，但是不能排除囊性乳头状癌的可能，这类样本应判读为"无诊断性"或"不满意样本"，并注明"只含囊性液体"。偶尔穿刺活检只得到非甲状腺组织（如气管或胸锁乳突肌），这种情况应判读为

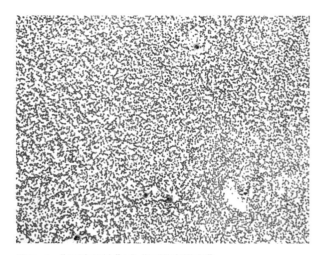

图2-1 "无诊断性"或"不满意样本"

甲状腺穿刺细胞涂片只见大量红细胞和个别泡沫状巨噬细胞，无滤泡细胞（Diff-Quik染色）

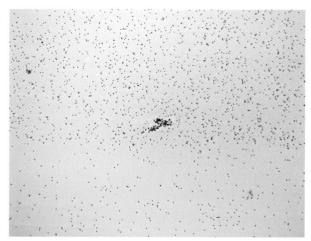

图2-2 "无诊断性"或"不满意样本"

甲状腺穿刺细胞涂片中少于6组可检测的滤泡细胞（Diff-Quik染色）

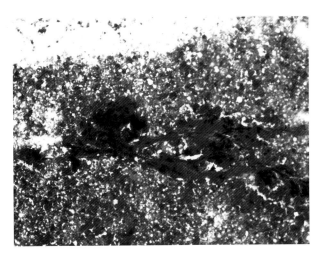

图2-3　"无诊断性"或"不满意样本"
细胞涂片中滤泡细胞被大量红细胞遮盖，形态学不清楚（Diff-Quik染色）

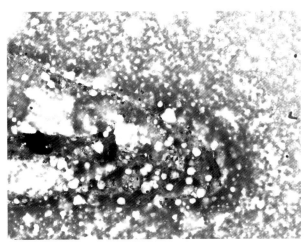

图2-4　"无诊断性"或"不满意样本"
细胞涂片中只含有大量红细胞、毛细血管和退变细胞，无足够滤泡细胞（Diff-Quik染色）

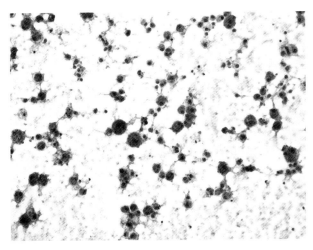

图2-5　"无诊断性"或"不满意样本"
细胞涂片中只含有大量退变巨噬细胞和红细胞，不见或罕见滤泡细胞（巴氏染色，PAP染色）

"无诊断性"或"不满意样本"。

处理原则

对于"无诊断性"或"不满意样本"的结节应在3个月后重新穿刺活检。设定3个月的时间间隔主要为防止假阳性的报告，因为在此期间甲状腺细胞会呈现反应性/修复性变化[20]。重复穿刺活检（特别是实性结节）最好在超声引导下进行，并即时进行样本足够性评估。60%以上的病例在重复活检后可以获得诊断性结果（大多数为良性病变）[21]。对于两次连续的"无诊断性"或"不满意样本"的结节，应根据临床实际情况进行密切随访，包括超声检查

或手术。由于囊性病变恶变的危险性很低，只有当超声有可疑发现时，才进行重复穿刺活检。

 第五节　良性病变

甲状腺细针穿刺的临床价值主要体现在能够可靠地识别良性甲状腺结节，从而避免了很多不必要的手术。由于大多数甲状腺结节为良性，良性病变是最常见的甲状腺细针穿刺报告（约占65%）[22, 23]。

良性的结果包括良性滤泡结节、甲状腺炎或一些其他不常见的疾病。FNA穿刺最常见的甲状腺病变是结节性甲状腺肿。淋巴细胞性甲状腺炎（桥本病）是最常见的甲状腺炎。细胞学检查结果为良性的病变具有非常低的恶变风险[22]，患者通常只需进行定期体检和超声检查[24]。复查的时间间隔一般为6～18个月，至少持续3～5年。如果结节呈现明显增长或超声异常、如边缘不规则、微钙化、结节内血管密度过高，以及在固体区呈现低回声等，应建议重复检查[24]。

一、良性滤泡结节

临床特征

良性滤泡结节在甲状腺穿刺细胞病理学中最常

遇到，可为多发性结节性甲状腺肿或滤泡腺瘤。多发性结节性甲状腺肿表现为甲状腺多处结节性增大，在世界范围内被认为是最常见的内分泌异常疾病。发病机制与缺碘有关。发病率随年龄的增长而增加，女性的发病率高于男性5～15倍。FNA样本要有足够的细胞量，并且主要由不同比例的胶体和良性滤泡细胞组成。细胞学病理报告可以为"良性滤泡结节"，或者根据相关的临床表现使用更具体的报告术语，如胶质结节、结节性甲状腺肿、增生/腺瘤样结节或Graves病（甲亢）等。有时细针穿刺活检不可能将它们明显区分，但这并不重要，因为它们都为良性，因此可以用类似的保守处理方式。

细胞形态学特征

• 稀少或中度细胞量。

• 胶质Diff-Quik染色呈深蓝紫色，巴氏染色呈绿色到橙粉红色。质地可以稀薄或稠厚，可见马赛克纹理。在液基制片上，稀薄胶体具有特征性的"薄纸"样外观（图2-6～图2-9）。

• 主要为大滤泡结构，偶尔可见小滤泡。

• 细胞主要为单层并呈均匀分布（"蜂巢状"），偶尔可见三维球形细胞团（图2-10，图2-11）。

• 滤泡细胞胞质稀少或中度。细胞核呈黑色圆形或椭圆形，约为红细胞大小（直径为7～10μm），染色质呈均匀颗粒状（图2-12，图2-13）。细胞核无明显的多形性或非典型性。可能有极少量细胞核重叠和拥挤。

• 可见分散的Hürthle细胞（嗜酸细胞）。

• 常见巨噬细胞，胞质可见含铁血黄素（图2-14）。

鉴别诊断

（1）无诊断性/不满意样本：常见于甲状腺囊性变，伴有滤泡细胞数量不足。

（2）滤泡性肿瘤/可疑滤泡性肿瘤：主要为小滤泡，滤泡细胞拥挤重叠。

（3）可疑恶性肿瘤或意义不明确的非典型细胞病变（AUS）：类似良性滤泡结节，但部分滤泡细胞呈现非典型核。

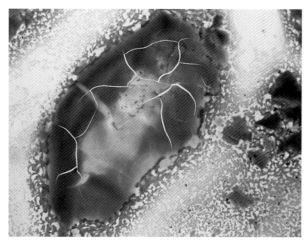

图2-6　甲状腺胶质
甲状腺胶质呈结晶紫色，空气干燥后呈现马赛克纹理（Diff-Quik染色）

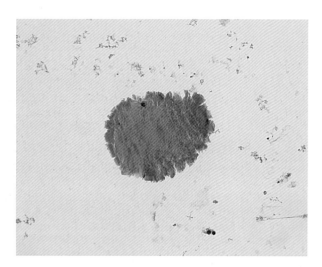

图2-7　稠厚甲状腺胶质
液基细胞制片，稠厚胶质呈致密的橙红色（巴氏染色）

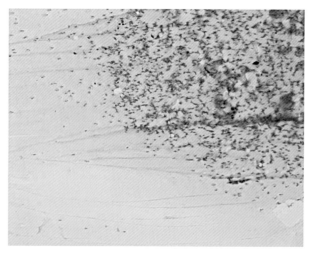

图2-8　稀薄胶质
稀薄胶质呈淡绿和粉红色，可见"薄纸"样质地（巴氏染色）

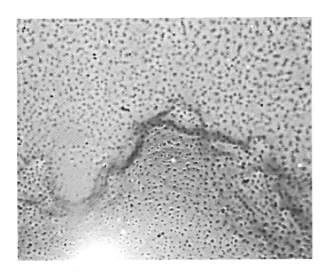

图2-9 **稀薄胶质**

稀薄胶质呈淡蓝紫红色，类似血清（Diff-Quik染色）

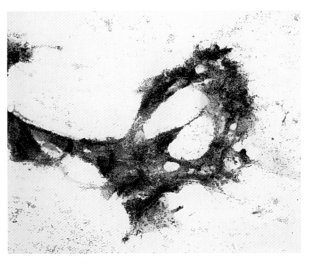

图2-10 **良性滤泡结节**

滤泡细胞呈片层蜂窝状排列（巴氏染色）

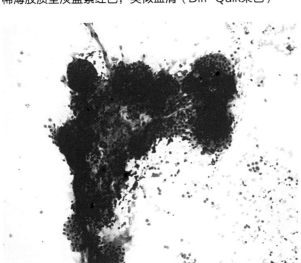

图2-11 **良性滤泡结节**

滤泡细胞亦可排列成三维球团状结构（Diff-Quik染色）

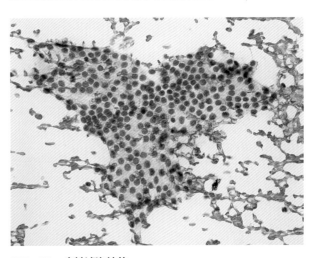

图2-12 **良性滤泡结节**

滤泡细胞的细胞核呈圆形或卵圆形，大小近似于红细胞；染色质呈均匀细颗粒状（巴氏染色）

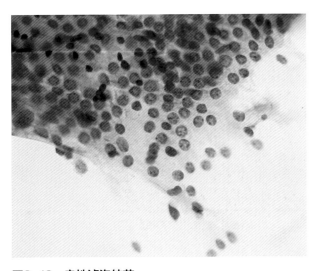

图2-13 **良性滤泡结节**

滤泡细胞间保持均匀间距，极少见核拥挤和重叠（巴氏染色）

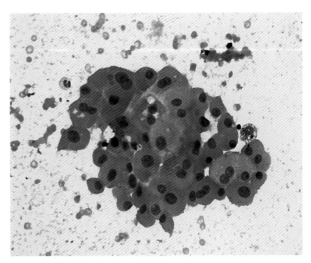

图2-14 **良性滤泡结节**

细胞涂片可见Hürthle细胞（Diff-Quik染色）

二、甲状腺功能亢进症

临床特征

甲状腺功能亢进症（Graves病）简称甲亢，是一种自身免疫性甲状腺疾病，多见于中年妇女，多数患者呈弥漫性甲状腺增大。通常根据特征性甲亢症状进行临床诊断，不需要FNA诊断。偶尔大结节或冷结节可能提示共存的恶性肿瘤，因此，应进行穿刺活检。

组织形态学特征[25]（图2-15）

• 甲状腺滤泡增生，伴有乳头状折叠。

• 滤泡细胞核呈圆形，位于细胞基底，有时可见清亮细胞核。

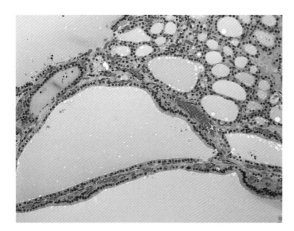

图2-15 **甲状腺功能亢进症（Grave病）**
可见甲状腺滤泡增生，滤泡细胞核呈圆形，位于细胞基底，胶质通常较少，并有明显外周扇贝形突出（组织切片，HE染色）

• 胶质通常较少，并有明显外周扇贝形突出；治疗后胶质量会增加。

• 甲状腺间质可见区域性淋巴细胞炎症。

• 放射性碘治疗后，可能会出现核非典型化和间质纤维化。

细胞形态学特征

• 穿刺样本往往含较多细胞，类似良性滤泡结节，含胶体和可变数量的滤泡细胞；偶尔可见少量小滤泡。

• 背景可见淋巴细胞和嗜酸细胞。

• 滤泡细胞呈平面松散排列，具有丰富细腻或泡沫状胞质（图2-16）。胞核常有增大、空泡和明显核仁。

• 可见独特的火焰细胞：周边胞质空泡并有红色至粉色皱褶边缘（Diff-Quik染色）（图2-17）。

• 偶尔滤泡细胞胞核呈现清亮核染色质和核沟（图2-18）。治疗后的穿刺样本可有明显的小滤泡，胞核拥挤重叠，并有一定的非典型性。

鉴别诊断

（1）滤泡性肿瘤/可疑滤泡性肿瘤：主要由小滤泡构成；滤泡细胞拥挤，重叠；无放射性碘治疗史。

（2）甲状腺乳头状癌：椭圆形（马铃薯形）核，伴有核拥挤和重叠；透亮染色质，明显核沟和核内假包涵体。

其他要点

• 甲亢FNA穿刺样本缺乏特异性，应结合临床特征进行评估。

• 火焰细胞并不只局限于甲亢，亦可见于其他非

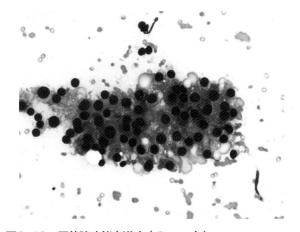

图2-16 **甲状腺功能亢进症（Grave病）**
细胞涂片上可见滤泡细胞呈平面松散排列，具有丰富细腻或泡沫状胞质，细胞核常增大，有空泡；有时可见明显核仁（Diff-Quik染色）

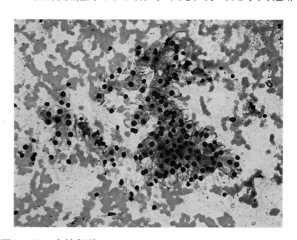

图2-17 **火焰细胞**
细胞具有较丰富胞质，周边空泡和粉红色皱褶边缘（Diff-Quik染色）

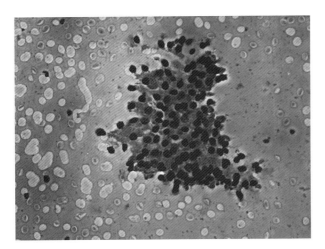

图2-18　火焰细胞
滤泡细胞偶见核非典型性，清亮细胞核质和核沟（Diff-Quik染色）

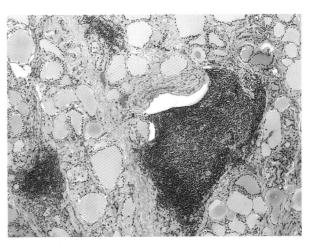

图2-19　淋巴细胞性甲状腺炎
可见大量淋巴细胞浸润并形成生发中心，局部滤泡细胞可呈非典型性，如胞核增大，核质清亮和核沟（组织切片，HE染色）

肿瘤性甲状腺疾病、滤泡性肿瘤和甲状腺乳头状癌。

三、慢性淋巴细胞性甲状腺炎（桥本病）

临床特征

95%的慢性淋巴细胞性甲状腺炎患者为女性，高峰年龄为40~60岁，但也常见于青少年。患者常有甲状腺弥漫性增大，但只有出现结节或有明显甲状腺体积增大才考虑进行细针穿刺活检。几乎所有患者血液中都可检测出一种或多种抗自身免疫的循环抗体，包括抗甲状腺球蛋白抗体、抗甲状腺过氧化物酶（微粒体抗原）抗体、抗胶质抗原抗体和抗甲状腺激素抗体。慢性淋巴细胞性甲状腺炎的诊断必须结合患者的临床表现和血清学检查结果。

组织形态学特征[25]（图2-19）

- 显著的混合性淋巴细胞和浆细胞浸润，形成生发中心。
- 小滤泡并含很少胶体。
- 常见Hürthle细胞化生，伴有增大和深染的胞核。
- 常见鳞状上皮化生。
- 可呈不同程度纤维化，尤其明显见于纤维化亚型。
- 滤泡结节和炎症可延伸至邻近软组织（不要误诊为淋巴结转移）。
- 常见增大和清亮的滤泡细胞核。

细胞形态学特征

- 样本通常含有多量细胞，但过度纤维化或血液稀释可使滤泡细胞看起来较稀少。
- 淋巴样细胞呈多态性，包括成熟的小淋巴细胞、大的反应性淋巴样细胞，偶尔见浆细胞（图2-20）。
- Hürthle细胞可成片状或散在分布。有丰富的颗粒状胞质，胞核大，核仁明显。
- 核不均一化可能会比较明显。有时可见轻度核非典型性，偶见毛玻璃状核染色质和核沟（图2-21）。

鉴别诊断

（1）结外淋巴瘤：最常见的类型为边缘区淋巴瘤，主要为单一形态的小或中等大小淋巴细胞；无Hürthle细胞；流式细胞技术和免疫组化显示单克隆淋巴细胞增殖。

（2）甲状腺乳头状癌：椭圆形（马铃薯形）核，伴有核拥挤和重叠；毛玻璃状染色质，明显核沟和核内假包涵体；缺少明显淋巴细胞背景。

（3）反应性淋巴结：除了各种淋巴细胞和巨噬细胞外，无任何甲状腺成分。

其他要点

淋巴细胞性甲状腺炎的诊断不受滤泡细胞/Hürthle细胞最少细胞量的限制[26]。

四、急性甲状腺炎

急性甲状腺炎一般见于免疫抑制的患者。细胞学特征包括大量中性粒细胞混有纤维素、巨噬细胞和血细胞；稀少的反应性滤泡细胞和极少量的胶质；

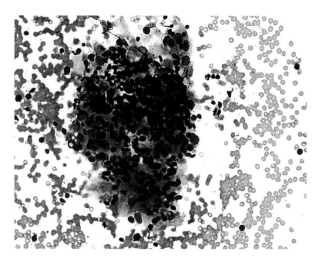

图2-20　淋巴细胞性甲状腺炎
样本常含有大量细胞，包括滤泡细胞、Hürthle细胞和混杂的大量淋巴细胞（Diff-Quik染色）

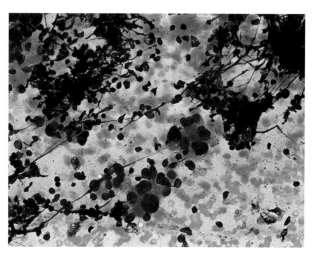

图2-21　淋巴细胞性甲状腺炎
滤泡细胞核不均一化可能会比较明显，有时可见轻度核非典型性，包括偶尔清亮核质以及核沟。背景淋巴细胞的胞核在涂片制备过程中破裂呈现染色质拉丝现象（Diff-Quik染色）

背景中有时可见病原微生物，包括细菌和真菌。

五、肉芽肿性甲状腺炎（亚急性甲状腺炎，de Quervain甲状腺炎）

临床特征

肉芽肿性甲状腺炎是一种非常少见的自限性甲状腺炎症，患者可表现为疼痛性甲状腺肿大，通常持续几个月，4%～9%的患者可以复发。通常根据临床症状即可作出诊断。只有在怀疑有潜在的恶性肿瘤时才进行细针穿刺活检。如果没有肉芽肿，细胞学检测结果并没有特异性。活检时患者常感到明显疼痛，从而影响了样本有效细胞量。

组织形态学特征[25]

• 结节性病变，伴有不同程度纤维化。
• 混合性炎症浸润：淋巴细胞、浆细胞、多核巨细胞、嗜中性粒细胞与微脓肿（早期）和泡沫状组织细胞。
• 多核巨细胞含有被吞噬的胶质。
• 肉芽肿集中在滤泡周围，但病变晚期滤泡结构一般消失。

细胞形态学特征

• 根据疾病发展阶段，样本细胞量可由稀少到丰富。
• 多核巨细胞围绕并吞噬胶质。
• 肉芽肿（即上皮样组织细胞群）是疾病的标志，但并不总存在。

• 早期病变常含较多中性粒细胞和嗜酸性粒细胞，类似急性甲状腺炎。
• 晚期病变样本涂片细胞量较稀少，主要可见多核巨细胞、上皮样细胞、淋巴细胞、巨噬细胞以及少量退变的滤泡细胞。
• 在恢复期，多核巨细胞和炎症细胞可能会消失，一些样本可能不足以诊断。

鉴别诊断

（1）淋巴细胞性甲状腺炎：涂片细胞量丰富，主要为多样化的淋巴细胞和嗜酸细胞；无肉芽肿和多核巨细胞。

（2）急性甲状腺炎：大量的中性粒细胞伴有坏死、纤维蛋白、巨噬细胞和红细胞；背景中偶尔可见细菌或真菌类生物。

（3）其他肉芽肿性疾病，如结节病和结核：主要依据临床诊断和微生物学检查。

六、里德尔（Riedel）甲状腺炎/疾病

临床特征

这是一种最少见的甲状腺炎，主要特征为进行性甲状腺腺体纤维化并逐步延伸到颈部软组织。甲状腺在触诊时手感坚韧，临床表现似甲状腺癌。FNA

穿刺常为干穿，所以经常需外科手术活检来作出诊断。

组织形态学特征[25]

• 重度甲状腺纤维化并延伸到软组织和肌肉（纤维化程度大于炎症）。

• 散布的混合性慢性炎性细胞浸润，可见淋巴细胞、浆细胞、中性粒细胞、单核细胞和嗜酸性粒细胞。

•"闭塞性静脉炎"表现为静脉淋巴细胞和浆细胞浸润，伴有血管壁增厚和黏液样变。

• 无多核巨细胞或生发中心。

细胞形态学特征

• 细胞穿刺涂片往往无细胞（干穿）。

• 可见纤维组织碎片和胞质丰富的肌纤维母细胞。

• 偶尔有慢性炎症性细胞。

• 通常无胶质。

鉴别诊断

（1）淋巴细胞性甲状腺炎：涂片细胞量丰富，主要为多样性淋巴细胞和嗜酸细胞；可见生发中心。

（2）急性甲状腺炎：大量的中性粒细胞，伴有组织坏死、纤维蛋白、巨噬细胞和红细胞；背景偶尔可见细菌或真菌类微生物。

（3）肉芽肿性甲状腺炎（亚急性甲状腺炎）：可见肉芽肿和大量多核巨细胞。

七、淀粉样甲状腺肿

临床特征

淀粉样甲状腺肿是一种局灶性或弥漫性甲状腺增大，可有显著临床症状，如生长迅速、呼吸困难、吞咽困难和声音嘶哑。大多数患者有慢性疾病史，从而引发系统性淀粉样变[17]。

组织形态学特征

• 甲状腺间质含有大量淀粉样蛋白。

• 周边可见多核巨细胞。

细胞形态学特征

• 淀粉样蛋白与胶质相似，但含有可拉伸和扭曲的成纤维细胞核[27]。

• 滤泡细胞稀少。

诊断要点

• 确诊需要进行刚果红染色，在偏振光显微镜下淀粉样蛋白呈现特征性苹果绿折射光。

• 淀粉样更常见于髓样癌，有时大量淀粉样蛋白可掩盖癌细胞成分，注意鉴别诊断。

八、黑色甲状腺

临床特征

黑色甲状腺常与长期服用四环素类抗生素相关，如治疗痤疮的米诺环素。甲状腺大体标本呈黑色。

组织形态学特点

良性甲状腺滤泡细胞伴有显著黑褐色色素沉着。

细胞形态学特点

滤泡细胞胞质内含大量黑褐色的色素颗粒，色素颜色比含铁血黄素更黑[17]。

其他要点

由于色素亦可被Fontana染色着色，所以被认为是一种黑色素。因为是良性病变，患者没有手术的必要[28]。

九、辐射变化

临床特征

无论是颈部局部外辐射还是系统性放射性碘（131I）治疗都可以造成长期甲状腺细胞形态学变化。低剂量外辐射主要治疗良性病变，而高剂量外辐射用于治疗恶性肿瘤，如霍奇金淋巴瘤等。放射性碘主要治疗甲亢症状，病因可以为Graves病、多结节甲状腺肿，或功能亢进性甲状腺癌。只有外辐射可增加甲状腺癌的风险，131I和癌症之间的关联目前没有得到证实[17]。

细胞形态学特征

• 辐射改变的滤泡细胞仍保持片状和大滤泡形式，核质比正常。

• 胞核大小差异很大；可见核沟、假包涵体和裸核。

• 染色质深染，粗颗粒状，并有突出核仁。

• 胞质丰富（Hürthle细胞化生），有时有空泡。

鉴别诊断[29]

（1）滤泡性癌：主要为大量小滤泡构成。

（2）乳头状癌：具有明显核沟，假包涵体；染色质淡染，细胞核大小差异不显著。

（3）未分化癌：主要为分散的单个细胞排列，缺少片状排列和大滤泡。

第六节 意义不明确的非典型性病变

"意义不明确的非典型性病变"（atypia of undetermined significance，AUS）是一个特殊的诊断类别，主要指样本细胞群（滤泡细胞、淋巴细胞或其他细胞）的结构和（或）核非典型性既不足以被列为"可疑甲状腺滤泡性肿瘤"、"可疑恶性肿瘤"和"恶性肿瘤"，也不能视为"良性病变"。术语"意义不明确的滤泡性病变"（follicular lesion of undetermined significance，FLUS）是指具有非典型性的滤泡细胞。在一般情况下，初诊为AUS/FLUS的病

例应在一定时间间隔后重复活检。在一些特定的临床情况下，亦可选择其他处理方式。AUS/FLUS是一类不定性的诊断，不应大量使用，最好控制在所有甲状腺穿刺诊断的7%左右[16]。AUS/FLUS病例中恶性肿瘤的风险约为5%～15%。

细胞形态学特征

• 在细胞数量和胶质稀少的涂片上呈现小滤泡，或在细胞数量较丰富的涂片中出现多于寻常的小滤泡，但小滤泡总量尚不足以诊断为"滤泡性肿瘤/可疑滤泡性肿瘤"（图2-22，图2-23）。

• 大量Hürthle细胞见于细胞数量和胶质稀少的细胞学涂片。

• 滤泡细胞的非典型性受到空气干燥或凝血块的干扰而难以定性。

• 样本局部可见似乳头状癌特征，但总体上保持良性特征（尤其在淋巴细胞甲状腺炎患者或那些具有丰富胶质及良性滤泡细胞的患者）（图2-24）。

• 囊性变的囊壁细胞可能出现非典型性，如核沟、明显核仁、长细胞核和（或）似核内假包涵体等，但主要样本仍呈良性（图2-25）改变。

• 具有非典型淋巴细胞浸润，但非典型程度不足以诊断为"可疑恶性肿瘤"。

处理原则

结合临床，在适当的时间间隔内重复穿刺活检；

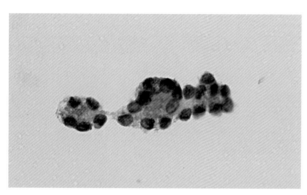

图2-22　意义不明确的滤泡性病变
在细胞数量和胶质稀少的涂片上呈现小滤泡（巴氏染色）

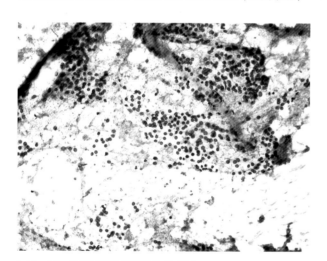

图2-23　意义不明确的滤泡性病变
在细胞数量丰富的涂片中出现较多不明显的小滤泡，但小滤泡总量尚不足以诊断为"滤泡性肿瘤/可疑滤泡性肿瘤"（巴氏染色）

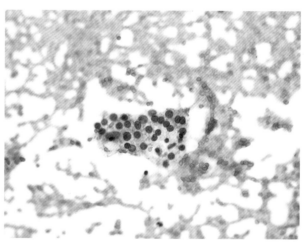

图2-24　意义不明确的滤泡性病变
细胞涂片中少数细胞呈现乳头状癌特征，如核增大、核染色质淡染、核沟等，但样本总体仍保持良性特征（巴氏染色）

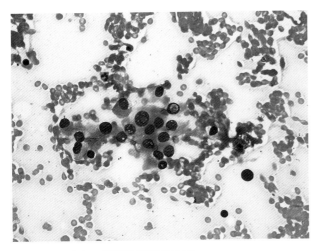

图2-25　意义不明确的滤泡性病变
囊性变样本的滤泡细胞可能出现非典型性，如核镶嵌、核沟、明显核仁、长细胞核，和（或）似核内假包涵体等，但总体上仍呈良性（巴氏染色）

通常重复活检可以得到一个更明确的诊断结果。现在美国一些医院常规对AUS/FLUS病例进行反馈性分子生物学检测，以决定处理方案，详见第十四章。

 第七节　滤泡性肿瘤/可疑滤泡性肿瘤

诊断类别"滤泡性肿瘤"或"可疑滤泡性肿瘤"，指细胞数量丰富且主要由滤泡细胞构成的甲状腺FNA样本，这些滤泡细胞排列拥挤形成大量小滤泡。这一诊断术语主要是界定一些有可能为滤泡性癌的结节病变，需行外科手术切除。FNA无法鉴别滤泡性癌和滤泡性腺瘤。请注意那些具有明显乳头状癌特征的病例（滤泡型乳头状癌）并不归在此类别内。

组织形态学特征[25]

• 包膜内滤泡增生，伴有不同数量胶质。

• 滤泡细胞为多边形、圆形或椭圆形细胞核，无或极少见核分裂。

• 组织结构可为梁状、实体型、小滤泡型和大滤泡型；亦可见乳头状或假乳头状，但无明显核异型。

• 中央区细胞可稀少并可见疏松水肿的间质细胞。

• 滤泡性腺瘤的纤维包膜一般较薄，无包膜和血管浸润（图2-26）。

• 滤泡性癌的包膜较厚，并有全层包膜浸润或血管浸润（图2-27）。

细胞形态学特征[16]

• 细胞学涂片中含有中等到大量的细胞（图2-28）。

• 滤泡细胞排列具有显著变化，表现为细胞拥挤，许多微小滤泡和分散孤立的细胞（图2-29）；微小滤泡定义为少于15个滤泡细胞，至少排列成2/3圈圆弧状。

• 滤泡细胞为正常大小或均匀增大，含有稀少或

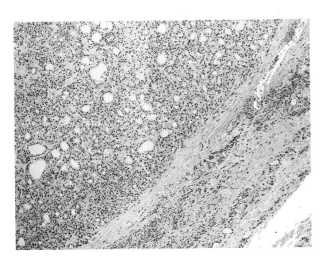

图2-26　甲状腺滤泡性腺瘤
组织切片可见大量增生拥挤的小滤泡，通常由较薄的包膜包裹，无包膜和血管浸润。滤泡细胞核呈规则圆形或椭圆形，较致密深染（组织切片，HE染色）

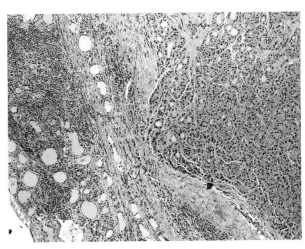

图2-27　甲状腺滤泡性癌
可见增生小滤泡浸润包膜（组织切片，HE染色）

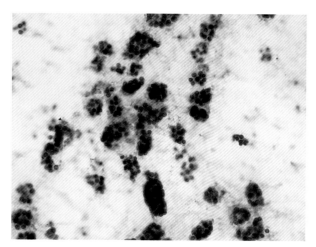

图2-28　滤泡性肿瘤/可疑滤泡性肿瘤
涂片中含有丰富滤泡细胞，主要排列成微小滤泡结构（巴氏染色）

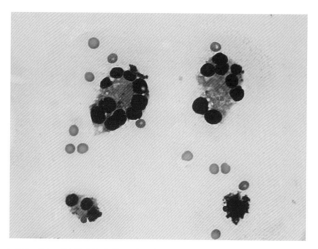

图2-29　滤泡性肿瘤/可疑滤泡性肿瘤
小滤泡：少于15个滤泡细胞，至少排列成2/3圆圈（Diff-Quik染色）

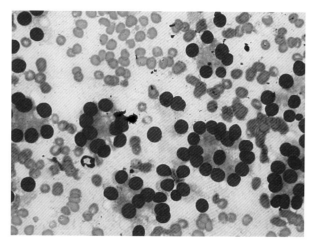

图2-30　滤泡性肿瘤/可疑滤泡性肿瘤
滤泡细胞常有圆形稍深染的细胞核和不明显核仁（Diff-Quik染色）

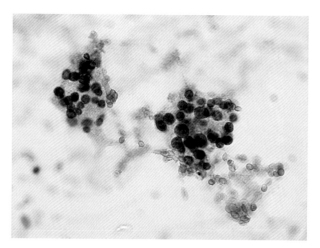

图2-31　滤泡性肿瘤/可疑滤泡性肿瘤
滤泡细胞呈现一定程度核非典型性，包括核增大、大小不一和明显核仁（巴氏染色）

适量细胞质。

• 细胞核圆形，稍深染，核仁不明显（图2-30）。可见一些非典型性核，如核增大、核大小不一和明显核仁（图2-31）。

• 胶质稀少甚至缺乏。

鉴别诊断

（1）良性滤泡结节：稀少到中度细胞量；主要为大滤泡，无细胞重叠或拥挤；胶质可薄可厚。

（2）意义不明确的非典型细胞病变：FNA穿刺样本可见小的滤泡，但滤泡的数量很少。

（3）可疑恶性肿瘤，可疑甲状腺乳头状癌：滤泡细胞有明显甲状腺乳头状癌的特点。

临床处理

推荐病灶切除手术，主要为半甲状腺切除术或腺叶切除术[30, 31]。

 第八节　滤泡性肿瘤，嗜酸细胞型/可疑滤泡性肿瘤，嗜酸细胞型

"滤泡性肿瘤，嗜酸细胞型"或"可疑滤泡性肿瘤，嗜酸细胞型"是指穿刺样本完全（或几乎完全）由Hürthle细胞组成。其临床意义与普通滤泡性肿瘤并无显著差异，类似于滤泡性腺瘤/癌，Hürthle细胞瘤和癌之间的区别是基于组织学是否有包膜和（或）血管浸润（图2-32，图2-33）。甲状腺细针穿刺只作为Hürthle细胞肿瘤的筛选诊断。虽然细针穿刺对于检测Hürthle细胞癌高度敏感，但Hurthle细胞瘤多于癌，因此，"滤泡性肿瘤，Hürthle细胞型"或"可疑滤泡性肿瘤，Hurthle细胞类型"的诊断更为恰当。

组织形态学特征

除了具有一般的滤泡性肿瘤的组织学特征外，Hürthle细胞类型还具有以下特征：

• 滤泡细胞有大量嗜酸性胞质，圆形细胞核和明显核仁。

• 细针穿刺后容易发生组织梗死。

• 免疫组化染色：甲状腺球蛋白（thyroglobin）和TTF-1为阳性；嗜铬粒蛋白（chromogranin）、突触素（synaptophysin）、降钙素和甲状旁腺激素（PTH）呈阴性。

细胞形态学特征

• 细胞学涂片含有中等到大量的细胞，完全（或几乎完全）由Hürthle细胞组成（图2-34）。

• 细胞特征包括：丰富的细颗粒状细胞质（Diff-Quik染色呈蓝色或灰粉红色，巴氏染色呈绿色）；大细胞核，位于细胞中央或偏心位置，核仁明显（图2-35，

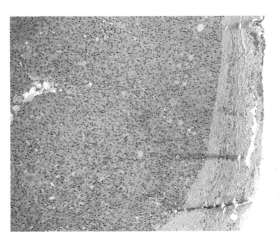

图2-32　**甲状腺Hürthle细胞瘤**
组织切片可见大量增生的滤泡细胞，含有丰富嗜酸性胞质；圆形或椭圆形细胞核，明显核仁；无包膜和血管浸润（组织切片，HE染色）

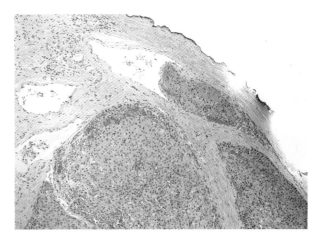

图2-33　**甲状腺Hürthle细胞癌**
组织切片可见嗜酸性肿瘤细胞浸润至血管（组织切片，HE染色）

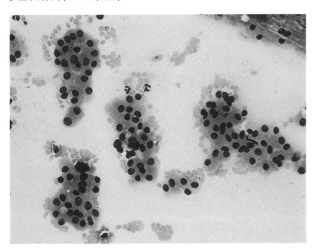

图2-34　**"滤泡性肿瘤，Hürthle细胞型"或"可疑滤泡性肿瘤，Hürthle细胞型"**
细胞学涂片中含有中等到大量的细胞，完全（或几乎完全）由嗜酸细胞组成（Diff-Quik染色）

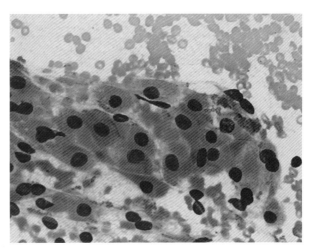

图2-35　**"滤泡性肿瘤，Hürthle细胞型"或"可疑滤泡性肿瘤，Hürthle细胞型"**
细胞学涂片可见Hürthle细胞具有丰富的细颗粒状细胞质，位于中央或偏心位置的大细胞核和核仁（Diff-Quik染色）

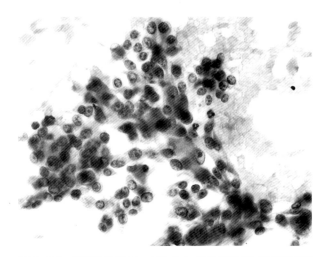

图2-36 "滤泡性肿瘤，Hürthle细胞型"或"可疑滤泡性肿瘤，Hürthle细胞型"

细胞学涂片可见明显的核仁（巴氏染色）

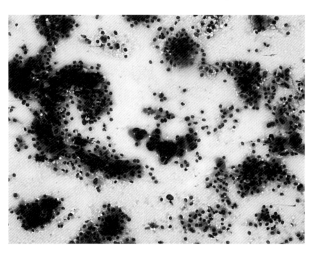

图2-37 "滤泡性肿瘤，Hürthle细胞型"或"可疑滤泡性肿瘤，Hürthle细胞型"

细胞学涂片可见Hürthle细胞呈单个分散排列或形成小集群；小细胞有高的核质比；大细胞的核大小变化至少在2倍以上（Diff-Quik染色）

图2-36）；小细胞具有高核质比；大细胞与小细胞核间的大小变化至少在2倍以上（图2-37）。

• 嗜酸细胞主要为分散的独立细胞，但有时可见合胞状排列。

• 不含或只含极少量的胶质。

• 几乎没有淋巴细胞或浆细胞。

鉴别诊断

（1）乳头状癌-嗜酸性细胞亚型：两类肿瘤具有一些共同的细胞学特征，如微乳头结构、透亮核质、核沟、颗粒状丰富胞质，甚至砂粒体等。鉴别主要在于核的细微差异。那些难以区分的病变可做冰冻切片，根据细胞排列结构特征明确诊断。

（2）髓样癌：通常亦可见胞质丰富的分散细胞，具有偏心位置的胞核（浆细胞样），但没有突出的核仁；Diff-Quik染色下Hürthle细胞的细胞质颗粒呈蓝色，而髓样癌通常呈红色。免疫组化染色髓样癌呈降钙素和嗜铬粒蛋白阳性，而甲状腺球蛋白阴性。

（3）甲状旁腺肿瘤：甲状旁腺腺瘤细胞呈单一形态，有丰富的颗粒状胞质和圆形核，染色质呈粗颗粒（椒盐）状。免疫组化染色嗜铬粒蛋白、突触素和甲状旁腺激素（PTH）呈阳性，而甲状腺球蛋白和TTF-1为阴性。

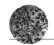 第九节 可疑恶性肿瘤

"可疑恶性肿瘤"的诊断主要指FNA穿刺标本中，细胞具有一定的恶性特征，高度怀疑为恶性肿瘤，但总体特征尚不足以直接确诊为恶性肿瘤。此诊断类别主要提示对恶性肿瘤的诊断尚有不确定性，有助于临床医生选择恰当的处理方式。例如，先进行甲状腺叶切除手术并做冰冻切片，根据结果决定是否进行甲状腺全切除术。在确定恶性和可疑恶性的诊断标准上存在主观因素。"恶性"的诊断只适用于样本细胞量足够，并且具备绝大多数或全部的恶性诊断特征。当一些恶性特征并不具备时，诊断为"可疑恶性肿瘤"更为妥当[16]。此诊断的阳性预测值一般为55%~85%[32]。

细胞形态学特征

• 夹杂散在的异型核可疑乳头状癌：存在多种细胞形态。

（1）区域性核改变：涂片细胞较丰富，主要为良性滤泡细胞（大滤泡）；夹杂部分细胞表现为核增大，核染色质淡染，核沟，核膜不规则，和（或）核镶嵌，不见或罕见核内假包涵体（图2-38）。

（2）不完全性异型核细胞数量可多可少；大多

数细胞表现为轻度至中度核增大，核染色质轻度淡染；易见核沟；但很少或没有核膜不规则和核镶嵌；不见或罕见核内假包涵体（图2-39）。

（3）细胞稀少型：细胞具有许多乳头状癌特征，但细胞量少，不足以直接诊断为乳头状癌（图2-40）。

（4）囊性化：易见嗜含铁血黄素的巨噬细胞。滤泡细胞排列呈团状或片状，伴有核增大，核染色质淡染和核沟，但不见或罕见核内假包涵体（图2-41）。

• 可疑髓样癌（图2-42，图2-43）：细胞数量稀少或中度。细胞小或中等，形态单一，排列分散，核质比高。核位于偏心位置，可有明显的颗粒状细胞质。可见无定型物质，可为胶质或淀粉样蛋白。

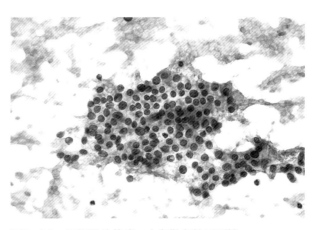

图2-38　**可疑乳头状癌，夹杂散在的异型核**
主要为良性滤泡细胞，一些混杂的细胞表现为核增大，核染色质淡染，核沟和核膜不规则，亦可见核镶嵌或极少核内假包涵体（巴氏染色）

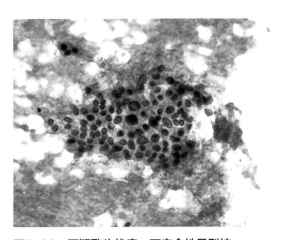

图2-39　**可疑乳头状癌，不完全性异型核**
大多数涂片细胞表现为轻度至中度核增大，核染色质轻度淡染；易见核沟；核膜不规则和核镶嵌不明显；无或极少见核内假包涵体（巴氏染色）

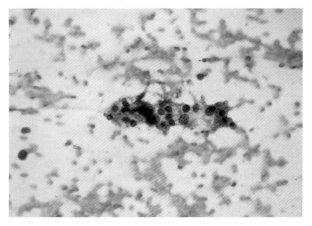

图2-40　**可疑乳头状癌，细胞稀少型**
细胞具有乳头状癌的诸多特征，但细胞量很少，不足以直接诊断为乳头状癌（巴氏染色）

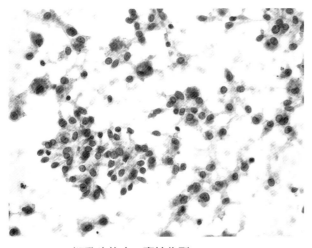

图2-41　**可疑乳头状癌，囊性化型**
易见嗜含铁血黄素的巨噬细胞。滤泡细胞呈现核增大，核染色质淡染和核沟，但无或极少核内假包涵体（巴氏染色）

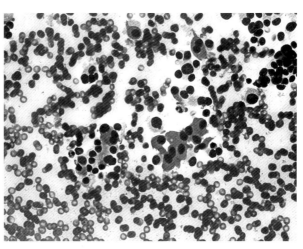

图2-42　**可疑髓样癌**
肿瘤细胞呈浆细胞样，细胞边界不明显，具有偏心位置细胞核和空泡状胞质，但细胞多形性尚不明显（Diff-Quik染色）

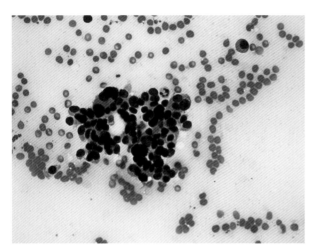

图2-43 可疑髓样癌

肿瘤细胞核染色质呈粗颗粒（椒盐）状，但非典型性尚不够明显（巴氏染色）

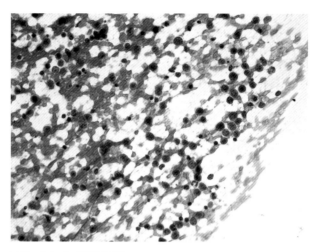

图2-44 可疑淋巴瘤

细胞涂片中含有大量淋巴样细胞，大淋巴细胞的体积是小淋巴细胞的3倍以上，并具有一定的非典型性，在没有免疫学确定克隆性的前提下，诊断为可疑淋巴瘤更合适（巴氏染色）

• 可疑淋巴瘤（图2-44）：细胞数量丰富，主要为形态单一的小到中等大小的淋巴样细胞；或细胞量少，但含有非典型淋巴细胞。

临床处理

"可疑甲状腺乳头状癌"是手术指征。如果术中冰冻切片确诊为乳头状癌，则进行甲状腺全切除术。甲状腺全切除术适用于患大肿瘤（>4cm）的患者，因为恶性风险随肿瘤体积增大而增高[33]。

第十节 恶性肿瘤

一、乳头状癌

临床特征

甲状腺乳头状癌是最常见的甲状腺恶性肿瘤，占所有甲状腺癌的80%左右。这种肿瘤起源于甲状腺滤泡上皮细胞，并显示特征性的核改变。乳头状结构可能存在，但并不是诊断所必需的。发病高峰年龄在20~40岁，但所有年龄组均可发病，包括儿童。女性发病率为男性的3倍。风险因素包括童年时接受过颈部外辐射、电离辐射、遗传因素，以及结节性增生。乳头状癌常表现为甲状腺结节，一般在体检时偶然发现；极少数的患者首先表现为颈部淋巴结转移癌。乳头状癌最常经淋巴管播散到区域淋巴结，其次是肺转移。此种癌症一般预后良好，很少直接导致患者死亡[16,34]。

组织形态学特征[25]（图2-45）

• 复合乳头状结构（含纤维血管轴心）；具有许多病理学亚型。

• 肿瘤上皮细胞具有特征性核增大，透亮核染色质，核沟，核内假包涵体和核重叠。

• 约一半病例可见砂粒体。

• 可见实性生长和鳞状上皮化生。

• 胶质稠厚深染（泡泡糖样），往往有丰富的基质和纤维。

• 可见淋巴管浸润。

• 与滤泡性肿瘤相比，乳头状癌常为多灶性。

细胞形态学特征

• 滤泡细胞排列呈乳头状结构和（或）单层合胞体状，亦可见漩涡状片层排列（图2-46）。

• 恶性滤泡细胞核特征包括：细胞核增大，椭圆形或不规则形（形似土豆），可见核镶嵌，纵向核沟，核内假包涵体（实为内陷的细胞质），染色质粉末状淡染和周边小核仁（单一或多个）（图2-47）。

• 可见砂粒体（图2-48）。

• 常见多核巨细胞。

• 胶质量可多可少，呈黏丝状或"泡泡糖"样

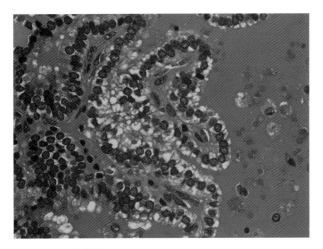

图2-45　乳头状癌
复合乳头状结构（含纤维血管轴心）；肿瘤上皮细胞具有特征性核增大，清亮核染色质，核沟，核内假包涵体和核重叠/镶嵌（组织切片，HE染色）

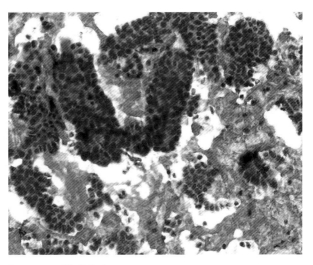

图2-46　乳头状癌
肿瘤滤泡细胞排列呈乳头状结构，核增大，淡染，重叠和镶嵌（巴氏染色）

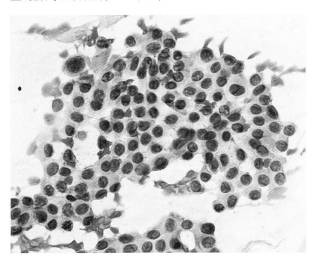

图2-47　乳头状癌
肿瘤滤泡细胞亦可排列成片状，可见明显核沟及核内假包涵体（巴氏染色）

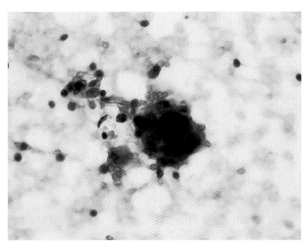

图2-48　乳头状癌
砂粒体结构，周边环绕肿瘤滤泡细胞，可见明显核沟（巴氏染色）

（图2-49）。

- 可见Hürthle细胞或鳞状上皮化生。

甲状腺乳头状癌亚型及其鉴别诊断[16]
（1）滤泡型（图2-50）

- 通常可见大量细胞，完全或几乎完全由小到中等大小的滤泡组成，呈合胞体或不规则排列，亦可见单个散在的小滤泡。
- 肿瘤滤泡内可见胶质，通常稠厚深染。
- 细胞核具有乳头状癌的核特征，但不似典型乳头状癌癌细胞明显。
- 乳头状结构，多核巨细胞，砂粒体和囊性变通

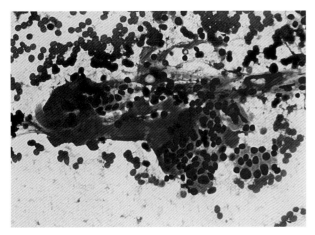

图2-49　乳头状癌
细胞涂片可见"泡泡糖"样黏稠胶体（Diff-Quik染色）

常不太明显。

（2）大滤泡型（图2-51）

• 大滤泡成分超过50%，通常排列成单层。

• 具有乳头状癌细胞的核特征。

• 可见大量稀薄胶质或稠厚片状的胶质。

（3）囊性型（图2-52）

• 以囊性为主，含稀薄、水样液体，大量组织细胞和嗜含铁血黄素巨噬细胞。

• 瘤细胞胞质含大量囊泡，细胞通常排列成边界不规则的小细胞团，呈片状、乳头状或滤泡样。

• 有典型乳头状癌的细胞核特征。

（4）嗜酸细胞型（图2~53）

• 主要由嗜酸细胞组成，排列成乳头状、片状或为散在的单个细胞。

• 有典型乳头状癌的细胞核特征。

• 无或极少量淋巴细胞。

（5）高细胞型（图2-54）和柱状细胞型

• 肿瘤进展快速。

• 瘤细胞细长，明显的细胞边界，高度与宽度的比例至少为3∶1，此类细胞至少要占所有肿瘤细胞

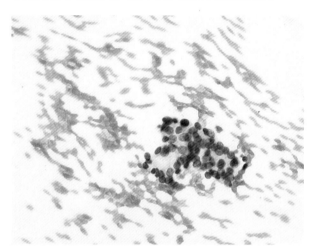

图2-50　乳头状癌，滤泡型

由小到中等大小的滤泡组成，呈合胞体或不规则排列，亦可见散在的单个小滤泡。图示细胞核具有乳头状癌的核特征，如核增大、淡染、重叠和镶嵌（巴氏染色）

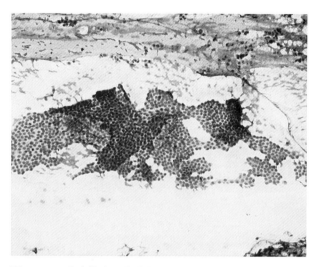

图2-51　乳头状癌，大滤泡型

低倍镜下类似于良性滤泡结节，伴有稀薄胶质。乳头状癌的核特征应在高倍镜下观察（巴氏染色）

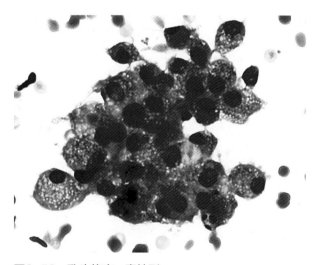

图2-52　乳头状癌，囊性型

瘤细胞胞质含大量囊泡，细胞通常排列成边界不规则的小细胞团，呈片状、乳头状或滤泡样，具有乳头状癌的核特征（Diff-Quik染色）

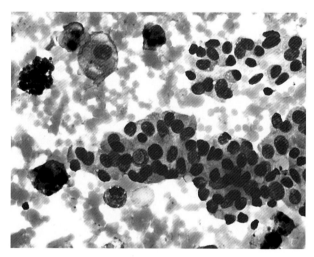

图2-53　乳头状癌，嗜酸细胞型

主要由嗜酸性细胞组成，排列成乳头状，并有明显核内假包涵体（Diff-Quik染色）

的50%。

•瘤细胞主要呈乳头状排列，亦可呈片状或管状结构。

•高细胞型由单层肿瘤细胞构成乳头结构；如出现多层滤泡肿瘤细胞，则为柱状细胞型。

•可见一定数量的淋巴细胞。

•具备明显乳头状癌细胞核的特征。

（6）透明小梁型

•罕见类型，小梁状生长，显著的小梁间透明样变。

•肿瘤细胞放射状排列在淀粉样透明基质周围。

•大量核内假包涵体和核沟。

•可见砂粒体和核旁黄色小体。

细胞块的辅助检查

免疫组织化学染色：CK19、半乳糖凝集素-3（galectin-3）和HBME-1在甲状腺乳头状癌细胞中表达，但缺乏敏感性和特异性。

临床处理

建议进行甲状腺全部或近乎全部切除，主要指征为：恶性结节大于1.5cm；出现对侧结节；局部或远处转移；有头颈部放射治疗史或甲状腺癌家族史[35]。

二、甲状腺髓样癌

临床特征

髓样癌约占全部甲状腺癌的7%，为起源于甲状腺滤泡旁细胞的恶性肿瘤。通常发病于中老年人（平均50岁），但亦可见于任何年龄，包括婴儿期。肿瘤进展迅速，并通过血液和淋巴播散。常见的转移部位包括颈部淋巴结、肺、肝、骨和肾上腺。

髓样癌一般为散发性（占85%），少数为遗传性或家族性。遗传模式为常染色体显性遗传，并伴有10号染色体上的RET原癌基因点突变，包括多重内分泌腺肿瘤病（MEN）2A型（肾上腺嗜铬细胞瘤、甲状腺髓样癌和甲状旁腺功能亢进症）；MEN 2B型（肾上腺嗜铬细胞瘤、家族性甲状腺髓样癌、黏膜神经瘤病和马方综合征样体型）[16]。

组织形态学特征[25]（图2-55）

•多种肿瘤构型，包括固体型、小叶型、小梁型、小岛型和片状。

•肿瘤细胞呈圆形、多边形、梭形或混合型；多角形细胞有丰富的嗜双色透亮细胞质和浆细胞样细胞核；常见双核细胞；可见细胞质假包涵体；染色质粗颗粒状，核仁不明显，偶尔可见畸形核。

•80%的病例可见基质淀粉样蛋白，亦可见由此诱导的异物巨细胞反应。

•可能包含基质钙化或砂粒体。

细胞形态学特征（图2-56~图2-59）

•细胞量中等至丰富，众多散在细胞与合胞状细胞群混杂共存。

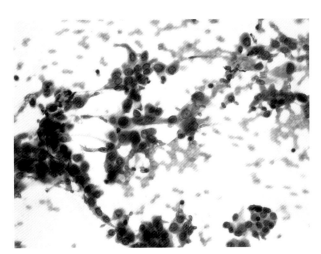

图2-54 乳头状癌，高细胞型
细胞核淡染，呈卵圆形；细胞质细长，在肿瘤边缘更明显（巴氏染色）

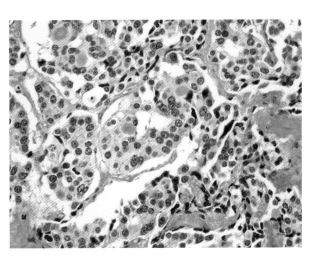

图2-55 甲状腺髓样癌
肿瘤细胞排列成小岛状，细胞呈多边形或圆形；具有浆细胞样细胞核，粗颗粒状染色质和不明显核仁；背景中可见粉红色无定形淀粉样蛋白（组织切片，HE染色）

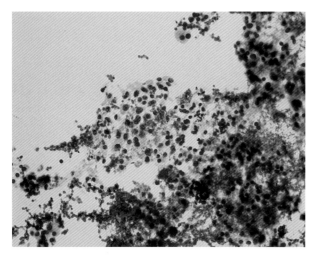

图2-56 **甲状腺髓样癌**
涂片见大量浆细胞样肿瘤细胞，分散排列或成合胞体样细胞群。细胞核位于偏心位置，大小不一，具有一定多形性（巴氏染色）

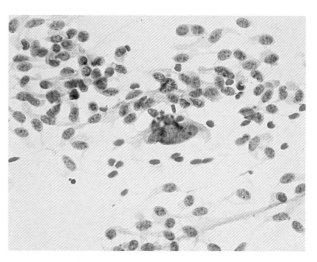

图2-57 **甲状腺髓样癌**
涂片见散在的浆细胞样和梭形肿瘤细胞，染色质粗颗粒状，核仁不明显（巴氏染色）

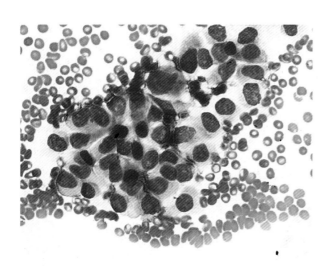

图2-58 **甲状腺髓样癌**
涂片见合胞体样肿瘤细胞群，肿瘤细胞主要呈浆细胞样，细胞核具有一定多形性（Diff-Quik染色）

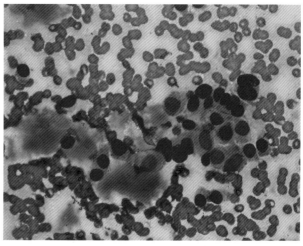

图2-59 **甲状腺髓样癌**
涂片见散在的浆细胞样肿瘤细胞，含有双核和多核。背景可见不规则形状淀粉样物质（Diff-Quik染色）

• 细胞呈浆细胞形、多边形、圆形和（或）纺锤形；亦可见长的细胞突起。

• 肿瘤细胞通常只显示轻度至中度异型性。

• 偶尔可见奇异巨细胞（在巨细胞亚型中较为常见）。

• 细胞核圆形，多位于偏心位置，染色质呈细或粗颗粒状；偶见核内假包涵体。常见双核或多核；核仁一般不明显，但有时可突出。

• 常可见淀粉样蛋白，为质地致密的无定形物质，类似于稠厚的胶质。

细胞块辅助检查

• 癌细胞表达降钙素（图2-60）、TTF-1、癌胚抗原（CEA）、嗜铬粒蛋白和突触素。

• 刚果红染色可鉴定淀粉样物质（偏振光显微镜下呈苹果绿双折射光）。

• 甲状腺球蛋白（Tg）免疫染色呈阴性。

鉴别诊断

（1）Hürthle细胞瘤

• Hürthle细胞瘤细胞具有光滑、细腻的染色质和突出的大核仁。

• 肿瘤细胞胞质颗粒在Diff-Quik 染色下呈蓝色，而不是红色。

（2）乳头状癌

• PTC有乳头状结构，致密（而不是颗粒状）细胞质，粉状（而不是粗颗粒）染色质。

• 甲状腺球蛋白（Tg）免疫组化染色呈阳性。

（3）未分化癌和转移性黑色素瘤

• 免疫组化染色如降钙素、甲状腺球蛋白和其他特征性抗原有助于正确诊断。

<u>临床处理</u>

手术治疗包括甲状腺全切除术和淋巴结清扫[36, 37]。复发或转移性癌目前尚无有效治疗方法。对RET激酶通路的靶向治疗是有希望的，但仍然在研究阶段。

三、低分化癌

<u>临床特征</u>

低分化癌起源于甲状腺滤泡细胞。癌细胞呈现低分化特点，如有丝分裂、坏死、或小的脑回状核，难以将其归类于任一分化的甲状腺癌或未分化的甲状腺癌。目前主要分为2个亚型：小岛型和非小岛型。小岛型为经典类型，表现为岛状细胞群，周边由菲薄纤维血管组织包裹。有时低分化癌可以混有分化较好的成分，如典型的乳头状癌或滤泡癌特点。临床进展行为介于分化型甲状腺癌（乳头状癌、滤泡癌、Hürthle细胞癌）和未分化甲状腺癌之间[16]，5年存活率为50%。低分化癌占所有甲状腺癌的4%～7%。

<u>组织形态学特征</u>[25]（图2-61）

• 肿瘤细胞形成岛状细胞群，圆形或椭圆形深染的核，胞质较少。

• 存在脑回状核，核分裂象≥3/10高倍视野或有肿瘤坏死。

• 浸润性生长，侵犯周围组织。

<u>细胞形态学特征</u>（图2-62~图2-64）

• 细胞量丰富，可见固体状、岛状和梁状构型。

• 单一滤泡细胞群，胞质少（有时呈浆细胞样）。

• 恶性细胞具有较高的核质比（N/C）和不同程

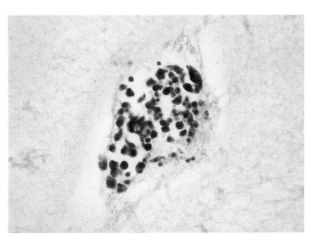

图2-60　**甲状腺髓样癌**
肿瘤细胞对降钙素的免疫组化染色呈阳性（细胞块切片）

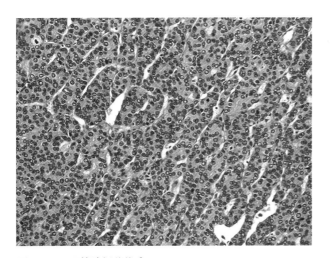

图2-61　**甲状腺低分化癌**
肿瘤细胞形成岛状细胞群，圆形或椭圆形深染的核，胞质较少（组织切片，HE染色）

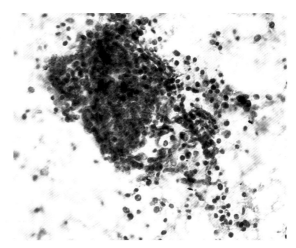

图2-62　**甲状腺低分化癌**
涂片见大量单一形态肿瘤细胞，形成三维结构的细胞群，并伴有大量细胞坏死（巴氏染色）

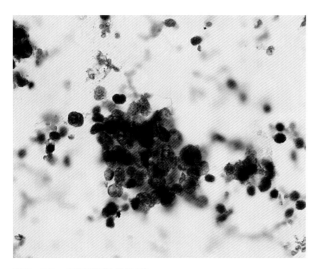

图2-63　甲状腺低分化癌
细胞涂片可见肿瘤细胞形成三维细胞群，周边可见分散排列的肿瘤细胞。胞核较淡染，并有一定的非典型性（巴氏染色）

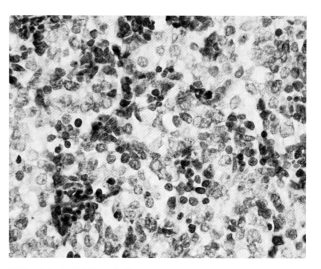

图2-64　甲状腺低分化癌
可见岛状细胞群和分散的肿瘤细胞，背景亦可见大量坏死细胞（细胞块石蜡切片，HE染色）

度的细胞核非典型性。

•小岛型具有特有的岛状细胞排列，外周由内皮包被；亦可见小滤泡、核沟及假包涵体。

•常见细胞凋亡、核分裂象和坏死。

细胞块辅助检查

免疫组化染色：甲状腺球蛋白和TTF-1呈局灶阳性或弱阳性；角蛋白阳性；降钙素阴性。

鉴别诊断

（1）甲状腺髓样癌：降钙素和CEA免疫组化染色呈强阳性，神经内分泌标记如免疫染色嗜铬粒蛋白和突触素为阳性，但甲状腺球蛋白染色为阴性。

（2）未分化甲状腺癌：明显核多形性，高度非典型性，肉瘤样特征。

临床处理

由于其临床预后差，低分化癌通常应进行更彻底的治疗，包括手术、外辐射和^{131}I治疗[38]。

四、未分化（间变）癌

临床特征

未分化癌是一种恶性度很高的上皮起源的恶性肿瘤。肿瘤细胞呈高度多形性，可有上皮样细胞和（或）梭形细胞的特点。这是一种进展极快，预后最差的甲状腺恶性肿瘤。大多数患者生存期只有半年至一年，死亡原因通常因肿瘤累及颈部的重要结

构[16]。大多数患者年龄在60岁以上。未分化癌发生率较低，仅占甲状腺恶性肿瘤的不到5%。

组织形态学特征[25]（图2-65）：

•主要有三种肿瘤细胞形态：鳞状细胞样细胞、梭形细胞和巨细胞，常见三型细胞共存于一个肿瘤内，可见核分裂象、坏死和浸润性生长。

•常见散在的炎性细胞。

•偶尔可见异源性组织，如肿瘤性骨和软骨（最常见于梭形细胞型）。

•背景中可见高度分化的成分（最常见为乳头状癌），有助于判断其甲状腺起源。

细胞形态学特征（图2-66~图2-69）

•细胞量中等或丰富，肿瘤细胞独立散在或呈大小不等的细胞群。

•肿瘤细胞可为上皮样（圆形至多角形）或梭形，胞体小到巨大。可呈"浆细胞样"和"横纹肌细胞样"；有时可见醒目的非肿瘤性破骨细胞样巨细胞。

•细胞核位于偏心位置或为多核；核增大，呈不规则或多形性，染色质粗糙伴有周边透亮区，突出的不规则核仁以及核内包涵体；常见形态怪异的核分裂象。

•可见坏死，重度炎症反应（主要是为中性粒细胞）和（或）纤维结缔组织。肿瘤细胞胞质中可有中性粒细胞浸润。

细胞块辅助检查^[39,40]

- 广谱角蛋白（Pan-keratin）和波形蛋白（vimentin）免疫组化染色呈局灶性阳性。

- TTF-1和甲状腺球蛋白（Tg）免疫组化染色一般为阴性。

鉴别诊断

（1）肉瘤：甲状腺原发性肉瘤非常罕见；广谱角蛋白免疫组化染色阴性。

（2）低分化癌：核异型性程度相对较轻，肿瘤细胞呈单一形态，结构可为小梁状/巢状；无梭形细胞和破骨细胞样巨细胞。

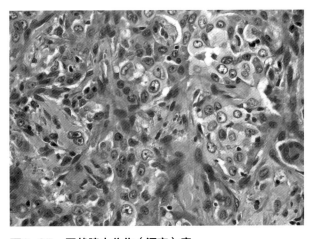

图2-65　甲状腺未分化（间变）癌

肿瘤细胞排列混乱，可呈上皮样、梭形或多核巨细胞样；细胞核具有明显非典型性和多形性，核仁明显（组织切片，HE染色）

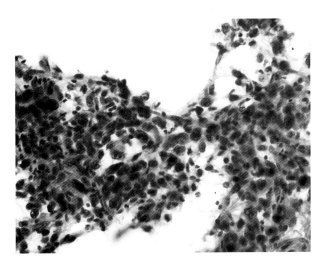

图2-66　甲状腺未分化（间变）癌

涂片见肿瘤细胞呈上皮样或梭形；细胞核具有明显多形性和非典型性，可见明显核仁（巴氏染色）

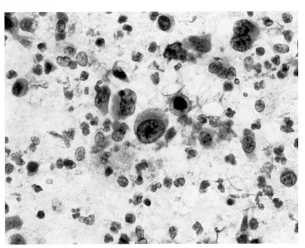

图2-67　甲状腺未分化（间变）癌

涂片见肿瘤细胞大小悬殊，核染色质显著不均匀，可见双核细胞（巴氏染色）

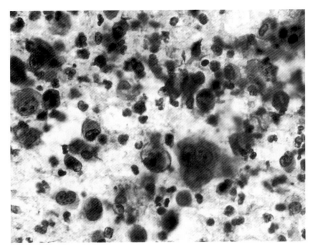

图2-68　甲状腺未分化（间变）癌

涂片见多核瘤巨细胞（巴氏染色）

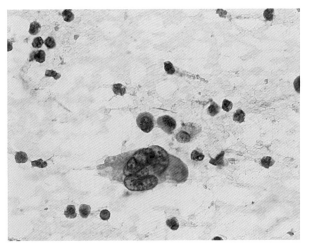

图2-69　甲状腺未分化（间变）癌

涂片见奇异核瘤巨细胞（巴氏染色）

（3）甲状腺髓样癌：多形性程度较低；通常含有淀粉样蛋白；无破骨细胞样巨细胞和坏死；免疫组化染色降钙素和嗜铬粒蛋白呈阳性。

（4）淋巴瘤：可见淋巴腺样小体；淋巴细胞标记物免疫染色阳性。

（5）转移癌（如黑色素瘤、肉瘤样肾细胞癌、鳞状细胞癌或肺大细胞癌）：结合原发肿瘤病史与临床特征；相应免疫组化染色可鉴别诊断。

临床处理

甲状腺手术完全切除结合术前放疗和（或）化疗（缩小肿瘤）是最佳的治疗策略。20%的患者由于气道阻塞需要行气管切开术[41]。

五、鳞状细胞癌

临床特征

甲状腺鳞状细胞癌是一种完全由鳞状分化细胞构成的恶性肿瘤，在所有甲状腺癌中只占1%或更少。常见于中老年人，预后差。

细胞形态学特征[16]（图2-70）

• 细胞涂片几乎全部为多形性角化细胞。

• 大多数呈低分化。

• 可见坏死。

鉴别诊断

转移性鳞癌：形态学和免疫组化染色难以与甲状腺鳞癌区分，结合临床病史和影像学检查可以作出正确诊断。

临床处理

通常进行甲状腺完全切除术，并结合放疗和（或）化疗。

六、淋巴瘤

临床特征

霍奇金淋巴瘤和非霍奇金淋巴瘤是淋巴样细胞（最常见为B细胞）恶性肿瘤，可原发或继发于甲状腺，其中继发（转移）性淋巴瘤更常见。原发性非霍奇金淋巴瘤约占所有甲状腺恶性肿瘤的5%，一般发生在较年长的妇女，几乎所有病例均与淋巴细胞性甲状腺炎（桥本病）有关[42]。甲状腺原发性非霍奇金淋巴瘤可分为三大类：淋巴结外边缘区淋巴瘤细胞瘤、弥漫性大B细胞淋巴瘤和两者混合型淋巴瘤。

细胞形态学特征[16]

• 细胞数量常极丰富，主要由独立的圆形和椭圆形细胞组成。

• 背景包含许多淋巴腺样小体。

• 边缘区淋巴瘤细胞的大小是成熟淋巴细胞的2倍左右；具有囊泡状细胞核和小核仁。

• 弥漫性大B细胞淋巴瘤（DLBCL），大的淋巴细胞，异型性明显，含有中等或大量嗜碱性细胞质（图2-71）。

• 染色质粗糙，一个或多个明显核仁。

• 可有三种不同类型的淋巴瘤：大淋巴细胞型、

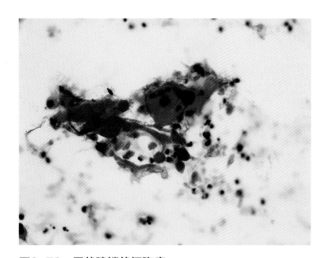

图2-70　甲状腺鳞状细胞癌
肿瘤细胞具有明显多形性，异型核和致密橙红色胞质，背景可见炎性和退变细胞（巴氏染色）

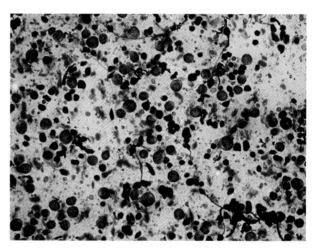

图2-71　弥漫大B细胞淋巴瘤
涂片见众多大淋巴细胞，其细胞核大小是周边小淋巴细胞的3倍以上（Diff-Quik染色）

小淋巴细胞型以及大小淋巴细胞混合型。

细胞块的免疫学检查

白细胞共同抗原（LCA）染色呈阳性；细胞角蛋白和甲状腺球蛋白染色可显示背景中的滤泡结构。

鉴别诊断

淋巴细胞性甲状腺炎（桥本甲状腺炎）：通常有嗜酸性粒细胞、滤泡上皮细胞和浆细胞，鉴别诊断主要靠免疫组化染色。

七、转移癌

经常转移至甲状腺的肿瘤有：肺癌、乳腺癌、黑色素瘤、结肠癌和肾癌[43-47]。转移癌的特点一般具有以下三种模式之一：①多个分散的小结节（小于2mm），肿瘤细胞混杂在滤泡上皮细胞之间；②孤立的大结节，恶性细胞不与滤泡上皮细胞混合；③弥漫性浸润[16]。

转移性肾细胞癌

• 最常见的转移性肾癌为透明细胞癌，可为单发或多发结节。

• 细胞量中等至丰富，常为血性。

• 细胞常分散排列，或形成小集群，乳头状或片状。

• 细胞质丰富，淡染，呈细颗粒状、透明或空泡状（图2-72，图2-73）。

• 细胞核呈圆形至椭圆形，常见较明显核仁。

• 免疫组化染色利用特征性甲状腺标记〔例如，甲状腺球蛋白、甲状腺转录因子1（TTF-1）和降钙素〕，结合肾细胞癌标记（如RCC抗原、CD10）可进行鉴别诊断。

转移性恶性黑色素瘤（图2-74，图2-75）

• 细胞数量中等至丰富，大多数细胞散在分布，不互相附着。

• 细胞具有不同大小和形状，包括浆细胞样、梭形和退变改变。

• 细胞核大，常位于偏心位置；可见核内假包涵体。

• 黑色素并不常见到，一般在肿瘤细胞中呈细颗粒状；在组织细胞中呈粗颗粒状。

• 免疫组化染色S-100、Melan-A和HMB45阳性。

转移性乳腺癌

• 细胞量中等至丰富，相对单一，主要为椭圆形或多角形细胞。

• 细胞可独立存在或形成小簇，通常可见胞质。

• 浸润性导管癌细胞比滤泡性肿瘤细胞大，但比Hürthle细胞瘤细胞小。

• 肿瘤细胞雌激素受体和孕激素受体免疫组化染

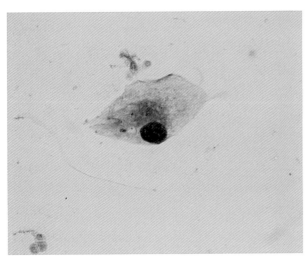

图2-72 转移性肾细胞癌，透明细胞型
肿瘤细胞可散在分布，胞质呈细颗粒和空泡状（巴氏染色）

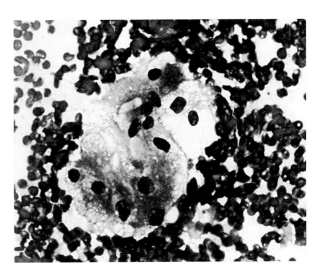

图2-73 转移性肾细胞癌，透明细胞型
肿瘤细胞可聚集呈团，可见细颗粒和空泡状胞质（Diff-Quik染色）

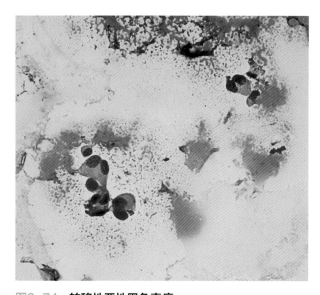

图2-74 转移性恶性黑色素瘤

肿瘤细胞呈疏松排列，可见双核，细胞核偏位，丰富细颗粒状胞质和深染细胞核（巴氏染色）

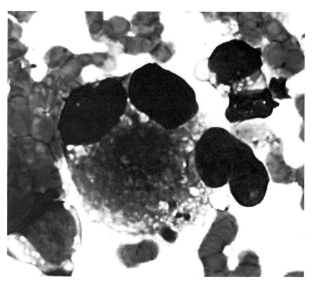

图2-75 转移性恶性黑色素瘤

肿瘤细胞胞质呈空泡状，可见粗大的色素颗粒，细胞核具有明显异型性，包括双核和不规则形核（Diff-Quik染色）

色常为阳性，TTF-1和甲状腺球蛋白免疫组化染色为阴性。

转移性肺癌

• 转移性小细胞癌可类似低分化甲状腺癌，但细胞核和细胞质更脆弱，染色质挤压变性现象比甲状腺肿瘤更明显。免疫组化染色，神经元特异性烯醇化酶（NSE）、嗜铬粒蛋白和突触素二者均可为阳性，而甲状腺球蛋白染色只有低分化甲状腺癌为阳性。

转移性肺腺癌由中等或大细胞组成，可呈片状或细胞簇/细胞球。柱状细胞，核圆形、椭圆形，偏心细胞核，核仁明显。支气管腺癌细胞核的非典型性比甲状腺滤泡性肿瘤更明显。

第十一节　甲状旁腺肿瘤

临床特征

甲状旁腺腺瘤和罕见的甲状旁腺腺癌在临床上可被误诊为甲状腺结节，大多数患者有高钙血症。其他甲状旁腺功能亢进的临床症状包括：慢性肾衰竭、囊性纤维性骨炎（棕色瘤）、血清碱性磷酸酶和甲状旁腺激素升高等[17]。

细胞形态学特征[17, 48]

• 细胞量丰富，细胞间互相黏附呈片状、索状，偶尔形成小腺泡结构（图2-76）；亦可见单个的细胞和裸核。

• 可见毛细血管，周边细胞排列成栅栏状。

• 细胞核呈圆形，染色质为粗颗粒状，核仁小或突出；局部可见轻度核多形性（图2-77）。

• 胞质较丰富，可呈细颗粒状（主细胞）或嗜酸性（嗜酸性粒细胞）。

• 无胶质。

鉴别诊断

甲状旁腺肿瘤经常会被误诊为甲状腺滤泡性肿瘤[49, 50]。甲状腺滤泡性肿瘤细胞大小较甲状旁腺细胞大，一般缺乏多形性；无毛细血管；患者血钙正常；甲状腺球蛋白和TTF-1免疫组化染色为阳性，而甲状旁腺激素染色为阴性。

参考文献

1. Mortensen JD, Woolner LB, Bennett WA. Gross and microscopic findings in clinically normal thyroid glands. J Clin Endocrinol Metab, 1955, 15: 1270-1280.

2. Horlocker TT, Hay JE, James EM, et al. Prevalence of incidental nodular thyroid disease detected during high-resolution parathyroid ultrasonography. In:

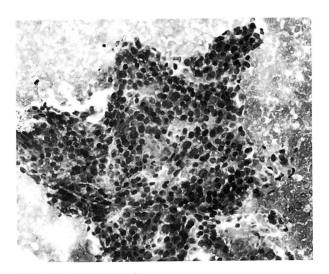

图2-76 甲状旁腺腺瘤
细胞涂片含有大量细胞，黏附成片状（巴氏染色）

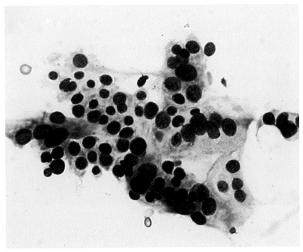

图2-77 甲状旁腺腺瘤
细胞核呈圆形，有颗粒状染色质，不明显核仁；可见轻度核多形性（Diff-Quik染色）

Medeiros-Neto G，Gaitan E，ed. Frontiers in Thyroidology，New York：Plenum Medical Book Co，1986. 1309-1312.

3. Galloway JW，Sardi A，DeConti RW，et al. Changing trends in thyroid surgery：38 years' experience. Am Surg，1991，57：18-20.

4. Suen KC. How does one separate cellular follicular lesions of the thyroid by fine-needle aspiration biopsy？. Diagn Cytopathol，1988，4：78-81.

5. Zhang YX，Zhang B，Zhang ZH，et al. Fine-needle aspiration cytology of thyroid nodules：a clinical evaluation. Zhonghua Er Bi Yan Hou Tou Jing Wai Ke Za Zhi，2011，46（11）：892-896.

6. Stoffer RP，Welch JW，Hellwig CA，et al. Nodular goiter：Incidence，morphology before and after iodine prophylaxis，and clinical diagnosis. Arch Intern Med，1960，106：10-14.

7. Vander JB，Gaston EA，Dawber TR，The significance of nontoxic thyroid nodules：Final report of a 15-year study of the incidence of thyroid malignancy. Arch Intern Med，1968，69：537-540.

8. Ezzat S，Sarti DA，Cain DR，et al. Thyroid incidentalomas：prevalence by palpation and ultrasonography. Arch Intern Med，1994，154：1838-1840.

9. Bruneton JN，Balu-Maestro C，Marcy PY，et al. Very high frequency（13 MHz）ultrasonographic examination of the normal neck：Detection of normal lymph nodes and thyroid nodules. J Ultrasound Med，1994，13（2）：87-90.

10. Marqusee E，Benson CB，Frates MC，et al. Usefulness of ultrasonography in the management of nodular thyroid disease. Ann Intern Med，2000，133：696-700.

11. Cibas ES，Alexander EK，Benson CB，et al. Indications for Thyroid FNA and Pre-FNA Requirements. A Synopsis of the National Cancer Institute Thyroid Fine Needle Aspiration State of the Science Conference Diagnostic Cytopathology，2008，36：390-399.

12. Hegedus L，Bonnema SJ，Bennedbaek FN. Management of simple nodular goiter：Current status and future perspectives. Endocr Rev，2003，24（1）：102-132.

13. Pitman MB，Abele J，Ali S，et al. Techniques for thyroid FNA：A synopsis of the National Cancer Institute Thyroid Fine Needle Aspiration State of the Science Conference. Diagnostic Cytopathology，2008，36：407-424.

14. Malle D，Valeri RM，Pazaitou-Panajiotou K，et al. Use of a thin-layer technique in thyroid fine needle aspiration. Acta Cytol，2006，50（1）：23-27.

15. Hoda RS. Non-gynecologic cytology on liquid-based preparations：A morphologic review of facts and artifacts. Diagn Cytopathol，2007，35（10）：621-634.

16. Syed Z Ali，Edmund S Cibas. The Bethesda System for Reporting Thyroid Cytopathology：Definitions，Criteria and Explanatory Notes，2010. ISBN-13：978-0387876658.

17. Edmund S Cibas，Barbara S Ducatman Cytology. Diagnostic Principles and Clinical Correlates，Expert Consult. 3rd edition. 2009. ISBN-13：978-1416053293.

18. Pitman MB，Abele J，Ali SZ，et al. Techniques for thyroid FNA：A synopsis of the National Cancer Institute Thyroid Fine-Needle Aspiration State of the Science Conference. Diagn Cytopathol，2008，36（6）：407-424.

19. Jing X，Michael CW，Pu RT. The clinical and diagnostic impact of using standard criteria of adequacy assessment and diagnostic terminology on thyroid nodule fine needle aspiration. Diagn Cytopathol，2008，36（3）：161-166.

20. Layfield LJ，Abrams J，Cochand-Priollet B，et al. Post-thyroid FNA testing and treatment options：a synopsis of the National Cancer Institute Thyroid Fine Needle Aspiration State of the Science Conference. Diagn Cytopathol，2008，

36（6）：442-448.

21. Orija IB，Pineyro M，Biscotti C，et al. Value of repeating a nondiagnostic thyroid fine-needle aspiration biopsy. Endocr Pract，2007，13（7）：735-742.

22. Yassa L，Cibas ES，Benson CB，et al. Long-term assessment of a multidisciplinary approach to thyroid nodule diagnostic evaluation. Cancer，2007，111（6）：508-516.

23. Gharib H，Goellner JR，Johnson DA. Fine-needle aspiration cytology of the thyroid：A 12-year experience with 11，000 biopsies. Clin Lab Med，1993，13：699-709.

24. Layfield L，Cochand-Priollet B，LiVolsi V，et al. Post Thyroid FNA Testing and Treatment Options：A synopsis of the national cancer institute thyroid fine needle aspiration state of the science conference. Diagnostic Cytopathology，2008.

25. Paolo Gattuso，Vijaya B Reddy，Odile David. Differential Diagnosis in Surgical Pathology：Expert Consult. 2nd edition. 2009. ISBN-13：978-1416045809

26. Pitman MB，Abele J，Ali S，et al. Techniques for Thyroid FNA：A synopsis of the national cancer institute thyroid fine needle aspiration state of the science conference. Diagn Cytopathol，2008，36（6）：407-424.

27. Gharib H，Goellner JR. Diagnosis of amyloidosis by fine-needle aspiration biopsy of the thyroid［Letter］. N Engl J Med，1981，305：586.

28. Keyhani-Rofagha S，Kooner DS，Landas SK，et al. Black thyroid：A pitfall for aspiration cytology. Diagn Cytopathol，1991，7：640-643.

29. Centeno BA，Szyfelbein WM，Daniels GH，et al. Fine-needle aspiration biopsy of the thyroid gland in patients with prior Graves' disease treated with radioactive iodine：Morphologic findings and potential pitfalls. Acta Cytol，1996，40：1189-1197.

30. Layfield LJ，Abrams J，Cochand-Priollet B，et al. Post-thyroid FNA testing and treatment options：A synopsis of the National Cancer Institute Thyroid Fine Needle Aspiration State of the Science Conference. Diagn Cytopathol，2008，36（6）：442-448.

31. Cooper DS，Doherty GM，Haugen BR，et al. Management guidelines for patients withthyroid nodules and differentiated thyroid cancer. Thyroid，2006，16（2）：109-142.

32. Wang HH. Reporting thyroid fine-needle aspiration：Literature review and a proposal. Diagn Cytopathol，2006，34（1）：67-76.

33. Cooper DS，Doherty GM，Haugen BR，et al. Management guidelines for patients with thyroid nodules and differentiated thyroid cancer. Thyroid，2006，16（2）：109-142.

34. LiVolsi VA，Albores-Saavedra J，Asa SL. Papillary carcinoma. In：Lellis D，Lloyd R，Heitz PU，Eng C，eds. WHO classification of tumours. Pathology and genetics of tumours of endocrine organs. Lyon：IARC Press，2004. 57-66.

35. Cooper DS，Doherty GM，Haugen BR，et al.

Management guidelines for patients with thyroid nodules and differentiated thyroid cancer. Thyroid，2006，16（2）：109-142.

36. Layfield L，Cochand-Priollet B，LiVolsi V，et al. Post Thyroid FNA Testing and Treatment Options：A Synopsis of the National Cancer Institute Thyroid Fine Needle Aspiration State of the Science Conference. Diagn Cytopathol，2008，36（6）：442-448.

37. Jimenez C，Hu MI，Gagel RF. Management of medullary thyroid carcinoma. Endocrinol Metab Clin North Am，2008，37（2）：481–496，x-xi.

38. Sanders EM Jr，LiVolsi VA，Brierley J，et al. An evidence-based review of poorly differentiated thyroid cancer. World J Surg. 2007；31（5）：934-945.

39. Venkatesh YS，Ordonez NG，Schultz PN，et al. Anaplastic carcinoma of the thyroid.A clinicopathologic study of 121 cases. Cancer，1990，66（2）：321-330.

40. Miettinen M，Franssila KO. Variable expression of keratins and nearly uniform lack of thyroid transcription factor 1 in thyroid anaplastic carcinoma. Hum Pathol，2000，31（9）：1139-1145.

41. Lang BH，Lo CY. Surgical options in undifferentiated thyroid carcinoma. World J Surg，2007，31（5）：969-977.

42. Derringer GA，Thompson LDR，Frommelt RA，et al . Malignant lymphoma of the thyroid gland：a clinicopathologic study of 108 cases. Am J Surg Pathol，2000，24：623-639.

43. Disibio G，French SW. Metastatic patterns of cancers：results from a large autopsy study. Arch Pathol Lab Med，2008，132（6）：931-939.

44. Czech JM，Lichtor TR，Carney JA，et al. Neoplasms metastatic to the thyroid gland. Surg Gynecol Obstet，1982，155（4）：503-505.

45. Ivy HK. Cancer metastatic to the thyroid：A diagnostic problem. Mayo Clin Proc，1984，59（12）：856-859.

46. Shimaoka K，Sokal JE，Pickren JW. Metastatic neoplasms in the thyroid gland.Pathological and clinical findings.Cancer，1962，15：557-565.

47. Schroder S，Burk CG，de Heer K. Metastases of the thyroid gland–morphology and clinical aspects of 25 secondary thyroid neoplasms. Langenbecks Arch Chir，1987，370（1）：25-35.

48. Richard Mac Demay. The Art & Science of Cytopathology. 2nd Edition. 2011. ISBN-13：978-0891896449

49. Tambouret R，Szyfelbein WM，Pitman MB. Ultrasound-guided fine-needle aspiration biopsy of the thyroid. Cancer（Cancer Cytopathol），1999，87：299-305.

50. Winkler B，Gooding GA，Montgomery CK，et al. Immunoperoxidase confirmation of parathyroid origin of ultrasound-guided fine needle aspirates of the parathyroid glands. Acta Cytol，1987，31：40-44.

第三章

食管和胃肠道

饶建宇（Jianyu Rao），Pochu Fung，莫志成（Zhicheng Mo），赵澄泉（Chengquan Zhao）

 ## 第一节　概　述

消化道肿瘤包括食管、胃和肠道等部位发生的肿瘤。在发达国家，食管腺癌近年的发病率呈上升趋势。在中国，食管发生恶性肿瘤以鳞癌为主，有较明显的区域分布。胃癌的发生与多种因素有关，如环境、饮食、HP感染等，美国和英国等国家的胃癌发病率明显下降，但日本、智利和中国的胃癌发生率高。随着纤维内镜技术的不断发展，医生在直接观察消化道表面病变的同时，能更方便地留取样本进行相关检查，从而增加了诊断的准确性。超声引导的内镜细针穿刺细胞学检查对黏膜下病变和淋巴结转移性病变的诊断有重要的意义。本章主要介绍上消化道细胞学，尤其是超声引导的内镜穿刺细胞学，同时介绍消化道脱落细胞学相关内容。

一、临床应用

临床上，胃肠细胞学主要用于高风险患者的诊断，包括有症状的可疑恶性肿瘤患者和伴有感染性疾病患者，而在肿瘤筛查方面应用较少。传统的胃肠脱落细胞学检查主要通过内镜直接刷取组织表面的细胞，一般适用于表面上皮病变的诊断。而超声引导的内镜细针穿刺（endoscopic ultrasound-guided FNA，EUS-FNA）可以在内镜下对病变进行定位，对诊断黏膜下或溃疡性的浸润性病变有重要价值。EUS-FNA可以在门诊进行，操作方便，与病理活检组织学诊断相比，其样本处理更简单，制片时间短，可以在短时间内进行病理诊断。

EUS-FNA采样的成功很大程度上取决于穿刺技术，优质的样本对于病理医生的诊断有至关重要。病理医生在穿刺后立即对样本进行显微镜下评估，可以明显提高EUS-FNA诊断的敏感性，提供实时诊断，加速患者分类管理。

食管EUS-FNA可以诊断纵隔病变、食管周围淋巴结病变、食管黏膜下和深部的病变，而胃EUS-FNA主要用于区分良性和恶性病变，也可以在一定程度上进行肿瘤的鉴别诊断，以利于患者的后期治疗。研究显示胃EUS-FNA对于诊断胃肠道和周围组织（尤其是淋巴结和邻近器官）的肿瘤有重要价值，也对转移性疾病的排除有一定意义。其优势是创伤小和可穿透表层组织，对于小而深的黏膜下肿瘤，尤其是活检钳不能触及的胃肠道间质瘤也非常适用。EUS-FNA还可用于判断肿瘤的淋巴结转移。

二、取样方法

内镜下采集样本通常有以下几种方式：
<u>刷取表层细胞直接涂片（刷检）</u>

内镜观察病变部位后定位取样，此方法简便，损伤小，取样范围广，但是对于深层病灶或黏膜下病变却难以达到。在中国，自20世纪50年代末以来应用的食管气囊拉网法进行细胞取样对高发地区进行食管癌和贲门癌普查也起到了重要作用，该方法是将一表面带尼龙网覆盖的小气囊插入到

食管，充气扩张后，缓慢拉出，气囊与食管壁轻轻摩擦，食管脱落细胞附着在气囊上，擦取物可直接涂片。此方法经济、简捷、取样范围广，但存在技术性误差、细胞形态非典型性、直观性差和病变部位不确定等不足[1]。

超声引导的内镜细针穿刺术（EUS-FNA）

超声内镜（EUS）是高度精确的临床诊断技术。超声引导的内镜细针穿刺术可以提高超声内镜的诊断准确性，使诊断结果更客观，对患者的临床处理更有效。在穿刺过程中，可以清楚地观察到活检针的进出并直接取样。穿刺时一般使用25G细针，可以从很小的病灶（<20mm）获得样本，对于黏膜下的病变、深层的小病灶以及检查是否存在淋巴结转移灶等均有明显效果。EUS-FNA的特点是成本低、直观性强、损伤小，但是需要较高的穿刺技术和丰富的经验才能确定病变部位并进行取样。细胞学医生或细胞学技术人员会在穿刺室中将1~2张风干的涂片用快速染色法（Diff-Quik）制片并提供即时评估。现场评估可提高诊断准确性，减少重复穿刺，并确保穿刺样本诊断的可靠性。

表浅病变的组织学活检

继表面细胞取样之后进行组织活检对诊断有重要价值，同时可以进行免疫组织化学检查。但是部分样本由于取材较小或组织破碎，造成诊断困难。对病变进行多部位、多点的活检可以减少漏诊。

三、样本处理方法

刷取的样本既可以直接涂片，也可以保存在固定液中以备液基制片。直接涂片时通常先用95%的乙醇固定，之后再进行巴氏染色。直接涂片快速简单，成本低廉，应用广泛，但是细胞结构和细胞形态常保持得不够良好。相比之下，液基制片的优点是细胞形态保持良好、涂片背景干净，剩余的样本还可以制成细胞蜡块，进行免疫组织化学等辅助检查。在临床实践中，推荐EUS-FNA取样后的样本一部分直接涂片用于快速染色，另一部分样本保存在50%的乙醇内，以进行液基制片、细胞蜡块和免疫组织化学染色方法等，进一步明确诊断。

四、EUS-FNA的准确性

肿瘤淋巴结转移的诊断

消化道肿瘤是否伴有淋巴结转移，是临床重要的预后指标之一，而EUS-FNA已成为诊断淋巴结转移癌的有效方法（图3-1A~C）。一项研究报告显示，将EUS与EUS-FNA两者相比较，诊断淋巴结转移的敏感性分别为63%和93%；特异性为81%和100%；而整体准确率分别为70%和93%[2]。显而易见，使用EUS-FNA比单独使用EUS诊断消化道癌的腹腔和淋巴结转移更为准确和敏感。后续也有研究显示淋巴结转移细针穿刺诊断的敏感性、特异性、准确性、阳性预测值和阴性预测值分别为75%、95%、89%、86%和90%[3]，再一次证实了EUS-FNA对淋巴结转移诊断的可靠性。

食管癌转移患者选择最适合的术前治疗是非常重要的。Giovannini等应用回顾性研究评估超声内镜引导下活检对远处淋巴结转移的价值[4]，发现约20%的患者有远处淋巴结转移，约有60%的病例由于活检结果而改变了肿瘤分期，从而使临床改变了对患者的治疗方法。食管EUS-FNA也可用于采集黏膜下肿瘤的样本，如食管间质肿瘤（平滑肌瘤和间质瘤），此类肿瘤的鉴别需要免疫组织化学技术的辅助。

误诊和并发症

一般而言，食管EUS-FNA的假阴性比假阳性病例更为常见。采样不足是造成假阴性误诊的主要原因。在前面提到的一项研究中，其中2例假阴性误诊病例都是因为取样误差[3]。极少量的假阳性病例可能是由于细胞的非典型或细胞的异型增生造成的。如果食管存在貌似恶性的非典型细胞，应用EUS-FNA评估淋巴结转移穿刺时，穿刺针取到这些细胞，可能会误认为是淋巴结转移性腺癌[5]。此外，食管EUS-FNA产生并发症的整体风险相对较低，约1.6%。并发症包括内出血、肺穿孔和吸入性肺炎，其中，内出血是最常见的并发症[6,7]。

胃EUS-FNA并发症的风险很低（0.5%~1.6%），罕见严重或致命的并发症。如果肿瘤太接近血管或其他重要器官，或穿刺诊断结果不能提供更多有用的信息时，则不进行胃EUS-FNA[6,7]。

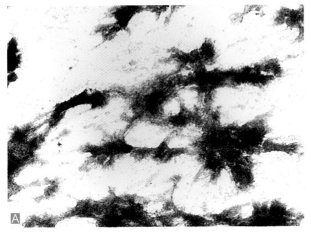

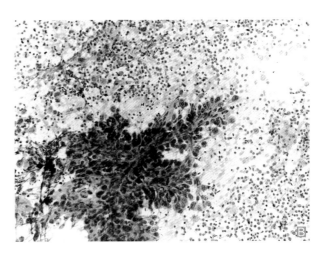

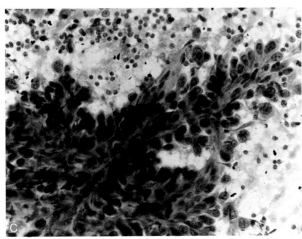

图3-1 EUS-FNA示淋巴结转移性腺癌

A. 低倍镜示细胞非常丰富（巴氏染色100×）

B. 癌细胞呈乳头状排列密集，背景可见大量反应性淋巴细胞（200×，巴氏染色）

C. 癌细胞核质比增加，核膜不规则，染色质不均匀，核仁突出（400×，巴氏染色）

 第二节 食　管

食管脱落细胞检查是通过内镜直接刷取食管浅表细胞，样本中以表层和中层的鳞状上皮细胞为主，基底层细胞较为少见（图3-2）。如果用力刷取或有溃疡时，镜下可以见到较多的基底细胞。在食管和胃交界处采集的腺上皮细胞通常都排列有序，呈蜂窝状。在食管远端取样时如同时出现腺细胞和杯状细胞，患者可能患有Barrett食管。样本中有时也出现淋巴细胞、巨噬细胞、支气管纤毛上皮细胞或口腔内食物残渣等。

一、良性疾病

（一）食管炎症

食管炎症常由多种因素引起，如感染、胃酸反流、辐射和化疗、创伤、食管裂孔疝、刺激物（酗酒）、吸烟、过热饮料等。食管炎症病变时细胞学涂片一般无明确特征，部分病例可以呈反应性变化（图3-3A），在少数情况下，鳞状细胞可以出现一定的异型性（图3-3B，C），此时易与非典型增生或癌相混淆。食管炎症也是获得性免疫缺陷综合征（AIDS）常见的早期表现，并且是诊断AIDS的标准之一。食管的念珠菌、疱疹病毒、巨细胞病毒（CMV）和人类乳头状瘤状病毒（HPV）感染，也常见于免疫缺陷、器官移植或癌症患者。

食管炎最常发生于念珠菌感染，特别是免疫缺陷患者。常见诱因包括服用类固醇药物、糖尿病、抗生素治疗、食管狭窄和恶性肿瘤。细胞学涂片检查，上皮细胞常显示修复性改变（图3-3A～C）、急性炎症和坏死的上皮细胞碎片等。巴氏涂片检查通常见到念珠菌，在显微镜下可见芽胞和假菌丝（图3-4A，B）。念珠菌也可见于急性炎性渗出物或鳞状上皮层内。

疱疹性食管炎的易感因素有免疫抑制剂治疗、化疗和各种创伤，常常形成溃疡、水泡和局部出血，

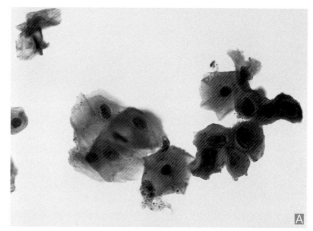

图3-2 正常食管刷取细胞涂片
主要为表层和中层鳞状上皮细胞（400×，巴氏染色）
（Dr. LironPantanowitz, University of Pittsburgh Medical Center惠赠）

表现为吞咽困难及吞咽疼痛。内镜下，典型的疱疹性食管炎患者通常在食管远端出现多个浅层的小溃疡。细胞学涂片最典型的形态变化是核染色质边集和多核镶嵌，偶尔会出现Cowdry A型嗜酸性核内包涵体。涂片中可见修复性上皮细胞、坏死组织碎片、炎症和血性渗出物。

　　巨细胞病毒感染在免疫功能正常的人群中一般很少见，常见于免疫缺陷患者，特别是器官移植、艾滋病或癌。巨细胞病毒一般感染血管内皮细胞、成纤维细胞和腺上皮细胞，有时也会感染鳞状上皮细胞（图3-5），细胞表现出明显的细胞核增大和胞质增多，染色质呈边集化，核内可见大的椭圆形包涵体，有时会与修复性或恶性肿瘤的变化相混淆。应用原位杂交技术和PCR技术对确诊有重要价值。

　　人类乳头瘤状病毒（HPV）感染是引起食管鳞状细胞病变的主要因素，与女性生殖道病变相似，高危型HPV16和18是最常检测到的致癌类型。HPV感染的食管鳞状上皮细胞形态与女性生殖道的细胞病理形态相似。

（二）辐射和化疗

　　辐射和化疗性食管炎常见于肺和纵隔肿瘤治疗后引起的并发症，其症状主要有吞咽困难和胸骨后烧灼感，细胞学改变包括明显的细胞核增大，但核质比相对正常，其它变化包括核空泡变、多核、细胞质和

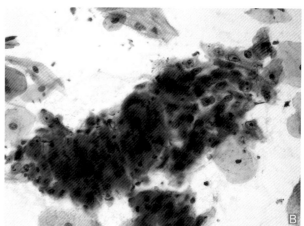

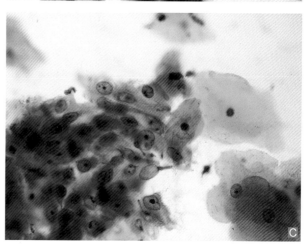

图3-3 炎性反应性改变
A~C. 鳞状上皮细胞呈修复性改变，可见细胞核增大，圆形到椭圆形，核仁突出（巴氏染色，400×）

细胞核的边缘不规则。由于细胞异型性明显，可能会与癌相混淆，鉴别诊断的关键点是病史和核质比。

（三）胃食管反流病

　　胃食管反流病（GERD）是最常见的食管炎，主

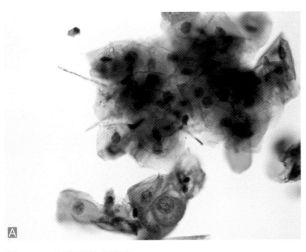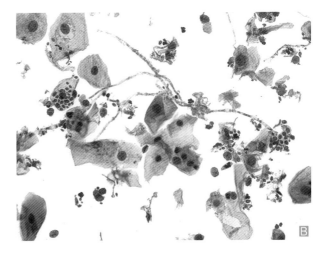

图3-4 念珠菌性食管炎

A. 鳞状细胞呈现修复性变化，可见念珠菌假分隔菌丝（400×，巴氏染色）

B. 反应性鳞状细胞，可见念珠菌芽胞和假分隔菌丝（400×，巴氏染色）

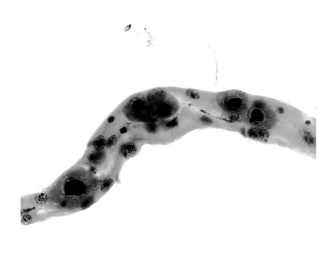

图3-5 食管CMV感染

CMV感染食管鳞状上皮细胞，细胞核明显增大，见核内包涵体（600×，巴氏染色）（Dr. Liron Pantanowitz, University of Pittsburgh Medical Center惠赠）

要与食管括约肌松弛后无法阻止胃液反流有关，其他原因还有糖尿病引起的神经病变、食管裂孔疝、食管狭窄和创伤。反流性食管炎在刷取细胞学涂片时主要改变包括上皮细胞的非典型性和炎症。非典型性改变有上皮细胞聚集，细胞核增大但核质比正常，并可见明显核仁，核染色质细腻，偶尔可见核分裂象；炎症改变可见中性粒细胞、嗜酸性粒细胞、淋巴细胞等。

鉴别反流性食管炎、鳞状上皮细胞修复性再生和鳞状细胞癌变是诊断中常见的问题。上皮细胞异型性变化可能误诊为恶性肿瘤[8]，但是癌的诊断标准还包括粗块状染色质，核膜不规则，以及核质比增加。GERD与Barrett食管的发生有关，约10%的GERD患者可患Barrett食管（参后文进一步介绍Barrett食管）。

二、食管恶性肿瘤

据流行病学调查食管癌是全球第8位最常见的癌症，而超过80%的食管癌发生在发展中国家，高危地域从伊朗北部到中亚共和国，之后延伸至中国北部，通常称为"食管癌带"。90%以上的病例是鳞状细胞癌。其高危因素包括吸烟、酗酒、营养缺乏、新鲜水果和蔬菜摄入不足、高温饮料、食用亚硝胺含量高的腌制食品、头颈部癌病史、环境和化学污染等[9-13]。此外，遗传因素也是重要的发病机制之一。最常见的基因突变为*p53*和*Rb*基因突变；常见的染色体异常包括3p、5q、9p、9q、13q、17p、17q和18q的缺失；常见的蛋白表达异常包括表皮生长因子受体（EGFR）及细胞周期调控蛋白等[14, 15]。

在中国食管癌发病率排在恶性肿瘤的第4位，同样在肿瘤引起死亡率的排名也是第4位（Globe，2008）。在美国，食管癌的发生率很低，吸烟和过度饮酒是主要的高危因素，非洲裔美国男性比美国其他族裔群体有较高的风险[16]。一项1975年至2004年的研究显示，食管腺癌在白人男性和白人女性人群中，分别增加了460%和335%[17]。相反，由于GERD和Barrett食管在亚洲（主要是中国和韩国）一般人口中的发病率低，所以食管腺癌的发生率也相对很低。

（一）鳞癌及其癌前病变

临床特征

鳞状细胞癌是最常见的类型，通常发生在食管中下段。吞咽困难和体重下降是最常见的临床表现。肿瘤进展迅速，预后不良。临床分期与分化程度是重要的预后指标。食管鳞癌的主要前期病变是上皮内瘤变和原位癌，此时患者常无症状。内镜下可见肿块，一般呈菜花状，并伴有不规则溃疡；也可见黏膜平坦的溃疡型肿瘤。肿物引起食管明显狭窄，有时活检钳不能通过无法取材。

HPV感染在食管鳞癌的发生中起重要作用。早期研究表明，40%的食管癌病例可以检测到HPV，在欧洲、法国和葡萄牙的鳞癌患者伴有较高的HPV感染率。在亚洲，主要来自中国（含香港）、日本、印度、韩国和巴基斯坦的患者中有13%~63%的患者伴有HPV感染。而美国和欧洲等其他地区的食管HPV感染率较低，食管鳞癌发病率也较低。

细胞形态学特征

鳞状细胞癌的组织学分级包括高分化、中分化和低分化。根据肿瘤细胞的角化情况可分为角化和非角化两型。角化型鳞癌的细胞学特点是肿瘤细胞多形性，细胞的大小形状不一，从椭圆形到怪异的不规则形状（图3-6A，B）。恶性细胞呈单个或簇状分布，细胞分界常不清晰，并可见到角化物与合胞体样细胞，核深染。

非角化鳞癌的特点是肿瘤细胞相对比较小，大小比较均一。恶性细胞常单个或松散成簇分布。核异常改变包括核质比增加，染色质粗糙，分布不均，可见明显的大核仁。细胞质稀少，呈嗜碱性，细胞边界模糊不清（图3-7）。分化很差的鳞癌呈基底细胞样，核深染，类似神经内分泌小细胞癌的特点。良性修复性变化或放化疗引起的细胞学改变易与鳞癌相混淆[8]。有时，细胞学检查不能明确鳞癌的诊断，则应当建议组织学活检。鳞癌与反应性或感染性病变的鉴别诊断见表3-1。

细胞学主要特征

- 细胞量丰富，单个或成簇分布
- 肿瘤细胞形状多形性，怪异和不规则
- 染色质粗糙，分布不均
- 细胞质致密与角化
- 涂片背景可见坏死组织的碎片、炎症和出血

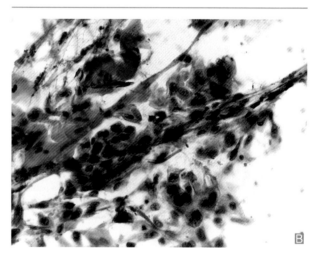

图3-6 角化型鳞状细胞癌

A. 癌细胞异型性明显，不规则，呈密集或松散排列（巴氏染色，100×）

B. 癌细胞大小形状不一，染色质深染，胞质角化（巴氏染色，400×）

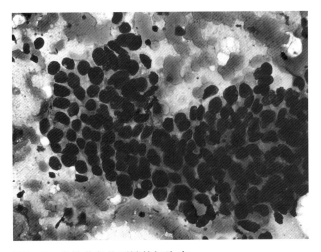

图3-7　食管非角化型鳞状细胞癌
癌细胞团疏松排列，胞核增大不规则，胞质稀少，嗜碱性
（Diff-Quik染色，400×）
（Dr. LironPantanowitz, University of Pittsburgh
Medical Center惠赠）

（二）Barrett食管和食管腺癌

临床特征

食管腺癌与长期的GERD有关，通常发生在食管–胃交界部位。据报道，Barrett食管患者罹患腺癌的风险增加了30～60倍，2%～5%发展成食管腺癌。与Barrett食管和腺癌相关的风险因素包括GERD、脂肪摄入增加、BMI指数增高引起的肥胖、幽门螺杆菌感染等，其他影响因素还有男性、中老年、酗酒、吸烟和基因突变等[18]。

大多数食管腺癌起源于胃肠黏膜和食管贲门交界的区域，最常见的临床表现是进行性吞咽困难。内镜可以观察到肿物，一般为溃疡或菜花样肿物，使管腔狭窄引起食管阻塞。食管腺癌癌前病变预后的个体差异较大。因此，建议Barrett食管和食管炎的患者要进行长期的密切随访。然而，Barrett食管的异

表3-1				
食管鳞状细胞异常的鉴别诊断				
细胞状态	疱疹性食管炎	良性修复性变化	辐射和化疗炎症	鳞癌
细胞排列	单个或合胞体样	单个或成簇，细胞维持正常极性，排列有序	单个或成簇	单个，密集或松散成簇分布，不规则，形状怪异
细胞核	稍微增大	增大	增大	异常增大，核深染，遮盖了染色质纹理和核仁
染色质	边集和模糊不清	细颗粒状，分布均匀	细颗粒状，分布均匀	深染粗颗粒状，分布不均匀
核仁	不存在	明显，中心小核仁	明显，中心大核仁	不明显
细胞质	完好	完好，细腻	多染性，常有空泡	致密，角质化，细胞边界模糊不清
多核	明显存在	不定数量	不定数量	可有可无
核内包涵体	可见包涵体	无	无	无
核质比	正常	正常	正常	增大
涂片背景	干净或炎症	干净或炎症	干净或炎症	坏死组织的碎片、炎性渗出物和红细胞

型增生在内镜下很难识别，所以活检也可能会误诊。细胞学涂片检查可用于监测高危者以确定癌前病变，一般可从较大区域直接取样涂片检查。

细胞学特征

（1）良性Barrett食管涂片通常包含丰富的腺上皮并有杯状细胞夹杂其中。大片的腺上皮细胞排列有

序，细胞核均匀分布，细胞边界清晰，呈典型的蜂窝状外观。Barrett食管上皮细胞良性修复时呈现典型的小团细胞或融合成片的细胞群，细胞核排列趋于同一方向。化生细胞的细胞核形态一致，呈圆形或卵圆形，核膜细腻光滑，染色质细颗粒状。一般情况下，核仁不明显（图3-8A，B）。但部分伴反应性

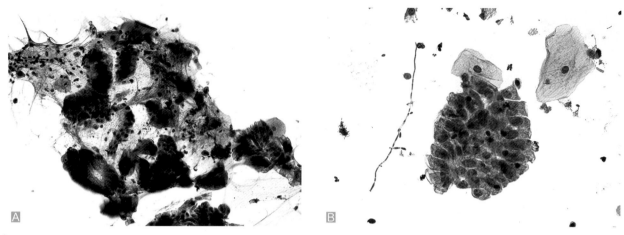

图3-8　Barrett食管细胞学涂片

A. 低倍镜示很多的柱状上皮细胞团（200×，巴氏染色）

B. 腺细胞团，细胞无异型性。此例为不完全肠上皮化生，无杯状细胞（400×，巴氏染色）

（Dr. Liron Pantanowitz，University of Pittsburgh Medical Center惠赠）

改变的病例，核仁常较明显。涂片背景较干净，可见到一些散在的炎细胞。

（2）Barrett食管上皮细胞非典型增生是腺癌的前兆。Barrett腺上皮细胞低级别病变时通常出现椭圆到细长的柱状细胞，染色质分布不均，细胞核增大，可能有明显的核仁，核质比增加。典型的高级别病变出现细胞与组织结构的异常，细胞排列不规则，拥挤密集，腺上皮细胞核增大、多型性、核膜不规则，核质比增加。也可存在异常的杯状细胞。有时候高级别病变与腺癌很难从细胞形态上加以区别，需要组织学活检明确诊断。

（3）分化好的食管腺癌形态常类似于肠型腺癌，细胞学可见许多拥挤的三维细胞团和松散的恶性细胞。细胞核异型程度从中度到重度不等，通常有核增大、核膜不规则、染色质粗细不均，可见一个或多个不规则的核仁（图3-9）。细胞质中可见空泡，黏液含量下降，细胞界线模糊不清和重叠。背景中可见到坏死组织、细胞碎片和炎细胞。而良性化生细胞和杯状细胞较少见。食管腺癌在诊断中要注意与上皮细胞损伤后的修复/再生、感染等相鉴别（表3-2）。

（三）其他肿瘤及转移性肿瘤

食管的神经内分泌肿瘤非常罕见，占所有恶性肿瘤的5%。吞咽障碍是最常见的临床表现。细胞涂片

细胞学主要特征

- 细胞数量丰富，单个分布、松散排列或出现三维结构
- 肿瘤细胞核异常增大和不规则
- 染色质粗糙，分布不均，明显核仁
- 细胞质有空泡，细胞边界模糊不清
- 涂片背景见坏死组织的碎片、炎症和出血

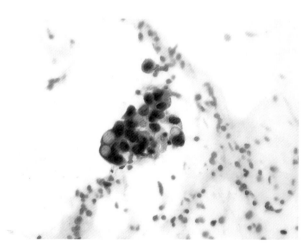

图3-9　食管腺癌

癌细胞团小而松散，胞核明显增大，染色质深染，核仁明显，胞质可见空泡，由Barrett食管发展而来的腺癌（400×，巴氏染色）

（Dr. Liron Pantanowitz，University of Pittsburgh Medical Center惠赠）

表3-2				

食管腺上皮细胞异常与腺癌的鉴别诊断

细胞状态	巨细胞病毒食管炎	良性修复性变化	辐射和化疗炎症	食管腺癌
细胞排列	单个或小团	单个或小团，细胞维持正常极性，排列有序	单个或小团	单个、密集或三维结构，排列无极性
细胞核	细胞核稍增大	细胞核增大	细胞核增大	细胞核异常增大
染色质	模糊不清	细颗粒，分布均匀	细颗粒，分布均匀	粗颗粒状，分布不均匀
核仁	不存在	明显，大核仁	明显，大核仁	不规则，大而明显
细胞质	完好，可见小的椭圆形包涵体	完好，细腻	空泡，多染性	密集，细胞边界模糊不清
多核	不存在	数量不定	数量不定	少见
核内包涵体	大椭圆形包涵体	无	无	无
核质比	正常	正常	正常	增大
涂片背景	干净，炎症	干净，炎症	干净，炎症	坏死组织的碎片、炎性渗出物和红细胞

常见到排列密集的小圆形恶性肿瘤细胞，椭圆到细长的细胞核，深染的染色质和极高的核质比。诊断时要注意排除来自其他部位的转移性小细胞癌。其他罕见肿瘤包括肉瘤、绒毛膜癌和恶性淋巴瘤。肺癌、乳腺癌和黑色素瘤也常转移到食管形成转移瘤。

第三节 胃

胃表面被分泌黏液的柱状上皮覆盖。胃底和胃体还有分泌胃蛋白酶的主细胞和分泌胃酸的壁细胞。然而，因这些细胞位置较深而在脱落细胞学检查中很少发现。内镜下胃刷片检查是采集细胞学样本的首选方法。刷片中可见较多成片状的腺上皮细胞（图3-10）。

一、良性疾病

（一）胃的感染

艾滋病患者的胃样本可能会含有真菌感染，如念珠菌。巨细胞病毒是最常见的感染病毒，可能与胃溃疡相关。其他的感染有放线菌和微丝蚴，胃结核也可以发生。细菌感染中最常见的是幽门螺杆菌，

幽门螺杆菌是革兰阴性杆菌，患者通常无症状，但1%～10%的患者可能会出现消化性溃疡[19]。幽门螺杆菌感染可通过血清学抗体检测或内镜活检后经病理诊断，胃刷检涂片也可以看到这些细菌。Giemsa染色或巴氏染色一般可以识别，免疫组化染色可更清楚地显示（图3-11A，B）。幽门螺杆菌可能潜伏在未受感染的胃黏膜中，增加胃酸分泌而导致胃炎、胃溃疡，更重要的是可以增加胃癌与黏膜相关淋巴瘤（MALT淋巴瘤）的风险。

（二）胃炎和胃溃疡

临床特征

胃炎可分为急性和慢性，其病因包括药物的使用（特别是阿司匹林）、酗酒、吸烟、辐射或化疗、食物中毒、创伤或烧伤后感染等。急性胃炎通常临床诊断症状明显，很少用内镜检查。慢性胃炎包含轻度到重度的慢性炎症。萎缩性胃炎固有腺减少或由肠上皮化生细胞所取代，发展成胃腺癌的风险增加。

细胞形态学特征

慢性胃炎的涂片中通常显示拥挤密集的小的腺上皮，细胞核增大，核质比增加，染色质分布不均

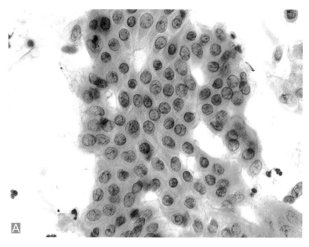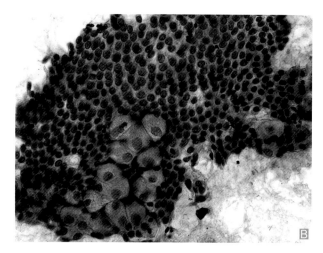

图3-10 **正常的胃黏膜上皮细胞**

A. 柱状上皮细胞呈蜂窝状排列，细胞核深染，大小一致（400×，巴氏染色）

B. FNA标本，细胞团排列呈蜂窝状，多数为黏膜细胞，少数胞质呈透明状，为壁细胞（400×，巴氏染色）

（Dr. Liron Pantanowitz，University of Pittsburgh Medical Center惠赠）

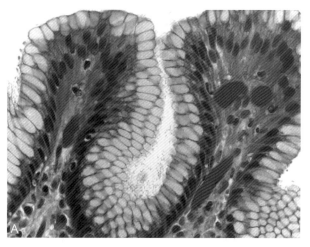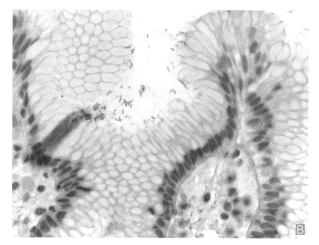

图3-11 **胃幽门螺杆菌**

A. 胃黏膜腺上皮细胞，中间区域可见许多杆菌（600×，HE染色）

B. 抗幽门螺杆菌染色（600×）

（Dr. Liron Pantanowitz，University of Pittsburgh Medical Center惠赠）

匀，这些细胞学变化常是修复和再生所引起的。在涂片背景中常存在急性和慢性炎症细胞、组织细胞和少量黏液。有时，慢性胃炎可见非典型腺细胞，要注意与高分化腺癌鉴别。存在个别或少量异常腺细胞一般是因反应和修复所致，而大量单个或松散的异常细胞团应怀疑腺癌的可能性。

二、胃腺癌

临床特征

胃癌与食管鳞癌一样，发病率有明显的区域性，

因此，环境与遗传因素可能起重要作用。饮食因素也相当重要，尤其是食用高盐饮食和熏制肉类的人群。易感条件包括萎缩性胃炎伴肠化、胃切除病史。过去数十年腺癌的全球发病率迅速下降，主要与食用腌制食品的减少、使用冷藏冰箱保持水果和蔬菜的新鲜、个人卫生的改善、抗生素的使用减少了幽门螺杆菌的感染有关，还可能与推广普查等原因有关。胃癌的症状通常无特异性，主要与晚期肿瘤有关，症状包括体重下降、恶心、胸骨后烧灼感、厌食和重度贫血。多数情况下，早期癌症患者无明显的临床症状。

细胞学诊断胃癌的作用较小，一般需要组织学活检才能准确诊断。

（一）肠型胃癌

胃腺癌主要有两种组织学类型：肠型和弥漫型。肠型腺癌比较常见，主要发生于老年男性，通常与肠上皮化生相关，细胞学特点是恶性黏液细胞排列成行或呈栅栏样结构。肠型腺癌通常为高分化和中分化。肿瘤细胞的排列形式有管状、松散紊乱、多层次、乳头状和密集细胞团（图3-12A）。在低分化类型中有大量的单个细胞。单个细胞呈柱状，杂乱无章地排列；细胞核通常增大，椭圆形到细长，或

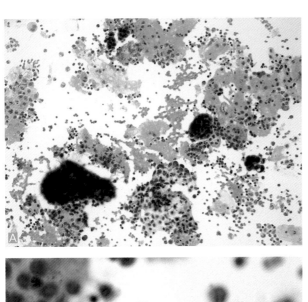
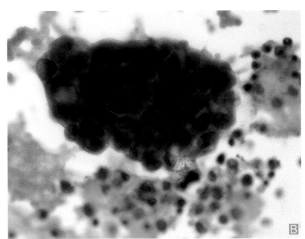
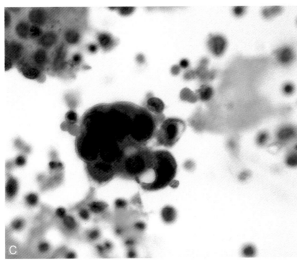
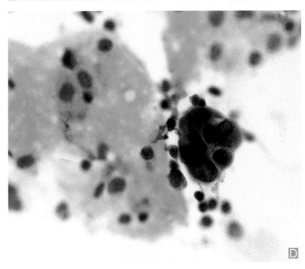
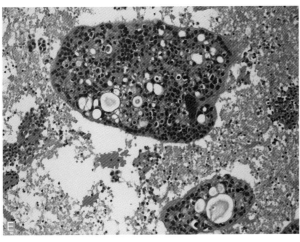

图3-12　肠型胃腺癌FNA穿刺样本

A. 癌细胞丰富，排列呈大小不一的细胞团，背景见炎性细胞和组织碎片（200×，巴氏染色）

B~D. 癌细胞核增大，椭圆形或圆形，染色质有空泡（400×，巴氏染色）

E. 细胞块（HE染色）

多形性、不规则，核质比增加，核膜不规则，染色质不均匀，核仁明显；胞质通常有颗粒，可能有小空泡和黏液（图3-12B～E）。肠型腺癌的特征是胞质边缘有终板结构，涂片背景中常有坏死的组织碎片和炎细胞（图3-13A～C）。肠型腺癌要与黏膜再生性改变相鉴别。再生性改变可以见到排列有序、相互连接、自然紧凑的细胞团，而出现单个的异常细胞则提示恶性肿瘤。

细胞学主要特征

- 细胞数量丰富，排列成行或呈栅栏状
- 肿瘤细胞松散紊乱，形成多层次和乳头状
- 细胞核通常增大，椭圆形，细长到多形性、不规则，核质比增加
- 染色质分布不均匀，有明显核仁
- 细胞质有小空泡和黏液
- 涂片背景通常出现坏死的组织碎片和炎症

（二）弥漫型胃癌

弥漫型胃腺癌是从胃腺体上皮细胞恶变而来的病变，相对少见，一般不伴随肠化。其典型特征包括：肿瘤呈弥漫性生长，导致胃壁增厚，以致胃出口阻塞。细胞形态通常为经典印戒细胞或多形性、不规则的低分化恶性细胞。肿瘤细胞量通常很少，形成小团或单个细胞（图3-14A～C）；乳头状和腺体结构非常罕见。肿瘤细胞往往呈圆形，小而圆滑的细胞核和细胞质或有巨大黏液空泡而形成印戒细胞，染色质细颗粒状并有明显核仁，细胞质充满黏液（图3-15A，B）。背景相对干净，可有淋巴细胞及浆细胞。由于印戒细胞癌细胞数量很少且不明显，可能会漏诊，或误诊为淋巴细胞。上皮细胞标记物免疫组化染色有助于鉴别（图3-16）。鉴别诊断包括良性黏液细胞、组织细胞、淋巴瘤以及转移性乳腺癌。

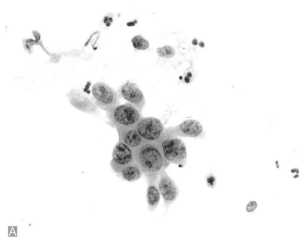

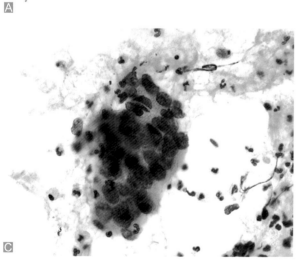

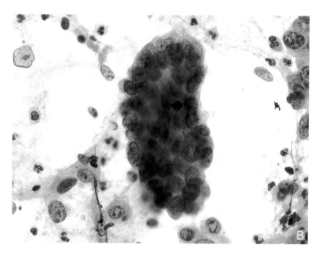

图3-13　肠型胃腺癌，FNA穿刺样本

A．小而松散的细胞团，细胞核大小不一，核仁明显（600×，巴氏染色）

B．腺癌细胞团呈腺样排列，周围有许多单个散在的癌细胞（600×，巴氏染色）

C．腺癌细胞呈明显的多形性，周围见许多炎性细胞（600×，巴氏染色）

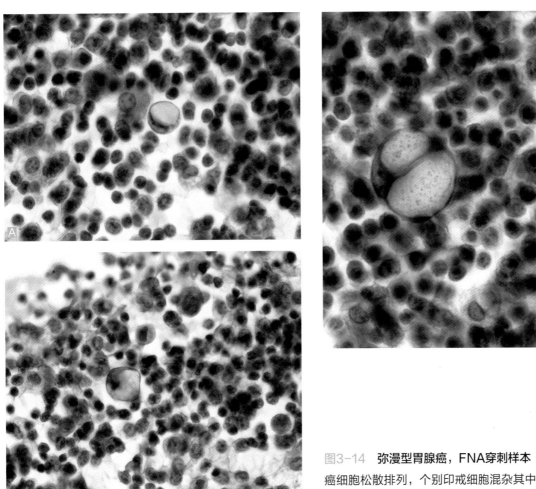

图3-14　**弥漫型胃腺癌，FNA穿刺样本**
癌细胞松散排列，个别印戒细胞混杂其中（600×，巴氏染色）

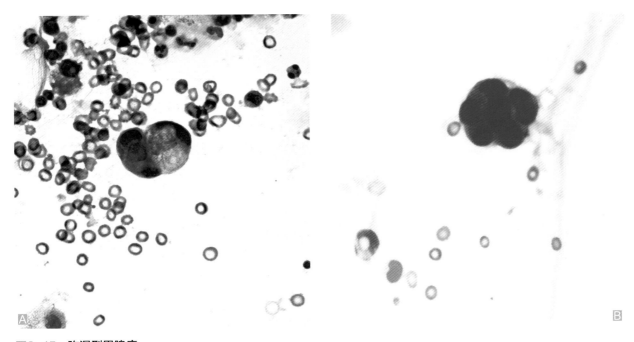

图3-15　**弥漫型胃腺癌**
印戒细胞单个存在，或呈小的细胞团（600×，Diff-Quik染色）

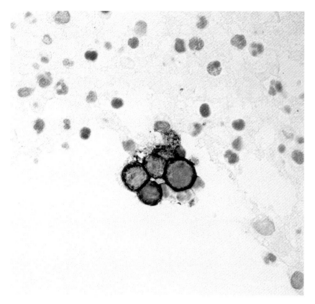

图3-16 弥漫型胃腺癌
小的癌细胞团混杂在淋巴细胞中，很容易漏诊。FNA穿刺样本细胞块，MOC31（上皮细胞标记）染色阳性（400×）

细胞学主要特征

• 细胞数量很少，单个或松散成簇分布
• 肿瘤细胞核小而圆
• 染色质细颗粒状，分布不均匀，有明显核仁
• 细胞质有巨大黏液空泡，形成经典印戒细胞
• 涂片背景可见淋巴细胞、浆细胞和炎细胞

三、淋巴瘤和黏膜相关淋巴瘤

临床特征

消化道是淋巴结外恶性淋巴瘤最常见的发病部位，约占结外恶性淋巴瘤的30%~50%，其中，胃的恶性淋巴瘤最为常见。胃淋巴瘤可发生于任何年龄，但以中老年患者最为常见。危险因素包括慢性炎症性肠病、免疫功能缺陷（如AIDS患者）和慢性胃炎伴幽门螺杆菌感染。胃黏膜相关淋巴瘤（MALT淋巴瘤）发病年龄通常为50~70岁，其特点是发病缓慢并与幽门螺杆菌相关。淋巴瘤总体预后优于腺癌。

细胞形态学特征

低度恶性MALT淋巴瘤通常显示大量形态不一的小淋巴细胞和浆细胞，以及散在分布的较大的单核样B细胞（图3-17A~D）。高度恶性的MALT淋巴瘤含有大量淋巴母细胞、怪异的多核淋巴细胞和浆母细胞。MALT淋巴瘤通常有单克隆性免疫球蛋白（Ig）重链或轻链的基因重排，并且通常CD20阳性，CD3、CD10和CD5阴性。PCR技术已广泛应用于确定单克隆Ig的检测，它优于免疫组化κ/λ检测，而流式细胞学分析也是诊断的重要方法。如果怀疑淋巴瘤，一定要多取样用于流式细胞学检测分析。

四、神经内分泌肿瘤

胃的神经内分泌肿瘤比较少见，占所有胃肿瘤的1%，主要起源于肠嗜铬样（ECL）细胞，可分为三种类型。一型：与慢性自身免疫性胃炎相关；二型：与Zollinger Ellison综合征相关；三型：没有任何预知的相关病变，为散发性肿瘤。神经内分泌肿瘤的特点是肿瘤细胞排列较规则，形成巢状、岛状、梁索状或腺泡状结构。肿瘤细胞形态较一致，中等大小，胞质较丰富，呈淡嗜伊红色或透亮，有时可见淋巴浆细胞样细胞。核呈圆形、卵圆形，核分裂象罕见。染色质呈细颗粒状，核仁不明显。免疫组化染色显示神经内分泌标记阳性，如Syn、CgA、CD56和NSE。类似于肺小细胞癌的肿瘤在胃中极其罕见。

五、间叶性肿瘤

胃比胃肠道其他部位更容易见到间叶性肿瘤。最常见的是胃肠道间质瘤（GIST），神经鞘瘤和平滑肌肿瘤可以发生。胃神经鞘瘤在胃肠道中罕见，是良性肿瘤，约占所有胃肠道间叶性肿瘤的2%~8%，大多数是中年患者。平滑肌肿瘤（包括平滑肌瘤和平滑肌肉瘤）几乎都发生在食管远端和结直肠，很少见于胃。

临床特征

GIST多发生在50岁以上的患者，常有胃肠道出血、腹痛和腹部肿块等症状。肿瘤通常单发，约70%~90%是良性肿瘤，60%~70%发生在胃部，20%~25%在小肠和结直肠。GIST起源于胃肠道肌间神经丛的Cajal细胞，是c-kit基因突变引发的肿瘤。大约95%的GIST显示其编码蛋白CD117阳性。免疫组化显示CD117阳性（图3-18），actin和desmin为阴性

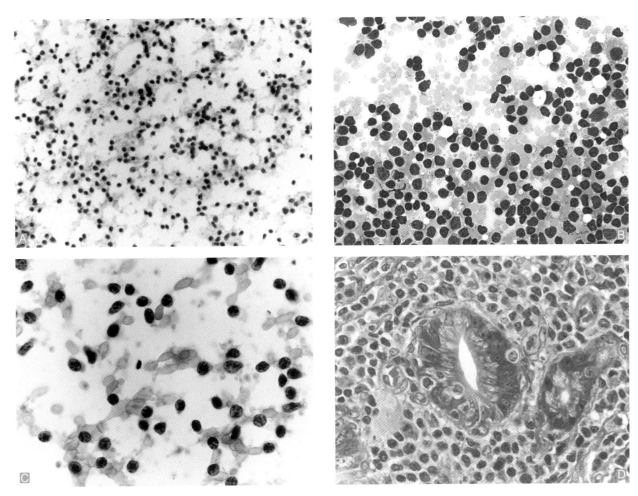

图3-17 胃MALT淋巴瘤

A. FNA穿刺样本，低倍镜示细胞丰富，许多散在的小淋巴细胞（100×，巴氏染色）

B. FNA穿刺样本，散在的小淋巴细胞，伴个别浆细胞或大的淋巴细胞（400×，Diff-Quik染色）

（Dr. LironPantanowitz，university of Pittsburgh Medical Center惠赠）

C. FNA穿刺样本，散在的淋巴细胞，形态大小相似（400×，巴氏染色）

D. MALT淋巴瘤组织学，淋巴细胞围绕着正常的胃腺体（600×，HE 染色）

（Dr. Liron Pantanowitz，University of Pittsburgh Medical Center惠赠）

（图3-18）。相反，平滑肌瘤和神经鞘瘤则为CD117阴性[20, 21]。GIST的明确诊断很重要，酪氨酸激酶抑制剂格列卫（Gleevec）对该肿瘤的治疗效果明显。

GIST的超声引导的内镜细针穿刺术

虽然GIST的病变一般是在黏膜下层或肌层固有层，但是其中1/3的病变可能突向胃腔或腹腔。超声内镜可能会提供一些肿瘤的证据，但超声内镜自身的诊断准确性不足，最适合进行超声内镜细针穿刺检查（最佳采样方法）[22-25]。但此方法对评估肿瘤的恶性程度尚不可靠。恶性程度的评估指标包括患者的年龄、肿瘤位置、核分裂象的数量、肿瘤大小、坏死组织和细胞异型性程度。

一项回顾性的研究结果表明，胃EUS-FNA诊断GIST的敏感性达78.4%，现场细胞学对疾病的评估大大提高了诊断的准确率。在组织学上，GIST的细胞形态约有2/3病例呈现梭形，其鉴别诊断包括平滑肌肿瘤和神经鞘瘤等，其它1/3病例则呈上皮样形态（图3-19A，B），这类GIST可能被误诊为腺癌、肝癌、黑色素瘤或其他转移癌。所以用细胞蜡块做免疫组织化学染色帮助明确诊断非常有必要。目前，加州大学洛杉矶分校医疗中心建立了非常有效的方法，将胃EUS-FNA样本直接制备细胞块，应用免疫

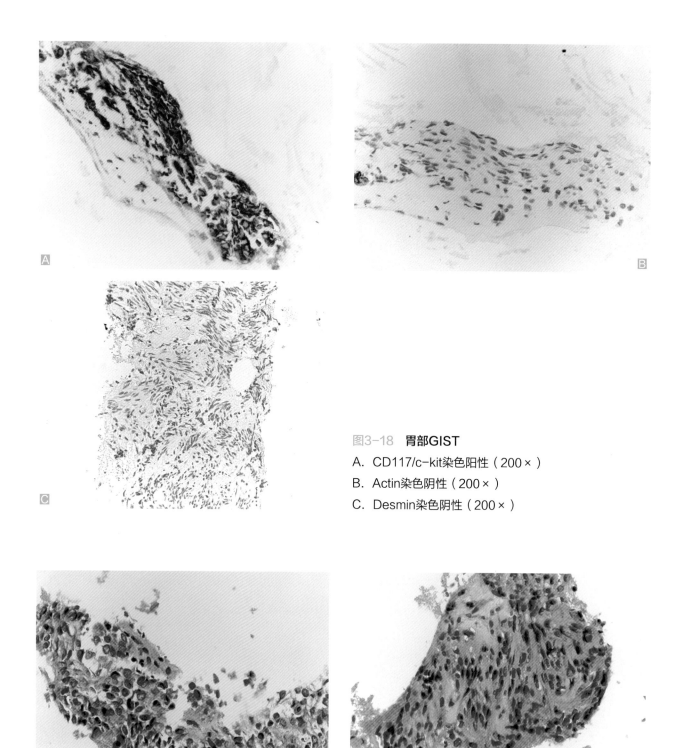

图3-18　**胃部GIST**

A．CD117/c-kit染色阳性（200×）

B．Actin染色阴性（200×）

C．Desmin染色阴性（200×）

图3-19　**EUS-FNA胃GIST样本**

肿瘤细胞形状似上皮细胞样（400×，HE 染色）

组织化学技术进行染色，避免了重复取样，提高了诊断的准确性（图3-20A）。

细胞形态学特征

GIST的EUS-FNA涂片通常显示细胞排列成紧凑的三维细胞形态和散在的单个细胞，背景干净。细胞呈梭形，核细长、锥形或椭圆形，染色质分布均匀，呈细颗粒状；可见细致的细胞质。有的病例肿瘤细胞呈上皮样排列成行，或形成松散的小细胞簇，也可由致密的胶原或黏液间质分隔成小的细胞团。上皮样细胞核圆形，核膜光滑，染色质分布均匀、细颗粒状，核仁不明显；胞质呈颗粒状，有细小空泡（图3-21A，B）。涂片背景常见细胞外基质。梭形细胞和上皮样细胞可以同时存在。基质呈胶原性或黏液样，或两者并存（表3-3）。良性GIST的细胞

异型性不明显，偶见核分裂象，这类肿瘤极少转移。而恶性GIST的细胞形态明显异型，并有不规则的大细胞核，常见核分裂象，转移较常见。在实际工作中，细胞学检测很难区分良性和恶性。

GIST的细胞学主要特征

- 细胞排列成行，或松散的小而不规则的细胞团
- 细胞核椭圆形、梭形或短锥形
- 染色质细颗粒状，分布均匀，核仁不明显
- 细胞质细致、纤维样
- 涂片背景干净，胶原基质和黏液样基质可同时存在

免疫组化分析

大多数GIST病例都表达CD117/c-kit（图3-22A）、

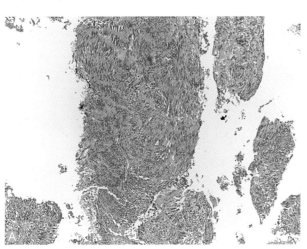

图3-20　**胃GIST EUS-FNA细胞块（240×，HE染色）**

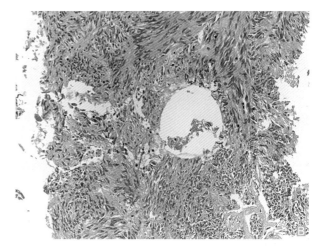

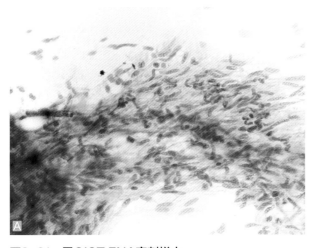

图3-21　**胃GIST FNA穿刺样本**

A. 梭形肿瘤细胞，细胞核细长梭形，纤细的纤维胞质，染色质呈细颗粒状，分布均匀（400×，巴氏染色）

B. 细胞呈上皮细胞状，胞核椭圆形，有一定的异型性，大小不一致（400×，巴氏染色）

表3-3

GIST和平滑肌肿瘤细胞学特性比较

细胞形态	GIST	平滑肌肿瘤
细胞排列	单个细胞或小的三维细胞团，细胞排列成行，松散的不规则状集群	单个和旋涡状排列
细胞核	椭圆形，梭形，较短的锥形	梭形，长钝圆形，核膜光滑
染色质	细颗粒状，分布均匀	细小或中等颗粒，分布不均匀
核仁	不明显，小核仁	明显
胞质	细致纤维样的细胞质，并有细长的胞质突起	嗜酸性细胞质，可有小空泡
涂片背景	干净，胶原基质或黏液样基质可能同时存在	坏死组织的碎片和黏液样基质可能存在
免疫反应	CD117，CD34阳性	desmin，actin阳性，CD117 阴性

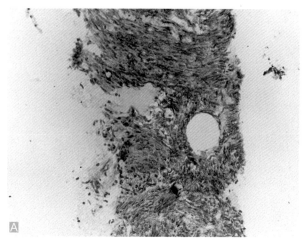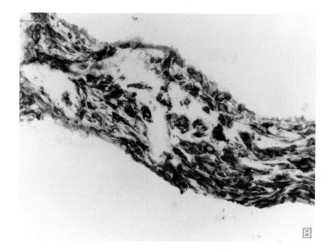

图3-22 **胃GIST免疫染色**

A. CD117/c-kit染色阳性（400×）

B. CD34染色阳性（400×）

DOG1和CD34（图3-22B）。部分病例actin和S-100等可以呈弱阳性。

 第四节 肠 道

小肠和大肠的肿瘤包括肠息肉、腺癌、淋巴瘤和间叶性肿瘤等。细针穿刺的诊断作用很小。个别情况下，肠道黏膜下的包块病变，如GIST（图3-23）、平滑肌瘤（图3-24）、脂肪瘤等可以利用EUS-FNA取得足够的样本进行诊断。其细胞学特征见第三节。

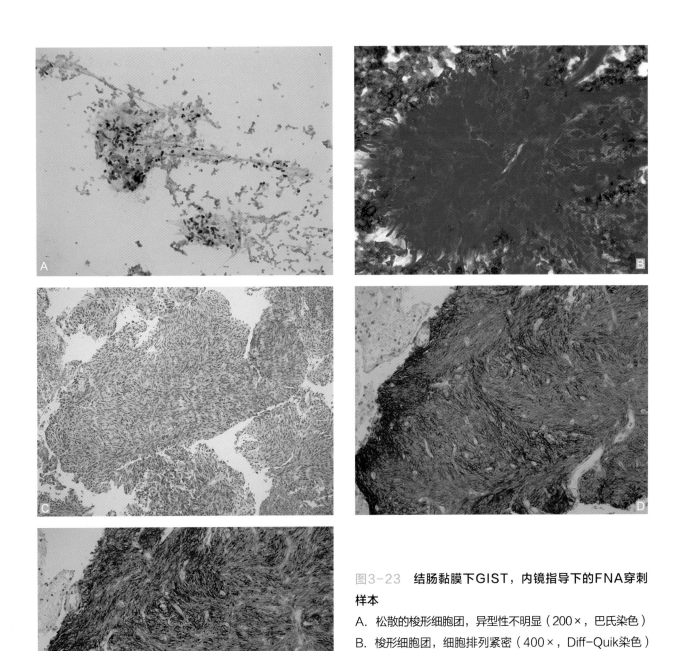

图3-23　**结肠黏膜下GIST，内镜指导下的FNA穿刺样本**

A. 松散的梭形细胞团，异型性不明显（200×，巴氏染色）

B. 梭形细胞团，细胞排列紧密（400×，Diff-Quik染色）

C. FNA样本制成的细胞块（100×，HE 染色）

D. DOG1染色强阳性（200×）

E. c-kit染色强阳性（200×）

（Dr. Zhongren Zhou，Rochester Medical Center，NY惠赠）

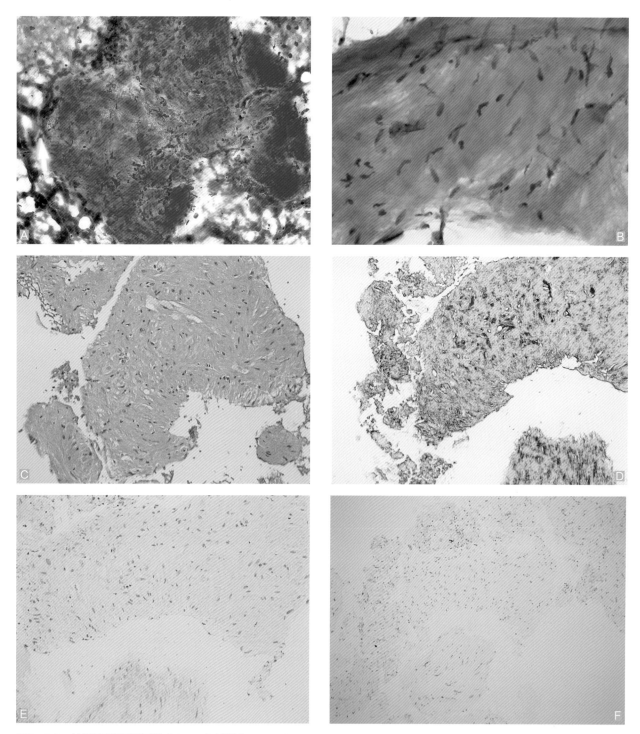

图3-24　结肠黏膜下平滑肌瘤FNA穿刺样本

A．间质成分及少许梭形细胞（200×，Diff-Quik染色）

B．梭形细胞团，细胞核细长，无细胞异型性（400×，巴氏染色）

C．FNA标本制成的细胞块组织切片（200×，HE 染色）

D．平滑肌标记物SMA染色阳性（200×）

E．CD117/c-kit染色阴性（200×）

F．DOG1染色阴性（200×）

（Dr. Zhongren Zhou，Rochester　Medical Center，NY惠赠）

参考文献

1. Pan QJ, Roth MJ, Guo HQ, et al. Cytologic detection of esophageal squamous cell carcinoma and its prescursor lesions using balloon samplers and liquid-based cytology in asymptomatic adults in Linxian, China. Acta Cytologica, 2008, 52（1）: 14-23.

2. Vazquez-Sequeiros E, Norton ID, Clain JE, et al. Impact of EUS-guided fine needle aspiration on lymph node staging in patients with esophageal carcinoma. Gastrointest Endosc, 2001, 53（7）: 751-757

3. Peng HQ, Greenwald BD, Tavora FR, et al. Evaluation of performance of EUS-FNA in preoperative lymph node staging of cancers of esophagus, lung, and pancreas. Diagn Cytopathol, 2008, 36: 290-296

4. Giovannini M, Monges G, Seitz JF, et al. Distant lymph node metastases in esophageal cancer: Impact of endoscopic ultrasound-guided biopsy. Endoscopy, 1999, 31（7）: 536-540.

5. Gutmann EJ, Suriawinata A, Gordon S. Barrett's esophagus with high grade dysplasia simulating metastatic adenocarcinoma in a fine needle biopsy. Diagn Cytopathol, 2006, 34: 507-510.

6. O'Toole D, Palazzo L, Arotacarena R, et al. Assessment of complications of EUS-guided fine needle aspiration. Gastrointestinal Endoscopy, 2001, 53（4）: 470-474.

7. Gleeson FC, Kipp BR, Caudill JL, et al. False positive endoscopic ultrasound fine needle aspiration cytology: incidence and risk factors. Gut, 2010, 59: 586-594.

8. Hoover L, Berman JJ. Epithelial repair versus carcinoma in esophageal brush cytology. Diagn Cytopathol, 1988, 4: 217-223.

9. Lin J, Zeng R, Cao W, et al. Hot beverage and food intake and esophageal cancer in Southern China. Asian Pac J Cancer Prev, 2011, 12: 2189-2192.

10. Mao WM, Zheng WH, Ling ZQ. Epidemiologic risk factors for esophageal cancer development. Asian Pac J Cancer Prev, 2011, 12（10）: 2461-2466.

11. Falk GW. Risk factors for esophageal cancer development. Surg Oncol Clin N Am, 2009, 18（3）: 469-485.

12. Wang JB, Fan JH, Liang H, et al. Attributable causes of esophageal cancer incidence and mortality in China. PLoS One, 2012, 7（8）: e42281.

13. Wang LD, Yang HH, Fan ZM, et al. Cytological screening and 15 years follow up（1986-2001）for early esophageal squamous cell carcinoma and precancerous lesions in a high risk population in Anyang County, Henan Province, Northern China. Cancer Detect Prev, 2005, 29（4）: 317-322.

14. Hongo M, Nagasaki Y, Shoji T. Epidemiology of esophageal cancer: Orient to occident. Effects of chronology, geography and ethnicity. J Gastroenterol Hepatol, 2009, 24（5）: 729-735.

15. Qi YJ, Chao WX, Chiu JF. An overview of esophageal squamous cell carcinoma proteomics". J Proteomics, 2012, 75（11）: 3129-3137.

16. Ashktorab H, Nouri Z, Nouraie M, et al. Esophageal carcinoma in African-Americans: A five-decade experience. Dig Dis Sci, 2011, 56（12）: 3577-3582.

17. Brown LM, Devesa SS, Chow WH. Incidence of adenocarcinoma of the esophagus among white Americans by sex, stage, and age. J Natl Cancer Inst, 2008, 100（16）: 1184-1187.

18. Ho KY. From GERD to Barrett's esophagus: Is the pattern in Asia mirroring that in the West?. J Gastroenterol Hepatol, 2011, 26（5）: 816-824.

19. Chan AO, Wong BC, Lam SK. Gastric cancer: Past, present and future. Can J Gastroenterol, 2001, 15: 469-474.

20. Ando N, Goto H, Niwa Y, et al. The diagnosis of GI stromal tumors with EUS-guided fine needle aspiration with immunohistochemical analysis. Gastrointest Endosc, 2002, 55（1）: 37-43.

21. Gu M, Ghafari S, Nguyen PT, et al. Cytologic diagnosis of gastrointestinal stromal tumors of stomach by endoscopic ultrasound-guided fine needle aspiration biopsy: Cytomorphologic and immunohistochemical study of 12 cases. Diagn Cytopathol, 2001, 25: 343-350.

22. Bardales RH, Stelow EB, Mallery S, et al. Review of endoscopic ultrasound guided fine needle aspiration cytology. Diagn Cytopathol, 2006, 34（2）: 140-175.

23. Fu K, Eloubeidi MA, Jhala NC, et al. Diagnosis of gastrointestinal stromal tumor by endoscopic ultrasound-guided fine needle aspiration biopsy: A potential pitfall. Ann Diagn Pathol, 2002, 6: 294-301.

24. Grover S, Ashley SW, Raut CP. Small intestine gastrointestinal stromal tumors. Current Opinion Gastroenterol, 2012, 28: 113-123.

25. Klapman JB, Logrono R, Dye CE, et al. Clinical impact of on-site cytopathology interpretation on endoscopic ultrasound guided fine needle aspiration. Am J Gastroenterol, 2003, 98: 1289-1294.

第四章

涎腺病变

张松林（Songlin Zhang）

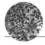 **第一节　概　述**

大涎腺有3对，小涎腺有数百个。3对大涎腺分别为腮腺、颌下腺和舌下腺。腮腺主要由浆液性腺泡组成，不含黏液成分。颌下腺和舌下腺则分别是以浆液性腺泡和黏液性腺泡为主的混合腺体。所有的小涎腺均有黏液性腺泡。多种病变可发生于或者累及涎腺，包括非肿瘤病变、原发性良恶性肿瘤和转移瘤[1-5]。细针穿刺检查（FNA）虽然具有挑战性，但已广泛应用，具有良好的敏感性、特异性和准确性[6-8]。据回顾文献显示，涎腺细针穿刺检查的判读可能非常具有挑战性[9, 10]。在最近的一篇文章中，通过对美国病理学家学会（CAP）的非妇科细胞学实验室间相互比对数据的研究发现，假阳性和假阴性率结果均较高，进一步证实了涎腺细针穿刺检查的难度[11]。目前，涎腺有十多种良性肿瘤和二十多种恶性肿瘤，并且很多肿瘤都存在亚型。良性肿瘤和恶性肿瘤的细胞学形态均有重叠。由于分类复杂和细胞形态学重叠，某些病变很难根据细针穿刺检查获得特异性诊断。因此，细针穿刺检查的目标应该是结合临床和影像学对涎腺病变提供最客观的初步评价，并根据这些发现指导临床处理。

涎腺细针穿刺活检的诊断需要表述下列问题：肿瘤或非肿瘤、良性或恶性、原发或转移。笔者医院关于涎腺细针穿刺的统计显示：5年内一共有191例病例，其区分良恶性的总准确率是79.1%，涎腺肿瘤的敏感性是89.4%[12]。结果与文献相符，即涎腺细针穿刺检查对涎腺肿瘤的诊断具有良好的敏感性、特异性和准确率。但是在某些病例中，良性肿瘤和低度恶性肿瘤之间的区别非常细微，如黏液囊肿和低度恶性黏液表皮样癌。在这种情况下可能无法明确诊断，但这些有限的信息仍然能够帮助外科医生采取保守手术而不是根治手术。反之亦然，高级别黏液表皮样癌和鳞状细胞癌也很难鉴别，但是其诊断可指导外科医生采取较激进的手术。

涎腺的细针穿刺可以减少很多不必要的手术，通过现场细胞评估对患者分类处理发挥重要作用。涎腺的很多肿块性病变都不是肿瘤，如涎腺炎、淋巴上皮囊肿和涎腺内反应性淋巴结，对这些实施细针穿刺活检可以避免一些不必要的手术。一项研究发现，细针穿刺活检大约减少了65%的颌下结节手术和35%的腮腺结节手术[13]。如果能进行现场细胞学评估，则FNA对患者分类具有重大意义。细针穿刺检查发现肉芽肿性炎症需要进行微生物培养，发现单一的淋巴细胞群则需要获取标本供流式细胞学检查以除外淋巴瘤。

正常涎腺细胞学由腺泡细胞、导管细胞和脂肪细胞组成（图4-1A，B）。细胞学涂片显示腺泡细胞呈葡萄样细胞簇伴良性导管细胞（图4-1C，D）。正常腺泡形成黏附性球状细胞团，其组成细胞的胞质呈空泡状或颗粒状。核小、形态一致，胞质丰富。

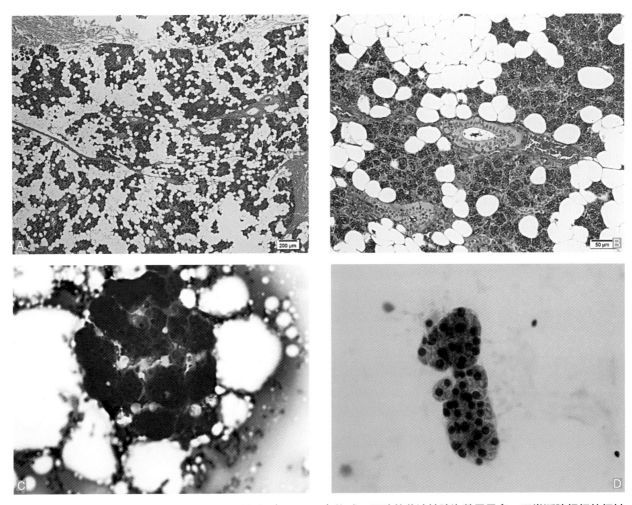

图4-1　**正常涎腺。由导管、腺泡和一些脂肪组织（图A，B）构成，腮腺的浆液性腺泡数量最多。正常涎腺组织的细针穿刺显示腺泡细胞、导管细胞和纤维脂肪组织，腺泡细胞具有黏附性，形成葡萄样细胞簇（图C，D）**

导管细胞呈平铺片状结构伴蜂窝状结构，或形成致密的管状结构。

 第二节　涎腺非肿瘤性病变

一、良性淋巴上皮病变

临床特征

良性淋巴上皮病变（benign lymphoepithelial lesion）在临床可表现为单侧或双侧结节，或者涎腺弥漫增大[1,2]。通常累及腮腺，占85%。多见于女性，发病高峰年龄为40～60岁，与Sjögren综合征相关。

细胞病理学和组织病理学特征

细针穿刺涂片显示反应性导管上皮细胞与淋巴细胞混合，偶尔可见可染小体巨噬细胞。淋巴细胞可能丰富而导管上皮细胞稀少，可出现鳞状化生。良性淋巴上皮病变的手术标本通常表现为弥漫性腺体增大或者孤立性灰褐色结节。组织学切片显示良性腺体伴致密淋巴细胞浸润（图4-2A~E）。

细胞学主要特征

- 混合性淋巴细胞群
- 反应性导管上皮细胞
- 可见化生性鳞状细胞

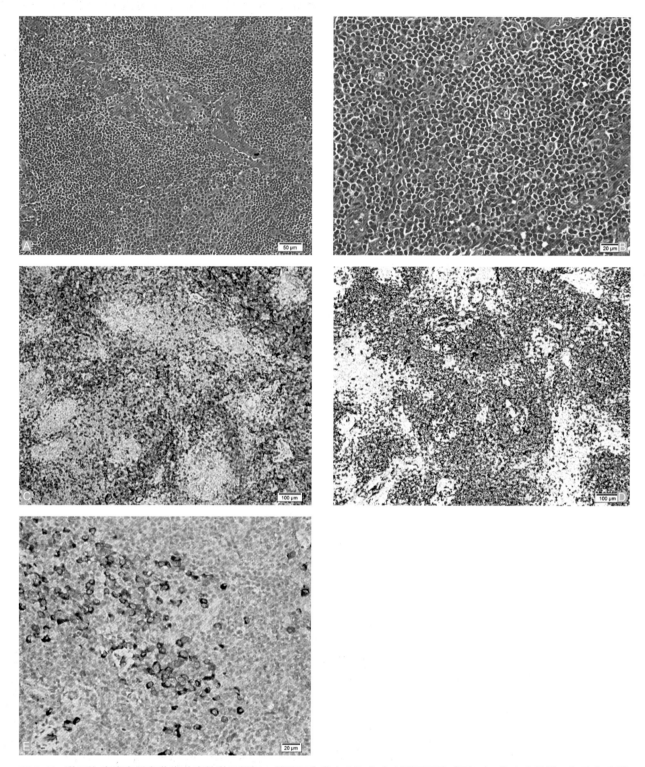

图4-2　淋巴上皮病变具有非常致密的淋巴组织，并显示生发中心和上皮内淋巴细胞（图A），绝大多数淋巴细胞为小淋巴细胞，偶见大淋巴细胞（图B）。淋巴细胞由T淋巴细胞（图C，CD3免疫染色）和B淋巴细胞（图D，CD20免疫染色）组成。浆细胞样细胞和浆细胞为多克隆性，κ和λ轻链呈混合性表达（图E，κ和λ双重免疫染色）

鉴别诊断

当导管上皮细胞稀少时，需要鉴别腮腺内淋巴结和恶性淋巴瘤。涎腺内低级别成熟B细胞淋巴瘤（如黏膜相关淋巴组织结外边缘区淋巴瘤）可能与良性反应性淋巴结很难鉴别，必须采集足够的样本用于流式细胞学检查。

二、良性淋巴上皮囊肿

临床特征

良性淋巴上皮囊肿（benign lymphoepithelial cyst）通常发生于成年人，单侧发病[1, 2]。常见于腮腺和口腔。获得性免疫缺陷综合征（AIDS）患者更易发生双侧淋巴上皮囊肿，儿童也常见。

细胞病理学和组织形态学特征

FNA细针涂片显示清亮的囊液，混杂淋巴细胞、巨噬细胞和鳞状细胞或者立方形导管上皮细胞。手术切除标本呈囊性伴有草黄色浆液。组织学显示囊性病变伴致密的反应性淋巴组织。

细胞学主要特征

• 囊液伴巨噬细胞

• 混合性淋巴细胞群

• 柱状上皮或化生性鳞状细胞

鉴别诊断

鉴别诊断主要包括一些囊性病变，如Warthin瘤、囊性转移性鳞状细胞癌和囊性低级别黏液表皮样癌。Warthin瘤通常由嗜酸细胞形成平铺片状结构，并有坏死碎屑背景。囊性转移性鳞状细胞癌也可有丰富的坏死碎屑和少量异型鳞状细胞，因此充分取材、临床信息和影像学检查对于鉴别诊断都很重要。囊性低级别黏液表皮样癌背景中可见多量黏液和杯状细胞，以及部分中间细胞。

三、慢性硬化性涎腺炎/Kuttner瘤

临床特征

慢性硬化性涎腺炎/Kuttner瘤（chronic sclerosing sialadenitis–Kuttner tumor）临床表现为中年患者的颌下腺增大或结节性病变，通常与涎石症有关[1, 2]。部分慢性硬化性涎腺炎属于免疫性病变，可伴大量产生IgG4的浆细胞。

细胞病理学和组织形态学特征

FNA细针涂片通常细胞稀少，可见炎症细胞混合，包括淋巴细胞、浆细胞、巨噬细胞、细胞碎屑和一些中性粒细胞。也可见碎片状纤维间质组织、导管上皮和化生性鳞状细胞，但无腺泡细胞或少见。可见钙化碎屑或结石。组织学显示广泛纤维化、慢性炎症、腺泡萎缩和导管扩张（图4-3A，B）。

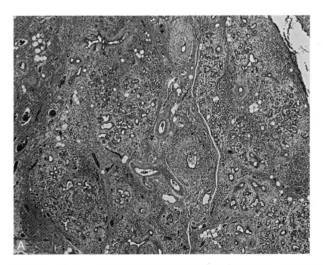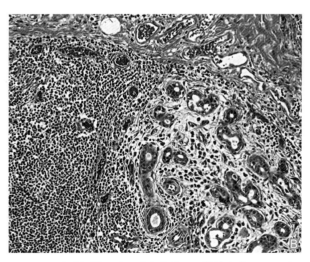

图4-3　Kuttner肿瘤（慢性硬化性涎腺炎）组织学，显示广泛的纤维化、中度慢性炎症、腺泡萎缩和导管扩张（图A，B）

细胞学主要特征

- 细胞稀少，上皮细胞少见
- 可见化生性鳞状上皮细胞
- 混合性炎细胞，包括淋巴细胞、浆细胞、组织细胞和中性粒细胞
- 可见纤维间质碎片

四、坏死性涎腺化生

临床特征

坏死性涎腺化生（necrotizing sialometaplasia）是涎腺组织的缺血性坏死性病变，多见于小涎腺，如上腭部[1,2]。所有年龄组均可发生，男性多见。表现为涎腺迅速增大伴黏液溃疡形成。

细胞病理学和组织形态学特征

FNA细针涂片通常细胞丰富，可见大量化生性鳞状细胞，一些坏死物和半坏死物，黏液背景和一些炎症细胞。反应性鳞状细胞可具有异型性。组织学显示旺炽型鳞状化生伴反应性异型改变，类似浸润性鳞状细胞癌的特征。坏死性涎腺化生具有分叶状结构，核分裂象极少见，伴炎症背景及坏死。

细胞学主要特征

- 大量鳞状细胞，包括异型鳞状细胞
- 炎性的背景
- 可有黏液物质，但无杯状细胞

鉴别诊断

鉴别诊断包括鳞状细胞癌和黏液表皮样癌。大量化生性鳞状细胞伴反应性异型改变，可能导致误诊为鳞状细胞癌，但是结合典型临床表现可以避免误诊。与高级别黏液表皮样癌的鉴别要点是涂片中无明显恶性的鳞状细胞。缺乏含黏液的杯状细胞和丰富的黏液则有助于区分低级别黏液表皮样癌。

 ## 第三节　良性肿瘤

一、多形性腺瘤-混合瘤

临床特征

多形性腺瘤-混合瘤（pleomorphic adenoma-mixed tumor）是涎腺最常见的肿瘤，占所有涎腺良恶性肿瘤总数的54%~76%[1,2]。腮腺是最好发部位，其次是上腭和颌下腺。发病高峰年龄40~60岁，女性多见。多形性腺瘤通常表现为缓慢生长的无痛性质硬结节，触诊可推动。在腮腺，通常发生于外叶下极。作为良性肿瘤的例外，骨、淋巴结、肝及其他器官的转移均有罕见报道[14]。

细胞病理学和组织形态学特征

涎腺细针穿刺检查病例中多形性腺瘤占相当大比例。典型细胞形态学包括3种成分：软骨黏液样间质、肌上皮细胞和基底样上皮细胞。纤丝状软骨黏液样间质在巴氏染色呈灰绿色，Diff-Quik染色则呈红色到紫色，常见毛细血管（图4-4A，B）。肌上皮细胞呈梭形或浆细胞样，疏松黏附的簇状或片状排列，核温和、卵圆形，染色质细腻（图4-5A，B）。基底样或立方状上皮细胞可排列成球状结构。可见各种各样的化生细胞，包括鳞状细胞、脂肪细胞、嗜酸细胞化生，部分病例化生成分丰富（图4-6A~D）。可见多种结晶物，包括黄色或粉色叶状酪氨酸结晶、多角形黄色马尿酸盐结晶和针状草酸盐结晶。这些结晶通常提示良性病变。可见局灶性异型性特征，如明显的核大小不一，也可见透明间质小球，这些表现可能会误诊为腺样囊性癌。组织学显示不同比例的肌上皮细胞、导管细胞和软骨黏液样间质（图4-7A，B）。富细胞性多形性腺瘤可有显著的富细胞区，可能会怀疑恶性病变。然而细胞异型性轻微，核分裂象少见。

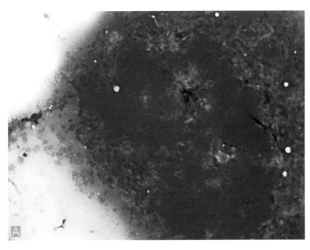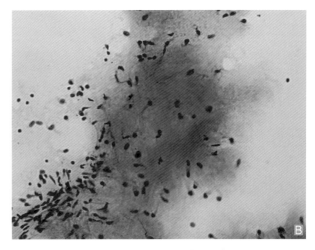

图4-4　多形性腺瘤的细针穿刺，显示特征性软骨黏液样基质，Diff-Quik染色呈红色至粉红色（图A），巴氏染色呈淡染、纤丝状（图B）

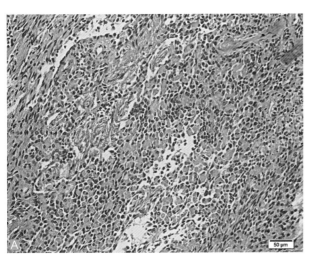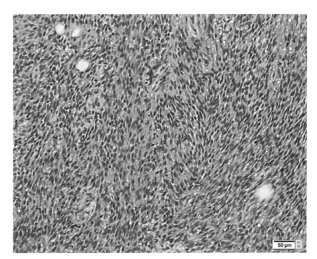

图4-5　多形性腺瘤的组织学，其中肌上皮细胞可呈浆细胞样（图A）或梭形细胞型（图B）

细胞学主要特征

- 黏液软骨样间质，Diff-Quik染色呈异染性，巴氏染色呈纤丝状
- 混合性肌上皮细胞及导管细胞
- 细胞核形态温和，局灶可有核异型
- 常见局灶鳞状化生，也可显著鳞化
- 可见酪氨酸晶体

鉴别诊断

　　鉴别诊断包括腺样囊性癌、低级别黏液表皮样癌和多形性腺瘤癌变。出现透明间质小球的病例（图4-8A，B）需鉴别腺样囊性癌。多形性腺瘤的基底细胞胞质丰富、核形态温和、核质比低、染色质细腻。若胞质稀少、裸核、高核质比、胞核镶嵌拥挤、染色质深染则倾向于腺样囊性癌诊断。因为多形性腺瘤可具有腺样囊性癌样区域，所以充分取材非常重要。当细胞异型性非常明显时，需要考虑恶性肿瘤，尤其是多形性腺瘤癌变。核染色质温和、核分裂象少见以及异型细胞随机分布的特征，倾向于多形性腺瘤。多形性腺瘤FNA穿刺涂片中如果细胞显示广泛的鳞状化生（图4-9），应当与鳞状细胞癌和黏液表皮样癌相鉴别，发现典型的软骨黏液样间质和鳞状细胞良性表现有助于多形性腺瘤的诊断。当多形性腺瘤囊性变明显，穿刺细胞稀少而黏液物质明显时，类似低级别黏液表皮样癌。肉芽肿性炎

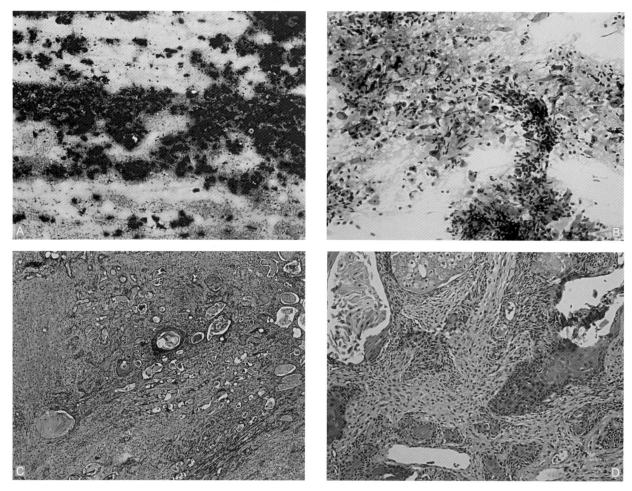

图4-6　多形性腺瘤，可见广泛的鳞状化生，需要鉴别高分化鳞状细胞癌。（图A，Diff-Quik染色；图B，巴氏染色）多形性腺瘤，显示广泛的鳞状化生，见丰富的角化性鳞状细胞（图C，D组织学）

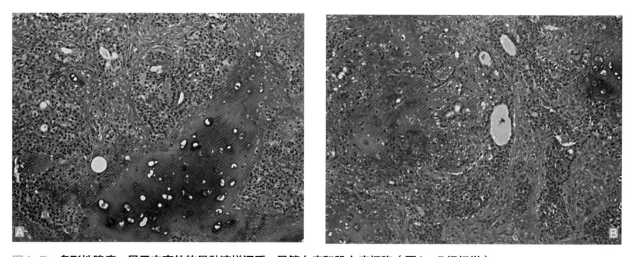

图4-7　多形性腺瘤，显示丰富的软骨黏液样间质、导管上皮和肌上皮细胞（图A，B组织学）

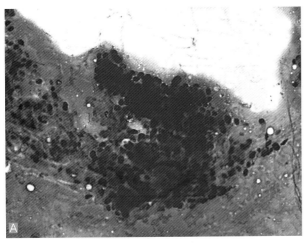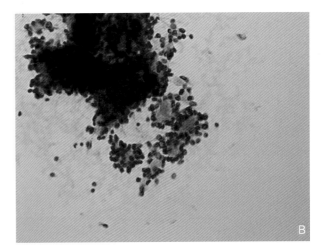

图4-8　**多形性腺瘤，具有一些黏液样透明小球，被误诊为腺样囊性癌（图A，B）**

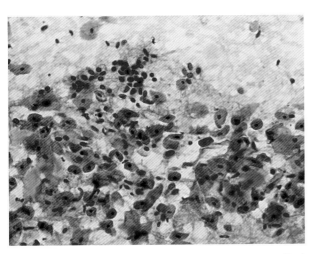

图4-9　**多形性腺瘤，丰富的化生性鳞状细胞，需要鉴别高分化鳞状细胞癌**

细胞病理学和组织形态学特征

基底细胞腺瘤有数种亚型，包括：实性型、管状型、小梁状型和膜型。涂片显示大量小而一致的基底样细胞，呈簇状或分支状排列，胞质稀少、淡染，核圆形或卵圆形，形态温和，染色质颗粒状，核仁不明显。或多或少可见无定形基底膜样物质。可见化生的鳞状细胞。组织学形态多样，取决于组织学亚型。实性型由基底样肿瘤细胞形成大小和形状不一的结节，周围肿瘤细胞呈栅栏状排列（图4-10A～D）。

细胞学主要特征

- 涂片细胞丰富，大量基底样细胞呈簇状或分支状排列
- 胞质稀少，胞核形态温和
- 颗粒状染色质，核仁不明显
- 可有大量基底膜样物质

中的上皮样组织细胞可能会被误认为梭形肌上皮细胞而导致误诊为多形性腺瘤。

二、基底细胞腺瘤

临床特征

基底细胞腺瘤（basal cell adenoma）是由相对单一的基底样细胞增生形成的良性上皮性肿瘤[1, 2]。占涎腺上皮性肿瘤的3%～6%，主要发生于腮腺（占80%）。老年人更易发病，高峰年龄为60～80岁。肿瘤通常表现为缓慢生长的无症状肿块。某些病例位于腮腺外叶的最下方，临床易误诊为淋巴结。

鉴别诊断

鉴别诊断包括腺样囊性癌、富细胞性多形性腺瘤、基底细胞腺瘤和管状腺瘤。基底细胞癌非常少见，其诊断依赖于病变的浸润性和侵袭性边界，这些表现在细胞学标本中无法体现。因此，细针穿刺细胞学无法区分基底细胞腺瘤与基底细胞癌。因为基底细胞腺瘤中基底样细胞环绕透明变性间质

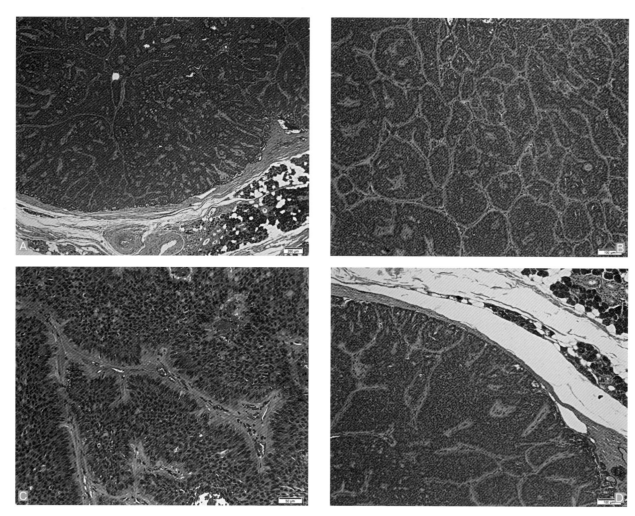

图4-10　实性型基底细胞腺瘤显示结节性基底样细胞增生，周围肿瘤细胞呈明显的栅栏状排列

小球的结构非常类似腺样囊性癌，导致鉴别诊断非常困难。相对而言，基底细胞腺瘤中的小球更小、形态较一致，染色质呈纤细、均匀的颗粒状，核仁不够突出。在某些病例，两者差别细微，只有组织学检查才能正确诊断。富细胞性多形性腺瘤也可有多量基底样细胞，但是黏液软骨样背景有助于区分基底细胞腺瘤。小管腺瘤也可具有与基底细胞腺瘤相似的细胞学特征，但是前者几乎只发生于小涎腺。二者可能不容易鉴别，但是临床意义不大。

三、Warthin瘤/乳头状淋巴囊腺瘤

临床特征

Warthin瘤/乳头状淋巴囊腺瘤（Warthin's tumor/papillary cystadenoma lymphomatosum）是腮腺第二常见良性肿瘤，而且几乎只发生于腮腺[1,2]。在美国占所有腮腺肿瘤的13.6%，在中国占16%。同时或者先后在双侧或者多处发生的概率为5%~7.5%，比其他涎腺肿瘤更为常见。大多发生于腮腺下极。40岁以下患者相对少见，发病高峰年龄为60~80岁。吸烟者发病风险是不吸烟者的8倍[15]。

细胞病理学和组织形态学特征

涂片常有黏性暗色液体和一些细胞碎片。细胞成分包括许多反应性淋巴细胞和嗜酸性细胞，后者呈黏附的"蜂窝状"或片状平铺（图4-11A，B）。偶有化生性鳞状细胞或者杯状细胞。如背景淋巴细胞稀少，则应怀疑嗜酸细胞腺瘤或嗜酸细胞化生的可能性。

组织学显示囊性区域内衬双层嗜酸上皮细胞，间质见致密的淋巴组织增生伴大量生发中心形成（图4-12A，B）。

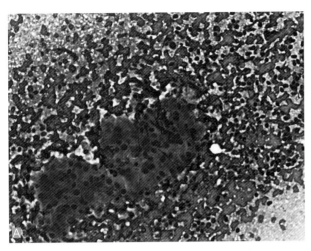
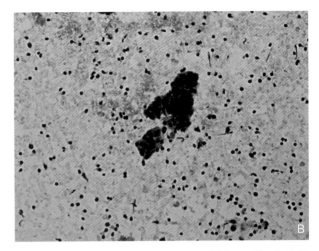

图4-11　Warthin瘤，显示囊内碎屑、丰富的混合性淋巴细胞群和一些平铺成片的嗜酸细胞。部分病例可见淋巴细胞稀少（图A，B细胞学）

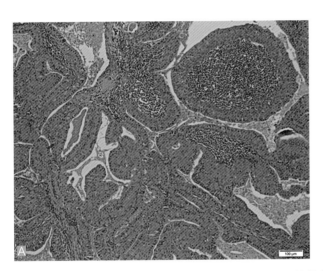
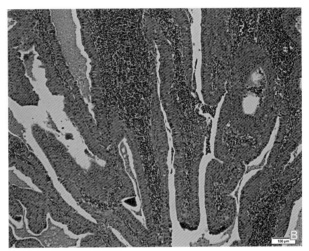

图4-12　Warthin瘤组织学，显示由双层红色、嗜酸性柱状上皮构成的乳头状结构，间质含有致密的淋巴组织（图A，B）

细胞学主要特征

- 囊内坏死碎片
- 嗜酸细胞片状平铺，核仁明显
- 背景有许多反应性淋巴细胞
- 可见鳞状化生细胞

鉴别诊断

鉴别诊断包括嗜酸细胞腺瘤、低级别黏液表皮样癌和鳞状细胞癌。当抽吸细胞显示大量嗜酸性粒细胞并且淋巴组织和囊性成分均不明显时，应当考虑嗜酸细胞腺瘤的鉴别诊断。在Warthin瘤的嗜酸细胞显示较为平坦的片状分布，而嗜酸细胞腺瘤则为复层化、聚集成片。Warthin瘤中所见的黏液和细胞碎屑也可见于低级别囊性黏液表皮样癌。如果非典型细胞缺乏嗜酸性胞质，但有Warthin瘤样背景，应当考虑低级别黏液表皮样癌。化生性鳞状细胞可出现非典型再生性或退变性改变，可能因此误诊为鳞状细胞癌。寻找平坦分布的嗜酸性粒细胞和反应性淋巴组织有助于正确诊断。

四、嗜酸细胞腺瘤

临床特征

嗜酸细胞腺瘤（oxyphilic adenoma；oncocytoma）是罕见的良性涎腺肿瘤，占涎腺肿瘤的2%以下。大多数肿瘤位于腮腺（80%~90%），高峰年龄为60~80岁。大多数肿瘤无症状，缓慢生长[1,2]。

细胞病理学和组织形态学特征

细针穿刺细胞学显示细胞具黏附性，片状、复层化嗜酸性细胞，核小而不规则，胞质丰富、嗜酸性（图4-13A，B）。没有囊液、碎屑或淋巴细胞。

组织学显示嗜酸性肿瘤，无浸润性生长或坏死（图4-14A，B），也没有淋巴组织。

细胞学主要特征

- 大量嗜酸性细胞
- 无淋巴组织
- 无囊性碎屑

鉴别诊断

鉴别诊断包括Warthin瘤、腺泡细胞癌、嗜酸性化生、嗜酸细胞增生和恶性嗜酸细胞肿瘤。根据细胞学评估，不可能鉴别区分嗜酸性化生、嗜酸细胞增生和嗜酸细胞腺瘤。Warthin瘤具有淋巴细胞和细胞碎屑的背景。腺泡细胞癌具有微腺泡结构模式，细胞核较大，大小不一，并有条纹状细胞核。

五、乳头状嗜酸性囊腺瘤

乳头状嗜酸性囊腺瘤（papillary oncocytic cystadenoma）是罕见的良性涎腺肿瘤，主要位于小涎腺，如上腭和唇[1,2]。细胞学文献中仅有少数报道病例，细胞形态学描述不清。笔者报道了2例[16]。

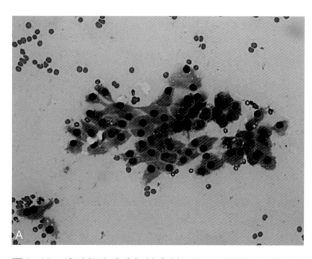
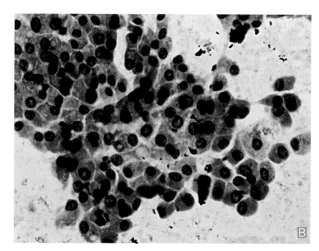

图4-13　嗜酸细胞腺瘤细针穿刺，显示平铺成片的嗜酸细胞，具丰富的颗粒状胞质和明显的核仁，背景中没有淋巴细胞（图A，Diff-Quik染色；图B，巴氏染色）。

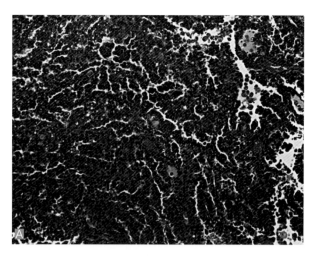
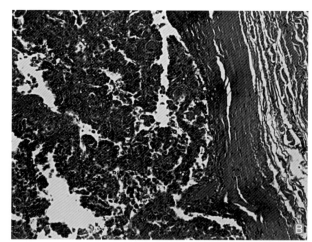

图4-14　嗜酸细胞腺瘤组织学，无坏死或浸润性生长，边界清楚

细胞学可见丰富的嗜酸性细胞和细胞碎屑，组织学显示有包膜的肿块，由嗜酸细胞组成伴大量囊内乳头状突起，没有淋巴细胞（图4-15A，B）。

六、皮脂腺淋巴腺瘤

涎腺肿瘤伴皮脂腺分化极其罕见，皮脂腺淋巴腺瘤（sebaceous lymphadenoma）占所有良性和恶性肿瘤的0.2%以下[1, 2]。细针穿刺涂片，少数细胞具有皮脂腺分化或皮脂腺特征通常会被忽略或未注意到。组织学显示肿瘤性病变伴皮脂腺分化和丰富的淋巴组织（图4-16A，B）。

七、肌上皮瘤

肌上皮瘤（myoepithelioma）是良性上皮性肿瘤，由片状和岛状肌上皮细胞组成，没有导管分化。可有黏液样或透明化间质，但没有软骨样或黏液软骨样病灶（图4-17A，B）。肌上皮瘤代表多形性腺瘤谱系的一端[1, 2]。组织学显示不同比例的梭形、浆细胞样和上皮样肌上皮细胞。浆细胞样变异型可能增加诊断的挑战性，因为肿瘤细胞可能呈CD138强阳性，而CD138通常用于标记浆细胞。浆细胞样细胞通常呈S-100强阳性和平滑肌肌动蛋白阴性，因此，需要鉴别黑色素瘤。广谱细胞角蛋白（AE1/AE3）强阳性非常有助于鉴别诊断（图4-18A~D）。

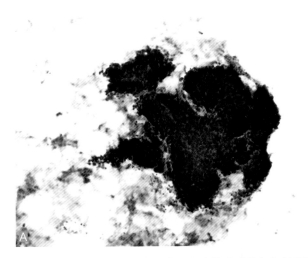
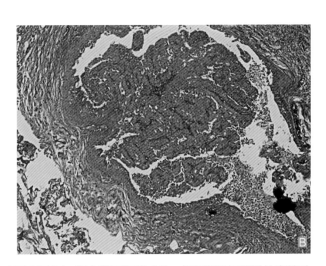

图4-15　乳头状嗜酸性囊腺瘤可有大的乳头状组织片段和碎屑（图A），没有淋巴细胞成分。组织学显示嗜酸性囊性肿瘤伴上皮明显的乳头状增生，没有淋巴组织（图B）

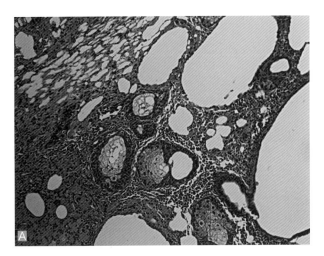
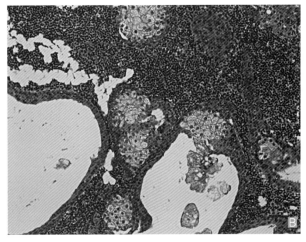

图4-16　皮脂腺淋巴腺瘤具有大量皮脂腺、淋巴组织和良性上皮

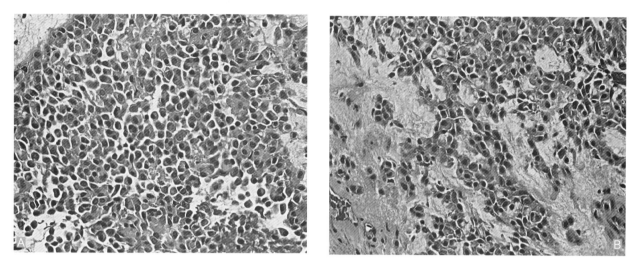

图4-17　肌上皮瘤浆细胞样亚型的组织学，显示大量浆细胞样肿瘤细胞（图A，B），鉴别诊断应当包括浆细胞瘤、神经内分泌肿瘤和恶性黑色素瘤

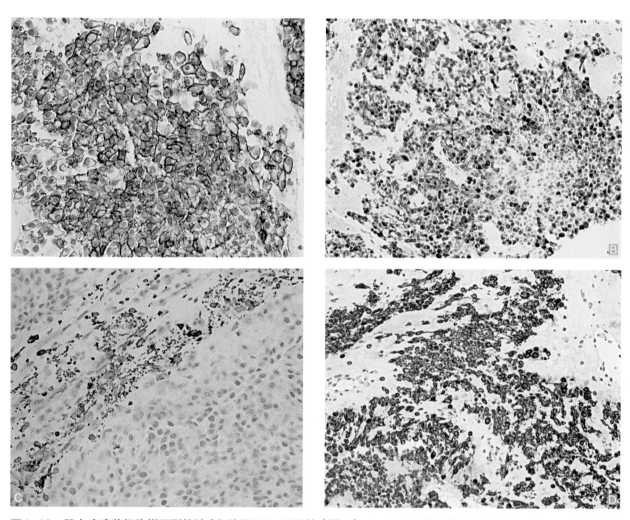

图4-18　肌上皮瘤浆细胞样亚型的肿瘤细胞呈CD138阳性（图A），S-100蛋白通常阳性（图B），而SMA阴性（图C）。然而，肿瘤细胞呈广谱细胞角蛋白强阳性（图D），非常有助于排除浆细胞瘤和恶性黑色素瘤

第四节 恶性涎腺肿瘤

一、黏液表皮样癌

临床特征

在成人和儿童，黏液表皮样癌（mucoepidermoid carcinoma）都是最常见的涎腺恶性肿瘤，大小涎腺均可发生，其中60%位于大涎腺[1, 2]。黏液表皮样癌分别占大涎腺和小涎腺恶性肿瘤20%和30%左右。女性发病率稍高（女∶男=3∶2），在20~70岁之间平均分布。大多数肿瘤表现为孤立性、无痛性、固定和缓慢生长的肿块。口腔内浅表肿瘤可呈现蓝-红色，类似黏液囊肿、血管病变或炎症病变。黏液表皮样癌可分为三类：低、中和高级别。

细胞病理学和组织形态学特征

细针穿刺细胞学表现不一，取决于肿瘤级别。低级别黏液表皮样癌，涂片中细胞稀少，显示由黏液和细胞碎屑组成的"脏"背景，成簇的小-中细胞伴形态一致的细胞核和嗜酸性细胞质，类似于化生性鳞状细胞，并有数量不等的较大的分泌黏液的细胞伴胞质内黏液空泡（图4-19A~D）。中级别肿瘤涂片中细胞较丰富，非典型细胞数量多于低级别病变。高级别黏液表皮样癌，涂片中细胞丰富，显示明显的恶性细胞，包括中间细胞、分化差的细胞和恶性鳞状细胞，而分泌黏液的细胞非常少（图4-20A，B）。

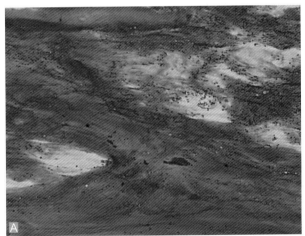

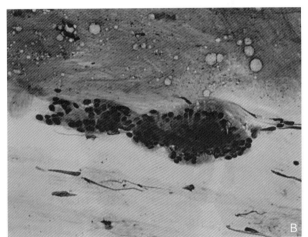

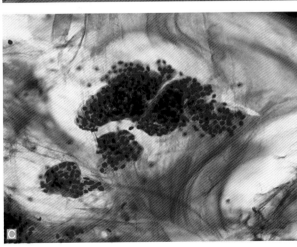

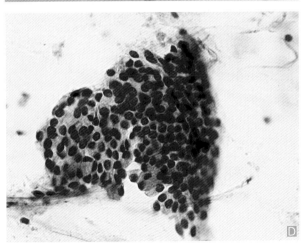

图4-19 低级别黏液表皮样癌显示丰富的黏液样物质伴散在红色上皮细胞（图A，Diff-Quik染色），上皮细胞核轻度异型性，并有一些黏液样杯状细胞（图B，C，Diff-Quik染色）。巴氏染色显示核轻度异型、拥挤重叠的上皮细胞和一些黏液样杯状细胞（图D，巴氏染色）

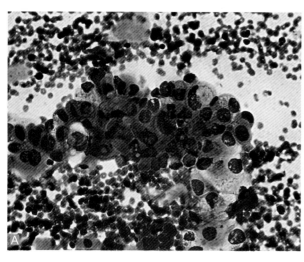
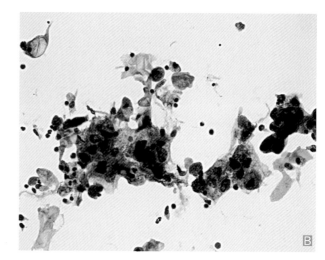

图4-20　高级别黏液表皮样癌显示明显的恶性细胞具高核质比，一些肿瘤细胞含有黏液空泡（图A，B）。恶性鳞状细胞或表皮样细胞可能很多，需要鉴别鳞状细胞癌

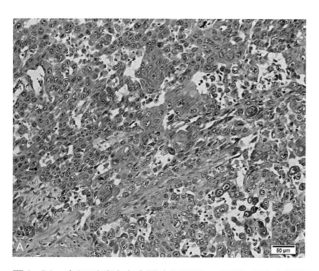
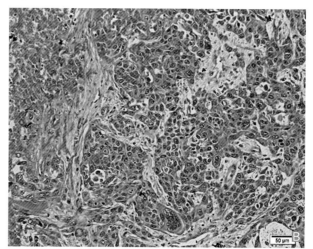

图4-21　高级别黏液表皮样癌组织学，癌组织由许多鳞状细胞和一些腺样成分构成，黏液卡红染色可以突出显示黏液样肿瘤细胞

　　组织学形态不一，取决于肿瘤级别。低级别癌呈浸润性生长，有大量黏液腺、部分中间细胞和极少数鳞癌成分。高级别癌以实性鳞状肿瘤细胞为主，可能只有少量黏液细胞（图4-21A，B）。

细胞学主要特征

- 低级别肿瘤的涂片含丰富黏液、许多黏液性肿瘤细胞和部分中间细胞
- 高级别肿瘤有明显的恶性细胞和鳞癌细胞，只有少量含有黏液的细胞

鉴别诊断

　　细胞学评估，低级别黏液表皮样癌的诊断具挑战性，可能漏诊。鉴别诊断包括：良性病变，如黏液囊肿、Warthin瘤、慢性涎腺炎和Kuttner瘤；恶性肿瘤，如鳞状细胞癌和腺癌-非特异型。涂片中细胞稀少的低级别黏液表皮样癌，仔细寻找中间细胞和分泌黏液的细胞非常重要，有助于区分其他良性黏液性囊肿。临床病史有助于诊断慢性涎腺炎。只见到恶性上皮样细胞或鳞状细胞的病例，应当鉴别原发或转移性鳞状细胞癌。

二、腺泡细胞癌

临床特征

腺泡细胞癌（acinic cell carcinoma）是第二常见的恶性涎腺肿瘤，发病率大约为黏液表皮样癌的一半。大多数腺泡细胞癌（80%）发生于腮腺，另外17%发生于口腔内小涎腺。女性发病率稍高（女：男=3：2），在10~70岁之间平均分布[1, 2]。在恶性涎腺肿瘤中，腺泡细胞癌是最常见的双侧性肿瘤，但其发生率远远低于Warthin瘤和多形性腺瘤。大多数病变表现为缓慢生长的面部肿块，位于腮腺区，可推动或固定，5%~10%的病例可有面部神经累及和面部肌肉无力。

细胞病理学和组织形态学特征

涂片中细胞数量常非常丰富，背景清洁。识别肿瘤性浆液性腺泡细胞是诊断的关键。肿瘤细胞嗜碱性，单个散在分布，或黏附成紧密的小簇，细胞大小和形状不一。具有丰富的、易碎的、空泡状细胞质，核圆形、增大，染色质淡，核仁不明显（图4-22A~D）。可见许多裸核。没有正常导管细胞和脂肪组织。乳头状囊性或滤泡变异型腺泡细胞癌的细胞学诊断可能有难度，因为只有非常少的浆液性腺泡细胞。

腺泡细胞癌组织学显示成片肿瘤细胞具丰富的颗粒性细胞质、显著的核仁，呈浸润性生长（图4-23A，B）。分化差的病例可能难以意识其腺泡细胞来源的本质。

细胞学主要特征

- 涂片中细胞丰富，有许多裸核
- 只有腺泡细胞，没有涎腺导管细胞
- 细胞质丰富，可见核仁

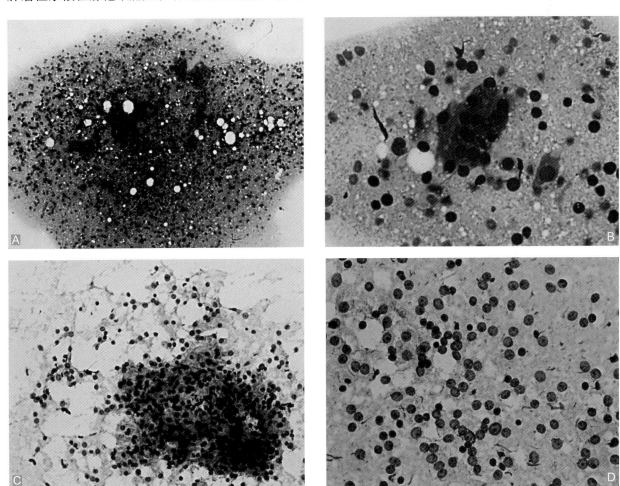

图4-22　**腺泡细胞癌的细针穿刺**，通常标本中细胞非常丰富，伴小细胞簇和单个细胞，肿瘤细胞具有丰富的空泡状胞质，小而清晰的核仁，许多裸核（图A，B，Diff-Quik染色）。巴氏染色显示小而清晰的核仁和大量裸核（图C，D）。未见导管上皮

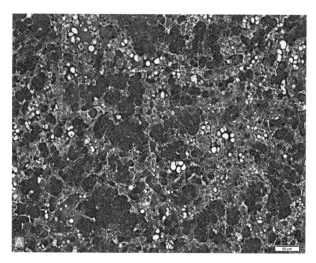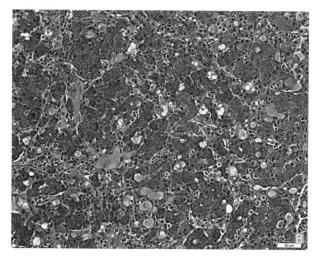

图4-23 腺泡细胞癌的组织学，显示成片的腺泡细胞，没有纹状管，腺泡也不呈小叶状分布，肿瘤性腺泡细胞为大的多角形细胞具颗粒状、嗜碱性胞质（图A，B）

鉴别诊断

鉴别诊断包括非肿瘤性涎腺组织、嗜酸性肿瘤、Warthin瘤和转移性肾细胞癌。非肿瘤性涎腺组织显示完好的腺泡结构并可见导管细胞，浆液性腺泡细胞较小，形态一致。显著的核仁和颗粒性细胞质可能类似嗜酸性肿瘤，但腺泡细胞癌的穿刺标本含有一些细胞质空泡，并有许多裸核。转移性肾细胞癌具有特征性血管模式，核异型更明显。获知肾细胞癌的临床病史有助于诊断。

三、腺样囊性癌

临床特征

腺样囊性癌（adenoid cystic carcinoma）是第四常见的恶性涎腺肿瘤，伴变异的肌上皮和导管分化。肿瘤最常见累及部位为腮腺、颌下和上腭涎腺[1,2]。上腭最常见小涎腺腺样囊性癌，发病高峰年龄为40～70岁。无明显的性别优势，但女性颌下肿瘤高发。腺样囊性癌为高度恶性，但生长缓慢，80%～90%在10～15年内死于本病[1,2]。病程中常见压痛/触痛、疼痛和面部神经麻痹。

细胞病理学和组织形态学特征

涂片通常中度到高度富于细胞，形成单层致密的基底样细胞簇或三维球状细胞簇。基底样细胞的胞质稀少，高核质比，核深染、拥挤、镶嵌排列，可见核仁。并有大小不一的无细胞性、均质性、球

形物质黏附于基底样肿瘤细胞（图4-24A~C）。可出现指状或串珠状基底膜样物质。

组织学显示基底细胞样的肿瘤伴筛状、小梁状或实性生长模式（图4-25A，B），可见神经周围浸润。

细胞学主要特征

- 基底样的细胞形成球状细胞簇
- 肿瘤细胞具有高核质比、核深染、有核仁
- 可见无细胞性均质小球

鉴别诊断

鉴别诊断包括一些基底细胞样的肿瘤，如基底细胞腺瘤/腺癌、富细胞性多形性腺瘤和皮肤圆柱瘤。染色质深染和粗颗粒状、核膜不规则和显著的核仁非常有助于鉴别腺样囊性癌和基底细胞腺瘤。富细胞性多形性腺瘤可出现透明间质小球和纤细的纤维间质，因而类似腺样囊性癌（图4-8A，B），但是注意到上述细胞核特征有助于鉴别诊断。根据细胞学评估可能无法鉴别皮肤圆柱瘤，但其发生部位和临床信息很有帮助。

四、多形性低度恶性腺癌

临床特征

多形性低度恶性腺癌（polymorphous low grade adenocarcinoma-PLGA）几乎总是位于小涎腺，大

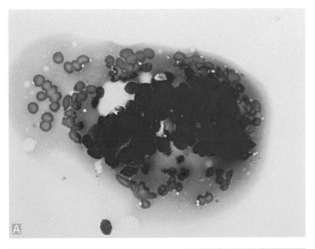

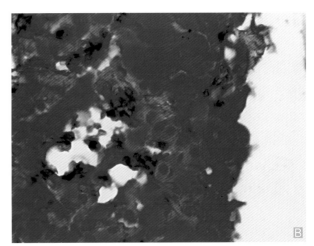

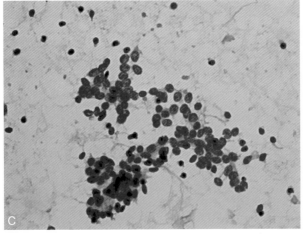

图4-24　腺样囊性癌的细针穿刺，显示基底样肿瘤细胞形成细胞簇、小管和筛状结构，以及异染性透明小球样物质（图A，B，Diff-Quik染色）。肿瘤细胞核的形态相对温和，但核质比非常高，并有清晰的核仁（图C，巴氏染色）

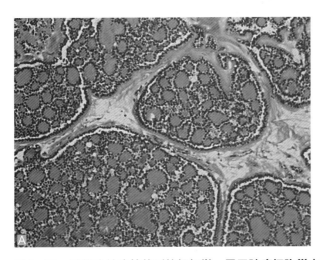

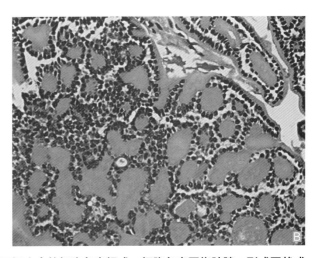

图4-25　腺样囊性癌筛状型的组织学，显示肿瘤细胞巢由互相吻合的细胞条索组成，细胞条索围绕腔隙，形成网状或蜂窝状结构（图A，B）。肿瘤细胞围成的少数小腔隙提示真性导管分化（图B）

约60%病例累及上腭[1, 2]。具有女性优势（女：男=3：2），发病高峰年龄为50～80岁。无痛性和缓慢生长的上腭肿块为常见临床表现。

细胞病理学和组织形态学特征
涂片显示基底样小细胞或中间细胞，类似导管上皮细胞或化生性鳞状细胞[17]。肿瘤细胞成簇、成片或假乳头状模式，常有透明间质小球。细胞核形态一致，圆形到卵圆形[17]。

PLGA有多种组织学模式，包括小梁状、乳头状、筛状和小管状结构，基底样肿瘤细胞的染色质较淡，不像腺样囊性癌那样深染（图4-26A～F）。

细胞学主要特征

• 基底细胞样的肿瘤细胞
• 细胞核形态温和，核仁不明显
• 多种组织学模式，包括假乳头状结构
• 常见透明间质小球

鉴别诊断

鉴别诊断包括腺样囊性癌、多形性腺瘤和上皮-肌上皮性癌。与腺样囊性癌相比，PLGA的细胞核形态温和，核仁不明显，无坏死，并且无或罕见核分裂象。

寻找纤细的黏液软骨样间质有助于鉴别多形性腺瘤。如果出现两种细胞群（上皮细胞和肌上皮细胞），则倾向于上皮-肌上皮性癌。如果难以辨认两种细胞群，

则PLGA和上皮-肌上皮性癌的鉴别非常困难。然而，上皮-肌上皮性癌通常见于大涎腺，而不是小涎腺。

五、腺癌-非特异型

临床特征

腺癌-非特异型（adenocarcinoma-NOS）缺少独特的组织形态学特征，无法归入其他类型的涎腺癌[1, 2]。它是第三常见恶性涎腺肿瘤，占涎腺癌比例高达17%。多位于大涎腺（60%，腮腺最多见），小涎腺少见。女性稍占优势，高峰发病年龄为60多岁。肿瘤表现为缓慢生长的肿块，预后主要取决于肿瘤级别。

细胞病理学和组织形态学特征

腺癌-非特异型的细针穿刺涂片形成从高分化到低分化的形态学谱系，只有很少已出版资料描述其

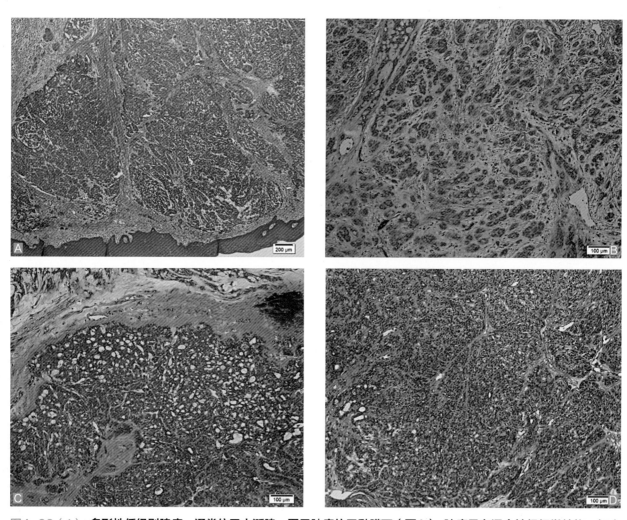

图4-26（1）　多形性低级别腺癌。通常位于小涎腺，图示肿瘤位于黏膜下（图A），肿瘤具有混合性组织学结构，如小管（图B）、筛状结构（图C）和实性生长（图D）

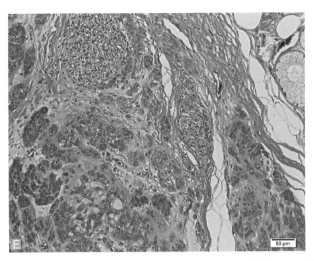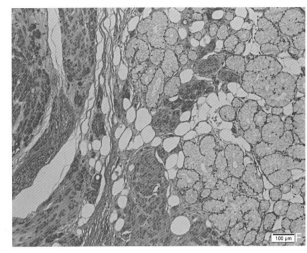

图4-26（2） 多形性低级别腺癌。肿瘤呈浸润性生长、神经周围侵犯（图E）和组织浸润（F）

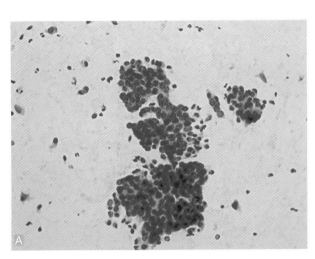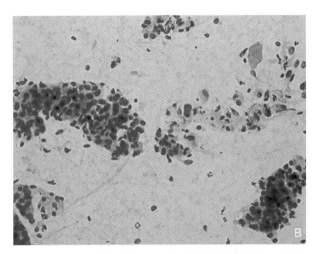

图4-27 腺癌，非特殊型（NOS）没有特别的细胞学特征和组织学特征，细针穿刺显示恶性癌细胞伴腺样分化，但没有其他类型恶性涎腺肿瘤的任何特征

细胞学特征。在大多数病例，涂片中细胞丰富，呈疏松黏附状，异型明显（图4-27A，B），伴一定程度的腺样分化和细胞内或细胞外黏液。

组织学显示无其他特殊类型癌的形态学特征的腺癌，肿瘤级别可为高、中到低分化（图4-28A，B）

细胞学主要特征

- 涂片中细胞丰富，恶性细胞有黏附性
- 出现腺样分化或细胞质内黏液
- 无其他类型涎腺癌的特征

鉴别诊断

鉴别诊断包括转移性腺癌和其他类型低分化癌。根据细胞学特征，很难对腺癌-非特异型作出特异性诊断，通常根据最终手术切除标本进行分类。

六、涎腺导管癌

临床特征

涎腺导管癌（salivary duct carcinoma）是少见的高级别恶性肿瘤，起源于小叶内和小叶间外分泌导管。"涎腺导管癌低级别变异型"具有不同的组织病理学和生物学行为，应当归入低级别筛状囊腺癌。涎腺导管癌占恶性涎腺肿瘤的9%，主要位于腮腺[1, 2]。它是癌在多

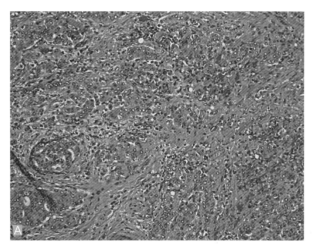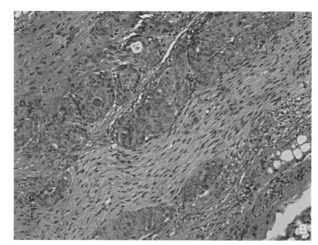

图4-28　腺癌NOS的组织学，癌组织显示腺体形成和神经周围侵犯（图A，B）

形性腺瘤中的常见恶性肿瘤类型。常见于男性（男：女=4:1），发病高峰年龄为50~70岁。通常表现为快速生长的肿瘤伴溃疡和面部神经麻痹。涎腺导管癌是侵袭性最强的涎腺肿瘤，区域转移和远处转移率高[1,2]。

细胞病理学和组织形态学特征

细针穿刺细胞学类似乳腺浸润性导管癌，细胞涂片显示明确的恶性上皮细胞，胞质丰富，核大、多形、深染。背景中常有坏死碎屑。

典型高级别涎腺导管癌的组织学非常类似于乳腺导管癌，显示粉刺样坏死、黏附成巢的肿瘤细胞、高级别细胞核特征并且侵犯神经（图4-29A~D）。

细胞学主要特征

• 高级别癌伴坏死

• 大的黏附性肿瘤细胞伴多形性核

• 高核质比和显著的核仁

鉴别诊断

鉴别诊断包括高级别黏液表皮样癌、鳞状细胞癌和腺癌-非特异型。对于涎腺导管癌而言，容易诊断为恶性，但可能难以作出特异性诊断。鉴别这些高级别癌对临床并不重要。

七、癌起源于多形性腺瘤

临床特征

有组织学证据显示癌起源于多形性腺瘤（carcinoma ex pleomorphic adenoma）起源于或来自良性多形性腺瘤。占所有涎腺恶性肿瘤的12%，主要位于腮腺（67%），其次是小涎腺（18%）和颌下腺（15%）。男女分布相同，发病高峰年龄为50~70岁。典型的临床表现是长期存在的涎腺肿块，近期快速增大。预后取决于肿瘤大小、类型和浸润范围[1,2]。

细胞病理学和组织形态学特征

兼有恶性细胞和多形性腺瘤成分（良性导管细胞和纤维性间质）以及典型临床表现时，诊断为癌在多形性腺瘤中。恶性成分可以是涎腺导管癌、腺癌-非特异型、鳞状细胞癌或黏液表皮样癌。

细胞学主要特征

• 恶性成分：任何类型癌

• 多形性腺瘤背景

鉴别诊断

鉴别诊断包括多形性腺瘤伴异型细胞（导致假阳性）、多形性腺瘤伴低度恶性成分（导致假阴性）和其他涎腺恶性肿瘤。长期存在的多形性腺瘤可有局灶细胞核异型性，可导致假阳性诊断为癌在多形性腺瘤中。多形性腺瘤中的异型细胞应当很少并且与其他良性成分相混杂。另一方面，如果癌成分为低级别，可能误诊为良性，导致假阴性诊断。文献指出，在所有涎腺恶性肿瘤中，癌在多形性腺瘤中具有最高假阴性率。

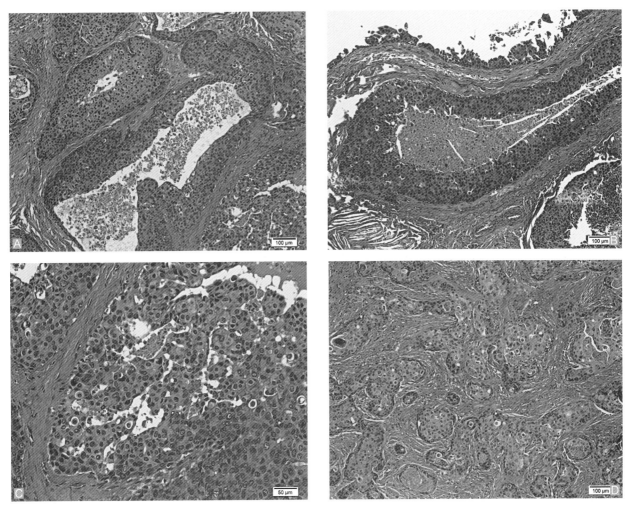

图4-29　涎腺导管癌显示高级别形态学，伴明显的粉刺样肿瘤坏死（图A，B），肿瘤显示明显的核异型性和组织浸润（图C，D）

八、上皮-肌上皮性癌

临床特征

上皮-肌上皮性癌（epithelial-myoepithelial carcinoma）是一种少见肿瘤，占所有涎腺肿瘤的1%和恶性涎腺肿瘤的2%[1,2]。主要见于大涎腺（60%位于腮腺），女性常见（女∶男=2∶1），发病高峰年龄为40～60岁。通常表现为缓慢生长的无痛性肿块。上皮-肌上皮性癌是低度恶性肿瘤，常复发，但预后好（5年生存率80%）。大多数复发于原发肿瘤切除后5年内。

细胞病理学和组织形态学特征

细针穿刺涂片显示两种细胞群：较小者为形态一致的立方形上皮细胞；较大者为梭形肌上皮细胞。肌上皮细胞具有淡染、易碎的细胞质，或仅有裸核，并且可见透明的基底膜样物质[18]。

细胞学主要特征

• 恶性肿瘤细胞，具有双相分化

鉴别诊断

鉴别诊断包括腺样囊性癌、多形性低度恶性腺癌和多形性腺瘤。识别双相分化的细胞群对鉴别诊断很重要，可通过免疫组化染色证实（CAM5.2和EMA染上皮细胞，calponin、平滑肌肌动蛋白和P63染肌上皮细胞）。

九、涎腺原发性淋巴瘤

临床特征

涎腺原发性淋巴瘤（primary lymphoma）为局部淋巴细胞的恶性肿瘤性增殖，非霍奇金淋巴瘤在所有大涎腺恶性肿瘤中占很大比例[1,2]。一些研究显示恶性淋巴瘤是第四或第五位常见的涎腺恶性肿瘤[19]。涎腺霍奇金淋巴瘤极其少见。自身免疫疾病（特别是Sjögren综合征）患者，发生淋巴瘤的风险显著升高。黏膜相关淋巴组织结外边缘区B细胞淋巴瘤（MALT淋巴瘤）是最常见类型。腮腺是最常见发病部位，女性发病率高（女：男=9：1）。发病高峰年龄为55~65岁。大多数病变表现为无痛性涎腺肿大。临床过程通常为惰性。

细胞病理学和组织形态学特征

细针穿刺涂片通常显示细胞非常丰富，呈异质性淋巴细胞群，含有非典型淋巴细胞。非典型淋巴细胞包括单核细胞样、小裂和大无裂淋巴细胞（图4-30A~F）。尽可能获取较多组织用于流式细胞术免疫分型，或进行粗针穿刺用于免疫组化检查。

细胞学主要特征

- 异质性淋巴细胞群
- 非典型单核细胞样淋巴细胞
- 小裂和大无裂淋巴细胞
- 涎腺组织稀少

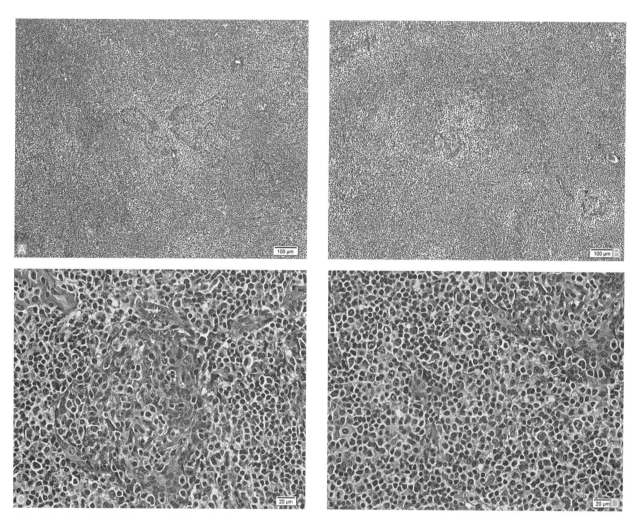

图4-30（1）　结外边缘区B细胞淋巴瘤。组织学显示致密的淋巴组织增生伴非常稀疏的上皮细胞（图A，B）；许多单核样淋巴细胞胞质淡染、核大、核膜不规则，具大核仁（图C，D）

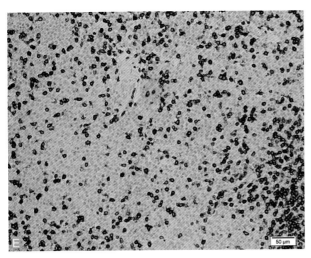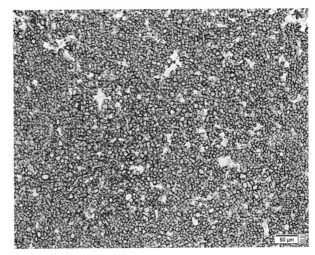

图4-30（2） 结外边缘区B细胞淋巴瘤。免疫组化显示少数反应性T淋巴细胞（图E，CD3免疫染色）和大量肿瘤性B淋巴细胞（图F，CD20免疫染色）

鉴别诊断

鉴别诊断包括良性的淋巴上皮病变和腮腺内淋巴结。流式细胞术和免疫组化染色是重要的鉴别诊断措施。

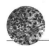 **第五节 转移性恶性肿瘤**

转移性癌可能累及涎腺、涎腺内淋巴结或涎腺附近淋巴结，其中以转移性鳞状细胞癌最为常见。转移性透明细胞肾细胞癌必须与上皮–肌上皮性癌相鉴别。罕见的转移性癌包括肝细胞癌和结肠直肠腺癌。

参考文献

1. Ellis GL, Auclair PL. Tumors of the salivary glands. AFIP atlas of tumor pathology, fourth series, fascicle 9. Washington DC, USA：ARP Press, 2008.

2. Eveson JW. Malignant neoplasms of the salivary glands. In：Thompson LDR, Goldblum JR, editors. Head and neck pathology. Churchill Livingstone：Elsevier, Inc, 2006, 321-370.

3. Klijanienko J, Vielh P, Batsakis JD, et al. Monographs in clinical cytology. Vol. 15. Salivary Gland Tumours. Basel, Switzerland：Karger, 2000.

4. Nagler RM, Laufer D. Tumor of the major and minor salivary glands：Review of 25 years of experience. Anticancer Res, 1997, 17：701-707.

5. Li WY, Liu HC. Histopathological study of neoplasms of the salivary glands. A review of 657 cases. Zhonghua Yi Xue Za Zhi, 1987, 39：231-246.

6. Demay RM. Salivary gland. The art & science of cytopathology. 2nd edition. Chicago, USA：ASCP Press, 2012. 777-818.

7. Elhosseiny A. Salivary gland. In：Koss's diagnostic cytology and its hitopathologic bases, fifth edition, vol 2. Lippincott Williams & Wilkins, 2005. 1229-1261.

8. Klihanienko J. Head and neck; salivary gland. In：Orell SR, Sterrett GF, Whitaker D, editors. Fine needle aspiration cytology. 4th edition. Philadelphia：Churchill Livingstone, 2005, 41-82.ology.

9. Mukunyadzi P. Review of fine-needle aspiration cytology of salivary gland neoplasms, with emphasis on differential diagnosis. Am J Clin Pathol, 2002, 118 suppl：S100-115.

10. Schindler S, Nayar R, Dutra J, et al. Diagnostic challenges in aspiration cytology of the salivary gland. Semin Diagn pathol, 2001, 18：124-146.

11. Hughes JH, Volk EE, Wilbur DC. Pitfalls in salivary gland fine-needle aspiration cytology. Lessons from the College of American Pathology interlaboratory comparison program in nongynecologic cyt. Arch Pathol Lab Med, 2005, 129：26-31.

12. Zhang S, Bao R, Bagby J, Abreo F. Fine needle aspiration of salivary glands：5-year experience from a single academic center. Acta Cytol, 2009, 53：375-382.

13. Layfield LJ, Gopez E, Hirschowitz S. Cost efficiency analysis for fine-needle aspiration in the workup of parotid and submandibular gland nodules. Diagn Cytopathol, 2006, 34：734-738.

14. Nouraei SAR，Ferguson MS，Clarke PM，et al. Metastasizing pleomorphic salivary adenoma. Arch Otolaryngol head Neck Surg，2006，132：788-793.

15. Kotwall CA. Smoking as an etiologic factor in the development of Warthin's tumor of the parotid gland. Am J Surg，1992，164：646-647.

16. Zhang S，Bao R，Abreo F. Papillary oncocytic cystadenoma of parotid glands：A report of 2 cases with varied cytology features. Acta Cytol，2009，53：445-448.

17. Gibbons D，Saboorian MH，Vuitch F，et al. Fine-needle aspiration findings in patients with polymorphous low grade adenocarcinoma of the salivary glands. Cancer，1999，87：31-36.

18. Hamper K，Brugmann M，Koppermann R，et al. Epithelial-myoepithelial duct carcinoma of salivary glands：A follow-up and cytophotometric study of 21 cases. J Oral Pathol Med，1989，18：299-304.

19. Schusterman MA，Granick MS，Erikson ER，et al. Lymphoma presenting as a salivary gland mass. Head Neck Surg，1988，10：411-415.

（薛德彬　王丹　译，张松林　审校）

第五章

淋巴组织增生性疾病

张松林（Songlin Zhang）

 第一节　概　述

细针穿刺细胞学（FNA）已被证实在诊断淋巴结转移性恶性肿瘤方面，具有较高的敏感性和特异性，同时在评估肿瘤的分期和淋巴结疾病方面，具有成本低、微创等特点。尽管细针穿刺对诊断复发淋巴瘤的价值已被认可，但对初步评估淋巴组织增生性疾病，存在较大的争议。争议的原因在于细针穿刺的样本缺乏组织学形态。然而，随着免疫表型和分子异常在诊断非霍奇金淋巴瘤中的作用越来越重要，大大地改变了人们对FNA诊断淋巴组织增生性疾病的看法。目前，FNA结合流式细胞术已被用于诊断首发和复发的淋巴瘤[1-8]。FNA通常能提供足够的样本用于流式细胞分析和分子检测。近年来，已在FNA样本上开展分子检测，如荧光原位杂交（FISH）和聚合酶链反应（PCR）[9-17]。细胞形态学结合辅助检查（包括流式细胞术和分子检测）可以对大多数非霍奇金淋巴瘤进行分类。对浅表增大的淋巴结进行开放性检查较为容易，但对深部淋巴结进行开放性检查，则具有较大的创伤性。近年来，随着超声内镜引导下的细针穿刺（EUS-FNA）和经支气管超声内镜引导下的细针穿刺（EBUS-FNA）技术的引进，方便了临床对深部淋巴结的检查[18]。对于浅表淋巴结增大，细针穿刺主要是为了排除转移性癌或恶性黑色素瘤，而不是淋巴瘤。因此，在

FNA检查评估淋巴结增大时，强调具有良好的细胞形态学技能和熟悉可用的辅助工具的重要性一点也不为过。粗针穿刺已用于淋巴组织增生性疾病的诊断，穿刺组织可以提供相应的淋巴结结构。有研究显示，粗针穿刺和切除活检之间具有良好的相关性。

根据临床情况和要求，FNA在评估淋巴结疾病时，可能需要回答下面的问题：是淋巴结反应性增生、转移性恶性肿瘤还是淋巴瘤？是非霍奇金B细胞淋巴瘤、T细胞淋巴瘤，霍奇金淋巴瘤或其他亚型？对于诊断的目的，最重要和基本的任务是区分良性反应性的淋巴结和恶性淋巴瘤。完全基于细胞形态学诊断某些淋巴瘤如弥漫性大B细胞淋巴瘤和伯基特淋巴瘤相对较为容易，但对于另一些淋巴瘤如低级别滤泡性淋巴瘤和边缘区淋巴瘤，非常困难，甚至是不可能。一般来说，淋巴结细针穿刺涂片的细胞形态学通常可以被分为三种类型：单一型（细胞形态、大小一致），异质性（heterogeneous：细胞形态不同，指不同的细胞群）和多形性。细胞涂片中出现单一的淋巴细胞有三种情况：小而单一的淋巴细胞，提示可能是小淋巴细胞性淋巴瘤；中等大小淋巴细胞的鉴别诊断包括伯基特淋巴瘤、淋巴母细胞性淋巴瘤和套细胞淋巴瘤；大淋巴细胞应考虑弥漫性大B细胞淋巴瘤和T细胞淋巴瘤。涂片中出现异质性淋巴细胞通常提示反应性淋巴结，但一些淋巴瘤也可出现异质性淋巴细胞。涂片中出现以小淋巴细胞为主的异质性淋巴细胞可见于低级别滤泡性淋巴瘤和边缘区淋巴瘤；以大淋巴细胞为主的异质性淋

巴细胞可见于中、高级别滤泡性淋巴瘤，弥漫性大B细胞淋巴瘤和T细胞淋巴瘤。多形性淋巴细胞通常见于间变性淋巴瘤和霍奇金淋巴瘤。

流式细胞对于成熟的小B细胞淋巴瘤的诊断和鉴别诊断非常有用（表5-1）。除了转移性恶性肿瘤、化脓性炎症或有确切证据的霍奇金淋巴瘤之外的所有淋巴结活检，均应收集样本用于流式细胞分析。由于肉芽肿性炎可见于非霍奇金淋巴瘤和霍奇金淋巴瘤，因此，即使已经诊断是肉芽肿性炎，也

应收集样本用于流式细胞分析，以及进行分枝杆菌和真菌等微生物的培养。如果无法进行流式细胞分析，可以做细胞组织化学染色以协助诊断。许多抗体可用于免疫组织化学染色，如CD3、CD5、C10、CD20、CD23、BCL-2和Cyclin D1（表5-1）。免疫组织化学染色和原位杂交检测 κ 和 λ 轻链限制性可用于B细胞克隆性研究。

许多种类淋巴瘤有其免疫染色特征，但并不特异，细胞遗传学、分子生物学异常可以帮助诊断[19, 20]。

表5-1

常见淋巴瘤的免疫组织化学染色

	CD19/20	CD5	CD10	CD23
小淋巴细胞性淋巴瘤	+	+	−	+
滤泡性淋巴瘤	+	−	+	−
套细胞淋巴瘤	+	+	−	−
淋巴结边缘区淋巴瘤	+	−	−	−

FNA穿刺标本可适合于分子研究。荧光原位杂交（FISH）和其他的分子检测可用于非霍奇金B细胞淋巴瘤的诊断和分类。超过90%的低级别滤泡淋巴瘤有t（14；18）（q32；q21）易位，几乎所有的套细胞淋巴瘤存在t（11；14）（q13；q32）易位。大多数伯基特淋巴瘤有MYC易位，最常见的类型是t（8；14）（q24；q32），或t（2；8）和t（8；22）。部分弥漫性大B细胞淋巴瘤有BCL-6和BCL-2基因重排（与滤泡性淋巴瘤一样的易位）。

淋巴组织增生性疾病的FNA评估，需要注意以下几点。第一，由于细胞学缺乏组织学结构，具有一定的局限性。因此，仅凭细胞学，即使有辅助检查，要对某些淋巴瘤作出诊断也是相当困难的，甚至是不可能的。基于细胞学，要作出血管免疫母细胞T细胞淋巴瘤和淋巴结边缘区淋巴瘤的诊断很困难，甚至是不

可能的。粗针穿刺可能会有帮助，但为了作出明确的诊断，或许切除活检不可避免。第二，淋巴瘤新分类和新的治疗方案不断出现，送血液病理专家会诊很有必要。细胞病理专家应通过造血和淋巴组织肿瘤治疗和分类的继续医学教育，不断进行知识的更新。第三，细胞病理专家应该熟悉流式细胞分析和常用的分子检测。准确地制备样本和进行适当的检测对明确诊断很重要。分子检测可作为淋巴瘤诊断的依据，但一些结果并不特异，且有可能出现假阳性。小的克隆性B细胞或T细胞群并不都是恶性淋巴瘤，也可见于一些反应性增生。第四，当分子检测t（11；14）（q13；q32）易位阴性时，应该重新考虑套细胞淋巴瘤的诊断。第五，临床和病理的联系非常重要。临床症状典型的淋巴瘤患者，如淋巴结活检阴性，则提示取样误差或判读错误造成的假阴性，应充分随访，如切除活

检或重复FNA。另一方面，病毒感染尤其是EBV感染可能出现大异型淋巴细胞，因此，作出恶性淋巴瘤的诊断应非常谨慎。

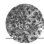 第二节　良性反应性淋巴结

良性反应性淋巴结（benign reactive lymph nodes）的穿刺细胞涂片显示混杂的异质性淋巴细胞群，包括成熟的小淋巴细胞、中等大小的淋巴细胞和少数转化的母细胞（图5-1A）。背景中显著的淋巴小体（胞质碎片）有助于区分小细胞癌（图5-1B），此外，还可见到含吞噬小体的巨噬细胞

（图5-1C）。有吞噬小体巨噬细胞的存在并不能排除恶性淋巴瘤的可能，一些淋巴瘤（如伯基特淋巴瘤）可以有大量的含吞噬小体的巨噬细胞。滤泡增生的淋巴结中，滤泡树突细胞聚集，可能会被误诊为转移性癌。肉芽肿性炎可见于霍奇金淋巴瘤和非霍奇金淋巴瘤（图5-2A，B），以及其他疾病如感染性疾病和结节病（图5-3A，B）等。

细胞学主要特征

- 异质性淋巴细胞群
- 以成熟的小淋巴细胞为主
- 含吞噬小体的巨噬细胞

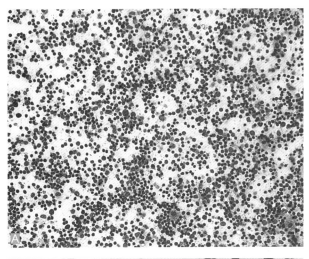

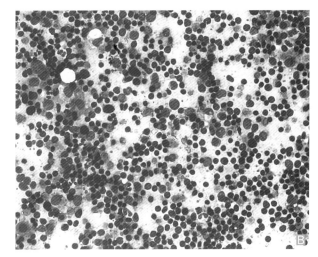

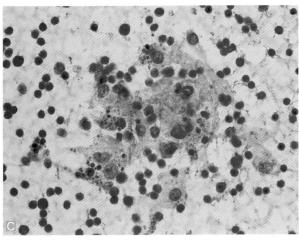

图5-1

A．细胞涂片见混杂的淋巴细胞（Diff-Quik）

B．反应性淋巴结中可见大量成熟的小淋巴细胞，部分转化的大淋巴细胞，少数免疫母细胞，以及个别浆细胞和组织细胞（Diff-Quik）

C．巴氏染色显示一些含吞噬小体的巨噬细胞，胞质内可见吞噬的细胞碎片（PAP）

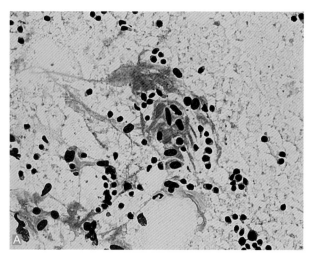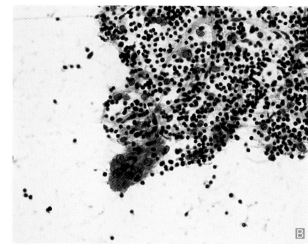

图5-2　一例非霍奇金B细胞淋巴瘤可见肉芽肿性炎症（A，Diff-Quik；B，PAP）

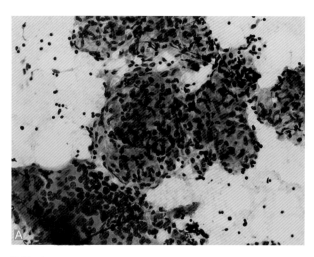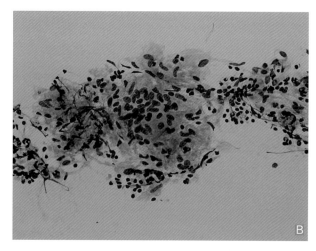

图5-3

A. 肉芽肿性炎细胞涂片显示黏附成巢的上皮样组织细胞，胡萝卜状核和一些多核巨细胞（PAP）

B. 在一肉芽肿性炎的淋巴结中可见少许上皮样组织细胞混杂一些其他的炎细胞包括淋巴细胞和浆细胞（Diff-Quik）

 ## 第三节　小淋巴细胞性淋巴瘤

临床特征

有研究显示小淋巴细胞性淋巴瘤（small lymphocytic lymphoma，SLL）占非霍奇金淋巴瘤6.7%。慢性淋巴细胞性白血病（CLL）是西方成人最常见的白血病，但在远东地区比较罕见。SLL是用于描述具有CLL组织学形态和免疫表型的非白血病病例。SLL通常发生于老年人，男性多于女性

（男女比例为2∶1）。骨髓受累以及白血病（CLL）或绝对淋巴细胞增多可见于70%的病例。SLL几乎无法治愈，多数病例表现为惰性或无症状。表达ZAP-70和CD38提示预后不良。部分（2%~8%）SLL/CLL患者可进展为弥漫性大B细胞淋巴瘤（Richter综合征），小于1%的SLL/CLL患者可发展为经典型霍奇金淋巴瘤。Richter综合征患者的中位生存时间不到1年。

约80%的SLL/CLL有细胞遗传学异常，最常见的有del 13q14.3（占50%）和12号染色体三倍体（占20%）[20]。其他一些不常见的细胞遗传学异常，如del 11q22-23，del17p13和del 6q21，与预后不良相

关。唯独del13q14.3与预后良好相关[20]。

细胞形态学特征

穿刺细胞涂片通常细胞丰富，且形态单一（图5-4A）。大多数细胞为成熟的小淋巴细胞，或略大一点。小淋巴细胞染色质粗糙、块状，核圆形、有小核仁（图5-4B）。还有一些来自增殖中心的大淋巴细胞包括前淋巴细胞和副免疫母细胞。缺乏浆样细胞和浆细胞，可见少数组织细胞。没有含吞噬小体巨噬细胞和滤泡树突细胞。

组织学显示淋巴结结构完全破坏，呈模糊的结节状，亮区由假增殖中心构成，主要由前淋巴细胞和副免疫母细胞组成（图5-5A，B）。粗针穿刺活检可能无法显示结节状结构（图5-5C，D），但CD5（图5-5E）和CD23（图5-5F）染色有助于诊断。

细胞学主要特征

- 单一的小淋巴细胞
- 圆形的细胞核，染色质粗糙
- 无浆样细胞或浆细胞
- 无含吞噬小体巨噬细胞

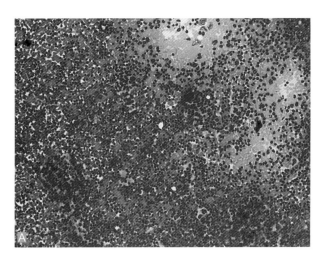
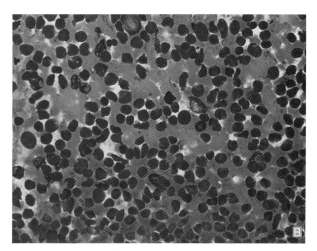

图5-4　小淋巴细胞性白血病/小淋巴细胞性淋巴瘤相对单一的淋巴细胞群（Diff-Quik）

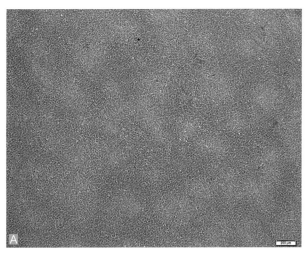
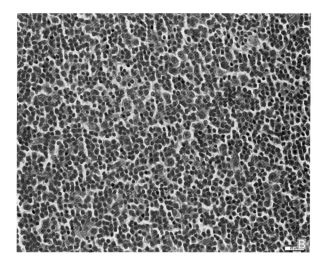

图5-5（1）

A. 小淋巴细胞性淋巴瘤HE低倍镜下，可见模糊的结节影，主要由明亮的增殖中心和暗淡的小淋巴细胞构成
B. 增殖中心可见大前淋巴细胞和副免疫母细胞

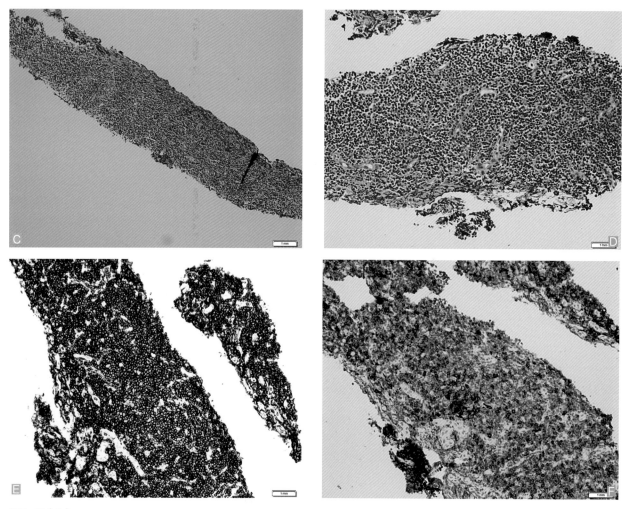

图5-5（2）

C，D. 粗针穿刺活检无法很好地显示SLL结节状结构

E，F. 小淋巴细胞性淋巴瘤粗针穿刺活检，CD5（图E）和CD23（图F）阳性

免疫表型

流式细胞分析，大多数SLL/CLL有典型的免疫表型，肿瘤性B细胞CD20、CD22、CD5、CD19、CD79a、CD23、CD43阳性，CD11c 弱阳性，表面IgM/IgD弱阳性，CD10阴性，FMC7和CD79b阴性或弱阳性，Cyclin D1[20]阴性。偶尔可出现异常的免疫表型，如CD5-、CD23-、或FMC7+。

鉴别诊断

套细胞淋巴瘤

单一的小淋巴细胞，核膜不规则，类似中心细胞。细胞通常CD5、BCL 2和Cyclin D1阳性，CD23阴性或弱阳性。几乎所有的套细胞淋巴瘤都有t（11；14）（q13；q32）易位。

萎缩性淋巴结

单一的小淋巴细胞为非克隆性B细胞，仅靠细胞形态学很难与SLL/CLL区别。

第四节　黏膜淋巴组织相关的结外边缘区淋巴瘤

临床特征

黏膜淋巴组织相关的结外边缘区淋巴瘤（MALT lymophoma）占B细胞淋巴瘤的7%~ 8%，胃原发性淋巴瘤的50%[19, 20]。胃肠道是最常见的发生部位，唾液腺、肺和头颈部也可发生。大多数MALT淋巴瘤患者有慢性炎性疾病病史。胃MALT淋巴瘤与幽门螺杆菌感染相关，Sjögren综合征和桥本甲状腺炎可先于相应的唾液腺或甲状腺的MALT淋巴瘤出现。

大多数患者为Ⅰ期或Ⅱ期，少数患者（2%~20%）可发生骨髓累犯。可见多个结外部位受累（25%胃MALT淋巴瘤和46%胃外MALT淋巴瘤），但多个淋巴结侵犯较为罕见。多数病例可见浆细胞分化，1/3的病例可在血清中检测到副蛋白（M成分）。

MALT淋巴瘤有惰性的临床过程，缓慢扩散。肿瘤对放疗敏感，局部治疗可长期无病生存。多个结外部位侵犯，甚至骨髓侵犯，但不一定意味预后差。抗生素治疗幽门螺杆菌可使幽门螺杆菌相关的胃MALT淋巴瘤达到长期缓解。抗生素可选择性地治疗一些MALT淋巴瘤。

与MALT淋巴瘤相关的染色体易位包括：t（11；18）（q21；q21）、t（1；14）（p22；q32）、t（14；18）（q32；q21）和t（3；14）（p14.1；q32），形成API2-MALT1嵌合蛋白，或导致BCL10、MALT1和FOXP1转录下调。t（11；18）易位主要见于在肺和胃MALT淋巴瘤，t（14；18）易位主要见于唾液腺和眼部的MALT淋巴瘤，t（3；14）易位见于甲状腺MALT淋巴瘤[20]。其他细胞遗传学异常如3号和18号染色体三倍体没有特异性。

细胞形态学特征

MALT淋巴瘤细胞涂片由形态学异质性的小淋巴胞组成，包括边缘区（中央细胞样）细胞、单核样B细胞、小淋巴细胞以及散在的免疫母细胞和中心母细胞。边缘区细胞小到中等大，核略不规则，染色质中等，核仁不明显（图5-6A，B）。甲状腺MALT淋巴瘤显著的特点是涂片中可见大量的浆细胞（浆细胞分化）。

肠系膜MALT淋巴瘤粗针穿刺活检样本的HE切片，镜下可见密集的淋巴细胞浸润，以小淋巴细胞为主，散在一些大淋巴细胞（图5-7A，B）。胃MALT淋巴瘤显示弥漫性淋巴细胞浸润和淋巴上皮病变（图5-7C，D）。

细胞学主要特征

- 异质性淋巴细胞群
- 单核样淋巴细胞
- 浆细胞或浆细胞样淋巴细胞

免疫表型

肿瘤细胞CD20和CD79a阳性，CD5、CD10和CD23阴性，通常表达IgM，并显示轻链限制。肿瘤细胞也可表达边缘区细胞相关抗原CD21和CD35。

鉴别诊断

反应性淋巴组织

目前为止没有MALT淋巴瘤特异性的标记物，轻链限制对鉴别MALT淋巴瘤和反应性淋巴组织有重要意义。

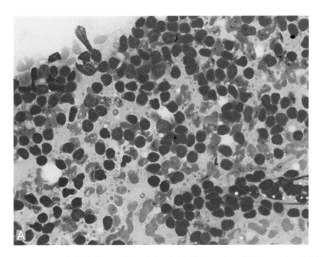
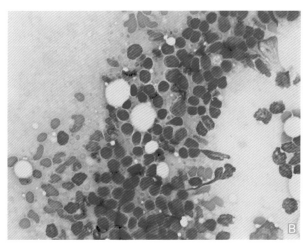

图5-6 结内边缘区淋巴瘤细胞涂片显示相对单一、小到中等大的边缘区淋巴细胞（Diff-Quik）

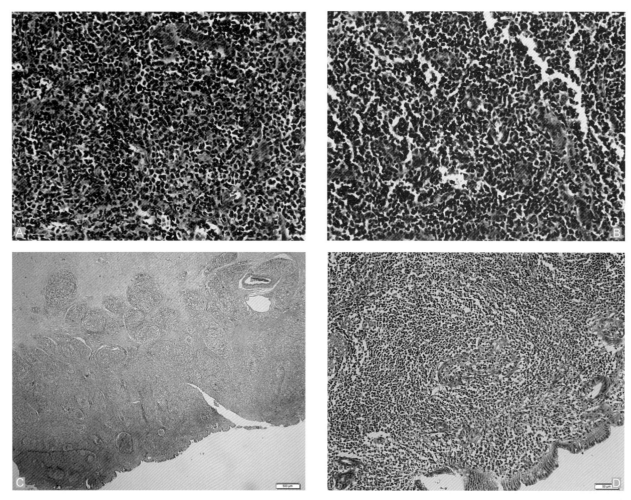

图5-7

A，B. 肠系膜淋巴结外MALT淋巴瘤的粗针活检显示以小淋巴细胞为主的密集淋巴细胞浸润

C，D. 1例胃MALT淋巴瘤显示密集的淋巴组织和明显的淋巴上皮病变（组织切片，HE）

滤泡性淋巴瘤

滤泡性淋巴瘤的细胞学形态可能类似于MALT淋巴瘤，有异质性细胞群，但滤泡性淋巴瘤主要由中心细胞和中心母细胞构成。免疫表型很重要，滤泡性淋巴瘤CD10＋，而MALT淋巴瘤CD10−。

淋巴浆细胞淋巴瘤

基于细胞形态学，很难区分MALT淋巴瘤和淋巴浆细胞淋巴瘤，但单核样细胞的存在提示MALT淋巴瘤可能。MALT淋巴瘤的肿瘤细胞可能表达CD25。临床表现也有助于诊断。*MYD88L265P*基因突变被认为是淋巴浆细胞淋巴瘤特异的遗传学改变。

浆细胞瘤

当出现浆细胞样分化时，要与浆细胞瘤鉴别。浆细胞瘤是一致的浆细胞，而不是异质性的细胞群。MALT淋巴瘤CD19和CD20阳性，但浆细胞瘤通常为CD19阴性。

 第五节　滤泡性淋巴瘤

临床特征

滤泡性淋巴瘤（follicular lymphoma）占所有淋巴

瘤的20%，美国和西欧的发病率最高，亚洲和其他发展中国家发病率较低[19, 20]。20岁以下罕见。主要侵犯淋巴结。骨髓侵犯有特征性的伴骨小梁的生长方式。大多数患者就诊时已全身播散，骨髓侵犯达40%~70%。尽管全身播散，但患者仍无症状。

滤泡性淋巴瘤是通过计算10个肿瘤性滤泡内中心母细胞的绝对数来进行分级。Ⅰ级：中心母细胞0~5/HPF，Ⅱ级：中心母细胞6~15/HPF，Ⅲ级：中心母细胞>15/HPF。Ⅲ级又进一步分为ⅢA和ⅢB，ⅢA存在中心细胞，ⅢB只存在中心母细胞或免疫母细胞。Ⅰ级和Ⅱ级临床为惰性。在滤泡性淋巴瘤中，只要出现弥漫性大B细胞淋巴瘤的区域，都应诊断为弥漫性大B细胞淋巴瘤和滤泡淋巴瘤ⅢA或ⅢB。

滤泡性淋巴瘤的遗传特征是t（14；18）（q32；q21）易位和BCL-2基因重排。90%的Ⅰ~Ⅱ级滤泡性淋巴瘤有t（14；18），FISH是最敏感和特异的方法（图5-8）。90%的滤泡性淋巴瘤可见其他遗传学异常，如1p，6q，10q和17p缺失和1，6p获得等。随着组织学级别的增加和转化，其他遗传学异常的数量也随之增加。转化为弥漫性大B细胞淋巴瘤可通过不同的遗传通路，包括P53，P16蛋白失活和MYC激活[20]。

细胞形态学特征

滤泡性淋巴瘤的细胞涂片具有典型的异质性，主要由生发中心的两类B细胞构成，即中心细胞和中心母细胞。中心细胞为小到中等大，细胞核成角、扭曲、裂核，核仁不明显。中心母细胞大，细胞核圆形或椭圆形，染色质呈空泡状，有1~3个靠近核膜的核仁。滤泡性淋巴瘤涂片见异质性的淋巴细胞群，低级别的滤泡性淋巴瘤以小裂细胞为主，Ⅲ级滤泡性淋巴瘤以大中心母细胞为主（图5-9A~C）。肿瘤性滤泡内可见树突网（聚集的滤泡树突状细胞）（图5-9D）。

有文献报道，在细胞涂片中，通过中心母细胞计数和ki-67指数可进行滤泡性淋巴瘤分级[21]。基于细胞涂片，无法区分ⅢA和ⅢB。日常工作中，细胞涂片区分低级别滤泡性淋巴瘤（Ⅰ级和Ⅱ级）和高级别（ⅢA和ⅢB）滤泡性淋巴瘤足矣。

组织学显示滤泡性生长模式（图5-10A，B），低级别滤泡性淋巴瘤以小中心细胞为主（图5-10C）。BCL-2可突显肿瘤性滤泡中心（图5-10D）。

细胞学主要特征

- 由中心细胞和中心母细胞组成的异质性淋巴细胞群
- 低级别滤泡性淋巴瘤以小裂中心细胞为主
- 高级别滤泡性淋巴瘤可见许多中心母细胞，为有1~3个核仁的大细胞
- 可存在肿瘤性滤泡中心
- 星空现象不明显或缺乏

免疫表型

滤泡性淋巴瘤CD19、CD20、CD79a、CD22、BCL-2、BCL-6和CD10阳性，CD5、CD23和CD43阴性。CD10在Ⅲ级滤泡性淋巴瘤的表达比Ⅰ、Ⅱ级滤泡性淋巴瘤弱。IRF4/MUM1通常阴性。CD10阴性的滤泡性淋巴瘤无BCL-2重排，可表达IRF4/MUM1，其中59%的病例可进展为弥漫性大B细胞淋巴瘤。Ⅰ、Ⅱ级滤泡性淋巴瘤Ki-67小于20%，Ⅲ级滤泡性淋巴瘤Ki-67大于20%。

鉴别诊断

反应性淋巴结

反应性淋巴结的细胞涂片和滤泡性淋巴瘤一样有异质性的淋巴细胞群，但反应性淋巴结中细胞的大小和形态变化显著。同时存在小淋巴细胞、

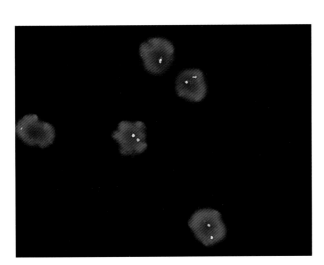

图5-8　**低级别滤泡性淋巴瘤穿刺标本离心涂片FISH检测显示t（14；18）易位**

转化的淋巴细胞、免疫母细胞、浆细胞和含吞噬小体的巨噬细胞。病毒感染相关的淋巴结病，如EBV和HIV感染，可能会增加大淋巴细胞的数量而被误诊为淋巴瘤，但免疫表型显示为非克隆性B细胞群。

边缘区淋巴瘤

细胞涂片显示异质性的淋巴细胞群，包括单核样细胞、小裂细胞、大无裂细胞和浆细胞。边缘区淋巴瘤细胞形态学没有特异性，但流式细胞分析免疫表型为小B细胞克隆性增生，且CD10、CD5、CD23和Cyclin D1阴性。

经典型霍奇金淋巴瘤

在细胞涂片中R-S细胞罕见，背景为异质性的淋巴细胞群，包括大量的嗜酸性粒细胞和浆细胞。需要留细胞块或穿刺组织做免疫组化（CD15和CD30），流式细胞分析B细胞为非克隆性。

T细胞淋巴瘤

肿瘤性T淋巴细胞具有宽广的细胞学形态谱系，有显著的核多形性。背景细胞混杂，类似霍奇金淋巴瘤或反应性淋巴结。流式细胞显示异常的T淋巴细胞群，丢失部分全T细胞标记。TCR受体重排可以确定克隆性增生。

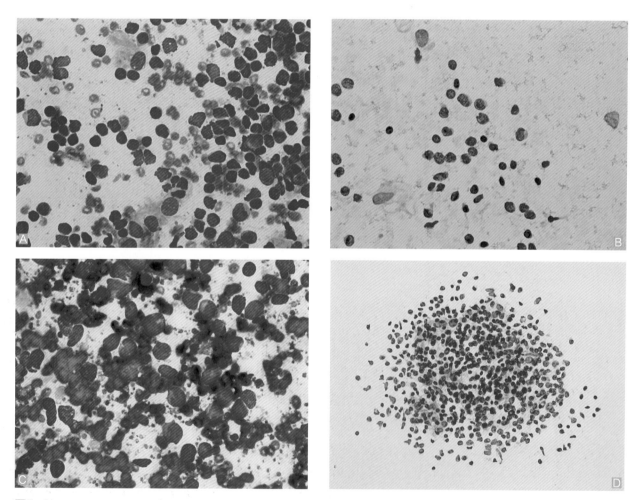

图5-9

A. 低级别滤泡性淋巴瘤涂片显示小淋巴细胞为主的异质性淋巴细胞群（Diff-Quik）

B，C. 低级别滤泡性淋巴瘤的肿瘤细胞以有核裂和不规则核的中心细胞为主（B，PAP；C，Diff-Quik）

D. 滤泡性淋巴瘤细胞涂片可出现肿瘤性滤泡中心（Diff-Quik）

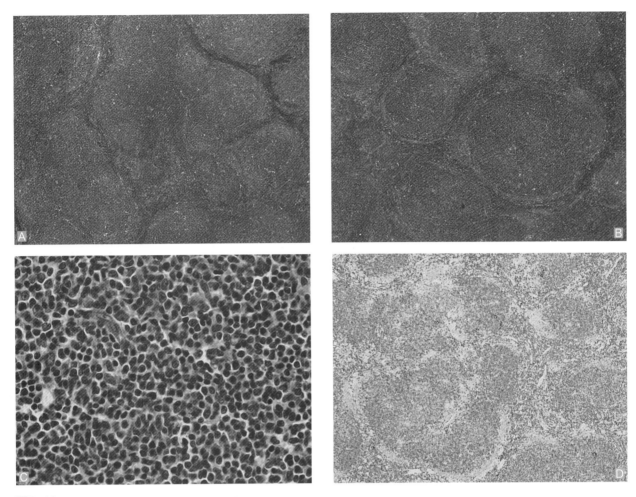

图5-10

A，B．HE显示滤泡性生长模式

C．低级别滤泡性淋巴瘤以小裂中心细胞为主

D．与正常的滤泡中心细胞不同，肿瘤性滤泡中心BCL-2染色强阳性

 ## 第六节　套细胞淋巴瘤

临床特征

套细胞淋巴瘤（mantle cell lymphoma）占所有非霍奇金淋巴瘤的3%～10%，主要发生于淋巴结[19, 20]。最常见的结外累及部位是胃肠道，大部分的多发性淋巴瘤样息肉病是套细胞淋巴瘤。大多数患者发现时已到Ⅲ～Ⅳ期，外周血受累常见（几乎所有的患者用流式细胞仪检测）。套细胞淋巴瘤的中位生存时间为3～5年，多数患者无法治愈。较高的核分裂象计数和高ki-67增生指数提示预后不良。

Igh（Ig重链）和Cyclin D1基因易位t（11；14）（q13；q32）几乎见于所有的病例，已被公认为套细胞淋巴瘤首发的遗传事件[20]。极少数的套细胞淋巴瘤Cyclin D1和t（11；14）易位阴性，这时作出套细胞淋巴瘤的诊断要非常谨慎。

细胞形态学特征

套细胞淋巴瘤的细胞涂片显示单一、小到中等大的淋巴细胞，细胞核不规则（图5-11A，B）。鉴别大细胞淋巴瘤和多形性变异型的套细胞淋巴瘤临床意义较为重要。套细胞淋巴瘤不会转化为大细胞淋巴瘤。

一例脾白髓套细胞淋巴瘤脾内广泛播散（图5-12A），高倍镜显示肿瘤性套细胞细胞核不规则（图5-12B）。

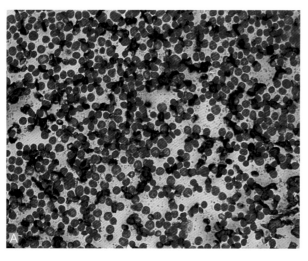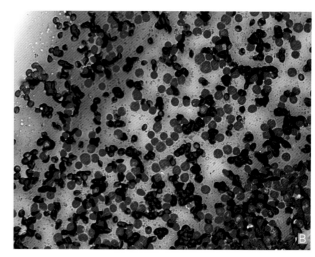

图5-11 套细胞淋巴瘤单一、中等体积的淋巴细胞群和显著不规则的核膜（Diff-Quik）

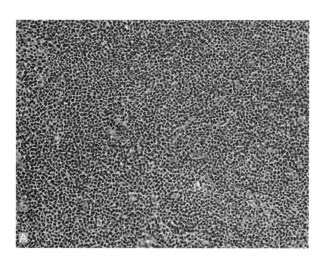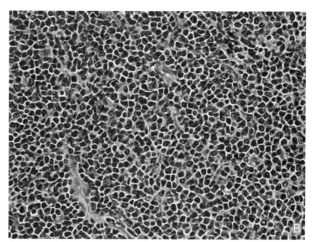

图5-12 脾脏套细胞淋巴瘤显示弥漫性的白髓病变（图A）和肿瘤细胞有中心细胞样不规则的核膜（图B）

细胞学主要特征

- 单一的淋巴细胞群
- 小到中等大的淋巴细胞，核膜不规则
- 母细胞或多形性变异型，显示大细胞

免疫表型

套细胞淋巴瘤通常CD5、FMC-7和CD43阳性，CD10和BCL-6阴性。所有病例BCL-2和CyclinD1阳性。CD23阴性或弱阳性。母细胞/多形性变异型套细胞淋巴瘤有异常的免疫表型，如不表达CD5或表达CD10和BCL-6。

鉴别诊断

小淋巴细胞性淋巴瘤（SLL）

虽然套细胞淋巴瘤（MCL）中单一、小淋巴细胞群形态学类似于SLL，但MCL的细胞核更不规则，细胞较SLL更大。流式细胞仪检测免疫表型有助于诊断。小淋巴细胞性淋巴瘤CD5和CD23阳性，套细胞淋巴瘤CD5、CyclinD1阳性，CD23阴性。

T细胞淋巴瘤

明显不规则的核提示T细胞淋巴瘤可能性大，由不同类型细胞构成的混杂性背景通常见于T细胞淋巴瘤。流式细胞显示为异常的T细胞群，而非克隆性B细胞。

淋巴母细胞性淋巴瘤（B细胞或T细胞）

母细胞型套细胞淋巴瘤要与淋巴母细胞性淋巴瘤鉴别。淋巴母细胞淋巴瘤TdT阳性。

第七节 弥漫性大B细胞淋巴瘤

临床特征

弥漫性大B细胞淋巴瘤（diffuse large B cell lymphoma，DLBCL）在西方国家占成人非霍奇金淋巴瘤的30%~40%，在发展中国家所占的比例会更高一些[19, 20]。多发生于老年人，中位年龄为70岁。40%的DLBCL发生于内脏，超过60%的艾滋病患者或其他免疫抑制的人群发生结外DLBCL。弥漫性大B细胞淋巴瘤，非特殊类型最常见的形态学亚型包括中心母细胞型、免疫母细胞型和间变性。根据免疫表型DLBCL被分为3个亚型：CD5阳性，生发中心B细胞样和非生发中心B细胞样。大多数弥漫性大B细胞淋巴瘤为原发，少数由低侵袭性的淋巴瘤转化而来（或继发），如小淋巴细胞性淋巴瘤/慢性淋巴细胞性白血病、滤泡性淋巴瘤或边缘区淋巴瘤。另外有许多特殊的亚型，包括富于T细胞/组织细胞的大B细胞淋巴瘤、原发性皮肤弥漫性大B细胞淋巴瘤，原发性纵隔大B细胞淋巴瘤等。还有部分弥漫性大B细胞淋巴瘤，特征介于弥漫性大B细胞淋巴瘤和伯基特淋巴瘤之间，或特征介于弥漫性大B细胞淋巴瘤和经典型霍奇金淋巴瘤之间，可被归为交界性（或灰区）淋巴瘤。

弥漫性大B细胞淋巴瘤中可发现有一些特殊的染色体易位[20]。高达30%的病例有与*BCL-6*基因有关的3q27区异常，这是弥漫性大B细胞淋巴瘤最常见的易位。*BCL-2*基因易位，如t（14；18）易位，是滤泡性淋巴瘤的特征性易位，也可见于20%~30%的弥漫性大B细胞淋巴瘤病例。10%的弥漫性大B细胞淋巴瘤病例中有*MYC*基因重排。

细胞形态学特征

普通型弥漫性大B细胞淋巴瘤的细胞形态学为单一、异型的大淋巴细胞群。中心母细胞为中等大到大的淋巴细胞，细胞核卵圆形或圆形，染色质细，有2~4个核仁，少量嗜碱性胞质（图5-13A，B）。免疫母细胞有一个中位核仁和丰富的嗜碱性胞质（图5-13C，D）。间变型有非常大的淋巴样细胞，细胞核多形、怪异。细胞涂片通常由中心母细胞、免疫母细胞和间变细胞混合组成，而不是单一的细胞群。弥漫性大B细胞淋巴瘤的细胞形态学通常具有恶性淋巴瘤的诊断特征。

这里需要提出的是，一些特殊类型的大B细胞淋巴瘤，如富于T细胞/组织细胞的大B细胞淋巴瘤单凭细胞学检查作出诊断很困难，甚至不可能。粗针穿刺活检可提供组织学结构形态，以协助诊断。

一例粗针穿刺活检诊断为弥漫性大B细胞淋巴瘤的病例，未行流式细胞检测。粗针穿刺活检组织的HE切片显示高级别、大淋巴细胞样肿瘤细胞（图5-14A，B），弥漫性CD20阳性（图5-14C），CD10阴性，BCL-6和MUM1阳性（图5-14D，E）。Ki-67约80%（图5-14F）。这个病例被进一步诊断为弥漫性大B细胞淋巴瘤，非生发中心型。

细胞学主要特征

- 单一的大淋巴细胞
- 免疫母细胞（1个大核仁），中心母细胞（2~4个核仁）或混合细胞
- 可出现胞质内包涵体
- 可出现含吞噬小体的巨噬细胞

免疫表型

肿瘤细胞表达全B细胞标记物，如CD19、CD20、CD22和CD79a，但可缺乏一个或多个标记。间变型可表达CD30。大于30%的肿瘤细胞表达CD10的病例，以及CD10-、BCL-6+、IRF4/MUM1-的病例，被认为是生发中心型弥漫性大B细胞淋巴瘤。其他病例被视为非生发中心型弥漫性大B细胞淋巴瘤。

有时流式细胞检测肿瘤性B细胞为阴性，主要是由于大B细胞较为脆弱，可采用PCR检测免疫球蛋白重链和轻链限制性以证实B细胞克隆性。也可采用FISH方法检测IgG重排，但敏感性不如PCR。细胞形态学与临床症状相联系是很重要的。

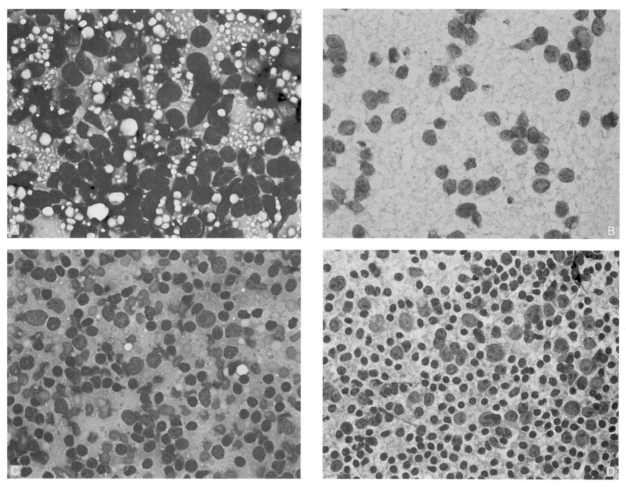

图5-13

A，B．DLBCL的细胞涂片，镜下可见大中心母细胞，胞质少，有2~5个小核仁，染色质较细（图A，Diff-Quik；图B，PAP）

C，D．DLBCL的大的免疫母细胞有中等量的胞质，有浆细胞样形态，胞质空泡及单个大核仁（Diff-Quik）

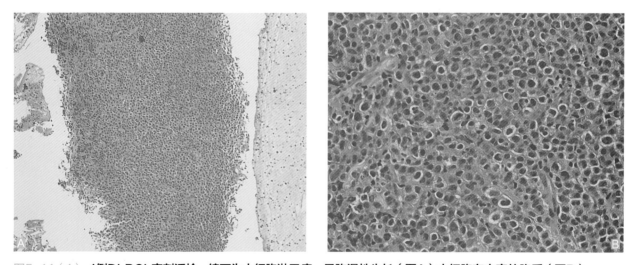

图5-14（1）　1例DLBCL穿刺活检，镜下为大细胞淋巴瘤，呈弥漫性生长（图A）大细胞有丰富的胞质（图B）

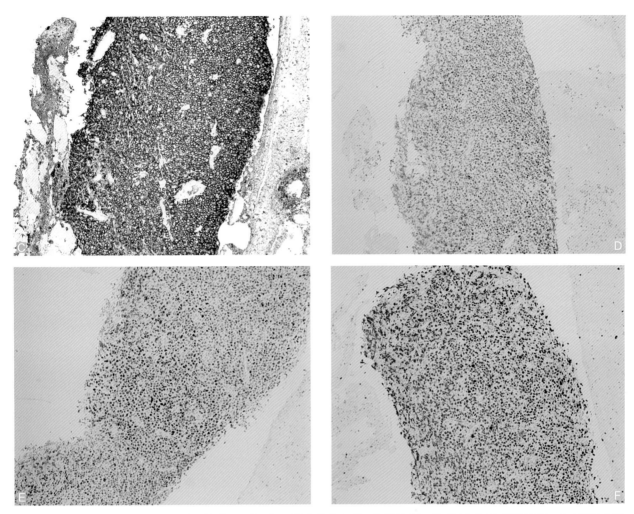

图5-14（2）　细胞CD20弥漫性阳性（图C）；与正常生发中心的B细胞不同，许多DLBCL细胞BCL-6（图D）和MUM1（图E）同时阳性；DLBCL的Ki-67指数为30%~90%，这一病例Ki-67指数大约为80%（图F）

鉴别诊断

传染性单核细胞增多症：传染性单核细胞增多症的细胞形态总让人担忧，尤其是当存在大片的反应性免疫母细胞时，可能被误诊为弥漫性大B细胞淋巴瘤。流式细胞分析阴性，EBV阳性（如EBV特异性IgM和IgG，MonoSpot检测），结合相应的临床症状即可作出正确的诊断。某些情况下，可能需要进行T或B细胞单克隆分子检测。

母细胞/多形性套细胞淋巴瘤：大裂或圆形的肿瘤性淋巴细胞，有突出的核仁，可能被误诊为弥漫性大B细胞淋巴瘤。然而，Cyclin-D1强阳性和t（11；14）易位有助于鉴别诊断。

T细胞淋巴瘤：部分T细胞淋巴瘤有非常大的肿瘤细胞，类似于弥漫性大B细胞淋巴瘤。流式细胞分析显示为异常的T细胞，而不是克隆性B细胞。

 ### 第八节　伯基特淋巴瘤

临床特征

公认的伯基特淋巴瘤（Burkitt lymphoma，BL）有三种临床变异型：地方性BL，散发性BL和免疫缺陷相关性BL[19, 20]。地方性BL发生在赤道附近非洲人，大多数肿瘤细胞内存在EBV。30%散发性BL和

25%～40%免疫缺陷相关性BL可检测到EBV。临床类型不同,常见的结外部位也不同。超过50%的地方性BL累及下颌骨和面颅骨。多数散发性BL表现为腹部肿块,回盲部是最常见的受累部位。免疫缺陷相关性BL常侵犯淋巴结和骨髓。无论是哪种临床类型,所有的患者都有中枢神经系统受累的风险。当肿块较大的时候,部分患者可同时发生白血病,但纯粹以急性白血病出现的情况非常罕见。

大部分病例都有*MYC*易位,在8q24带出现常见的易位t（8；14）（q24；q32）（图5-15）,以及少见的易位t（8；22）（q24；q11）或t（2；8）（p12；q24）。通过FISH检测,发现超过10％病例缺乏*MYC*易位。此外,*MYC*易位不是BL所特有的易位[20]。

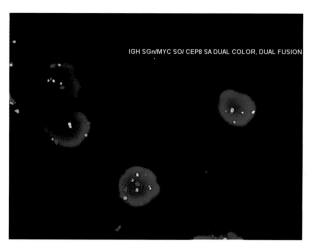

图5-15 采用MYC和IGH双色双融合探针FISH检测Burkitt淋巴瘤t（8；14）易位

细胞形态学特征

BL的穿刺细胞形态学显示单一、中等大小的淋巴细胞群,核圆形,有多个中位核仁,嗜碱性的胞质及脂质空泡,核分裂象多,可见凋亡小体和大量含吞噬小体的巨噬细胞（图5-16A,B）。部分病例可见非典型的细胞形态,如有一个突出核仁的浆样淋巴细胞（更常见于免疫缺陷状态）,或有较明显的核多形性。此型被称为非典型BL,它们与经典型BL有类似的基因表达谱。由此说明BL的形态谱系相对较宽。

组织学显示典型的“星空”现象和大量含吞噬小体的巨噬细胞（图5-17A,B）。经典的BL核圆形,有2～4个小核仁。

细胞学主要特征

- 单一、中等大小的淋巴细胞
- 圆形的细胞核,有多个小核仁
- 深嗜碱性胞质,有脂质空泡
- 凋亡小体和大量含吞噬小体的巨噬细胞

免疫表型

肿瘤细胞CD19、CD20、CD22、CD10、BCL-6、CD38和CD43阳性,BCL-2通常阴性或弱阳性,TdT阴性。Ki-67几乎100%阳性。

鉴别诊断

淋巴母细胞性淋巴瘤:有高级别淋巴瘤的特征,

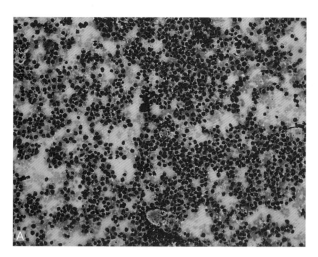

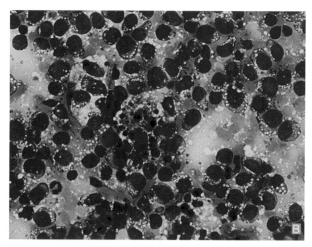

图5-16 BL经典的细胞涂片显示单一、中等大小的淋巴细胞,有少量嗜碱性胞质,胞质空泡,核圆形,核膜光滑,有2～5个不明显的核仁,以及大量凋亡细胞和含吞噬小体的巨噬细胞（Diff-Quik）

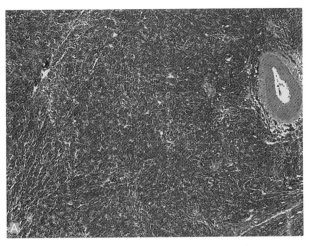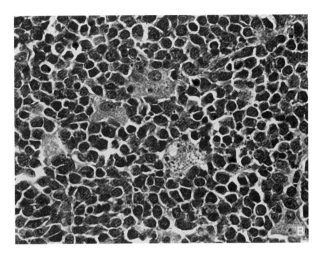

图5-17 BL的组织学显示经典的"星空"现象和大量含吞噬小体的巨噬细胞（HE）

如有大量的核分裂及细胞凋亡，提示淋巴母细胞性淋巴瘤可能，但BL为TdT阴性。

浆母细胞性淋巴瘤：当BL出现非典型的浆细胞样外观时，要与浆母细胞性淋巴瘤鉴别。然而，浆母细胞性淋巴瘤通常CD20、CD45和PAX-5阴性或弱阳性，浆细胞的标记，如CD138、CD38等阳性。

 第九节 浆母细胞性淋巴瘤

临床特征

浆母细胞性淋巴瘤（PBL）罕见，多发生于HIV阳性或其他免疫缺陷的患者[19, 20]。PBL表现为大肿瘤细胞弥漫性增生，细胞形态类似于B免疫母细胞，具有浆细胞免疫表型。浆母细胞性淋巴瘤常以口腔肿块出现，淋巴结侵犯不常见。大多数患者处于进展期。50%~75%的病例EBER原位杂交阳性，几乎100%口腔黏膜PBL与HIV相关。临床过程具有高度侵袭性，大多数患者在诊断后一年内死亡。浆母细胞可能由浆细胞瘤转化而来。

细胞形态学特征和组织学

PBL的细胞涂片有广泛的形态学谱系，经典的病例可见突出的核仁、类似免疫母细胞的大肿瘤细胞。肿瘤细胞胞质丰富，浆细胞样形态。有大量核分裂、凋亡细胞以及含吞噬小体的巨噬细胞。部分病例有BL的细胞学特征，中等大小的淋巴细胞，圆形的细胞核，数个小核仁，以及胞质空泡（图5-18A，B）。

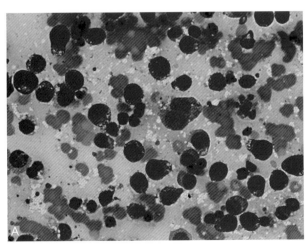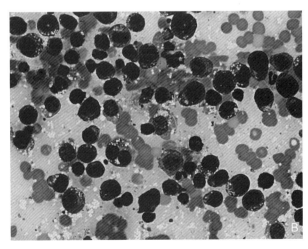

图5-18 浆母细胞性淋巴瘤细胞涂片的细胞形态学与BL类似，有胞质空泡，大量的核分裂象和凋亡小体。然而，细胞胞质更丰富，形态类似浆细胞。部分细胞有双核（Diff-Quik）

组织学显示中等大到大的肿瘤细胞，胞质丰富，浆细胞样形态，有大量凋亡小体和含吞噬小体的巨噬细胞（图5-19A，B）。肿瘤细胞CD45阳性，CD20灶性阳性，CD138强阳性（图5-19C~E）。

细胞学主要特征

- 单一的大淋巴细胞
- 胞质丰富，有浆细胞特征
- 一个大而突出的核仁
- 凋亡小体和含吞噬小体的巨噬细胞

图5-19

A，B. 浆母细胞性淋巴瘤细针穿刺活检显示中等大的淋巴细胞，有大量的凋亡小体和含吞噬小体的巨噬细胞。肿瘤细胞质丰富，形态类似浆细胞

C，D. 肿瘤细胞CD45（图C）和CD20（图D）阳性。部分浆母细胞性淋巴瘤CD45和CD20阴性

E. 肿瘤细胞CD138阳性

免疫表型

肿瘤细胞表达浆细胞标记，包括CD138、CD38和IRF-4/MUM-1，而CD45、CD20、PAX-5通常阴性或弱阳性，50%~85%的病例CD79a阳性。

鉴别诊断

浆细胞样变异型伯基特淋巴瘤：伯基特淋巴瘤CD20和CD10阳性，而浆母细胞性淋巴瘤通常阴性。

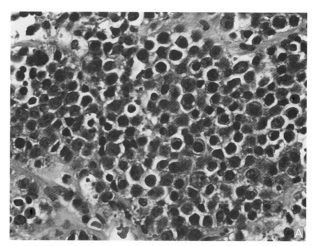

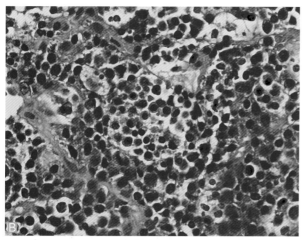

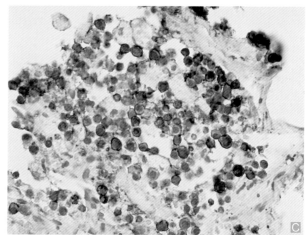

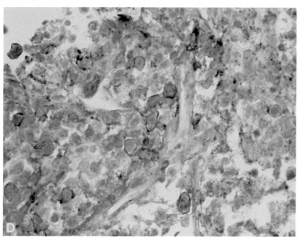

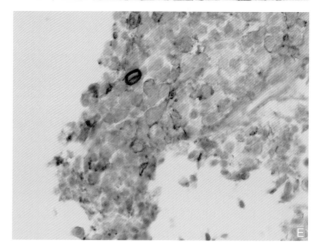

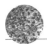

第十节　骨外浆细胞瘤

临床特征

　　骨外浆细胞瘤（plasma cytoma）是发生在骨以外其他组织的浆细胞瘤，它占所有浆细胞肿瘤的3%~5%。约80%发生在上呼吸道，也可发生于胃肠道、淋巴结和其他部位[19, 20]。影像学和形态学的证据显示没有骨髓侵犯。约20%的患者有M蛋白。大多数患者通过局部放射治疗可以治愈，70%的患者可10年无病生存。25%的病例可局部复发，15%的病例可转化为浆细胞骨髓瘤。

细胞形态学特征

　　骨外浆细胞瘤FNA穿刺涂片的细胞形态类似于骨内孤立性浆细胞瘤和多发性骨髓瘤。细胞涂片显示大量成熟或不成熟浆细胞，染色质粗块状，胞质丰富，核质比较低，核偏位，有Russell小体、Dutch小体，双核或核周空晕（图5-20A~D）。

细胞学主要特征

- 大量失黏附的浆细胞，染色质粗块状
- 胞质丰富，核周空晕
- 有Russell小体、Dutch小体
- 双核

免疫表型

　　浆细胞有轻链限制（图5-20E，F），通常CD79a，VSCD38c和CD38阳性，CD138强阳性。与正常浆细胞不同，它们几乎都不表达CD19。67%~79%的病例异常表达CD56，此外还可异常表达CD117、CD20、CD52和CD10。它们通常表达某一类胞质免疫球蛋白，而不表达表面免疫球蛋白。

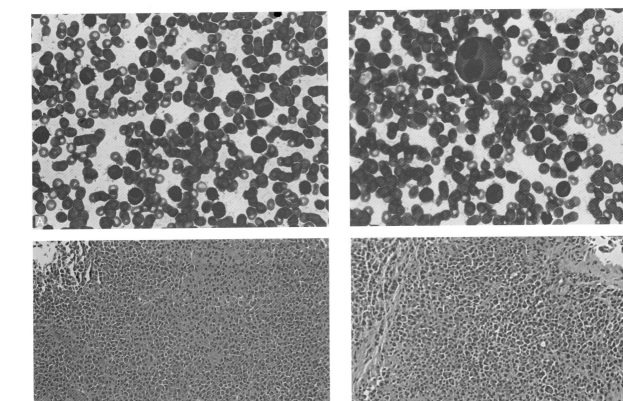

图 5-20（1）

A，B. 浆细胞瘤/多发性骨髓瘤细胞涂片显示散在的肿瘤性浆细胞，细胞核粗糙、钟面状，胞质丰富，核周空晕，双核（Diff-Quik）

C，D. 组织切片HE 染色显示大量肿瘤性浆细胞

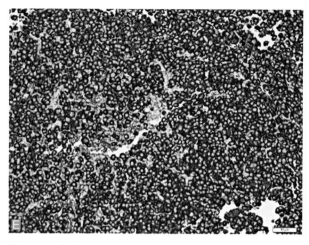

图 5-20（2）

E，F. Lambda轻链免疫染色阳性（图E），Kappa轻链免疫染色阴性（图F）

鉴别诊断

边缘区淋巴瘤（MALT）伴浆细胞分化：从细胞学涂片无法区分这两个肿瘤，但如果淋巴细胞或浆样细胞表达CD20，则更支持淋巴瘤而不支持浆细胞瘤。

免疫母细胞型弥漫性大B细胞淋巴瘤：B免疫母细胞有丰富的胞质，类似浆细胞，可能会被误诊为浆细胞瘤。然而流式细胞免疫表型不同。

浆母细胞性淋巴瘤：如果浆细胞瘤中未成熟的浆细胞出现间变性特征，那么浆母细胞性淋巴瘤的可能性大。此外，浆母细胞性淋巴瘤可能由浆细胞瘤转化而来。免疫缺陷的临床病史和EBV阳性有助于诊断浆母细胞性淋巴瘤。

第十一节　霍奇金淋巴瘤

霍奇金淋巴瘤（Hodgkin lymphoma）分为经典型霍奇金淋巴瘤和结节性淋巴细胞为主型霍奇金淋巴瘤。经典型霍奇金淋巴瘤（CHL）又分为四个亚型：淋巴细胞丰富型CHL、结节性硬化型CHL、混合细胞型CHL和淋巴细胞消减型CHL。

一、经典型霍奇金淋巴瘤

临床特征

经典型霍奇金淋巴瘤（classic hodgkin lymphoma，

CHL）占所有霍奇金淋巴瘤的95%，发病年龄具有双峰特征，第一个峰在15~35岁，第二个峰在老年[19, 20]。目前推测EBV在CHL的发病机制中发挥重要的作用，但仅有小部分病例EBV阳性，然而在热带地区，100%的CHL病例EBV阳性。

CHL最常侵犯颈部淋巴结，其次是纵隔、腋窝和腹主动脉。罕见原发结外CHL。患者通常表现为周围淋巴结增大，且局限在1～2个淋巴结区域。目前放疗和化疗可治愈85%以上的CHL患者。

在R-S细胞中，98%以上的病例可检测到Ig基因克隆性重排，在极少数的病例中可检测到TCR克隆性重排[20]。

细胞形态学特征和组织学

细胞涂片显示，在混杂的炎症背景中，可见数量不等的R-S细胞以及嗜酸性粒细胞（图5-21A）。R-S细胞大，胞质丰富，双核或分叶核。细胞核大、圆形，核膜不规则、核仁突出（图5-21 B，C）。肿瘤细胞仅占整个病变的很少一部分，为0.1%～10%。肉芽肿可能是细胞涂片中一个重要的形态学特征，可能会被误诊为肉芽肿性炎症而导致漏诊。

经典的R-S细胞是有突出核仁的大淋巴细胞（图5-22A，B），它们可以是单核、双核或多核。CD15和CD30阳性，有经典的高尔基复合体阳性的染色模式（图5-22C，D）。

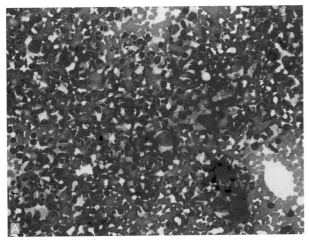

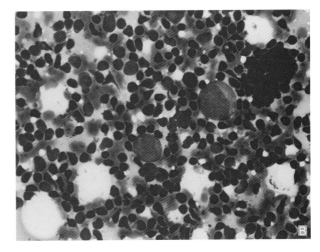

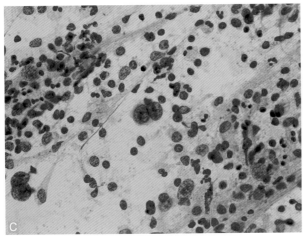

图5-21

A. 经典型霍奇金淋巴瘤有混杂的炎性背景，包括淋巴细胞、浆细胞和嗜酸性粒细胞，与背景的淋巴细胞相比R-S细胞显得非常大（Diff-Quik）

B，C. Diff-Quik染色（图B）可见一个巨大的单核R-S细胞和一个经典的双核R-S细胞。Pap染色突出显示了巨大的R-S细胞（图C）

细胞学主要特征

- 混杂的炎症背景，包括嗜酸性粒细胞
- 大而异型的R-S细胞
- 常见肉芽肿

免疫表型

流式细胞检测克隆性B细胞通常为阴性，无法作出诊断。细胞学对诊断有提示作用，但仍需通过粗针穿刺或细胞块的免疫组化才可以确诊。几乎所有病例中R-S细胞CD30阳性，大部分病例（75%～85%）CD15阳性。细胞膜和高尔基复合体染色阳性模式。R-S细胞通常CD45阴性，少数肿瘤细胞CD20不同程度阳性。约95%的病例PAX5阳性，染色强度比反应性B细胞弱。通常R-S细胞IRF4/MUM1阳性。

鉴别诊断

肉芽肿：在细胞涂片中，当肉芽肿性炎掩盖了少数的R-S细胞时，可能被误诊为肉芽肿性炎而导致漏诊。要有充足的淋巴结活检或粗针穿刺的样本，以及病理与临床联系，才会避免漏诊。

间变性大细胞淋巴瘤（T细胞淋巴瘤）：如果细胞涂片中有很多R-S细胞，可能会被误认为是间变性大细胞淋巴瘤。两者都可有相同的混杂的炎症背景。间变性大细胞淋巴瘤EMA和ALK阳性。

二、结节性淋巴细胞为主型霍奇金淋巴瘤

临床特征

结节性淋巴细胞为主型霍奇金淋巴瘤（nodular lymphocyte predominant Hodgkin lymphoma，NLPHL）约占所有霍奇金淋巴瘤的5%，常侵犯颈部、腋窝和腹股沟淋巴结[19, 20]。纵隔受累罕见。大多数患者表现为局部淋巴结病变。NLPHL的组织学类似于T细胞丰富的大B细胞淋巴瘤，且有交叉，无法区分。只要在弥漫性病变中找到一个具有NLPHL特征的结节，

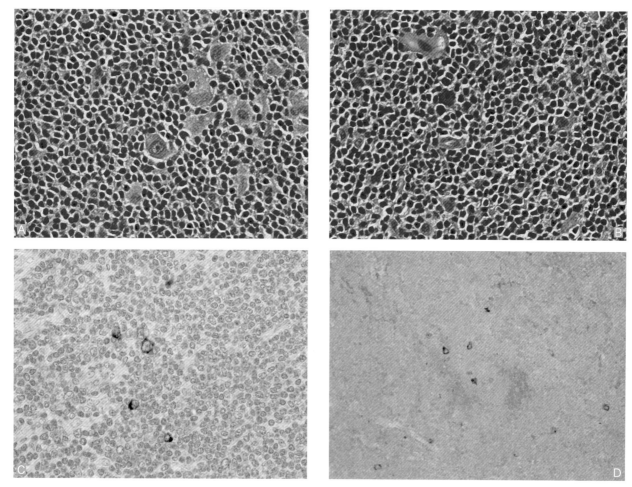

图 5-22

A，B．R-S细胞大，有突出的核仁

C，D．CD15和CD30染色显示经典的高尔基复合体阳性模式

就可以排除原发性富于T细胞的大B细胞淋巴瘤的诊断。有报道3%~5%的病例可进展为大B细胞淋巴瘤。

　　疾病进展缓慢，频繁复发，但复发后肿瘤仍对治疗有反应。Ⅰ～Ⅱ期的患者预后很好，10年存活率超过80%。在一些国家，Ⅰ期的患者尤其是儿童，在切除病变的淋巴结后，无需治疗可长期存活。与NLPHL相关的大B细胞淋巴瘤如果病灶局限，其预后较好。

细胞形态学特征和组织学

　　NLPHL是罕见的淋巴瘤之一，包括T细胞丰富的大B细胞淋巴瘤和免疫母细胞性T细胞淋巴瘤在内，只凭细胞学涂片，诊断非常困难，甚至是不可能的。肿瘤细胞为"爆米花"样细胞或淋巴细胞为主型细胞（LP细胞）。LP细胞大，有一个大核，胞质少，细胞核常重叠或分叶，被称为"爆米花"样细胞（图

5-23A～F）。背景有大量小T淋巴细胞和小B淋巴细胞。"爆米花"样细胞CD20阳性，CD15和CD30阴性。CD20可以突显出病变区域中的结节以及小B淋巴细胞，PD-1染色可以显示小T细胞围绕LP细胞形成的花环结构（图5-24A～F）。

细胞学主要特征

• 细胞学诊断困难

• 混杂的淋巴细胞

• 异型的大淋巴细胞，核不规则（"爆米花"细胞）

免疫表型

　　几乎所有病例LP细胞CD45、CD20、CD79a和BCL-6阳性，CD15和CD30阴性。大多数LP细胞被CD3+的T细胞环绕，且T细胞PD-1、BCL-6和IRF4/

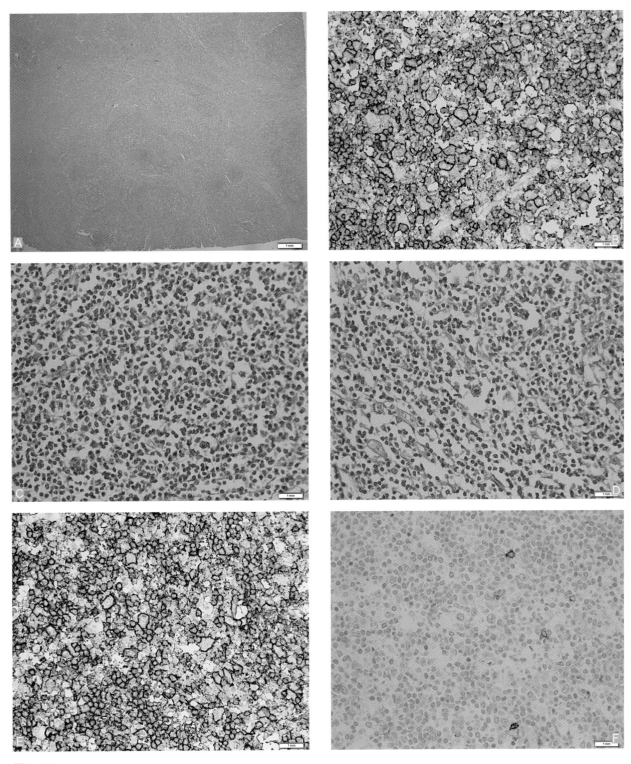

图5-23

A，B. 结节性淋巴细胞为主型霍奇金淋巴瘤有结节状结构（图A），CD21染色可突出显示滤泡树突网（图B）

C，D. 肿瘤性大细胞核膜不规则，被称为"爆米花"细胞。"爆米花"细胞散在于小淋巴细胞和大量组织细胞的结节中

E，F. "爆米花"细胞CD20阳性（图E），CD30（图F）阴性

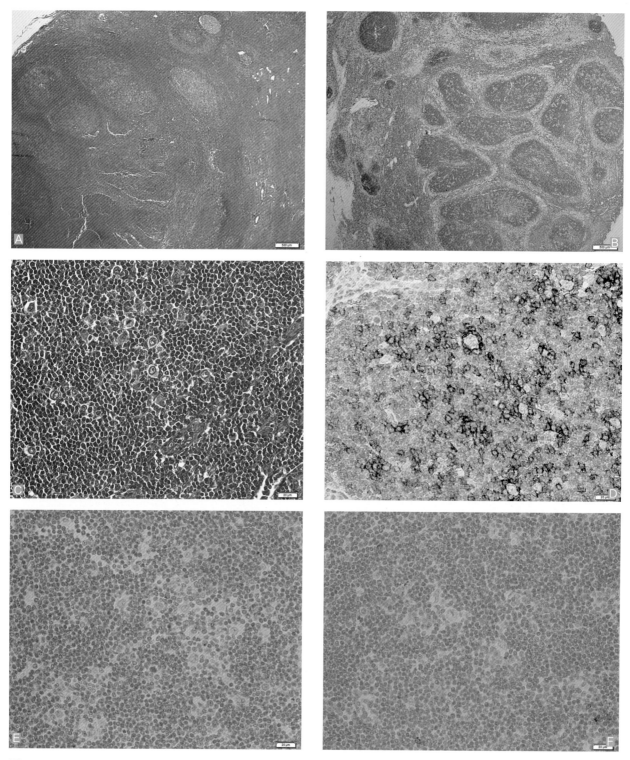

图5-24

A，B. 另一例NLPHL，镜下有结节状结构，CD20染色可突出结节状结构

C，D. "爆米花"细胞主要位于结节内部，结节由大量的组织细胞和小淋巴细胞构成（图C）。PD-1染色可显示经典的小T细胞花环（图D）

E，F. 肿瘤性"爆米花"细胞CD30和CD15阴性

MUM1阳性，提示来源于生发中心的T细胞。

鉴别诊断

T细胞丰富的B细胞淋巴瘤（TCRBCL）：单凭细胞涂片无法区分NLPHL和TCRBCL。粗针穿刺活检，只要存在具有NLPHL特征的结节就可以排除TCRBCL。如果存在小B细胞和CD4+/CD57+T细胞，支持NLPHL的诊断。相反，如果没有小B细胞，而存在CD8+和TIA+的T细胞，则倾向TCRBCL。

第十二节　成熟T和NK细胞肿瘤

一、外周T细胞淋巴瘤，非特殊类型（PTCL，NOS）

临床特征

在西方国家，外周T细胞淋巴瘤，非特殊类型（PTCL，NOS）约占PTCL的30%。大多数患者是成人，男女比例为2:1[19, 20]。大多数患者表现为周围淋巴结受累，常侵犯骨髓、脾、肝等结外部位。常可累及外周血液，部分患者可表现白血病症状。大多数进展期患者可出现全身症状，如发热、盗汗、体重下降。PTCL，NOS是高度侵袭性淋巴瘤，对治疗反应差，5年生存率和无病生存率低（20%~30%）。细胞遗传学异常显示为复杂的核型，大多数病例有TCR基因克隆性重排[20]。

细胞形态学特征和组织学

细胞学的谱系非常宽，就像成人T细胞白血病/淋巴瘤。肿瘤细胞中等到较大，核不规则形、多形，核仁突出，有大量核分裂象（图5-25）。炎症背景有小淋巴细胞、嗜酸性粒细胞、浆细胞和大B细胞。

组织学显示肿瘤性大淋巴细胞弥漫性生长（图5-26A，B）。大多数肿瘤细胞CD3阳性，CD20阴性，支持T细胞源性（图5-26C，D）。大细胞CD30和ALK-1阴性（图5-26E，F）。

细胞学主要特征

- 单一、中等到较大的淋巴细胞
- 核膜不规则
- 核仁明显
- 有混杂的炎性背景

免疫表型

PTCL，NOS通常不表达CD5和CD7。多数病例CD4+/CD8-，少数病例CD4/CD8双阳性或双阴性。CD30和CD15可以阳性，偶尔出现CD20和（或）CD79a异常表达。

二、ALK阳性的间变性大细胞淋巴瘤（anaplastic large cell lymphoma，ALK-positive，ALCL，ALK+）

临床特征

ALK阳性的间变性大细胞淋巴瘤（anaplastic

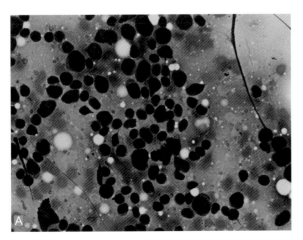
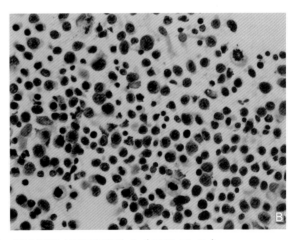

图5-25　PTCL，NOS有较宽广的细胞形态学谱系，这一例主要以大淋巴细胞为主（Diff-Quik）

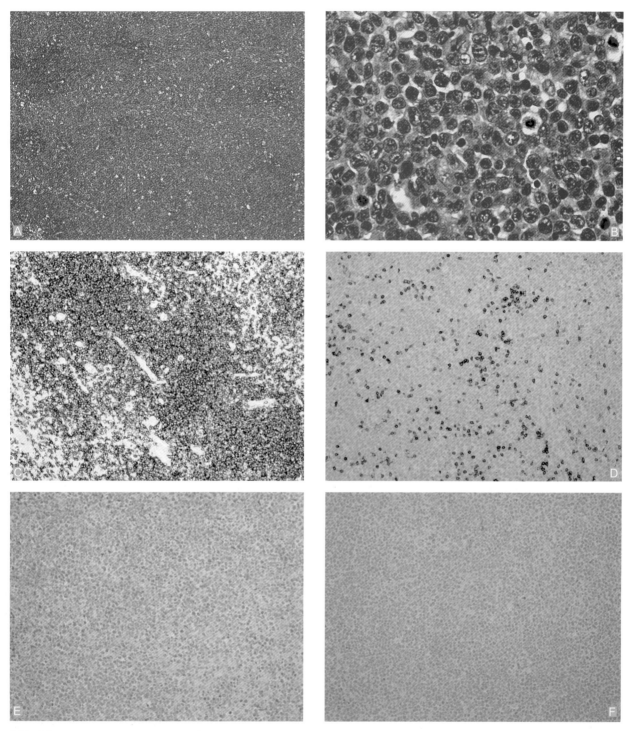

图5-26

A，B．PTCL，NOS显示肿瘤性大细胞呈弥漫性生长，鉴别诊断包括DLBCL、ALCL和PTCL，NOS

C，D．肿瘤细胞CD3（图C）强阳性而CD20（图D）阴性

E，F．肿瘤细胞CD30（图E）和ALK-1（图F）阴性。PTCL，NOS CD30阳性，但染色呈片状，强度较弱，这与ALCL不同

large cell lymphoma，ALK-positive，ALCL，ALK+）占成人非霍奇金淋巴瘤的3%和儿童淋巴瘤的10%~20%[19, 20]。主要发生在10~30岁，常累及淋巴结和结外部位。大多数患者表现为进展期Ⅲ~Ⅳ期，伴有淋巴结、结外和骨髓侵犯。

大约90%的ALCL，ALK+有*TCR*基因克隆性重排，最常见的易位是t（2；5）（p23；q35）（约占84%）和t（1；2）（q25；p23）（约占13%）。嵌合蛋白分别为NPM-ALK和TPM3-ALK。此外，还有一些少见的ALK易位。ALCL，ALK+比ALK-的预后好，两者的5年生存率分别为80%和48%。

细胞形态学特征和组织学

穿刺细胞学显示宽阔的细胞形态谱，然而所有病例都包含数量不等的怪异核、马蹄铁形或肾形核，伴有核旁嗜酸性区域的标志性细胞（图5-27A，B）。标志性细胞通常很大，但也可以较小。肿瘤细胞大，具有丰富的胞质，多核排列呈花环状类似R-S细胞。组织学亚型包括：淋巴组织细胞型，具有大量反应性组织细胞；小细胞型，多量小到中等大的肿瘤细胞为主；霍奇金型，具有经典型结节性硬化性霍奇金淋巴瘤的特征；混合型，同时具备上述几种特征。

细针穿刺标本可能无法保存良好的组织学形态以显示经典的标志性细胞，但肿瘤性T细胞ALK-1和CD30阳性，有助于诊断（图5-28A~D）。

细胞学主要特征

• 间变的大淋巴细胞

• 肾形核的标志性细胞

• R-S样细胞

免疫表型

肿瘤细胞CD30阳性，阳性部位在细胞膜和高尔基复合体，且大细胞染色最强。伴有t（2；5）易位的肿瘤细胞胞质和核ALK阳性。ALK弥漫性胞质和核周浓染与t（1；2）易位有关。大多数ALK+的ALCL EMA阳性，肿瘤细胞表达一个或多个T细胞抗原。70%以上的病例CD2、CD4和CD5阳性，但大多数病例（75%）CD3阴性。大多数病例细胞毒性相关的抗原TIA1、granzyme B和穿孔素（perforin）阳性。

鉴别诊断

间变性大细胞淋巴瘤，ALK-：从细胞形态学无法区分ALK+和ALK-的ALCL，通过ALK染色可以区分它们。但要区分ALCL，ALK-和PTCL，NOS，则需要加做其他免疫组织化学和流式细胞检测。

外周T细胞淋巴瘤，非特殊类型：两者的细胞学形态类似，但PTCL，NOS没有标志性细胞，且ALK阴性。

霍奇金淋巴瘤：ALCL，ALK+的肿瘤细胞CD30+。大细胞虽形态类似R-S细胞，但是PAX-5阳性，T细胞抗原通常阴性，如CD2、CD4或CD5阴性，ALK阴性。

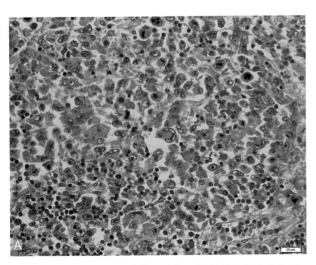
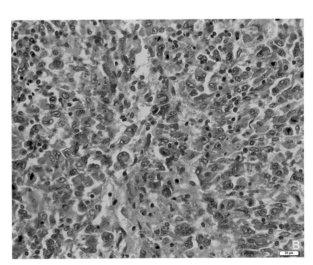

图5-27 间变性大细胞淋巴瘤中可见经典的标志性细胞

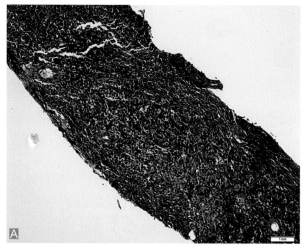
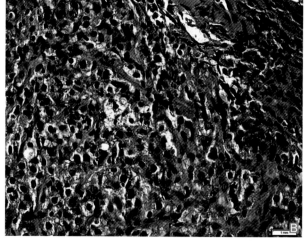
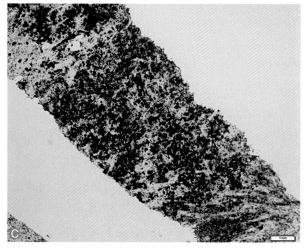
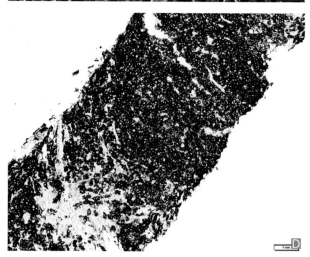

图5-28

A，B. 穿刺活检不能很好地显示标志性细胞

C，D. 肿瘤性大细胞ALK-1（C）和CD30（D）强阳性

癌：ALCL，ALK+的细胞涂片可见具有黏附性的细胞巢，类似转移癌，且EMA阳性，但总是CK阴性。

三、结外NK/T细胞淋巴瘤，鼻型

临床特征

上呼吸道及消化道是原发鼻型结外NK/T细胞淋巴瘤（extranodal NK/T-cell lymphoma，nasal type）最常见的受累部位[19, 20]。鼻腔受累的患者主要表现为鼻塞和鼻出血。也可见广泛的面部中线的破坏（致死性中线肉芽肿）。骨髓受累罕见。结外NK/T细胞淋巴瘤可以发生在上呼吸道及消化道之外的其他部位，临床表现不同。

细胞形态学特征和组织学

细胞形态谱系很广泛。细胞可以是小、中、大或间变细胞。通常细胞核膜不规则，核仁不明显；胞质中等量（图5-29A～E），胞质中易见嗜天青颗粒。

组织学上主要表现为黏膜溃疡，呈血管中心性生长伴血管破坏，常见凝固性坏死和凋亡小体。

细胞学主要特征

- 细胞形态学多样
- 核膜不规则
- 核仁小或不突出
- 具胞质颗粒

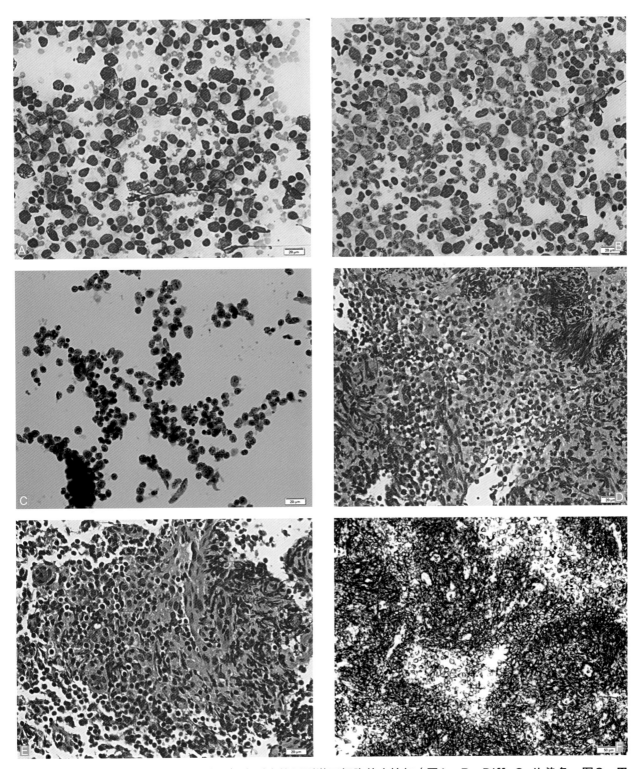

图5-29（1） 1例NK-T细胞淋巴瘤显示中到大的异型淋巴细胞伴小核仁（图A，B．Diff-Quik染色；图C．巴氏染色）。粗针穿刺活检HE（图D，E）染色，显示中到大肿瘤细胞伴小核仁，混杂一些小淋巴细胞，伴挤压改变。肿瘤性淋巴细胞呈CD3阳性（图F）

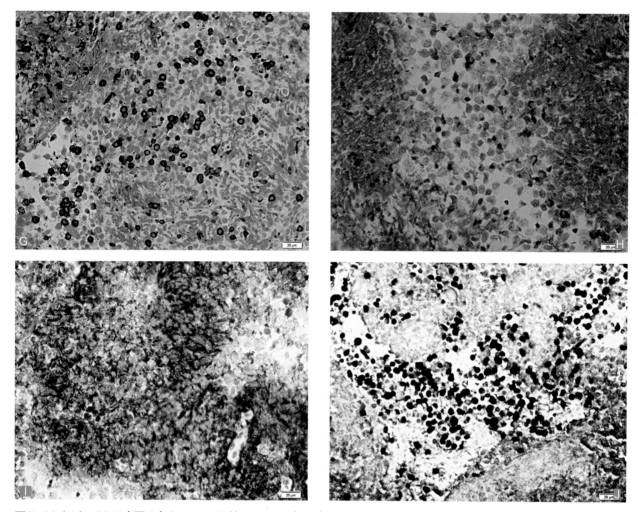

图5-29（2） CD7（图G）和CD20阴性，CD56（图I）阳性、EBV原位杂交示肿瘤细胞强阳性（图J）

免疫表型

肿瘤细胞CD2、CD56阳性，表面 CD3 阴性，胞质CD3 阳性。细胞毒颗粒，如颗粒酶B、TIA1和穿孔素阳性。肿瘤细胞通常CD4、CD5、CD8、CD57、CD43 和CD25阴性。EBER原位杂交阳性（图5-29J）。

鉴别诊断

鉴别诊断包括外周T细胞淋巴瘤，非特殊类型（PTCL，NOS）。PTCL，NOS通常 CD4阳性，CD56阴性。而结外NK/T细胞淋巴瘤CD56 和 EBER阳性，CD4阴性。

 ### 第十三节　B淋巴母细胞性白血病/淋巴瘤

临床特征

B淋巴母细胞性白血病/淋巴瘤（B lymphoplastic leukemia/lymphoma）是B细胞的前驱细胞的肿瘤[19, 20]。大部分B-ALL（淋巴母细胞性白血病）患者都表现为骨髓造血障碍：血小板减少，贫血和白细胞减少。B-LBL（淋巴母细胞性淋巴瘤）通常没有症状，且病程比较局限。

伴有重现性的遗传学异常的B-ALL/LBL是一类以重现性的遗传学异常为特征的疾病。这些遗传学异常包括t（9；12）（q34；q12.2），t（v；11q23），t（12；21）（p13；q22），超二倍体，亚二倍体，t（5；14）（q31；q32），以及 t（1；19）（q23；p13.3）。儿童和成人中，伴有t（9；22）的B-ALL预后最差[20]。

细胞形态学特征和组织学

B-ALL/LBL 中的淋巴母细胞形态学谱系可以从胞质稀少、染色质致密、核仁不清晰的小的母细胞，到胞质中等、核仁突出的大的母细胞。一例B-LBL以单一的、中等大小的细胞组成，胞质呈空泡状，染色质清晰，核分裂象易见（图5-30A，B）。组织学上表现为大片的肿瘤细胞表达TdT（图5-30C，D）。

细胞学主要特征

- 单一的淋巴细胞
- 小到中等大的细胞
- 高的核质比
- 胞质呈空泡状

免疫表型

肿瘤细胞示CD19、CD79a、CD22、CD10、CD24、PAX-5 和 TdT阳性，CD20 和 CD34 表达不定，CD45阴性（图5-30E~H）。

鉴别诊断

鉴别诊断包括CLL，MCL，BL和DLBCL。临床表现和免疫表型对鉴别诊断非常重要。B-ALL/LBL TdT阳性。

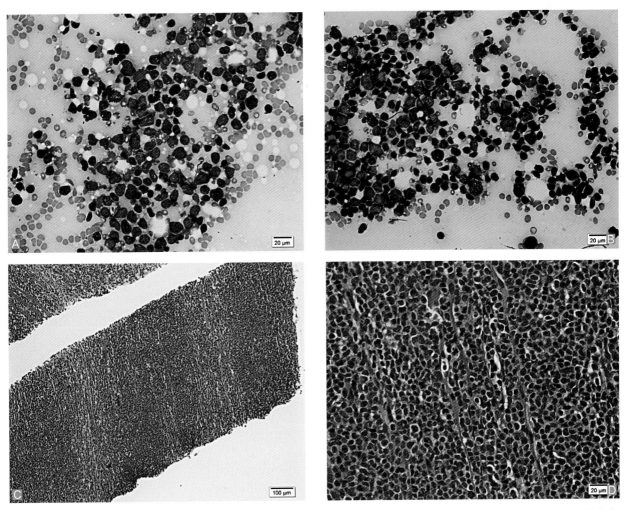

图5-30（1）　1例盆腔肿块的B淋巴母细胞淋巴瘤。显示相对单一的中等大小淋巴细胞群（图A，B. Diff-Quik染色），部分细胞有胞质空泡，染色质非常细腻，可见核分裂象。粗针穿刺活检示成片密集的肿瘤性淋巴细胞（图C，D. HE染色）

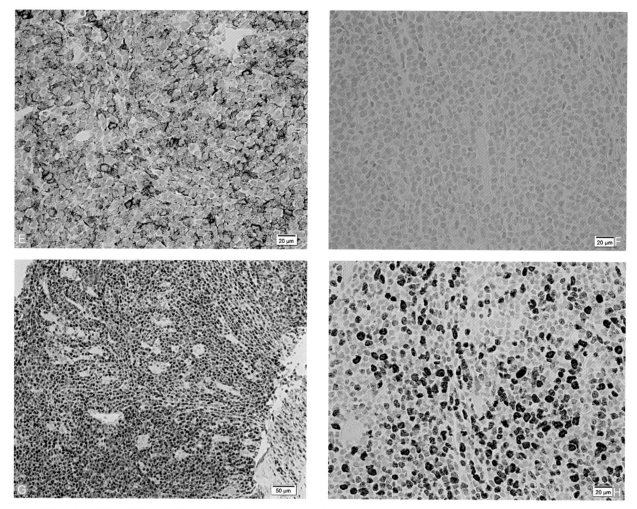

图5-30（2） 1例盆腔肿块，B淋巴母细胞淋巴瘤。肿瘤细胞呈CD20阳性（图E），ALK-1阴性（图F），TdT强阳性（图G），Ki-67高增殖指数（图H）

参考文献

1. Zhang S, Yun G..From cytomorphology to molecular pathology: Maximizing the value of cytology of lymphoproliferative disorders and soft tissue tumors. Am J Clin Pathol,2013, 140:454-467.

2. Craig FE, Foon KA. Flow cytometry immunophenotyping for hematologic neoplasms. Blood, 2008, 111: 3941-3967.

3. Demurtas A, Accinelli G, Pacchioni D, et al. Utility of flow cytometry immunophenotyping in fine-needle aspirate cytologic diagnosis of Non-Hodgkin lymphoma: A series of 252 cases and review of the literature. Appl Immunohistochem Mol Morphol, 2009.

4. Laane E, Tani E, Bjorklund E, et al. Flow cytometric immunophenotyping including Bcl-2 detection on fine needle aspirates in the diagnosis of reactive lymphoadenopathy and Non-Hodgkin's lymphoma. Cytometry Part B, 2005, 64B: 34-42.

5. Meda BA, Buss DH, Woodruff RD, et al. Diagnosis and subclassification of primary and recurrent lymphoma. The usefulness and limitations of combined fine-needle aspiration cytomorphology and flow cytometry. Am J Clin Pathol, 2000, 113: 688-699.

6. Mourad WA, Tulbah A, Shoukri M, et al. Primary diagnosis and REAL/WHO classification of non-Hodgkin lymphoma by fine-needle aspiration: cytomorphologic and immunophenotypic approach. Diagn Cytopathol, 2003, 28: 191-195.

7. Nicol TL, Silberman M, Rosenthal DL, et al. The accuracy of combined cytopathologic and flow cytometric

analysis of fine-needle aspirates of lymph nodes. Am J Clin Pathol, 2000, 114: 18-28.

8. Sigstad E, Dong HP, Davidson B, et al. The role of flow cytometric immunophenotyping in improving the diagnostic accuracy in referred fine-needle aspiration specimens. Diagn Cytopathol, 2004, 31: 159-163.

9. Caraway NP, Gu J, Lin P, et al. The utility of interphase fluorescence in situ hybridization for the detection of the translocation t（11；14）（q13；q32）in the diagnosis of mantle cell lymphoma on fine-needle aspiration specimens. Cancer, 2005, 105: 110-118.

10. Gong Y, Caraway NP, Gu J, et al. Evaluation of interphase fluorescence in situ hybridization for the t（14；18）（q32；q21）translocation in the diagnosis of follicular lymphoma on fine-needle aspirates. Cancer, 2003, 99: 385-393.

11. Safley AM, Buckley PJ, Creager AJ, et al. The value of fluorescence in situ hybridization and polymerase chain reaction in the diagnosis of B-cell Non-Hodgkin lymphoma by fine-needle aspiration. Arch Pathol Lab Med, 2004, 128: 1395-1403.

12. Ventura RA, Martin-Subero JI, Jones M, et al. FISH analysis for the detection of lymphoma-associated chromosomal abnormalities in routine paraffin-embedded tissue. J Mol Diagn, 2006, 8: 141-151.

13. Evans PA, Pott CH, Groenen PJ, et al. Significant improved PCR-based clonality testing in B-cell malignancies by use of multiple immunoglobulin gene targets. Report of the BIOMED-2 Concerted Action BHM4-CT98-3936. Leukemia, 2007, 207: 207-214.

14. Hodges E, Krishna MT, Pickard C, et al. Diagnostic role of tests for T cell receptor（TCR）genes. J Clin Pathol, 2003, 56: 1-11.

15. Mayall F, Johnson S. Immunoflow cytometry with PCR for the identification of clonality in FNAs of T-cell-rich B-cell lymphoma. Cytopathology, 2007, 18: 117-119.

16. Zhang S, Abreo F, Lowery-Nordberg M, et al. The role of fluorescence in situ and polymerase chain reaction in the diagnosis and classification of lymphoproliferative disorders on fine needle aspiration. Cancer Cytopathology, 2010, 118: 105-112.

17. Vianello F, Tison T, Paolo R, et al. Detection of B-cell monoclonality in fine needle aspiration by PCR analysis. Leukemia and Lymphoma, 1998, 29: 179-185.

18. Maple JT, Peifer KJ, Edmundowicz SA, et al. The impact of endoscopic ultrasonography with fine-needle aspiration（EUS-FNA）on esophageal cancer staging: A survey of thoracic surgeons and gastroenterologists. Dis Esophagus, 2008, 21: 480-487.

19. Iaochim HL, Medeiros LJ. Ioachim's lymph node pathology. Philadelphia, PA, USA: Lippincott Williams & Wilkins, 2009.

20. Swerdlow SH, Campo E, Harris NL, et al. WHO classification of tumours of haematopoietic and lymphoid tissues. Lyon, 2008.

（何　诚　译，张松林　审校）

第六章

肺

赵澄泉（Chengquan Zhao），Huaitao Yang，Zaibo Li

第一节 概 述

随着影像学技术的发展，肺细针穿刺在肺肿块的诊断和治疗中发挥着重要的作用。常用的技术有两种，包括经胸壁细针穿刺活检（percutaneous transthoracic fine needle aspiration-TTNA，即经皮肺穿刺）和经支气管细针穿刺活检（transbronchial fine needle aspiration，TBNA）。

一、经胸壁细针穿刺活检

经胸壁细针穿刺（TTNA）快速、简便且并发症极少，是一种很适用于肺占位性病变的诊断方法，可使高达50%临床怀疑为肺癌的患者避免外科手术。TTNA一般由影像科医生在CT或超声引导下操作，常选用19～22号针头。病理医生在穿刺现场就TTNA样本进行Diff-Quik（DQ）染色评估，对穿刺操作非常有帮助。细针抽吸细胞悬液样本可用于微生物检查、细胞涂片、细胞遗传学或流式细胞技术研究[1]。制备细胞块可用于免疫化学染色和分子生物学研究。TTNA可以准确可靠地诊断许多肺的新生物。在FNA操作过程中，可能将皮肤、间皮、肝和骨骼肌等肺外组织成分混入样本，在诊断时应注意鉴别。

TTNA最常见的并发症为气胸，据报告影像学可显示的气胸高达30%，然而需要插管处理的仅为10%，其发生率与穿刺次数直接相关。其他并发症包括咯血、血胸和空气栓塞等。

TTNA的相对禁忌证包括慢性阻塞性肺病、控制不住的咳嗽、不能合作的患者、出血倾向（应用抗凝剂）、严重肺动脉高压以及疑为肝包虫病的患者。

二、经支气管细针穿刺活检

经支气管细针穿刺活检（TBNA）技术是利用特制的带有弯曲导管的穿刺针，通过支气管镜的活检孔道进入气道，穿透气管支气管壁进入病灶内，通过负压吸引获得细胞学样本。在过去10年里，支气管内超声手术结合支气管镜，创建了经支气管超声引导穿刺针吸活检（endobronchial ultrasound guided transbronchial fine needle aspiration，EBUS-TBNA）的方法。EBUS-TBNA是在专用可曲支气管镜上安装有微型线性超声探头，针头多选用21～22号，可以进行实时TBNA活检，从而进一步提高了TBNA的诊断率。TBNA或EBUS-TBNA主要由呼吸科医生进行操作。

TBNA或EBUS-TBNA主要用于诊断支气管黏膜下的肺原发病灶和肺纵隔淋巴结取样活检，辅助肺癌分期。纵隔、肺门淋巴结的转移情况对非小细胞癌的分期非常重要，决定治疗方案、效果和预后。另外，部分患者可通过纵隔、肺门淋巴结的检查确诊，而不需要再对肺部原发病灶进行活检。

TBNA的并发症非常少见，有时可见支气管内出血。TBNA的禁忌证包括不可控制的咳嗽、呼吸衰竭和凝血系统疾病等。

TBNA的阳性预示值约为100%，阴性预示值可高达70%。最主要假阴性的原因为取样不准确。

此外，还有一种对纵隔肺门淋巴结取样的方法，即在超声波和内镜引导下经食管细针穿刺活检。这种取材方法相对少见，是否选择该方法主要取决于淋巴结的部位和取检医生的经验。

管上皮细胞，细胞虽然可增大，但均存在纤毛这一良性特征（图6-1A～C）。也常见一些反应性支气管细胞和多核支气管上皮细胞（图6-1D，E），储备细胞增生（图6-1F，G）。FNA标本也可见一些正常肺细胞（图6-1H，I）。

三、正常肺细胞、支气管上皮细胞

经支气管FNA穿刺标本，可见许多正常的支气

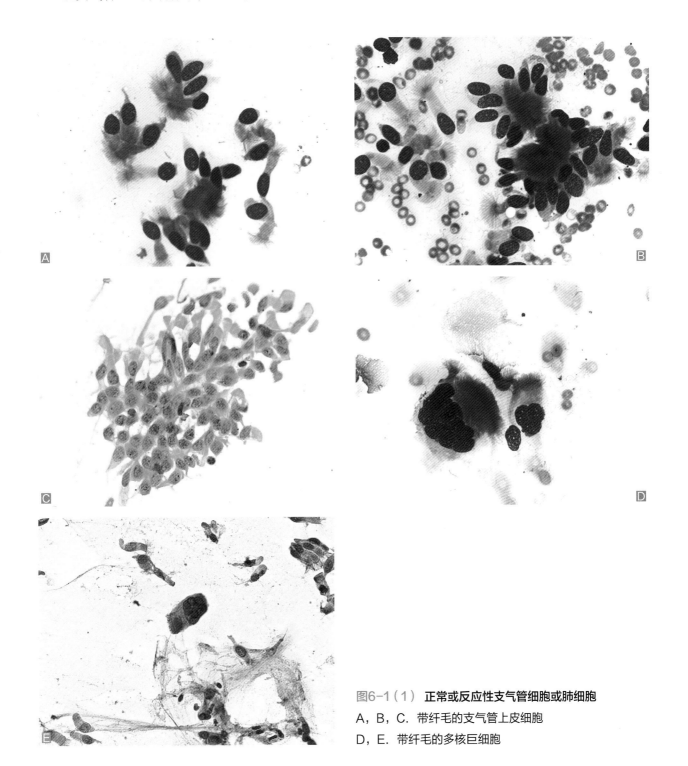

图6-1（1）　正常或反应性支气管细胞或肺细胞
A，B，C. 带纤毛的支气管上皮细胞
D，E. 带纤毛的多核巨细胞

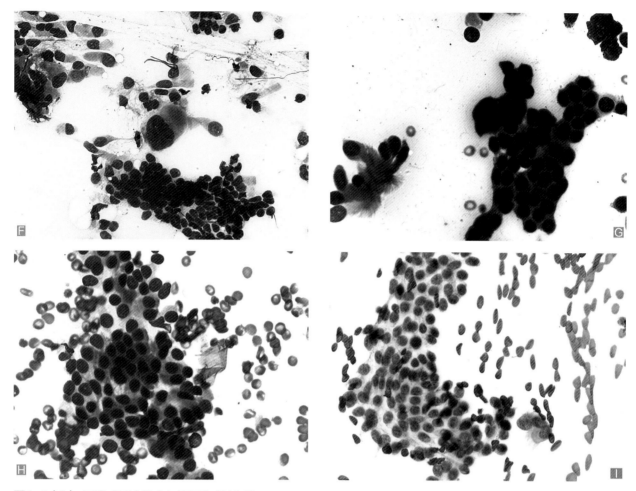

图6-1（2） 正常或反应性支气管细胞或肺细胞
F，G. 支气管上皮细胞和增生的储备细胞团
H，I. 正常肺细胞

 第二节 良性肿瘤

肺部的良性肿瘤相对不常见，那些被诊断为肺部良性肿瘤的细胞学样本通常来自细针穿刺（FNA）。这些病变多被怀疑为恶性肿瘤或感染性疾病，如结核或真菌感染。良性肿瘤多由上皮细胞和间质成分构成，单纯由上皮成分构成的良性肿瘤非常少见。本节描述的肺良性肿瘤包括：肺错构瘤、炎性肌纤维母细胞瘤、孤立性纤维性肿瘤、所谓的肺硬化性血管瘤、透明细胞（糖）瘤。（详细肺部感染性病变内容参见第十三章）

一、肺错构瘤

临床特征

肺错构瘤（hamartoma）常发生于男性，发病高峰年龄在60岁左右，多表现为无意中发现的孤立性结节性病变，呈硬币样外观。胸部影像学检查常表现为肺部边缘的圆形结节，少数情况下病灶也可位于肺部中央和支气管内，通常影像学检查可以识别肺错构瘤并确诊。有时，肺错构瘤影像学检查可能被怀疑为恶性肿瘤，FNA检查可以作出明确诊断。肺错构瘤是真正的肿瘤，分子生物学技术发现肺错构瘤存在位于染色体6p21 *HMGI*（Y）基因的克隆重排。

细胞形态学特征特征

肺错构瘤可包括上皮细胞、细胞外基质和一些慢性炎细胞（如淋巴细胞）等成分。细胞学诊断的关键是发现软骨成分（图6-2A，B），为成熟的软骨（不太常见，但更具有诊断价值）或不成熟的纤维黏液样物，两者的含量比例不定。上皮细胞可为支气管上皮、纤毛上皮细胞（图6-2C～E），其胞质内可见单个或多个黏液空泡，胞核大小非常均一。细胞外为多少不等的软骨黏液基质，Romanowsky染色（即Diff-Quik，DQ染色）呈绯红色纤细的毛绒状结构，常与小的梭形或椭圆形细胞交织在一起。单独的软骨成分（如软骨碎片）通常很厚，其边缘清晰，Diff-Quik染色呈深紫红，巴氏染色呈天蓝色。在紫红色细胞外基中，可以找到软骨细胞陷窝（图6-2F），陷窝内有软骨细胞。软骨细胞胞质黄褐色，胞核细小。特别需要注意的是，肺错构瘤中的呼吸道上皮可出现反应性改变而貌似存在明显异型（图6-2G），因而可能被误诊为腺癌，不过，上皮细胞纤毛和细胞外基质成分的存在有助于鉴别诊断[2,3]。

细胞学主要特征

- 良性支气管纤毛柱状细胞和黏液性支气管上皮细胞团
- 细胞外基质成分：软骨黏液基质、毛绒状细胞外基质
- 大小及形状均匀的梭形细胞
- 具有清晰边界的软骨碎片
- 由暗紫色软骨基质包绕的软骨陷窝，内含成熟的软骨细胞
- 可见脂肪细胞

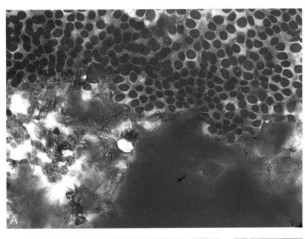

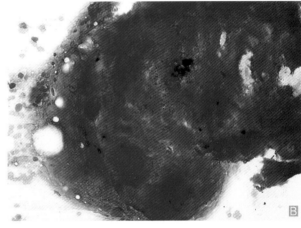

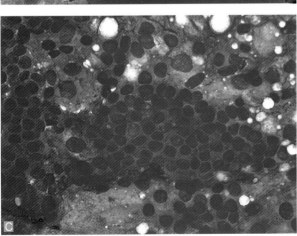

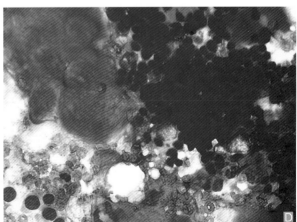

图6-2（1）　**肺错构瘤**

A. 上皮细胞成分和细胞外基质成分

B. 软骨

C. 上皮细胞团伴轻度异型性

D. 细胞外基质及储备细胞样细胞

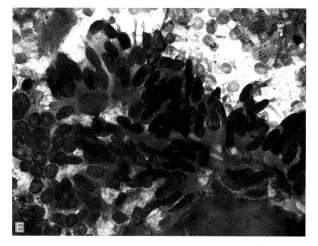

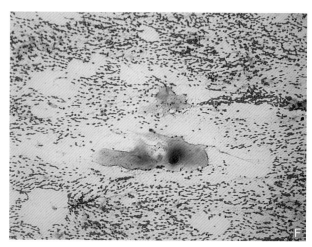

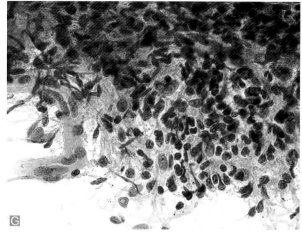

图6-2（2） **肺错构瘤**

E. 梭形上皮细胞成分

F. 软骨成分及内含的软骨细胞，细针穿刺细胞学涂片标本（巴氏染色）

G. 上皮细胞伴异型性，细胞核染色质细腻，细胞核仁小，细胞膜光滑（巴氏染色）

鉴别诊断

肺错构瘤被诊断为其他肿瘤的情况不少见，其支气管上皮反应性改变的异型性假象可能导致假阳性诊断，如误诊为腺癌。但除了上皮细胞之外，存在的软骨黏液基质、毛绒状细胞外基质等其他成分可以帮助我们识别其良性的本质。支气管软骨或肋软骨也可能在细针穿刺时被带到样本中，但是与正常软骨相比，错构瘤中的成熟软骨通常含有大量的基质成分。未成熟的纤维黏液软骨类似于结缔组织，因此需要与肉芽肿、机化性肺炎或肺梗死等病变鉴别。其他肿瘤也可产生良性软骨，包括畸胎瘤（通常位于纵隔）、肺母细胞瘤（恶性，为未成熟的胚胎性成分）、支气管多形性腺瘤（少见，通常位于肺中心部位）。此外，黏液和纤维黏液样病变可类似于软骨错构瘤，淀粉样蛋白可与软骨存在某种相似，腺样囊性癌的间质也与软骨成分相似。如细针穿刺诊断为错构瘤，则首选方案为局部切除。

二、炎性肌纤维母细胞瘤

临床特征

炎性肌纤维母细胞瘤（inflammatory myofibroblastic tumor）也被称为炎性假瘤或浆细胞肉芽肿，最常见于40岁以下患者，通常是外周性的、分散的孤立性结节。推测该瘤可能起源于肌纤维母细胞，而免疫组织化学结果也支持此学说。该瘤的生物学行为尚不确定，多数有良好的预后，但某些病例可能发生局部侵袭。

细胞形态学特征

该瘤由外观良性的成纤维细胞和炎性细胞（浸润的淋巴细胞、浆细胞、嗜酸性粒细胞和组织细胞）混合而成。瘤细胞梭形，呈束状或席纹状排列，可有少许多形性，但没有或很少出现核分裂象或坏死，还可见到Touton型巨细胞（即胞核分布在胞质外周）。背景可见反应性上皮细胞和陷入的支气管上皮细胞[4]。免疫组织化学显示：梭形细胞表达Vimentin和SMA，不表达角蛋白、S-100或CD34，40%的病例尚表达ALK1。

细胞学主要特征

- 良性的成纤维细胞
- 淋巴细胞、浆细胞、嗜酸性粒细胞和组织细胞
- 支气管上皮细胞
- 缺乏坏死或核分裂象

鉴别诊断

主要包括梭形细胞癌、恶性纤维组织细胞瘤和肺肉瘤，它们的共同特点是存在核多形性、坏死和活跃的核分裂象。在极少数情况下，当肿瘤主要由组织细胞组成时，紧密排列的组织细胞可能会像肺小细胞癌。免疫组织化学有助于鉴别诊断：梭形细胞癌为角蛋白阳性，P53染色强度增加；恶性纤维组织细胞瘤（现命名为：未分化的多形性肉瘤）为组织细胞的标志物阳性，包括CD68和α-1抗胰蛋白酶。炎性肌纤维母细胞瘤与闭塞性细支气管炎伴机化性肺炎（BOOP）的细胞学特征有所重叠，所以可能混淆诊断，不过临床表现和病史可帮助进一步鉴别。

三、孤立性纤维性肿瘤

临床特征

孤立性纤维性肿瘤（solitary fibrous tumor，SFT）是一种起源于纤维母细胞的梭形细胞肿瘤，多为良性，但也有恶性报道。最常见的临床症状为咳嗽、胸痛和呼吸困难；病变多位于胸膜下或肺外野；影像学显示为胸部软组织肿块，界限清楚，常呈"硬币"样外观。

细胞形态学特征

细针穿刺样本的特点为形态单一的梭形细胞与数量不等的胶原纤维穿插在一起，偶尔可见明显核异型的成纤维细胞（图6-3A～C），需特别注意与真正的肉瘤相鉴别。尽管SFT会出现核异型，但一般不出现坏死，也不见核分裂象，可资以鉴别。免疫组织化学染色可帮助确诊：SFT表达 CD34、BCL-2、CD99、Vimentin、ⅩⅢa因子（图6-3D～F），一般不表达细胞角蛋白和S-100。Ki-67染色示低增殖指数（图6-3G）

细胞学主要特征

- 均一的梭形细胞与胶原蛋白交织在一起
- 可见细胞核异型性
- 缺乏坏死和核分裂象

鉴别诊断

恶性孤立性纤维性肿瘤少见。如果发现瘤细胞数量明显增加，具中到重度细胞异型性，核分裂象增加或出现坏死，则要考虑恶性孤立性纤维性肿瘤的可能。重要的是，恶性的形态特点可能只在局部出现，由于取样误差，细针穿刺细胞学标本中不一定会发现恶性特点。因此细针穿刺时，如肿瘤较大，

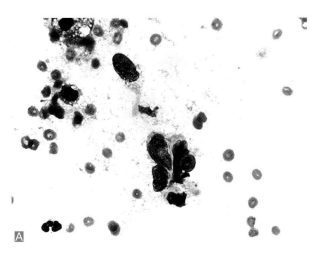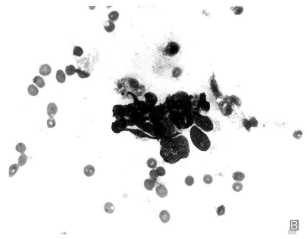

图6-3（1）肺孤立性纤维瘤

A．梭形细胞

B．轻度异型的梭形细胞

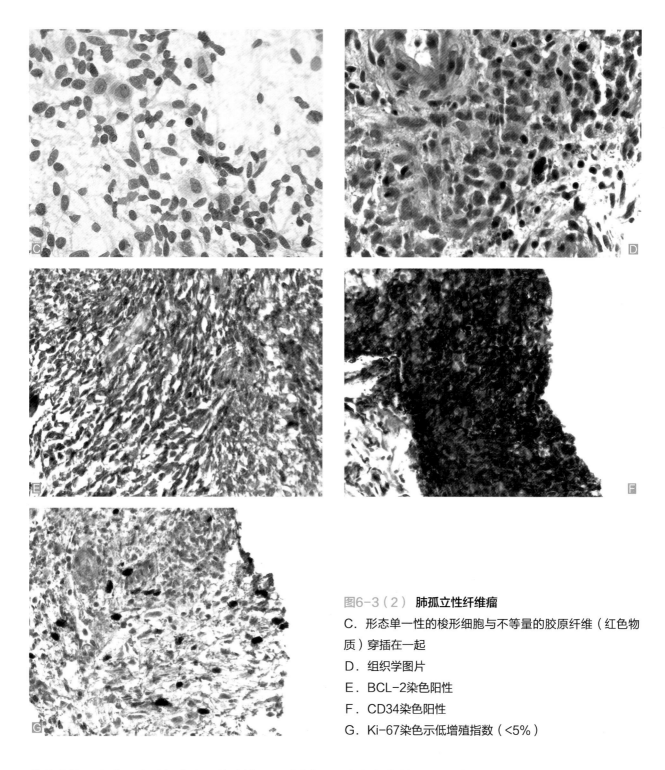

图6-3（2） **肺孤立性纤维瘤**

C．形态单一性的梭形细胞与不等量的胶原纤维（红色物质）穿插在一起

D．组织学图片

E．BCL-2染色阳性

F．CD34染色阳性

G．Ki-67染色示低增殖指数（<5%）

若临床情况允许，应进行多个区域采样。鉴别诊断包括：肉瘤性间皮瘤、血管外皮细胞瘤、恶性纤维组织细胞瘤和胸腺瘤等。

四、硬化性血管瘤

临床特征

硬化性血管瘤（sclerosing hemangioma）即Ⅱ型肺细胞瘤或乳头状肺细胞瘤，世界卫生组织（WHO）命名为硬化性血管瘤，是很少见的由Ⅱ型肺泡上皮组成的良性肿瘤。多见于中年妇女，通常在查体或拍胸部X线片时偶然被发现。大多数病例为单发，多位于肺的外周。以前肺细胞瘤被认为是内皮细胞起源（命名为硬化性血管瘤），因为瘤细胞具有一些内皮细胞的超微结构特点且患者常伴有频繁的肺部出血。但免疫组织化学支持其起源为Ⅱ型肺泡上皮细胞和Clara细胞。目前，倾向于认为该瘤为良性或恶性程度很低。

细胞形态学特征

Ⅱ型肺细胞瘤具有异质性，一般含两种细胞成分，即间质细胞和表面细胞。在组织病理学中，该肿瘤具有实性的上皮样成分、血管瘤样成分，呈硬化性生长或乳头状生长。细针穿刺细胞学样本可能富含血液，乳头状、实体状的瘤细胞团或散在的瘤细胞可出现在血液成分中。瘤细胞为梭形或多角形，具有丰富的淡嗜酸性胞质，可能是富含糖原的原因。细胞核为圆形至椭圆形，无明显异型性。染色质细且分布均匀，可见不明显的核仁，常见因胞质陷入胞核形成的核内假包涵体[5,6]（图6-4）。免疫组织化学：瘤细胞弱阳性表达低分子量角蛋白，强阳性表达EMA和Vimentin，此外，阳性表达表面活性物质。电镜下可见胞质层状小体。

细胞学主要特征

• 丰富的多边形Ⅱ型肺泡上皮和梭形细胞

• 单个细胞、成片的细胞或乳头结构

• 具有丰富的嗜酸性胞质，富含糖原

• 胞核椭圆形，染色质分布均匀

• 可见核内假包涵体（胞质成分陷入胞核）

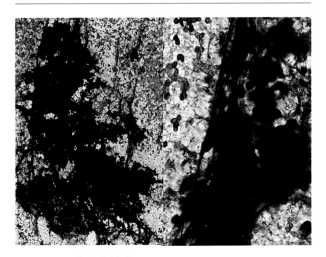

图6-4　硬化性血管瘤
实体的瘤细胞团，瘤细胞为多角形，具有丰富的淡染胞质。细胞核为圆形至椭圆形，无明显异型性。染色质细且分布均匀，可见不明显的核仁
（UPMC，Dr. W. E. Khalbuss提供，巴氏染色）

• 免疫组织化学：低分子量角蛋白弱阳性，TTF-1、EMA强阳性，Vimentin和表面活性物质阳性

鉴别诊断

Ⅱ型肺细胞瘤的鉴别诊断极具挑战性，需鉴别的疾病包括细支气管肺泡癌、反应性肺泡上皮和各种含乳头状结构的肿瘤，后者如甲状腺癌、间皮瘤。细支气管肺泡癌的诊断特点是瘤细胞具有多形性，核偏位，核膜厚，染色质粗糙，核仁明显。细胞表现为"聚焦深"（胞体大，胞质丰厚，细胞前后径长，显微镜下观察时对焦幅度增大），没有坏死的证据。然而，细支气管肺泡癌的细胞，可以表现为良性细胞学形态，与正常的肺泡上皮很难鉴别。反应性的肺泡上皮很少大量出现于细针穿刺样本，不具备肿瘤的临床表现和影像学特征。甲状腺乳头状癌和间皮瘤都具有特征性的细胞核形态。类癌通常发生于肺中心部位，其细胞核形态单一，具椒盐状的染色质。免疫组织化学染色可以帮助鉴别上述各种肿瘤，但不能鉴别反应性肺泡上皮。

五、透明细胞瘤/糖瘤

临床特征

血管周上皮样细胞分化的肿瘤（PEComas），包括血管平滑肌脂肪瘤、透明细胞瘤/糖瘤（clear cell tumor/sugar tumor）和肺淋巴管平滑肌瘤，以及其他不常见的透明细胞肿瘤。肺部透明细胞瘤非常罕见，良性。女性多见，发病年龄为8~73岁。大部分患者无症状，多为单发，位于肺外周，肿瘤大小为1~7cm。

细胞形态学特征

瘤细胞呈多边形或梭形；胞核圆形或椭圆形，多位于细胞中央；胞质透明，空泡状，富含糖原；尚可见很多裸核细胞。

细胞学主要特征

• 瘤细胞为多边形和梭形上皮样

• 细胞核居中或偏位

• 细胞质空泡状或透明

<u>鉴别诊断</u>

包括腺癌、鳞状细胞癌、颗粒细胞瘤、具有透明细胞形态的转移性肿瘤（肾细胞癌、肾上腺皮质癌、黑色素瘤及其他肿瘤）。免疫组织化学有助于鉴别诊断：透明细胞瘤HMB45、Melan-A阳性，细胞角蛋白和CEA阴性。

第三节 肺 癌

肺癌是最常见的癌症，也是男性和女性癌症死亡的首要原因。几乎所有的肺部原发恶性肿瘤（99%）均为肺癌。常见肺癌大致可以分为四类：鳞状细胞癌、腺癌、小细胞癌、大细胞癌。肺神经内分泌肿瘤包括大细胞神经内分泌癌、小细胞癌和类癌[7]。类癌分为典型和非典型两组，占肺肿瘤的一小部分。类癌在吸烟相关性、预后及其临床特点等方面与大细胞神经内分泌癌或小细胞癌均不相同。一些肺癌会伴有神经内分泌的免疫组织化学表现，但不会出现相应的神经内分泌肿瘤的细胞形态学特征。各种非小细胞癌都可能出现伴神经内分泌分化的现象，其中最常见的是腺癌。

建立在细针穿刺基础上的细胞病理学在肺癌的诊断中起着重要的作用。细针穿刺细胞学可视为一种微创诊断技术，对肺癌的诊断具有很高的灵敏度和特异性[8,9]。一般通过FNA可将肺癌分为小细胞癌和非小细胞癌两大类，因治疗和预后的差异，两者之间的鉴别十分重要。对于这两个类别之间的鉴别诊断，细针穿刺细胞学精确度非常高[10]。现在临床医生常要求对肺癌作进一步精确分类，例如腺癌或鳞癌，如果有足够的样本供常规细胞学涂片检查和免疫组织化学染色，则病理医生可对大多数病例作出准确分类[8,11]。但也要注意的是，样本不足的情况下，细针穿刺检查对那些由混合成分组成的肿瘤诊断可能困难或出现失误，比如，复合型小细胞癌、黏液表皮样癌、腺鳞癌等存在两种成分的肿瘤。

一、鳞状细胞癌

<u>临床特征</u>

鳞状细胞癌（squamous cell carcinoma，SCC）与吸烟密切相关，90%以上发生于吸烟者，也是吸烟者中最常见的肺癌类型。2/3的鳞状细胞癌发生在肺部中心，其余出现在较小的支气管。阻塞性肺炎和肿瘤空洞化很常见；在所有的组织学亚型中，咯血在鳞状细胞癌患者最常见。

<u>细胞形态学特征</u>

鳞状细胞癌可以表现为高分化或低分化，也存在原位癌和相应的癌前病变（如非典型增生），虽然这些病变彼此之间有一些重叠的细胞学特征，但总的来说，其细胞学形态依病变分化程度不同而不同，有各自对应的细胞学变化范围，因此，对细针穿刺样本进行全面仔细评估往往有助于将这些病变区分开来。

<u>高分化鳞状细胞癌</u>

高分化鳞状细胞癌，即角化型鳞状细胞癌，主要由角化的肿瘤细胞组成。肿瘤细胞核明显深染，不规则（图6-5A～C）。巴氏染色可以很好地显示瘤细胞的角化，通常表现为致密的或毛玻璃状的橙红色胞质（图6-5D～G），Diff-Quik染色则呈青蓝色。肿瘤细胞的胞质颜色可能彼此不同，但单个细胞的胞质颜色一般较均匀，不过也可出现仅外周胞质角化而中部胞质未角化的现象。癌细胞可单个散在分布，也可出现松散的细胞团，细胞具多形性，可呈多角形、圆形、椭圆形、蝌蚪形或纤维细胞状，还常见无核细胞。涂片背景多见"肿瘤素质"，即坏死（图6-5H，I）。在细针穿刺样本，很难见到小的组织片段或角化珠，也不容易见到细胞间桥。

细胞学主要特征

• 瘤细胞多呈单个散在，细胞轮廓清晰

• 异型性显著，胞核浓染，核膜不规则

• 染色质密集，分布不均匀

• 细胞质部分或弥漫性角化

• 可见角化小体、角化珠和蝌蚪状细胞

• 背景可见坏死

• 免疫组织化学：表达高分子量角蛋白CK5/6、P63和P40（新抗体），不表达 TTF-1[12,13]

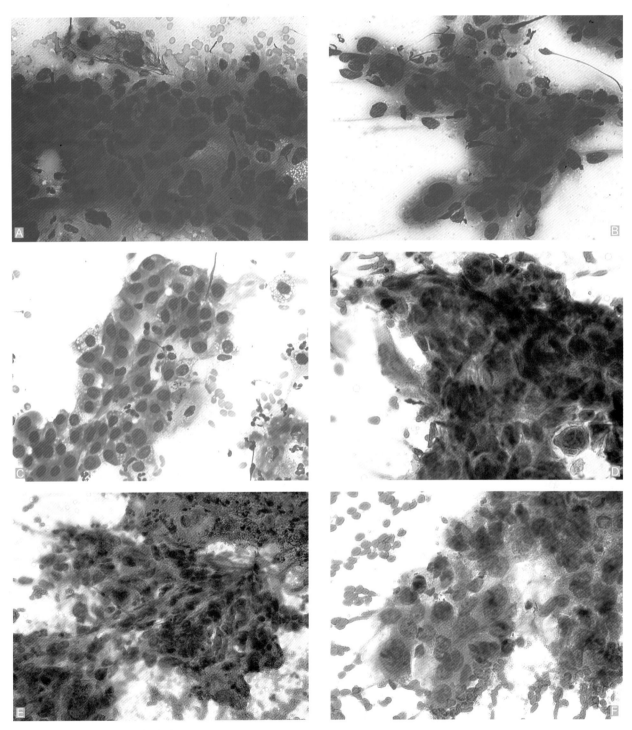

图6-5（1）　**高分化鳞状细胞癌**

A，B，C．肿瘤细胞呈片状排列或单个散在分布，细胞大小不一，核大深染，不规则

D，E．肿瘤细胞有大量角化形成

F．高倍镜下显示增大的细胞核，核仁不明显

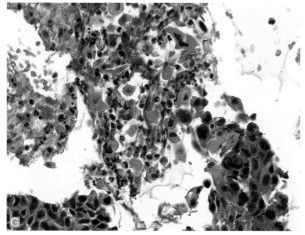

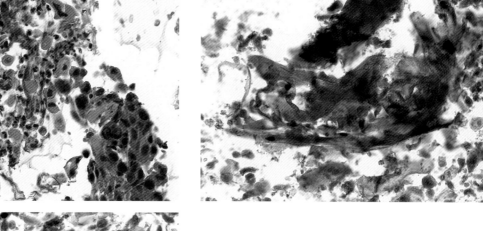

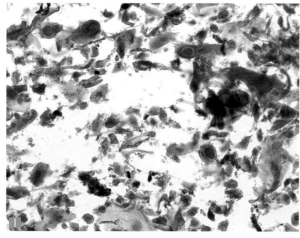

图6-5（2） 高分化鳞状细胞癌

G. 细针穿刺细胞学细胞块示角化的鳞状细胞癌（HE染色）

H，I. 另一高分化鳞状细胞癌病例可见大量角化形成，肿瘤坏死背景

低分化鳞状细胞癌（非角化型鳞状细胞癌）

在中分化和低分化鳞状细胞癌，角化不太明显或缺乏角化。细针穿刺样本往往可见由较多瘤细胞组成的组织微粒。瘤细胞核大，核仁明显。与高分化的鳞状细胞癌相比，胞核浓染并不太明显（图6-6A，B）。在一些组织碎片中，可能会发现局灶鳞状上皮分化的迹象（图6-6C，D），据此有助于鳞状细胞癌的诊断。然而，多数情况下见不到灶状鳞化，则需要借助免疫染色来进一步诊断，一些病例可见较小的肿瘤细胞团伴大量坏死（图6-7A，B）。免疫组织化学：癌细胞表达高分子量角蛋白CK5/6、P63和P40；不表达TTF-1[13]（图6-6E～I）。基底细胞样鳞状细胞癌作为一种非角化鳞状细胞癌的变型，可见瘤细胞团外围细胞呈明显的栅栏状排列。

细胞学主要特征

• 瘤细胞呈单个或簇状存在，具有多形性
• 瘤细胞群周边排列不规则，呈蟹足样、出芽状或栅栏状（基底细胞亚型）
• 染色质分布不均匀，深染
• 核仁明显，可见奇异形细胞（图6-8）
• 偶尔可见胞质透明状或青蓝色（Diff-Quik染色）
• 免疫组织化学：表达CK5/6、34βE12、P63和P40；不表达 TFF-1

鉴别诊断

原发性鳞状细胞癌的鉴别诊断包括良性和恶性病变。恶性病变如腺癌、大细胞癌、小细胞癌及转

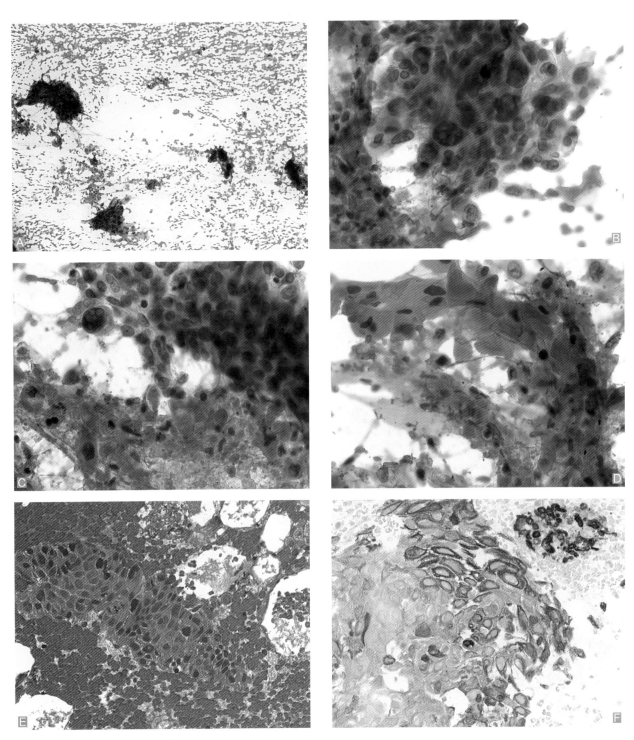

图6-6（1）　**低分化鳞状细胞癌**

A，B．细胞丰富，单个或团状，核仁明显

C，D．鳞状上皮细胞局部可见局灶角化

E．FNA细胞块

F．肿瘤细胞CK5/6染色阳性

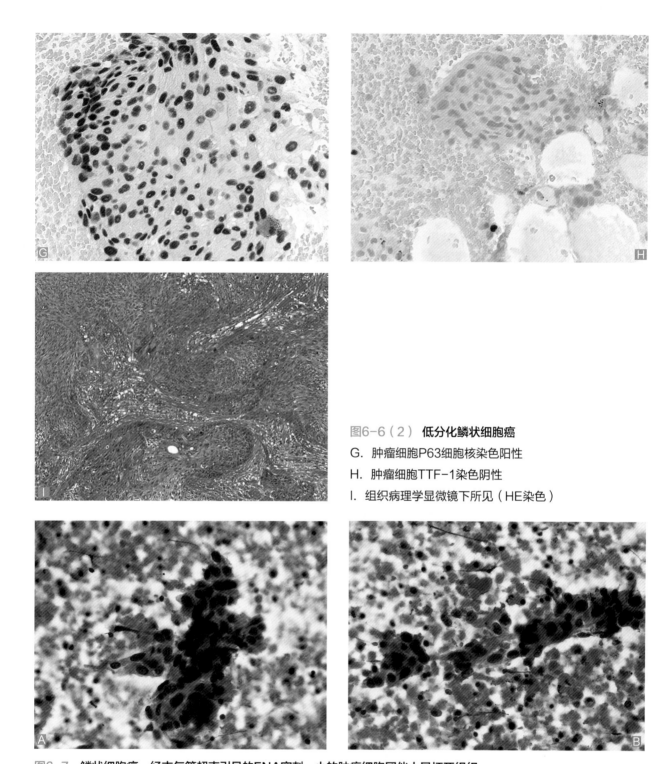

图6-6（2） 低分化鳞状细胞癌

G. 肿瘤细胞P63细胞核染色阳性

H. 肿瘤细胞TTF-1染色阴性

I. 组织病理学显微镜下所见（HE染色）

图6-7 鳞状细胞癌，经支气管超声引导的FNA穿刺，小的肿瘤细胞团伴大量坏死组织

移性鳞状细胞癌。必须强调的是某些良性病变也可能会被误诊为鳞状细胞癌，此种情形无疑是细胞学的诊断陷阱。但如果了解这些良性病变的特点，再结合相关的临床病史和影像学表现，大多可以避免这类错误。

化疗和放疗引起的细胞反应性变化，其中可能有一些异型改变类似于低分化非小细胞癌。通常，这些细胞多个或单个，胞核增大，核仁明显，细胞质边界破损，可见胞质内空泡，胞核深染，染色质不规则聚集，有时可能会出现胞核和胞质退行性改变（如染色质模糊、胞质内出现空泡、胞质部分缺失等）。在极少数情况下，鳞状细胞癌细胞可以出现核内假包涵

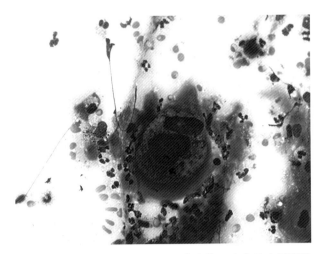

图6-8　**低分化鳞状细胞癌，图中央为一个大的奇异形肿瘤细胞**

体，不要与病毒感染相混淆。另外，病毒感染尤其是疱疹病毒，其细胞学改变可能会被误诊为恶性肿瘤，特别是缺乏病毒感染的典型细胞学特征（如核内包涵体）时。但是，通过检查足够多的细胞学样本，通常会发现病毒感染的典型细胞学特征。

由炎症和修复细胞学的改变及细胞退行性变引起的非典型细胞很容易造成假阳性诊断，易被误诊为鳞状细胞癌或腺癌。在慢性炎症坏死和空洞形成的情况下，可能会出现非典型鳞状上皮化生，如支气管扩张、肺脓肿和肺结核。若同时见到非典型鳞状上皮化生和坏死，的确很像鳞状细胞癌的细胞学表现。在肺炎和肺梗死的愈合阶段等修复过程，会出现明显异型的鳞状上皮细胞，也很像鳞状细胞癌。涂片制作过程产生的人工假象很少导致误诊，然而，一些形状怪异的植物细胞的污染却可能被误当成鳞状细胞癌或低分化癌细胞。

二、其他类型的鳞状细胞癌

梭形鳞状细胞癌

尽管梭形鳞状细胞癌多为转移癌（通常来自头颈部），但偶尔梭形鳞状细胞癌也可原发于肺。肺原发性梭形鳞状细胞癌常发生在大支气管，表现为气道内息肉样病变。细针穿刺样本与非角化性鳞状细胞癌相似，且梭形鳞状细胞癌常合并非角化性鳞状细胞癌，呈双相分化，即存在梭形细胞、上皮细

两种成分，多以松散的细胞团和单个细胞混合的形式存在。这些梭形细胞在形态学上和肉瘤细胞很相似，可存在明显的多形性。

根据定义，梭形鳞状细胞癌缺乏细胞角化，若有角化则归入角化型鳞状细胞癌。肺单纯的梭形鳞状细胞癌很罕见，镜下仔细观察若能发现梭形细胞与非角化型鳞状细胞癌成分相移行的现象则有助于诊断。此外，也可认为梭形鳞状细胞癌是一种癌肉瘤或假肉瘤。

空洞型鳞状细胞癌

空洞型癌发生中央变性坏死，进而形成空洞，这种情况特别常见于放射治疗后。超过3/4的空洞型癌是鳞状细胞癌，且通常为角化型鳞状细胞癌，其余1/4的病例为腺癌（包括转移性腺癌和细支气管肺泡癌）或大细胞癌，而小细胞癌很少形成空洞。

空洞型癌的细针穿刺样本含大量坏死物质和变性细胞，有时肉眼观呈脓性改变。显微镜下可能很难找到存活的细胞，但如果用巴氏染色，可能会找到这些细胞。必要时可重复做细针穿刺，且最好在肿瘤的外周区取材。空洞型鳞状细胞癌的鉴别诊断：包括急性坏死性或干酪性肉芽肿。

三、腺癌

临床特征

腺癌（adenocarcinoma）是肺癌最常见的组织学类型。多见于肺的周边部，常因纤维反应性增生而伴发局部胸膜皱缩，很少发生空洞化。在所有的组织学类型中，腺癌可能最为隐匿，不少病例被偶然发现时临床尚无症状，而有些病例是因为临床出现明显的转移症状而就诊。

肺腺癌具有明显的形态学异质性，据此，世界卫生组织（WHO）2004年的肺腺癌分类包括：腺癌、腺癌混合亚型、腺泡样腺癌、乳头状腺癌、细支气管肺泡癌、实体型腺癌、黏液性（"胶状"）腺癌、混合性非黏液性和黏液性或中间性、实性腺癌伴有黏液产生等型，以及胎儿型腺癌、黏液（胶样）癌、黏液性囊性癌、印戒细胞癌及透明细胞癌等亚型。临床以包括两个或更多的组织学形态的混合型肺腺癌最为常见，占80%。

2011年新分类推荐不再使用细支气管肺泡癌（BAC）和混合型腺癌的名称[14]，而代之以原位腺癌（AIS）和微小浸润腺癌（MIA）的命名。AIS被定义为局限性，肿瘤细胞沿肺泡壁呈鳞片样生长，无间质、血管或胸膜浸润的小的腺癌（≤3cm）。MIA则被定义为孤立性、以鳞片样生长方式为主的浸润灶小于等于0.5cm的小腺癌（≤3cm）。AIS和MIA通常表现为非黏液型或极罕见黏液型亚型，这两类患者若接受根治性手术，则其疾病特异性生存率分别为100%或接近100%。

浸润性腺癌的变异型包括浸润性黏液型腺癌（之前的黏液型BAC）、胶样型腺癌、胎儿型腺癌、肠型腺癌[14]，取消原WHO分类中黏液性囊腺癌，新分类认为它只是胶样型腺癌局部形态学表现。肠型则是新提出的亚型，在形态学上要将其与消化道来源的腺癌进行鉴别。

细支气管肺泡亚型，通常称为细支气管肺泡癌（BAC），是指肿瘤细胞沿肺泡壁生长（lepidic growth）但肺泡结构并无破坏。BAC包括两个亚型：黏液型和非黏液型。胰腺癌或大肠癌转移到肺的形态学类似于黏液型BAC。胎儿型肺腺癌较为罕见，其肿瘤细胞类似于肺母细胞瘤的上皮细胞。

分子生物学：在西方人群中不到10%的肺腺癌有表皮生长因子受体（EFGR）突变，而亚洲人群中约1/4~1/3的肺腺癌具有EFGR突变，这些具有EFGR突变的患者多为从未吸烟的年轻人，这类患者可进行表皮生长因子受体激酶抑制剂的靶向治疗[15]。两个EGFR靶向的小分子抑制剂吉非替尼（gefitinib）（又名易瑞沙/iressa，阿斯利康制药，2003年5月FDA批准）和厄洛替尼（erlotinib）（又名特罗凯/tarceva，2004年11月FDA批准）用于治疗对常规化疗无效的晚期非小细胞癌患者。早期临床资料表明，10%的非小细胞肺癌患者对吉非替尼和厄洛替尼的靶向治疗有很好的反应。大多数情况，对靶向治疗有很好反应的患者有特定EFGR的基因突变。外显子19在747-750的缺失占45%，外显子21在L858R点突变占40%~45%，余下的10%突变涉及外显子18和20。

细胞形态学特征

在细针穿刺样本中，肺腺癌可有多种结构模式，如三维立体的、平铺的、腺泡状或乳头状结构，结合细胞分化情况及异型性可大致将肺腺癌分为下述几种类型。不过，在实际工作中，细胞学检查只要诊断为腺癌就可以满足临床需要了，并不一定要作出进一步分类。

肺传统型高分化腺癌和中分化腺癌

细针穿刺样本含有许多细胞团或细胞簇，其部分或大部分可具有腺样分化的特征。细胞核为圆形或椭圆形，染色质增多、质地细腻，常为单个核仁，有时形态温和，貌似良性。胞质可为颗粒状、透明状或泡沫状，有时可见分泌空泡（图6-9A，B）。高分化腺癌可见单层肿瘤细胞平铺呈片状，看起来可

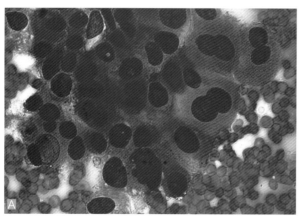

图6-9 高分化和中分化腺癌

A. 罗氏染色

B. 巴氏染色。细胞团示腺样分化，细胞核圆形或椭圆形，染色质细腻，常为单个核仁。细胞质可为颗粒状及泡沫状，可见小空泡

能与良性的呼吸道上皮相似。

　　肿瘤细胞的常见形态学特征[16, 17]：包括细胞形态异常和排列结构异常。如果将肿瘤细胞团中的瘤细胞进行相互比较，就会发现其胞质和胞核都具有明显的异质性（不均匀），核质比不同程度地增高，核位置（外周性与中央性）也彼此不同，细胞排列不规则、分布不均匀（图6-10A～H）。反之，正常的柱状上皮往往排列有序，呈蜂窝状平铺，胞体大小一致，胞质染色均匀，胞核的大小及形态也一致，核质比正常。

肺传统型低分化腺癌

　　可见瘤细胞团中细胞排列紧密，但与高分化腺癌相比更容易见到单个散在的肿瘤细胞（瘤细胞黏附性差），细胞异型性更大，包括核多形性更明显、核质比更高、核仁更突出，细胞排列和组织结构明显异常（图6-11A～G）。胞质内的分泌空泡很少见，但若能见到则可提示腺样分化。在大多数情况下，

细针穿刺细胞学可能不足以对低分化肿瘤进行确切分型，可只给出笼统的归类，如低分化非小细胞癌。但如果能制备出高质量的细胞块，进行免疫组化检查，则大多数情况下能够区分腺癌和鳞癌。

细胞学主要特征

- 可见细胞簇、细胞团及散在的单个细胞
- 可形成真正的腺泡、小管、乳头、蜂窝状或三维立体结构
- 细胞核：偏位，圆形、卵圆形或分叶状，染色质较细腻呈疏松网状或深染
- 核仁：较大，居中，多为伊红色，较为醒目
- 细胞质：颗粒状、透明状或泡沫状，可见小空泡、黏液空泡或大空泡
- 免疫组织化学：表达CK7、CEA、Napsin A、TTF-1，不表达CK20、P63和P40（图6-10E，F）

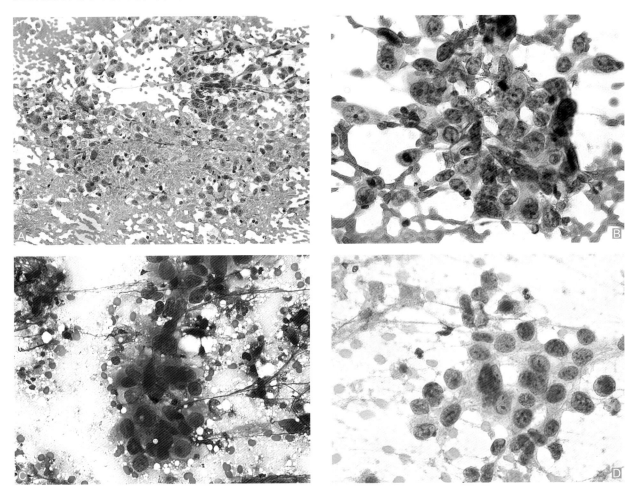

图6-10（1）　**高分化和中分化腺癌，FNA和免疫组化染色。细胞学示小的松散的细胞团或单个细胞，单个核仁，似有腺样结构形成（图A~D）**

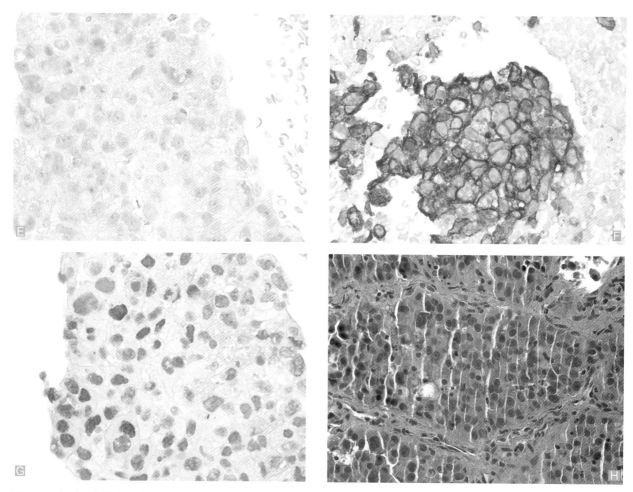

图6-10（2） 高分化和中分化腺癌，FNA和免疫组化染色。细胞块免疫组化染色示P40阴性（图E），CK7阳性（图F），TTF-1阳性（图G），本病例的组织学（图H）

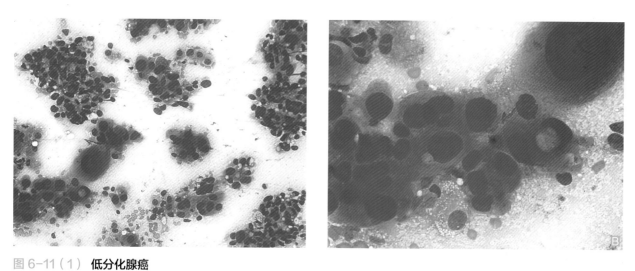

图6-11（1） 低分化腺癌

FNA穿刺标本细胞丰富，许多松散的细胞团或单个细胞（图A），细胞呈高度异型性，可见多个巨大细胞（图B）

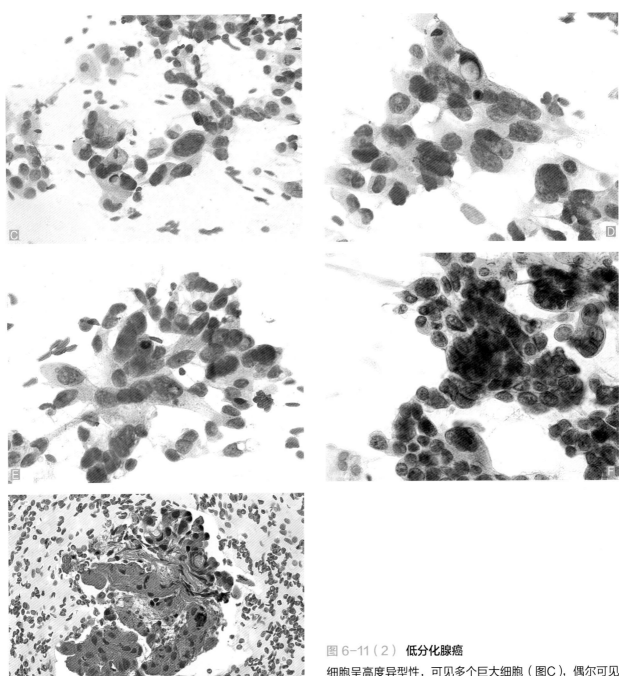

图6-11（2）　低分化腺癌

细胞呈高度异型性，可见多个巨大细胞（图C），偶尔可见细胞质内黏液分泌空泡（图D，E），可见腺样结构（图F），高质量的细胞块形态学和免疫组化可帮助诊断（图G）

细支气管肺泡癌

　　细支气管肺泡癌（BAC）曾是一组织学诊断名词，含义是肺癌细胞沿肺泡腔面或肺泡纤维血管隔表面生长。FNA细胞学样本也可能显示这种生长模式，若可见典型的BAC特征，则细胞学诊断也可以提示BAC。最新的WHO肺癌病理分类已取消应用BAC和混合性腺癌，而改用原位腺癌（AIS）和

微小浸润腺癌（MIA）（Travis.J Clin Oncol，2013，31：992-1001）。两者的定义为小的腺癌（≤3cm）沿肺泡腔面生长，如果有局部微小浸润（≤5mm）则称之为MIA，如无浸润则称之为AIS。所以这仍完全是个组织学概念。无论称之为BAC，AIS或MIA，细胞学都无法作出诊断，事实上，FNA细胞学表现多等同高分化腺癌，应注意观察不要漏

诊，如能诊断为腺癌则足矣。为了方便描述及与以前的概念一致，本书仍沿用BAC这一名称。BAC的FNA细胞学表现与其它腺癌相似，为单个散在的细胞或细胞团，细胞团边缘凹凸不平。细胞呈立方形或柱状，胞质中等量或丰富，胞质可以均匀一致、颗粒状、泡沫状或为扩张的单个或多个大空泡结构。细胞核圆形至椭圆形，大小均匀，常见核膜皱褶，有时可见核内假包涵体（即内陷的细胞质进入到细胞核中，与甲状腺的乳头状癌相似）。染色质呈细颗粒状或粉末状，核仁常小或不明显，少数病例核仁明显[18-20]。

黏液型BAC的细胞学特征为细胞均一，胞核苍白或透明，核仁不明显，核沟和核内假包涵体很常见（图6-12A~H），有时分散的黏液型BAC肿瘤细胞可能类似于巨噬细胞。与非黏液型BAC比较黏液型BAC（Ⅰ型）具有更丰富的胞质和貌似良性的胞核特征，所以黏液型BAC更容易在常规的细胞学检查中被漏诊。

通常非黏液型BAC与普通型高分化腺癌在细胞形态学并无明显区别（图6-13A~F）。细支气管肺泡癌两种亚型的细胞形态学比较参见表6-1。

总之，BAC的概念是指癌细胞沿着肺泡内壁生长，没有间质、血管或胸膜浸润。因此，BAC只能是一个组织学上的诊断。穿刺细胞学不能直接诊断BAC，但可以结合影像学作出"腺癌，疑似BAC或不除外BAC"的诊断。

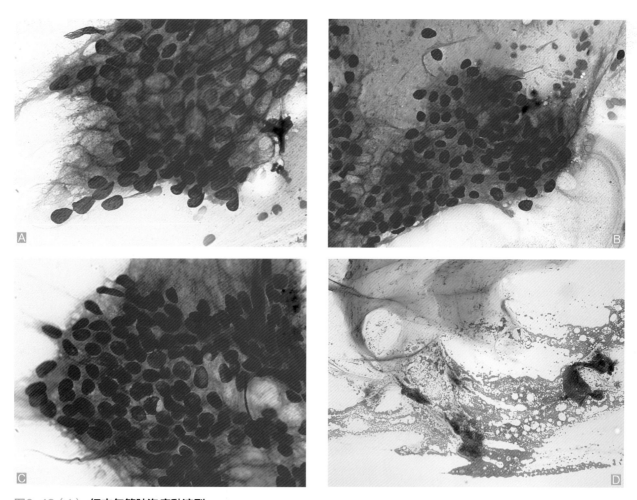

图6-12（1）细支气管肺泡癌黏液型

A. 典型的单层细胞排列的细胞团，细胞质含有大的空泡，细胞核大小一致

B. 单层细胞排列的细胞团可见细胞外的黏液成分

C. 单层排列的细胞团，呈不规则排列。细胞核大小不一，核膜轻度不规则

D. 巴氏染色，低倍镜下见大量细胞外黏液成分

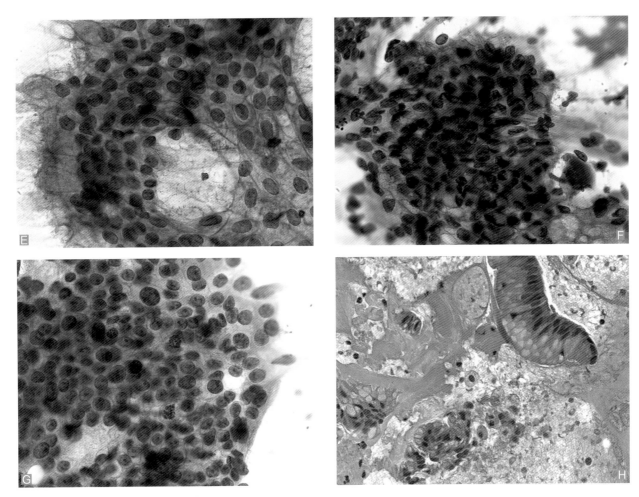

图6-12（2）　**细支气管肺泡癌黏液型**

E.　单层细胞排列的细胞团，细胞呈不规则排列。细胞核大小不一，核膜轻度不规则，可见核沟

F.　细胞排列拥挤，可见明显的细胞核的核沟

G.　细胞大小不一，核仁明显，可见核分裂象。核分裂象有助于诊断为癌

H.　FNA穿刺样本制备的细胞块，切片可见明显的黏液腺体结构，有助于诊断

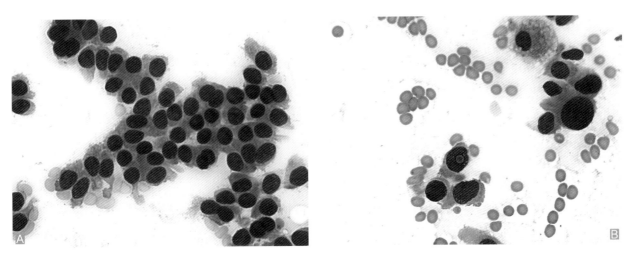

图6-13（1）　**细支气管肺泡癌非黏液型**

A.　平面单层细胞团，表现为凸凹不平的外界（指甲样外观）。形态单一，貌似良性的细胞核，均匀致密的细胞质

B.　肿瘤细胞可见核内包涵体

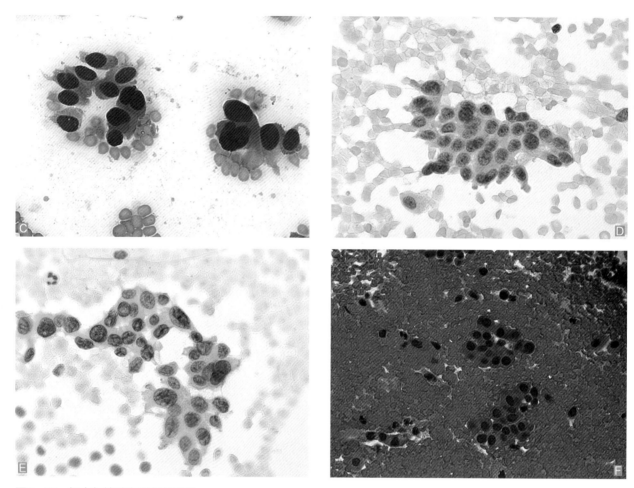

图6-13　细支气管肺泡癌非黏液型

C. 示双核肿瘤细胞

D. 小片平铺的肿瘤细胞

E. 松散的细胞团，细胞核沟清楚可见，与甲状腺乳头状癌的核沟相似

F. FNA穿刺细胞块（HE染色），可见腺样结构，细胞大小一致

表6-1

细支气管肺泡癌（BAC）黏液型和非黏液型细胞学比较

	黏液型	非黏液型
细胞排列	三维立体或蜂窝状	片状平铺
细胞形态	类似于杯状细胞	类似于间皮细胞或肺泡上皮细胞
核质比	低	高
细胞核	无明显异型	异型性
核内包涵体	少	多见
多核细胞	罕见	可见
细胞质	丰富	少
末端闭锁堤（terminal bar）	有	无
黏液	有	无
炎性背景	无	轻度慢性炎症
背景，钙化	少	可有

察病情有助于诊断，反应性肺泡细胞在急性肺损伤1个月以后大多消失。

经皮肺FNA样本中的间皮细胞比较常见，有时还可大量出现（图6-14），其形态类似于分化良好的腺癌，特别是非黏液型BAC。由于聚集的间皮细胞存在特征性的细胞间窗（相邻排列的间皮细胞之间存在一个淡染的空白缝隙，即"开窗现象"）可与腺癌相鉴别。如果形态学判断困难时，免疫组织化学染色有助于鉴别。植物细胞和其他污染物在形态上也可能与腺癌细胞相类似。

错构瘤是另一种需要与肺腺癌相鉴别的疾病，因为错构瘤也包含呼吸道黏膜上皮。错构瘤可见纤毛、黏液性间质或软骨组织等有助于鉴别，但是，由于FNA取样的局限性，有时错构瘤标本不仅未见非上皮成分，而且还可能出现貌似显著异型的反应性上皮细胞，这就使得细胞学诊断非常困难。不过大多数情况下还是可以通过结合影像和临床特点鉴别。

一般腺癌很容易与鳞状细胞癌区分，因为鳞癌可有明显的角化，而腺癌会有黏液或腺泡形成，腺癌的核染色质常更为细腻，而鳞状细胞癌的核染色质呈粗颗粒状或更致密，且大多数腺癌细胞比鳞状细胞癌细胞更具有黏附性。然而，若肿瘤分化差，上述特征可能都不明显，则两者的区分很困难。黏液染色可

黏液型细支气管肺泡癌的细胞学主要特征

- 单层排列的球面状细胞团（注：细胞块切片呈单层细胞排列的圈状）
- 细胞质可含大空泡
- 胞核圆形，大小一致
- 免疫组织化学：癌细胞可表达CK7、CK20，不表达TTF-1。

非黏液型细支气管肺泡癌的细胞学主要特征

- 可见细胞团或乳头状结构
- 细胞团表面凹凸不平（指甲样突起）
- 细胞核圆形，均匀一致，貌似良性
- 染色质淡而均匀
- 胞质较少
- 免疫组织化学：瘤细胞表达TTF-1、CK7，不表达CK20

鉴别诊断

反应性病变、良性肿瘤和恶性肿瘤等多种情形，可能与肺原发腺癌具有某种相似的细胞学改变，如支气管细胞反应性增生、Cerola小体、杯状细胞增生、反应性肺泡细胞、间皮细胞（FNA样本）、污染植物细胞、肺错构瘤、鳞状细胞癌、大细胞癌、小细胞癌、上皮样血管内皮瘤、上皮样血管肉瘤、转移性腺癌等。以下为临床较常见的需要鉴别的内容。

支气管细胞良性增生或假异型反应（因炎症或损伤引起的细胞核大小不一，Cerola小体，杯状细胞增生）时，细胞学检查易与肺腺癌混淆，但见到纤毛是相对可靠的良性指征。如果样本表现出明显的多形性或异质性，良、恶性细胞并存，则应考虑恶性可能。经支气管穿刺的腺癌样本中，腺癌细胞经常与良性支气管细胞混合在一起。

Ⅱ型肺泡细胞过度增生的细胞学改变可能类似于腺癌，患者具有呼吸窘迫或弥漫性浸润（影像学指双肺弥漫性或多发性浸润阴影的病变，多表现为肺毛玻璃样影或实变影，可能为感染、肿瘤或肺间质病变等）的病史是提示反应性增生的重要线索。所以，当临床表现为急性弥漫性肺浸润时，细胞学对各种非典型细胞的解读要特别小心。临床追踪观

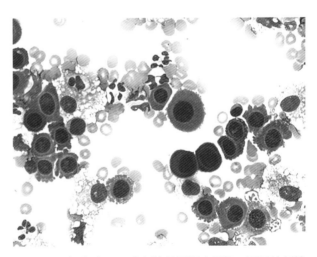

图6-14 经胸壁FNA穿刺涂片示间皮细胞，可见特征性的细胞间缝隙（"开窗"现象），细胞核为圆形或椭圆形，胞质边缘可呈锯齿状（"围裙征"）

表6-2

肺鳞状细胞癌与腺癌的细胞学比较

	角化型鳞状细胞癌	非角化型鳞状细胞癌	腺癌
异型性	明显	轻微至中度	中
细胞质的致密性	高	中	低
细胞质的粗糙程度	高	中	低
核仁	不明显	中	明显
特征性结构	见角化珠，可有肉芽肿	角化不全，可有肉芽肿	可产生黏液

能有帮助，丰富的黏液有助于腺癌的诊断。还要考虑到腺癌及鳞状细胞癌两种成分并存的可能性（即肿瘤可能是腺鳞癌）。如果难以明确为腺癌或鳞癌，则可诊断为"非小细胞癌"，低分化腺癌与大细胞癌难以区分时也可考虑用此诊断。细胞块免疫化学染色有助于鉴别诊断：鳞状细胞癌P63、CK5/6阳性，TTF-1阴性；腺癌P63、CK5/6阴性，TTF-1阳性。鳞状细胞癌和腺癌的细胞学比较见表6-2。

四、大细胞癌

临床特征

大细胞癌（large cell carcinoma）约占肺癌的9%，是一种未分化的癌，缺乏鳞状细胞癌或腺癌分化，细胞大。其组织学类型包括：透明细胞癌、基底细胞癌、淋巴上皮样癌、大细胞神经内分泌癌（LCNEC）及大细胞癌伴横纹肌样表型。大多数大细胞癌发生于吸烟男性，平均年龄为60岁。大细胞神经内分泌癌（LCNEC）约占肺癌的3%，其他类型比较少见。淋巴上皮样癌在中国占所有肺癌的1%，多见于女性，仅40%为吸烟者。该瘤大多数位于肺的外围（基底细胞样亚型除外），需要排除存在鳞状上皮、腺上皮或小细胞癌分化的可能之后才能确诊。

细胞形态学特征

癌细胞大，排列拥挤，呈合胞体样的大细胞团，胞质无明显的鳞状或腺样分化。细胞核大，圆形或不规则，染色质粗，核仁明显。瘤细胞可呈花瓣状（菊形团）或栅栏状排列，有时也能看到细胞核"镶嵌"状（nuclear molding）（图6-15A～G）。核分裂象计数高，通常有坏死[21~23]。确认存在神经内分泌分化是诊断LCNEC的必需条件，LCNEC至少表达一种神经内分泌标记，如chromogranin、synaptophysin或CD56（图6-15H～L）。淋巴上皮样癌在瘤细胞间有散在的淋巴细胞。透明细胞癌可见大的多角形细胞，具有丰富的透明胞质。伴横纹肌样表型的大细胞癌，肿瘤细胞质内可见大的嗜酸性包涵体。基底细胞样癌的细胞学表现为肿瘤细胞较小，单个散在或密集成团，细胞团边缘呈栅栏状排列（图6-16A～L），准确的细胞学诊断很难，也常难以与小细胞癌鉴别。对此类病例细胞学确定恶性相对容易，而如果FNA样本细胞数量有限，除了可排除小细胞癌外很难作出进一步的分型时，可报告为"低分化非小细胞癌"。

细胞学主要特征

- 大量单个散在的细胞，或排列拥挤的细胞团
- 细胞核增大，核质比高，核仁明显
- 无腺样或鳞状分化
- 易见坏死和核分裂象
- 可有神经内分泌分化的特性

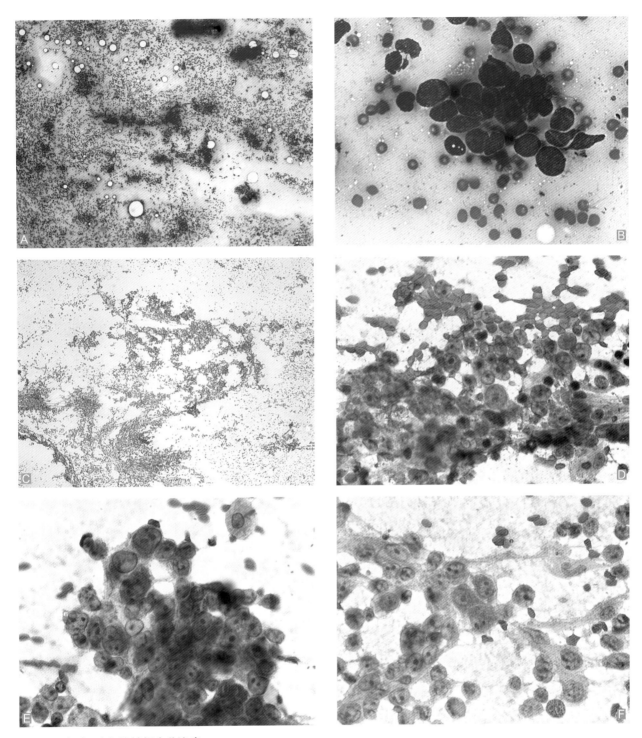

图6-15（1）　**大细胞神经内分泌癌**

A. 低倍镜示细胞丰富，细胞呈团状或单个细胞排列

B. 高倍镜示大的细胞核，细胞质很少，核质比明显增大。细胞核高度异型，可呈"镶嵌"状排列

C. 巴氏染色低倍镜下示细胞丰富，细胞呈松散团块状或单个细胞

D，E. 细胞高度异型，核仁明显

F. 偶尔可见细胞质内淡红色的细颗粒

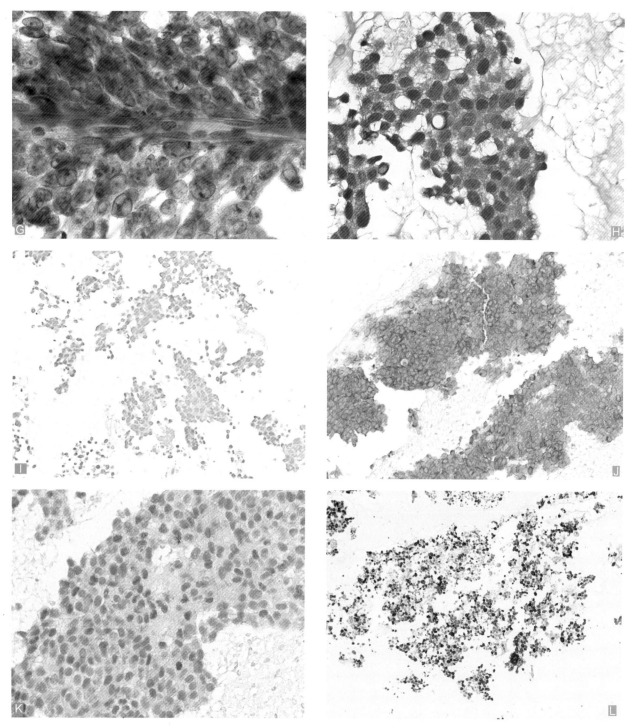

图6-15（2）**大细胞神经内分泌癌**

G. 肿瘤细胞围绕毛细血管生长，细胞团中间为扁平的血管内皮细胞

H. FNA穿刺标本制备的细胞块切片（HE染色）

I. Napsin A阴性

J. 突触素蛋白（synaptophysin）细胞质阳性

K. TTF-1细胞核弱阳性

L. Ki-67显示很高的细胞增殖指数（>70%）

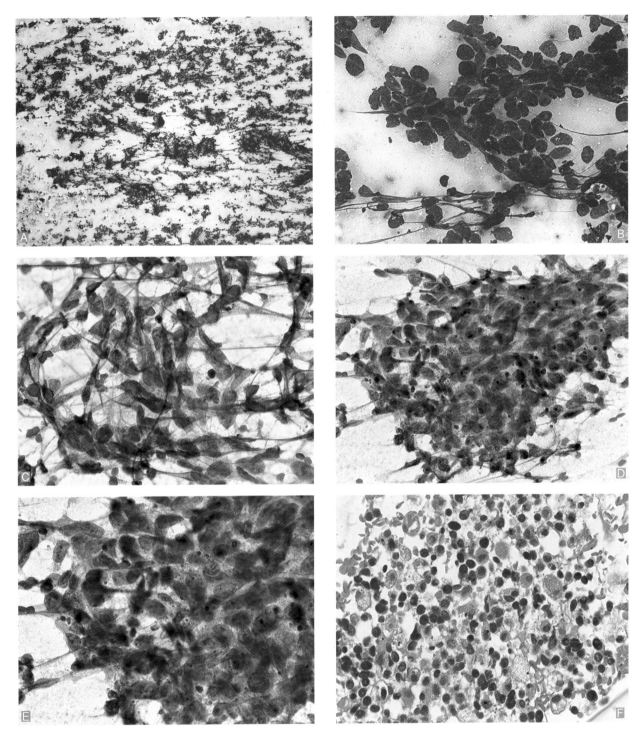

图6-16（1）　**肺基底样细胞癌**

A．FNA穿刺样本涂片，低倍镜示细胞丰富

B．细胞染色质粗糙，细胞质少，细胞膜不规则，可见人工挤压现象

C．巴氏染色可见明显的挤压现象

D．在细胞团边缘的细胞核呈不明显的栅栏状排列

E．高倍镜示细胞核异型性

F．肺FNA穿刺样本制备的细胞块切片（HE染色）

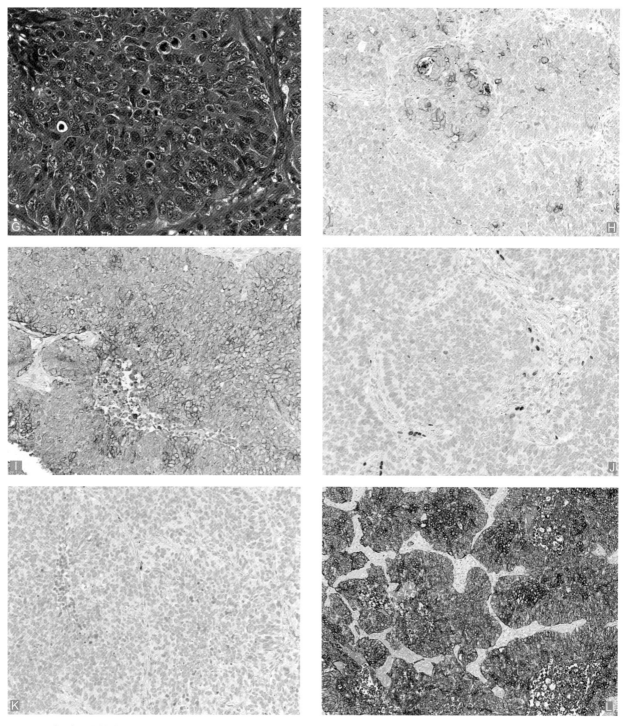

图6-16（2） **肺基底样细胞癌**

G. 肺肿瘤切除的组织学标本

H. CK5/6局部阳性

I. CK7阳性

J. P63阴性

K. 突触素蛋白（synaptophysin）阴性

L. 广谱角蛋白（Pan-CK）强阳性

鉴别诊断

大细胞癌的鉴别诊断包括反应性改变（如放射反应）、腺癌、鳞状细胞癌、肉瘤样癌、上皮样血管肉瘤、非霍奇金淋巴瘤、转移癌及黑色素瘤等。

不同类型的肺损伤（如放射、梗死），可能会出现高度非典型的支气管上皮细胞或肺泡细胞，酷似大细胞癌。肺泡Ⅱ型细胞过度增生也可能像大细胞癌，其细胞多形性显著，多见于具有急性重症弥漫性肺泡损害的患者。所以，对重症肺病或其他肺损伤的患者，拟诊恶性肿瘤时应持相当谨慎的态度。

即使能确定恶性，但未见角化、黏液或腺样分化，即没有腺癌或鳞状细胞癌的特性时，我们还要考虑是否存在FNA采样代表性不足，而不能完全排除腺癌或鳞状细胞癌的可能。所以，FNA的细胞学样本如具有大细胞癌的形态学特性，常常诊断为"非小细胞癌"。若见到梭形或巨细胞分化，宜考虑为肉瘤样癌可能，并与肉瘤鉴别。

上皮样血管肉瘤可发生于肺部，其细胞形态学很像大细胞癌。细胞核大，核仁明显，有活跃的核分裂。上皮样血管肉瘤的诊断应建立在肿瘤细胞有血管分化且免疫组织化学CD31或CD34阳性的基础上。约30%上皮样血管肉瘤表达角蛋白，所以需多种抗体联合染色帮助诊断。

弥漫性大B细胞淋巴瘤、间变性大细胞淋巴瘤、转移癌和黑色素瘤通常可以通过免疫组织化学检查与大细胞癌鉴别。

五、肺神经内分泌肿瘤

肺神经内分泌肿瘤（neuroendocrine tumor）是一组兼具形态学和生物学共性的肿瘤亚群。世界卫生组织将其分为四类：典型类癌、非典型类癌、大细胞神经内分泌癌（LCNEC）和小细胞癌。电镜检查显示，所有这四类肿瘤的胞质内都含有由膜性结构包绕致密核心组成的神经内分泌颗粒。这些神经内分泌肿瘤的免疫组织化学染色都会表达一个或多个神经内分泌标志物，如嗜铬粒蛋白A（chromogranins A，最特异）、突触素（synaptophysin）和Leu-7（CD57），还可表达促肾上腺皮质激素（ACTH）、胰岛素、降钙素、胃泌素或血管活性肠肽。

鉴别典型类癌、非典型类癌、LCNEC及小细胞癌的最重要指标是核分裂象及坏死。即使肿瘤具有小细胞癌的细胞形态学特征，如果没有坏死且核分裂象少，则不应该被诊断为小细胞癌[24, 25]。此处主要描述典型类癌、非典型类癌和小细胞癌，LCNEC请参阅前文的大细胞癌。

（一）典型类癌

临床特征

典型类癌（typical carcinoid）位于神经内分泌肿瘤谱系的低度恶性端，它占所有肺肿瘤的2%～3%。典型类癌可发生在肺的各个部分。位于黏膜下的类癌表面常覆盖完整的呼吸道上皮细胞，痰细胞学检查结果往往是阴性。高达50%类癌为偶然发现，常见的症状有咳嗽、痰中带血，由激素引起的库欣综合征极少见。典型类癌转移率低，10%～15%的患者有区域性淋巴结转移，5%～10%的患者可最终出现远隔转移。典型类癌预后良好，手术后5年生存率为90%～98%。

细胞形态学特征

肿瘤细胞大小均匀，可见巢状、丝带状、乳头状和花环状等不同的生长方式，少数病例的瘤细胞体和胞核细长（梭形细胞类癌）。细针穿刺细胞学样本通常显示瘤细胞单一，单个散在或为排列疏松的细胞团。样本中有时会出现大血管的组织碎片，有时会见到网状分支的毛细血管。细胞块切片中肿瘤细胞可呈实性巢状、小梁（带状）、乳头状和花环状。瘤细胞多为圆形或椭圆形（浆细胞状），有时可为细长形（梭形细胞类癌）。胞质中等量或丰富，呈颗粒状；胞核为圆形或椭圆形（图6-17A～D），核膜平滑，染色质细腻似椒盐（图6-17E，F），核仁不明显。有时可见胞核轻度异型、多形性，尤其在罗氏染色（图6-17C，D），但无临床诊断意义。无核分裂象或坏死。免疫组织化学：瘤细胞表达AE1/AE3、CAM5.2、CK7，但高达20%的病例可能不表达细胞角蛋白；表达chromogranin、synaptophysin（图6-17G，H）和CD56；多数不表达TTF-1。Ki-67显示肿瘤细胞增殖指数低（图6-17I）。

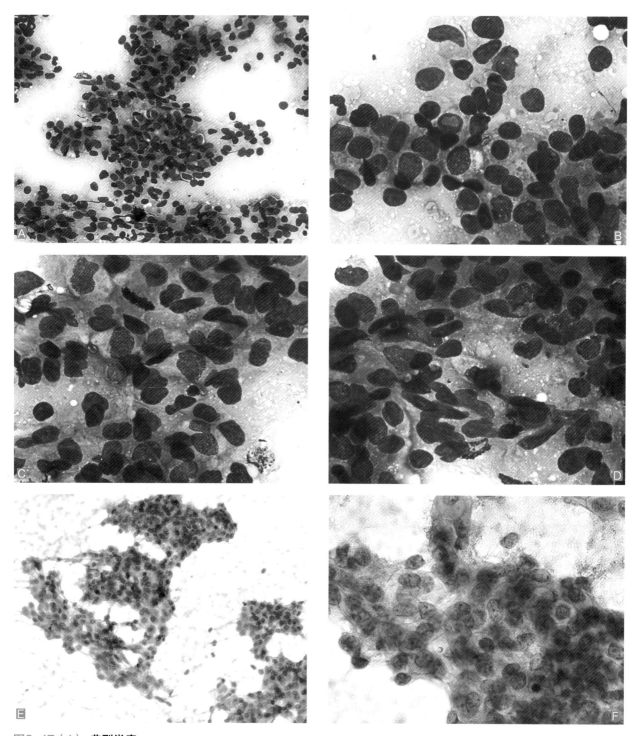

图6-17（1） **典型类癌**

A. 大量的肿瘤细胞，单个的细胞和疏松的细胞群

B. 肿瘤细胞具中度或丰富的颗粒状胞质，细胞核圆形，细胞核膜规整，细胞染色质为细斑点状（椒状盐），核仁不明显

C. 罗氏染色，细胞核呈异型性和多形性

D. 细胞核呈异型性和多形性

E. 巴氏染色，疏松排列的肿瘤细胞群

F. 巴氏染色，胞核圆形或椭圆形，核膜平滑，染色质细腻，呈椒盐状

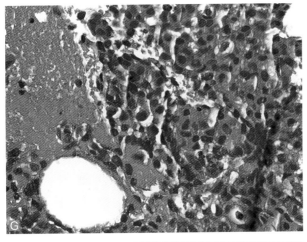

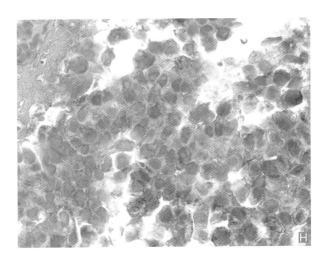

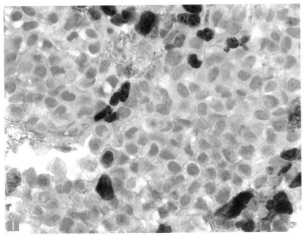

图6-17（2）　**典型类癌**

G．FNA穿刺样本制备的细胞块切片（HE染色）

H．突触素蛋白细胞质阳性

I．Ki-67个别细胞核阳性，表示肿瘤细胞增殖指数低

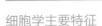

细胞学主要特征

- 单个散在的细胞或松散的细胞团，花环状结构
- 细胞圆形、浆细胞状或细长形
- 细胞核大小一致，染色质椒盐状
- 丰富的颗粒状胞质
- 分支的毛细血管
- 无核分裂象或坏死

鉴别诊断

因为貌似良性的形态，典型类癌细胞可能被误以为是良性的支气管上皮细胞。与支气管上皮细胞相比，典型类癌细胞团疏松且没有纤毛。典型类癌的细胞可排列成花环状，有时会被误认为是腺癌。然而大多数腺癌的细胞大小不一，常形成球状团或片状平铺。典型类癌与非典型类癌、小细胞癌的不同在于典型类癌没有核分裂象且缺乏坏死，但有时根据细针穿

刺细胞学鉴别典型类癌与非典型类癌有困难。典型类癌也可能与淋巴样细胞相类似，但淋巴样细胞的胞质更少，且不会形成细胞巢团或花环状结构。

（二）非典型类癌

WHO组织学定义非典型类癌（atypical carcinoid）：2～10个核分裂象/2mm^{2}和（或）局部坏死。

临床特征

非典型类癌是位于典型类癌和小细胞癌之间的中间状态的肿瘤。与典型类癌相比非典型类癌常见于肺外周，侵袭性更强，其5年生存率为61%～73%。

细胞形态学特征

非典型类癌与典型类癌具有很多相似的细胞学特征，但又存在一些细微的差别。与典型类癌相比，非典型类癌具有以下特征：细胞排列更加松散，有较多的（但不是特别活跃的）核分裂象，可有局部坏死（图6-18A～F），突触素染色阳性（图6-18G）。

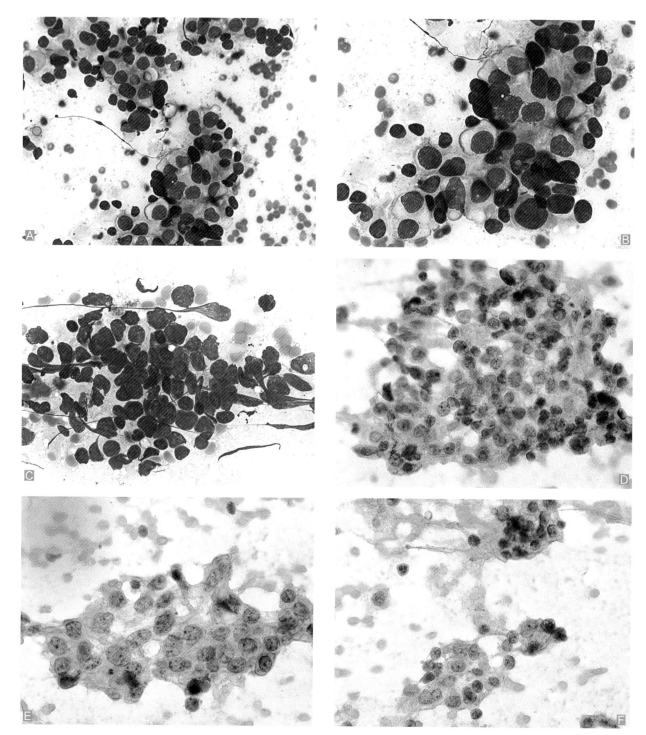

图6-18（1） **不典型类癌**

A. 细胞核结构类似于典型类癌，但可有较明显的细胞异型性，可见明显的花瓣状排列

B. 细胞异型性相对明显，中度丰富细胞质

C. 细胞异型性明显，可见细胞核"镶嵌"状（nuclear molding）。形态学类似于小细胞癌，但没有坏死，没有明显的核分裂象

D. 巴氏染色，细胞呈单层排列

E. 巴氏染色可观察到清楚的细胞核结构，质地细腻的染色质及小核仁

F. 巴氏染色示肿瘤细胞呈花瓣状排列

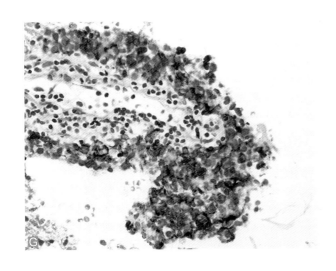

图6-18（2）　**不典型类癌**

G. 突触素染色阳性

这些细胞学特点虽然是很重要的诊断线索，但尚不足以准确分类。准确分类基于对切除标本的广泛取样，所以，除非存在手术禁忌，否则都应对局部生长的肿瘤进行外科手术切除。

细胞学主要特征

- 细胞形态、排列方式及免疫组织化学表型类似于典型类癌
- 灶性坏死
- 核分裂象
- 核仁明显

（三）小细胞癌

临床特征

肺小细胞癌（small cell carcinoma）占原发性肺癌的20%～25%，90%发生于肺的中心部位。大多数患者为男性吸烟者（80%），患者的临床症状常与病变位于肺的中央部位及局部扩散有关。与鳞状细胞癌相比声音嘶哑、声带麻痹相对多见，但咯血少见。很多患者因远隔转移症状就诊，如骨或肝转移。预后差，5年生存率小于10%。

细胞形态学特征

细针穿刺涂片，癌细胞常呈松散聚集伴单个散在，细胞极其脆弱，常见胞质破裂后形成的裸核细胞，也常因人工挤压核破裂而在涂片上形成苏木精着色的"染色质抹斑"。挤压变形有时很明显，以致本可以见到的核分裂象也被掩盖了。瘤细胞小或中等大小，胞质很少，胞核拥挤而呈"镶嵌"状（nuclear molding）。胞质中偶尔可见蓝色的核旁小体。细胞核可呈圆形、椭圆形或长锥形（胡萝卜样）等多种形状。具有特征性的椒盐状染色质（质地细腻、分布均匀），无明显核仁，常具肿瘤素质——涂片背景含凋亡小体和颗粒状坏死碎屑。肺小细胞癌各形态学特征见图6-19A～K。

免疫组织化学：CK7、TTF-1、Chromogranin、Synaptophysin、CD56阳性，其中角蛋白多呈点状阳性；Ki-67增殖指数高（图6-19L～O）[12, 21, 26]。

细胞学主要特征

- 小细胞（约为淋巴细胞的2倍）
- 染色质分布均匀，质地细腻呈粉末状
- 细胞核排列拥挤，呈"镶嵌"状，核仁小或无
- 蓝色的核旁小体
- 核分裂象多见
- 核碎片和人工挤压的背景

鉴别诊断

小细胞癌的鉴别诊断包括：储备细胞增生、淋巴细胞、典型类癌、非典型类癌、非小细胞癌、Ewing肉瘤、神经母细胞瘤、肾母细胞瘤、横纹肌肉瘤和肺母细胞瘤等。

增生的储备细胞核也可呈镶嵌状排列，但它们的胞体较小，无坏死或核分裂象。包括来自肺内淋

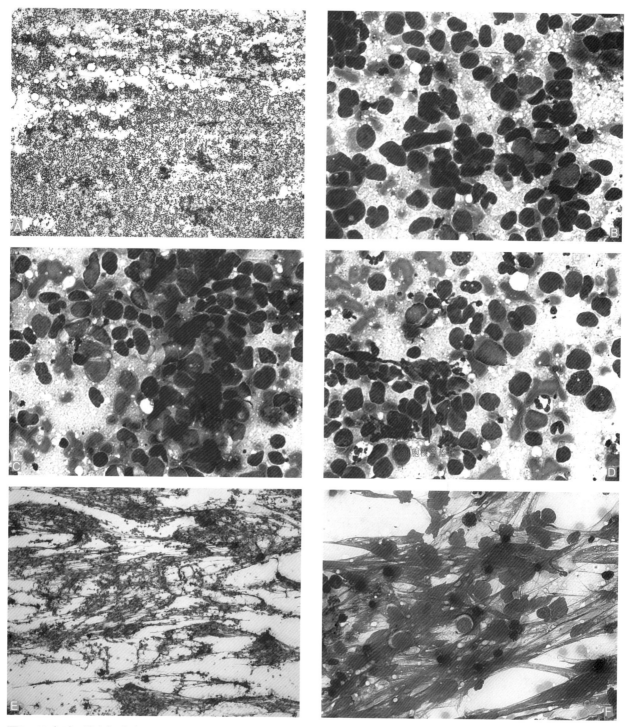

图6-19（1） 肺小细胞癌

A. FNA穿刺涂片罗氏染色示肿瘤细胞丰富，单个或成片排列

B. 细胞呈明显异型性，胞质稀少

C. 细胞异型性明显，相邻的细胞核挤压形成"镶嵌"状

D. 细胞质中偶尔出现蓝色的细胞核旁小体（箭头所示）

E. 另一小细胞癌病例FNA穿刺涂片细胞丰富，坏死背景，见人工挤压现象

F. 中倍镜示明显的人工挤压现象

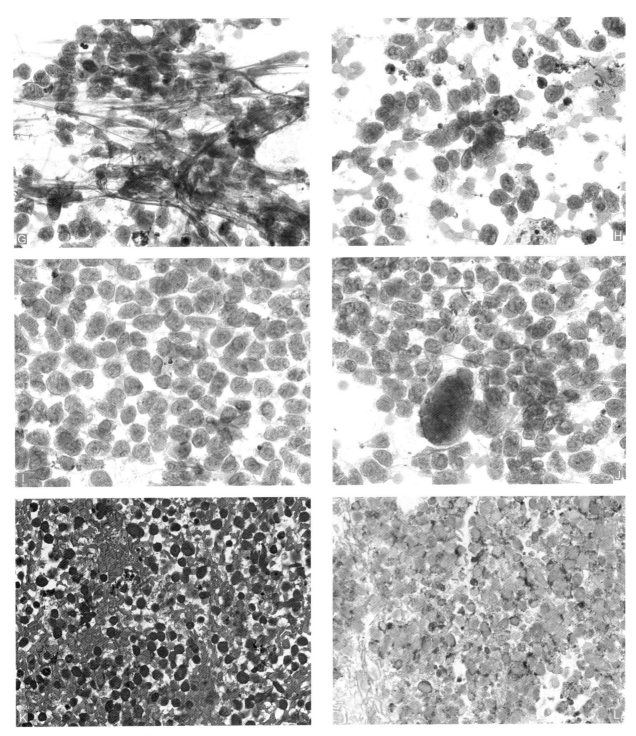

图6-19（2）　**肺小细胞癌**

G．巴氏染色示明显的人工挤压现象

H．巴氏染色示明显的细胞核"镶嵌"现象（nuclear molding）

I．巴氏染色示质地细腻的染色质

J．巴氏染色示单一巨大的细胞核

K．小细胞癌FNA穿刺样本制备的细胞块切片（HE染色）

L．突触素染色细胞质阳性

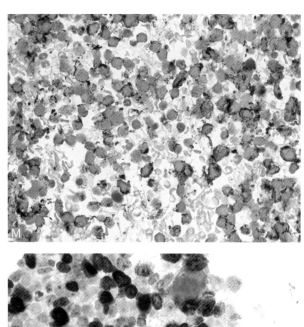

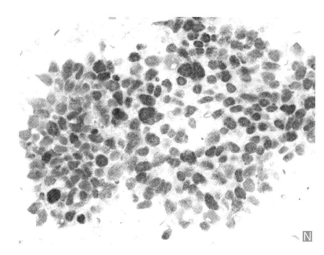

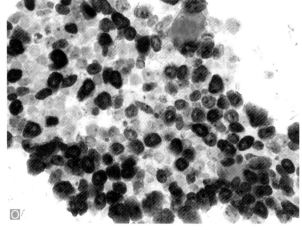

图6-19（3） **肺小细胞癌**

M. 角蛋白（Cam5.2）阳性，细胞质呈点彩状染色

N. TTF-1细胞核阳性

O. Ki-67示肿瘤细胞呈很高的细胞增殖指数

巴结、炎症病灶或淋巴瘤的各种淋巴细胞，都可能被误认为是小细胞癌成分，但淋巴细胞一般单个散在，不形成细胞簇团，细胞核一般也不呈"镶嵌"状。小细胞癌与典型类癌之间的区别相对简单，典型类癌缺乏核的镶嵌状排列，没有坏死及核分裂象。此外，典型类癌的染色质较淡，稍粗糙。但是，有些典型类癌与小细胞癌的细胞轻度相似，如梭形细胞变异型类癌。因此，如果没有丰富的核分裂象和明显坏死，不要轻易地作出小细胞癌或非典型类癌的诊断。小细胞癌与非典型类癌的鉴别主要是前者细胞异型性、核分裂象和坏死都更为明显。小细胞癌有时很难与非小细胞癌区别，尤其是鳞状细胞癌的小细胞变异型和由较小的细胞构成的腺癌。最有用的鉴别是小细胞癌具有质地细腻的粉状染色质、核仁不明显及胞质极少等特点。免疫组织化学检查有助于确定肿瘤类型，但即使经

过仔细检查和免疫组织化学染色，也并非所有的肿瘤都能被明确归类。此种情形可能是存在混合性的肿瘤成分，混合型肿瘤在肺部相对常见，应常规予以考虑。临床病史、患者年龄及肿瘤部位等可为诊断及鉴别诊断提供线索。类癌、非典型类癌和小细胞癌细胞学特征比较见表6-3。

六、肉瘤样癌

肉瘤样癌（sarcomatoid carcinoma）是一组低分化的非小细胞癌，呈肉瘤样或巨细胞分化。该组肿瘤包括多形性癌、梭形细胞癌、巨细胞癌、癌肉瘤、肺母细胞瘤等，其预后比一般的非小细胞癌差。多形性癌包括低分化腺癌、鳞状细胞癌或大细胞癌。在组织病理学，多形性癌至少10%的细胞成分为梭形或巨细胞的癌，其梭形细胞成分为没有分化的肉瘤成分。细胞学样本可见除腺

表6-3

类癌、非典型类癌及小细胞癌的细胞学特征

	类癌	非典型类癌	小细胞癌
细胞	浆细胞样	梭形或多边形	不规则、梭形或多边形
核质比	低	中	高
细胞核	圆形	长形或圆形	不规则形或圆形
核膜	平滑	较不规则	不规则
染色质	椒盐状	粗糙	细腻
核仁	少见	较明显	不明显或无
核分裂象	罕见	可见	很多
细胞核挤压现象	无	不定	明显
坏死	无	不定	明显

癌、鳞状细胞癌或大细胞癌的成分之外，还有多形性梭形细胞或巨细胞成分。多形性癌常常是肺外周生长的肿瘤，易侵犯胸壁。梭形细胞癌是由梭形未分化的恶性细胞组成的非小细胞癌，细胞学表现为恶性梭形细胞，胞核较大且深染。巨细胞癌是由大量的巨细胞构成的癌，其巨细胞常常为多核细胞，不见腺癌、鳞状细胞癌或大细胞癌成分。细胞学样本显示癌细胞单个散在，胞体巨大，多核，胞核圆形，核仁明显，伴大量的中性粒细胞浸润。识别这些巨细胞并作出巨细胞癌的诊断很重要，因为巨细胞癌具有高度的侵袭性。对于FNA样本，可以只拟诊为：疑为多形性癌、梭形细胞癌或巨细胞癌，因确切的分类必须看到足量而有代表性的样本，所以确切的分类有待于病灶切除后的病理组织学检查。

肺母细胞瘤和癌肉瘤则是两种真正的双相分化的肿瘤。肺母细胞瘤由原始的腺体和原始的间叶成分组成，其形态相似于胎儿肺而命名。略多见于男性，平均年龄在40~50岁。组织学可见梭形细胞和上皮细胞，梭形细胞成分可以显示黏液样、软骨、骨样或横纹肌母细胞分化。其上皮成分由立方到柱

状细胞组成，常见核分裂象、核上和核下空泡，空泡含糖原。如果仅见上皮成分，不见梭形成分，则称为胎儿型腺癌。癌肉瘤平均年龄65岁，形态学也可见肉瘤成分和上皮成分，肉瘤成分可具有向软骨、骨或骨骼肌分化的迹象。

七、唾液腺肿瘤

（一）腺样囊性癌

临床特征

气管和支气管的黏膜下腺体也会发生唾液腺肿瘤（salivary gland tumors），其中最常见的为腺样囊性癌（adenoid cystic carcinoma），占气管所有癌症的20%~35%，占所有肺部肿瘤的比例小于1%。腺样囊性癌可发生在较大的支气管，呈息肉状生长，肿瘤表面可完全被呼吸道上皮覆盖。一般呈浸润性生长，可浸及呼吸道软组织和软骨。临床症状多与阻塞有关，包括咳嗽、呼吸困难和咯血。治疗方法为手术切除，远期预后较差，80%的患者在20年内死亡[27,28]。

细胞形态学特征

与其他部位的腺样囊性癌相似。穿刺细胞学样

本显示肿瘤由基底样小圆细胞组成，这些看似良性的上皮细胞被细胞外基质包围，胞质较少，细胞核深染，少见核仁、核分裂象和坏死。上皮细胞围绕黏液样基质形成醒目的球状体——细胞基质球，界限清楚（图6-20A）。球状体中的黏液样基质具异染性，Diff-Quik染色呈紫红色，巴氏染色因很难上色故几乎看不见而呈鬼影状（图6-20B）。这些肿瘤细胞具有导管上皮和肌上皮免疫表型，可以表达CK，同时也表达Vimentin，P63，SMA，S-100，GFAP和C-Kit（图6-20C，D）。若未能看到细胞基质球，仅看到基底样细胞（图6-21A～C）时，几乎不可能区分腺样囊性癌与基底细胞腺癌。

___

细胞学主要特征

• 大小不一的较大的三维立体结构，可见细胞基质球
• 上皮细胞紧密排列，为小而一致的基底样细胞
• 实体变异型：可见大量基底样细胞，缺乏黏液基质

___

（二）黏液表皮样癌

源于气管和支气管的黏液表皮样癌（mucoepidermoid carcinoma）非常罕见，在肺肿瘤中只占0.2%。黏液

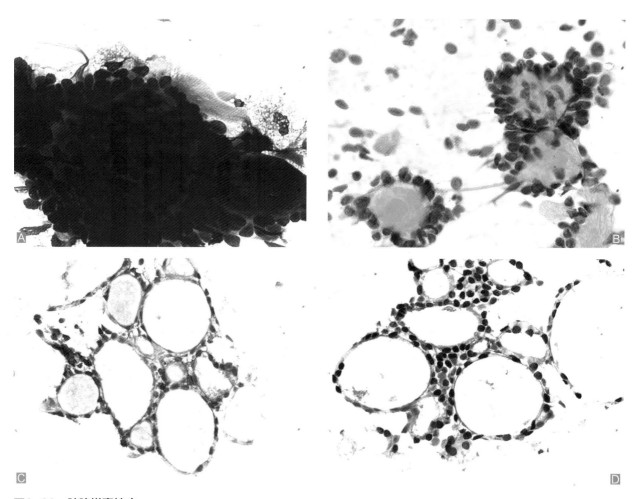

图6-20　肺腺样囊性癌

A. 细胞外基质边界锐利清楚，被基底样细胞包绕（细胞基质球）

B. 巴氏染色，基底样细胞包绕的细胞外基质样物质，呈半透明状

C. C-kit肿瘤细胞阳性

D. P63染色，基底样细胞核染色阳性

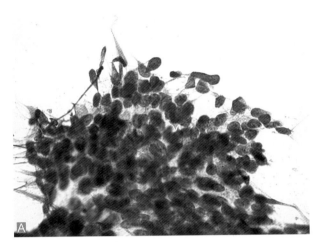

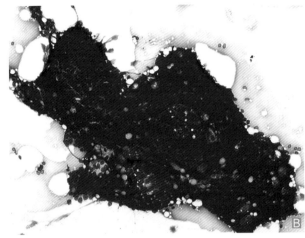

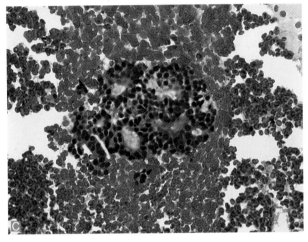

图6-21　**肺基底细胞腺癌**

A. 巴氏染色示肿瘤细胞呈基底细胞样排列（周边细胞栅状）

B. 罗氏染色，大的肿瘤细胞团

C. FNA穿刺标本制作的细胞块切片（HE染色）与腺样囊性癌非常相似

表皮样癌可以出现在所有年龄段（包括儿童），50%的肿瘤发生在小于30岁的人群。临床表现与支气管内的其他肿瘤如腺样囊性癌或其他涎腺肿瘤类似。细胞学特点：肿瘤由鳞状上皮细胞、中间细胞和黏液细胞组成。高危型肿瘤表现出明显的核异型性。黏液表皮样癌存在t（11；19）基因异常，形成*MECT1-MAML2*融合基因转录子。*MECT1-MAML2*可以用FISH来成功地检测。

细胞学主要特征

- 黏液细胞（低级别肿瘤中的主要细胞成分）
- 表皮细胞（高级别肿瘤中的主要细胞成分）
- 中间细胞
- 细胞外黏液
- 明显的细胞异型（高级别黏液表皮样癌）

 第四节　其他肺原发恶性肿瘤

一、肉瘤

　　临床肺原发性恶性间叶性肿瘤罕见，多发生在成年人，男女都可见。最常见的肺原发性肉瘤（sarcomas）是平滑肌肉瘤，其他包括纤维肉瘤、孤立性纤维性肿瘤、软骨肉瘤、卡波西肉瘤、血管肉瘤、上皮样血管内皮细胞瘤、横纹肌肉瘤、恶性外周神经鞘瘤、滑膜肉瘤等。肉瘤的细针穿刺细胞形态学主要特点：细胞丰富，呈片状或排列紧密的细胞团，由成分较单一的高度异型性的梭形细胞组成。必须小心，不要误将肺间质细胞和良性平滑肌细胞误诊为肉瘤细胞。主要鉴别诊断包括：梭形细胞癌、梭形细胞类癌、梭形细胞胸腺瘤、肉瘤样间皮瘤、黑色素瘤等。肺肉瘤的诊断和鉴别诊断必须结合免疫化学染色结果，所以穿刺获得足够的细胞样本并制备好细胞块是准确诊断的前提。常用的免疫化学染色项目包括：角蛋白、Cam5.2、vimentin、平滑肌肌动蛋白、CD31、CD34、calretinin、S-100和HMB45等。肺肉瘤的细胞学特征和免疫染色结果与其他部位相同的肉瘤相似，请参照本书第十一章。

二、淋巴瘤

霍奇金淋巴瘤（HL）和非霍奇金淋巴瘤（NHL）均可以原发于肺部，但从肺外转移来的淋巴瘤（lymphoma）比原发于肺的淋巴瘤更常见。

最常见肺部原发性非霍奇金淋巴瘤是黏膜相关的淋巴结外边缘区B细胞淋巴瘤（MALT淋巴瘤），占70%～90%；其次是弥漫性大B细胞淋巴瘤（DLBCL）。MALT淋巴瘤通常为偶然发现的孤立性肺肿块，且临床过程长，发展缓慢，5年生存率约90%。DLBCL占原发性肺淋巴瘤的5%～20%。肺淋巴瘤患者可表现为咳嗽、咯血或呼吸困难。MALT淋巴瘤是小细胞淋巴瘤，易与反应性淋巴细胞相混淆。相对而言，细胞学样本对识别弥漫性大B细胞淋巴瘤更可靠，因为有明显异型的大淋巴细胞样细胞（图

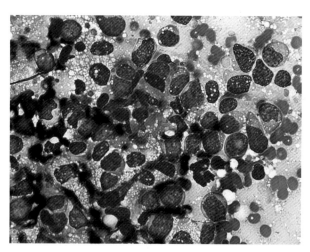

图6-22　肺原发性弥漫性大B细胞淋巴瘤（DLBCL），巴氏染色示大的异型性明显的单个分布的淋巴细胞

6-22）。免疫组织化学染色及流式细胞仪分析对于鉴别众多的淋巴瘤类型是必须的，分子生物学检测（如FISH）及细胞遗传学检查也很有帮助，详见淋巴结细针穿刺章节。

原发性肺霍奇金淋巴瘤非常罕见，但继发性HL可达40%～50%，出现肺部受累的患者比仅为淋巴结受累者预后差。HL常表现为单核的Reed-Sternberg细胞（R-S细胞）和混合型淋巴样组织的背景（图6-23A～C），后者包含浆细胞、嗜酸性粒细胞和组织细胞等成分。HL的细胞学诊断依赖于识别出R-S细胞，但要注意与一些R-S细胞样细胞的鉴别。

鉴别诊断

肉芽肿性炎性反应需要与霍奇金淋巴瘤相鉴别，因为其中少数组织细胞的形态可以与Reed-Sternberg细胞相似，还要考虑到的是，肉芽肿也可发生于霍奇金淋巴瘤。注意，R-S细胞有大的包涵体样核仁和高度不规则的细胞核。与黑色素瘤和大细胞癌的鉴别可以借助角蛋白、S-100、HMB45等免疫化学染色。

MALT细胞学主要特征

• 细胞成分具多形性

• 小和中等大小的肿瘤性淋巴细胞

• 圆形或不规则的细胞核

• 单核细胞样细胞（胞质中等量、淡染）

• 浆细胞

• 滤泡树突状细胞

• 易染体巨噬细胞，聚集的淋巴组织细胞，免疫母细胞

弥漫性大B细胞淋巴瘤（DLBCL）细胞学主要特征

• 大淋巴细胞（约为静止小淋巴细胞的2.5～5倍）为主

• 亚型：中心母细胞亚型，免疫母细胞亚型

• 背景为丰富的小淋巴细胞（T细胞）或组织细胞

• 间变性细胞

• 数量不等的易染体巨噬细胞（tangible-body macrophage）

• 少见或不见树突状细胞，淋巴细胞聚集

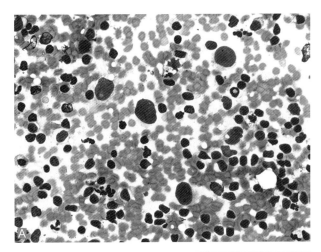
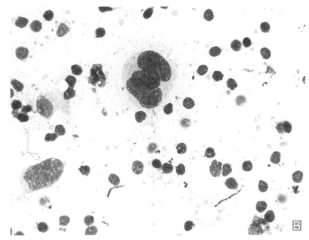
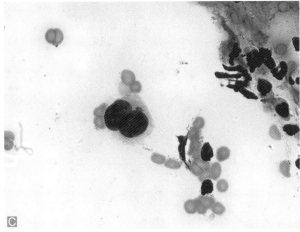

图6-23　肺继发性霍奇金淋巴瘤

A. 许多分散的淋巴细胞，可见大的单核细胞

B. 图左下方示一个大的椭圆形细胞，图中间上方示一个大的多核或扭曲核的R-S细胞，可见许多小的淋巴细胞

C. 图中央示一个大的双核R-S细胞

 第五节　肺转移瘤

肺部是肿瘤转移的最常见部位之一。在一项对1000多例的肺部转移肿瘤的研究中，恶性黑色素瘤占27%，泌尿、男性生殖道肿瘤占17%，乳腺癌占15%，女性生殖道肿瘤占13%，胃肠道肿瘤占10%。另一项研究报道，肺部转移瘤最常见的原发灶从高到低排列，依次为乳腺癌、结肠癌、肾细胞癌、膀胱癌和黑色素瘤。可见肺部继发性肿瘤相当常见，而且来源广泛。

经胸壁细针穿刺是确认肺部转移性肿瘤的一个重要手段。需了解病史，且要熟悉不同器官组织来源肿瘤的形态学特点，才可能通过肺部病灶的细胞学特征推断其原发肿瘤的部位[29,30]。如结肠癌细胞可表现为独特的高柱状，呈栅栏状排列，胞核深染，背景含坏死组织而且较"脏"（图6-24A～E）。恶性黑色素瘤细胞常单个散在，缺乏明确的组合结构，胞质内可见细小的黑色素颗粒，胞质内陷形成核内假包涵体，以及经典的"镜像"双核（图6-25A～C）。乳腺小叶癌常表现为列兵式的单排细胞，其中一些细胞质含黏液空泡，高度恶性的乳腺基底样细胞癌可见明显的细胞异型性（图6-26A～C）。甲状腺乳头状癌胞核淡染呈毛玻璃状，可见核沟及核内假包涵体（图6-27A～F）。肾透明细胞癌可见偏位核，胞质半透明（图6-28）。尚可见其他的肺部转移肿瘤，如：食管腺癌（图6-29A～E），胰腺导管腺癌（图6-30A～C），子宫内膜样腺癌（图6-31A～D），尿路上皮癌（图6-32A～C），前列腺腺癌（图6-33A～C）及极其罕见的脑膜瘤（图6-34A～D）等。

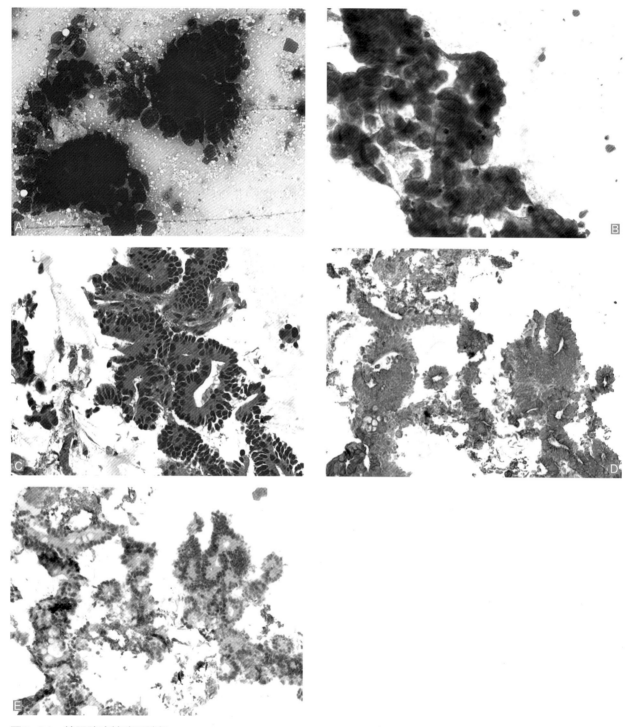

图6-24　结肠腺癌转移至肺部

A. 细胞团边缘的细胞核呈栅栏状排列，背景有坏死出现

B. 巴氏染色，细胞有异型性，细胞核呈高柱状

C. FNA穿刺细胞块显示明显腺腔结构

D. 细胞块切片CK20肿瘤细胞胞质阳性

E. 细胞块切片CDX-2肿瘤细胞核染色阳性

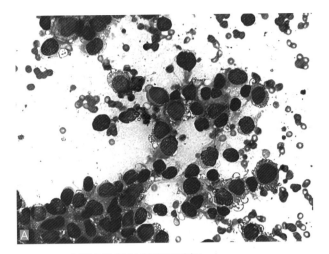

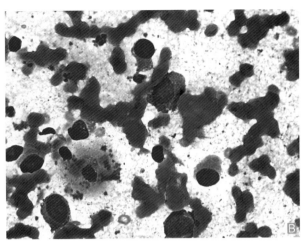

图6-25　**恶性黑色素瘤转移至肺部**

A. 肿瘤细胞聚集成片或单个分散排列

B. 部分肿瘤细胞可见细胞质内的黑色素

C. 巴氏染色，核仁明显，不规则，多为一个核仁，也可见两个或多个核仁

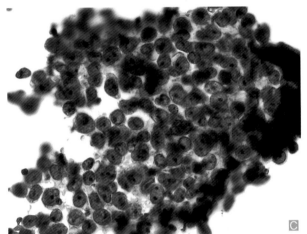

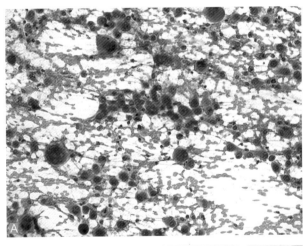

图6-26　**乳腺高级别基底细胞样癌（ER/PR/Her-2阴性），转移至肺部**

A. 细胞丰富，多形性明显

B. 大的肿瘤细胞，可见病理性核分裂

C. 大的肿瘤细胞，见不规则的多形性核

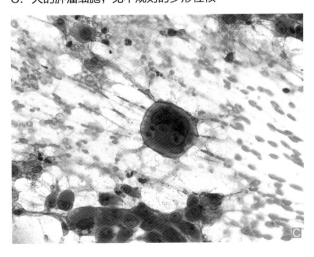

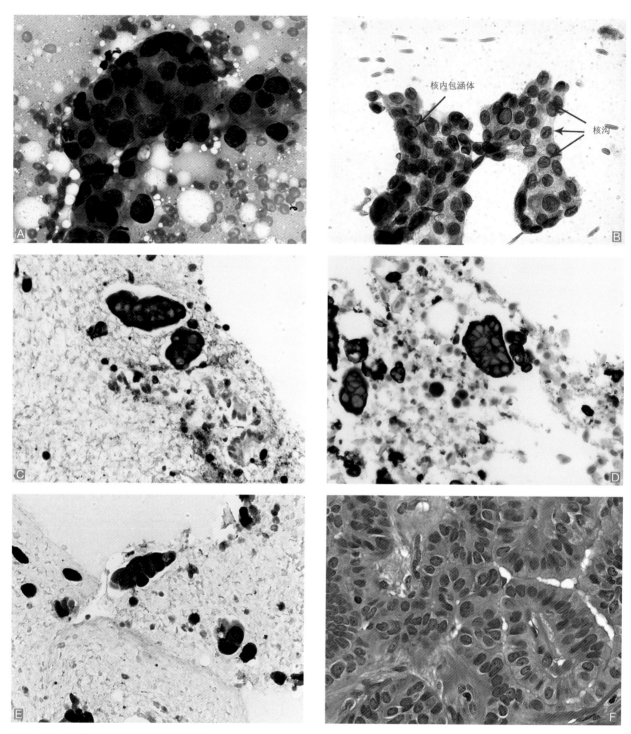

图6-27 **甲状腺乳头状癌转移至肺部**

A. 罗氏染色示肿瘤细胞呈乳头状结构

B. 巴氏染色，肿瘤细胞可见核内包涵体和核沟（箭头所示）

C. FNA穿刺样本制备的细胞块CEA阳性

D. CK阳性

E. Galectin3阳性

F. 患者甲状腺切除标本的组织切片（HE染色）

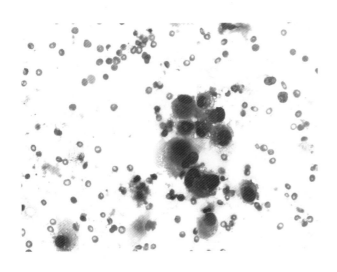

图6-28　肾透明细胞癌转移至肺部。小的细胞团，细胞质丰富，半透明，胞核偏位

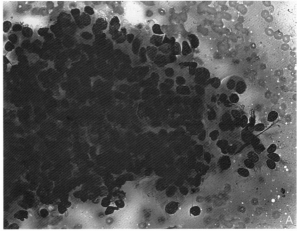

图6-29　**食管腺癌转移至肺部**

A．罗氏染色，细胞拥挤成团

B．巴氏染色，肿瘤细胞呈多形性，染色质细腻，可见小的核仁

C．FNA穿刺标本制备的细胞块CDX-2阳性

D．CK7肿瘤细胞阴性

E．患者食管手术标本组织切片（HE染色）

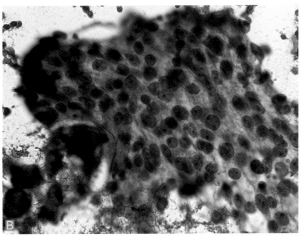

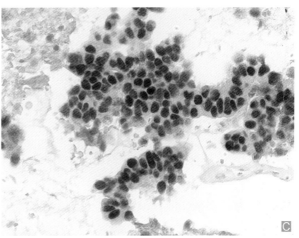

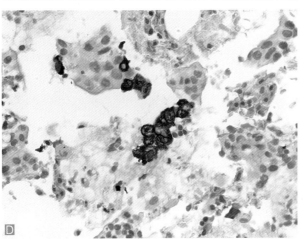

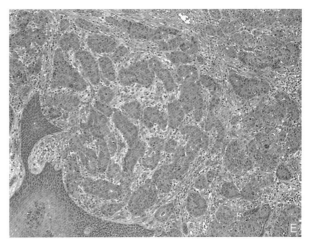

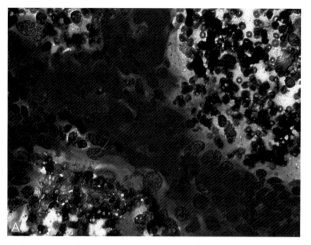

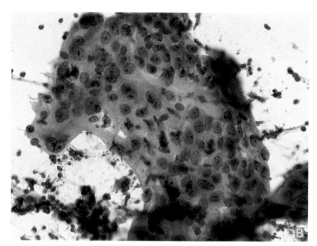

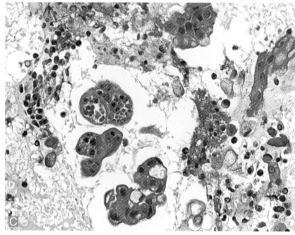

图6-30　**胰腺导管癌转移至肺部**

A. 罗氏染色，恶性肿瘤细胞呈多形性

B. 巴氏染色，恶性肿瘤细胞，核仁明显

C. FNA穿刺样本制备的细胞块切片（HE染色），可见腺样结构

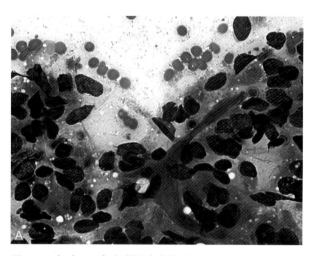

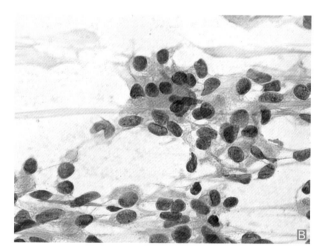

图6-31（1）　**子宫内膜样腺癌转移至肺部**

A. 罗氏染色，多形性梭形细胞

B. 巴氏染色，梭形肿瘤细胞松散排列

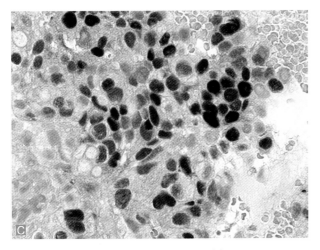

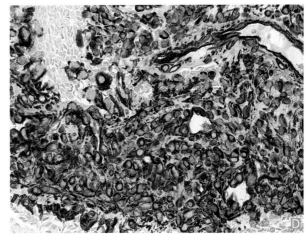

图6-31（2）　**子宫内膜样腺癌转移至肺部**

C. FNA穿刺样本制备的细胞块切片，ER强阳性

D. 波形蛋白（vimentin）强阳性

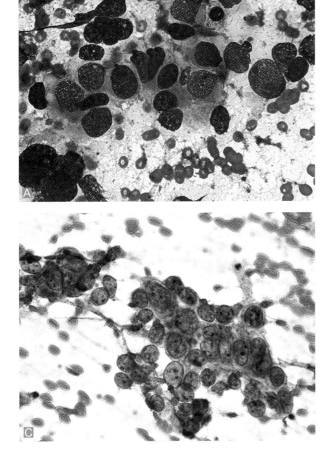

图6-32　**尿道高级别上皮癌：转移至肺部**

A. 罗氏染色，粘附松散的恶性细胞，异型性明显

B. 巴氏染色，大的肿瘤细胞团，似有基底膜样物质存在

C. 巴氏染色示肿瘤细胞核膜增厚，见多个小的核仁

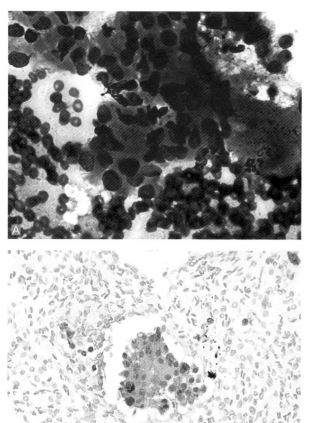

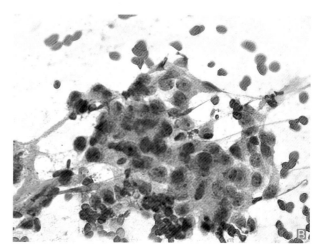

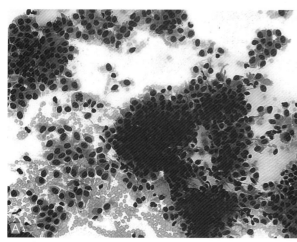

图6-33　**前列腺腺癌转移至肺部**

A. 罗氏染色可见微小腺管结构

B. 巴氏染色，细胞核大而圆，核仁小或不明显

C. 肺FNA穿刺样本制备的细胞块，PSA免疫染色，肿瘤细胞阳性

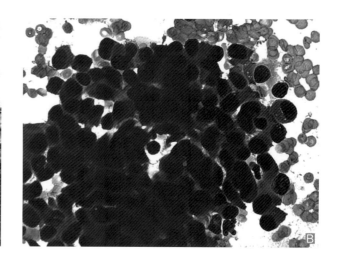

图6-34（1）　**脑膜瘤极其罕见地转移至肺部**

A. 罗氏染色，细胞丰富，异型性不明显，胞质丰富

B. 高倍镜示肿瘤细胞呈特征性漩涡状排列

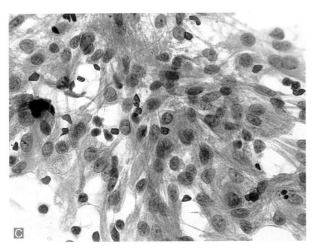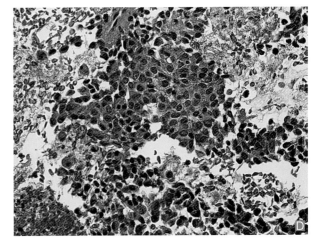

图6-34（2）　脑膜瘤极其罕见地转移至肺部

C. 巴氏染色，肿瘤细胞松散排列，胞质丰富，似呈丝网状

D. 肺FNA穿刺制备的细胞块切片，可见许多肿瘤细胞，可做免疫组化染色协助诊断

参考文献

1. Sekhon HS, Souza CA, Gomes MM. Advances in cytopathology for lung cancer: the impact and challenges of new technologies. Thoracic surgery clinics, 2013, 23:163-178.

2. Wiatrowska BA, Yazdi HM, Matzinger FR et al Fine needle aspiration biopsy of pulmonary hamartomas. Radiologic, cytologic and immunocytochemical study of 15 cases. Acta cytologica , 1995, 39:1167-1174.

3. Ramzy I. Pulmonary hamartomas: cytologic appearances of fine needle aspiration biopsy. Acta Cytological, 1976, 20:15-9.

4. Stoll LM, Li QK. Cytology of fine-needle aspiration of inflammatory myofibroblastic tumor. Diagnostic Cytopathology, 2011, 39:663-672.

5. Chow LT, Chow WH, Tsui WM et al. Fine needle aspiration cytodiagnosis of pulmonary sclerosing hemangioma. Acta cytological, 1995, 39:609-611.

6. Saha K, Sit NK, Jash D et al. Diagnosis of sclerosing hemangioma of lung: Don't rely on fine-needle aspiration cytology diagnosis alone. Journal of cancer research and therapeutics, 2013, 9:748-750.

7. Dacic S. Pulmonary preneoplasia. Archives of pathology & laboratory medicine 2008, 132:1073-1078.

8. Fassina A, Cappellesso R, Simonato F et al. Fine needle aspiration of nonsmall cell lung cancer: Current state and future perspective. Cytopathology : Official journal of the British Society for Clinical Cytology, 2012, 23:213-219.

9. Bhat N, Bhagat P, Pearlman ES et al. Transbronchial needle aspiration biopsy in the diagnosis of pulmonary neoplasms. Diagnostic cytopathology, 1990, 6:14-17.

10. Sakr L, Roll P, Payan MJ et al. Cytology-based treatment decision in primary lung cancer: Is it accurate enough? Lung cancer (Amsterdam, Netherlands), 2012, 75:293-299.

11. da Cunha Santos G, Lai SW, Saieg MA et al. Cytohistologic agreement in pathologic subtyping of non small cell lung carcinoma: Review of 602 fine needle aspirates with follow-up surgical specimens over a nine year period and analysis of factors underlying failure to subtype. Lung cancer (Amsterdam, Netherlands), 2012, 77:501-506.

12. Zhang H, Liu J, Cagle PT et al. Distinction of pulmonary small cell carcinoma from poorly differentiated squamous cell carcinoma: An immunohistochemical approach. Modern pathology, 2005, 18:111-118.

13. Wu M, Szporn AH, Zhang D et al. Cytology applications of p63 and TTF-1 immunostaining in differential diagnosis of lung cancers. Diagnostic cytopathology, 2005, 33:223-227.

14. Travis WD, Brambilla E, Noguchi M et al. International association for the study of lung cancer/American thoracic society/european respiratory society international multidisciplinary classification of lung adenocarcinoma. Journal of thoracic oncology : Official publication of the International Association for the Study of Lung Cancer, 2011, 6:244-85.

15. Lindeman NI, Cagle PT, Beasley MB et al. Molecular testing guideline for selection of lung cancer patients for EGFR and ALK tyrosine kinase inhibitors: Guideline from the College of American Pathologists, International Association for the Study of Lung Cancer, and Association for Molecular Pathology. Archives of pathology & laboratory medicine 2013, 137:828-860.

16. Proctor L, Folpe AL et al. Well-differentiated fetal adenocarcinoma of the lung: Cytomorphologic features on fine-needle aspiration with emphasis on use of beta-catenin as

a useful diagnostic marker. Diagnostic cytopathology, 2007, 35:39-42.

17. Monaco SE, Schuchert MJ, Khalbuss WE. Diagnostic difficulties and pitfalls in rapid on-site evaluation of endobronchial ultrasound guided fine needle aspiration. CytoJournal, 2010, 7:9.

18. Ohori NP, Santa Maria EL. Cytopathologic diagnosis of bronchioloalveolar carcinoma: does it correlate with the 1999 World Health Organization definition? American journal of clinical pathology, 2004, 122:44-50.

19. Thiryayi SA, Rana DN, Perera DM. Bronchial carcinoid tumor: cytologic features on ThinPrep and a diagnostic pitfall in bronchial brushings and washings. Diagnostic cytopathology, 2008, 36:275-276.

20. Silverman JF, Finley JL, Park HK et al. Fine needle aspiration cytology of bronchioloalveolar-cell carcinoma of the lung. Acta cytological, 1985, 29:887-894.

21. Travis WD. Update on small cell carcinoma and its differentiation from squamous cell carcinoma and other non-small cell carcinomas. Modern pathology , 2012, 25 Suppl 1:S18-30.

22. Kakinuma H, Mikami T, Iwabuchi K. Diagnostic findings of bronchial brush cytology for pulmonary large cell neuroendocrine carcinomas: comparison with poorly differentiated adenocarcinomas, squamous cell carcinomas, and small cell carcinomas. Cancer, 2003, 99:247-254.

23. Hiroshima K, Abe S, Ebihara Y et al. Cytological characteristics of pulmonary large cell neuroendocrine carcinoma. Lung cancer (Amsterdam, Netherlands), 2005, 48:331-337.

24. Nicholson SA, Ryan MR. A review of cytologic findings in neuroendocrine carcinomas including carcinoid tumors with histologic correlation. Cancer 2000, 90:148-161.

25. Yang YJ, Steele CT, Ou XL et al. Diagnosis of high-grade pulmonary neuroendocrine carcinoma by fine-needle aspiration biopsy: nonsmall-cell or small-cell type? Diagnostic Cytopathology, 2001, 25:292-300.

26. Travis WD, Rush W, Flieder DB et al. Survival analysis of 200 pulmonary neuroendocrine tumors with clarification of criteria for atypical carcinoid and its separation from typical carcinoid. The American journal of surgical pathology, 1998, 22:934-944.

27. Zhu F, Liu Z, Hou Y et al. Primary salivary gland-type lung cancer: clinicopathological analysis of 88 cases from China. Journal of thoracic oncology : official publication of the International Association for the Study of Lung Cancer, 2013, 8:1578-1584.

28. Molina JR, Aubry MC, Lewis JE. Primary salivary gland-type lung cancer: Spectrum of clinical presentation, histopathologic and prognostic factors. Cancer, 2007, 110:2253-2259.

29. Chhieng DC, Cangiarella JF, Zakowski MF. Use of thyroid transcription factor 1, PE-10, and cytokeratins 7 and 20 in discriminating between primary lung carcinomas and metastatic lesions in fine-needle aspiration biopsy specimens. Cancer, 2001, 93:330-336.

30. Johnston WW. Percutaneous fine needle aspiration biopsy of the lung. A study of 1015 patients. Acta cytological, 1984, 28:218-224.

赵澄泉（Chengquan Zhao），李再波（Zaibo Li），杨怀涛（Huaitao Yang）

 第一节　概　述

在20世纪30年代，Martin、Ellis和Stewart第一次使用乳腺细针穿刺检查（FNA）对乳腺包块进行诊断[1,2]，在40年代后期和50年代初期，Adair和Godwin也报道了乳腺细针穿刺检查结果[3,4]。然而，直到60年代欧洲人进行系列报道后，乳腺细针穿刺细胞学检查才被证明是有价值和准确的诊断方法，并被欧洲医生接受而广泛应用于临床[5]。从70年代开始美国乳腺细针穿刺检查应用于临床，在80和90年代达到顶峰，非常普及。但是近10年来，尤其在一些大的医学中心，乳腺粗针穿刺活检（CNB）逐渐取代细针穿刺检查而成为主要的初步评估乳腺病变的诊断方法[6]。

一、适应证、优点、局限性、并发症

乳腺细针穿刺检查可用于评估所有可触及和不可触及的乳腺病变。它的优点在于：① 提供快速的诊断；② 成本低，花费少；③ 区分实体瘤和囊肿，并作为治疗囊肿的一种方法；④ 确诊恶性肿瘤；⑤ 评估局部胸壁复发病变；⑥ 可进行一些辅助检查，如激素受体分析，流式细胞仪检测和分子诊断学研究等[7]。

乳腺细针穿刺检查的成功依赖于穿刺的经验和技能，这些都需要接受良好的培训。技术问题，如有限的细胞结构、过量空气干燥以及机械分解等，

有可能会影响细胞涂片的解读，甚至出现假阴性或假阳性的诊断。细针穿刺检查主要的局限性在于无法区分非典型性导管增生（ADH）和乳腺导管原位癌（DCIS），以及无法区分乳腺导管原位癌（DCIS）和浸润性癌。这三种诊断具有不同的临床治疗方法，因此这种局限性会最终影响患者的治疗[8]。其他的局限性包括可能不易对低度恶性肿瘤作出明确的诊断，如小管癌、浸润性小叶癌、乳头状纤维上皮病变等可造成假阴性诊断[8,9]。此外，乳腺细针穿刺检查会对一些良性的炎症和化生性病变产生假阳性的恶性病变诊断，从而造成不恰当的过度治疗[10]。

乳腺FNA的并发症非常少见。最常见的并发症是血肿，穿刺点施压通常可以防止血肿形成。但是，如果出血迅速，血肿会较容易形成。乳腺FNA引起气胸是一种非常罕见的并发症，其发病率大约为0.18%~0.21%[11]，多见于穿刺靠近胸壁的深处病灶。对于这样的病灶，应该采取横向进针的方式而不是垂直的方式来穿刺。乳腺FNA可能会引起被穿刺病变的组织学变化，包括广泛的组织坏死、出血以及上皮移位。上皮移位表现为在细针穿刺活检组织切片中正常的上皮碎片发生错位，在形态学上，它们可能会与癌的间质浸润极其相似，因此会造成良性上皮误诊为癌浸润性生长的假阳性诊断[12]。乳腺FNA一般不会造成乳腺癌的针道种植[13]。缺乏上皮细胞的细针穿刺样本一般被认为是不满意样本。但有一些例外，如脂肪瘤或良性囊肿，应结合临床和影像学检查结果判断。

二、灵敏度、特异性、准确度、假阴性率、假阳性率和三联测试

乳腺FNA是一种相对可靠的诊断方法，平均灵敏度为87%（范围72%~99%），特异性为98%~100%，阴性预测值为87%~99%，准确度为89%~99%[14]。如果由细胞病理学医生进行细针穿刺活检和使用即时评估来保证样本满意度，细针穿刺活检的准确率则会显著增加[6, 15]。根据报道，乳腺FNA假阴性率的范围比较广，从1%到31%[10]。增加假阴性率的原因往往是由于没有经验的抽吸和技术原因所致的取样不良[15]。坏死、囊性变或出血也会造成较高的假阴性率[16]。其他引起假阴性的诊断包括具有广泛纤维化或细胞外基质的乳腺癌。细胞学异型性不明显的恶性肿瘤，如小叶癌、小管癌、胶样癌、乳头状癌，在文献中报道的假阳性率约为4%[17]。如果怀疑为恶性肿瘤，但细胞数量不足或异型性不明显，缺乏诊断所需的细胞学特征时，应强烈建议粗针活检或手术组织学确诊。细胞学形态异常可以发生在乳腺良性病变中，包括增生性纤维囊性变（FCC）、乳腺纤维腺瘤、炎症性病变、肉芽组织增生、乳头状瘤、治疗引起的相关变化以及与妊娠相关的增生等[18]。乳腺三联检查（triple test）包括临床检查、乳房X线检查和细针穿刺细胞学检查。临床医师在阅读乳腺FNA报告时一定要考虑和应用三联检查原则，这样会提高乳腺癌诊断的准确性，从而可以更好地避免后续的临床处理不当[19]。当所有3个参数被解释为良性病变时，乳腺癌的发现率小于1%~2%。当所有3个参数被解释为恶性时，乳腺癌诊断的准确率超过99%[20]。因此临床处理应考虑所有3个参数，而不仅仅依赖于细针穿刺细胞学的检查结果。但是，还应该注意个体化的原则，根据患者的年龄、肿块大小、乳房外观，以及临床随访的条件来作最后的决定。

三、细针穿刺抽吸（FNA）和粗针穿刺活检（CNB）的比较

在美国，过去的10年里，粗针穿刺活检逐渐取代细针穿刺并成为评估不可触及和可触及乳腺病变的主要诊断方法。虽然一些研究表明这两种技术对乳腺病变诊断有相似的敏感度[21, 22]，但是一个多机构的研究报告显示FNA对于不可触及的乳腺病变具有显著的假阴性率[23]。尽管美国小部分医院对于可触及乳腺病变的诊断仍在使用FNA技术，但FNA的应用出现迅速下降的趋势。造成这种现象的原因包括：①FNA不能区分原位癌和浸润性癌；②粗针穿刺活检可为辅助研究提供更充足的组织来源；③FNA不能提供临床试验需要的组织学诊断；④对于FNA乳腺癌诊断的病例经常还需要进一步冰冻切片的证实。粗针穿刺活检尽管优势明显，但是也存在一些局限性[24]。CBN所面临的挑战包括：各种小叶增生病变的明确诊断、区分ADH和非粉刺性坏死型DCIS、乳头状病变的鉴别诊断等[24]。事实上许多病变，如ADH、不典型小叶增生（ALH）、小叶原位癌（LCIS）、平坦型上皮不典型增生（FEA）等，临床处理还是需要局部乳腺切除。

在临床和影像学出现乳腺良性病变的情况下，细针穿刺检查被越来越多地用于完成所谓的阴性三联测试（negative triple test）。此外，FNA也可以快速、准确地给出一个明确诊断，如各种乳腺良性病变：乳腺纤维腺瘤、乳腺纤维囊性改变、乳晕下脓肿、脓肿、哺乳期腺瘤等，从而帮助减轻患者的焦虑。同时，FNA也仍然用于晚期和不能手术的乳腺癌局部复发或转移性乳腺癌的诊断[25]。

中国人口众多，乳腺癌影像学筛查仍不普及，许多患者常因乳腺肿块而就医检查。对于许多来自偏远农村的患者需到大医院诊治，粗针活检花费时间较长且费用较高，而FNA简单易行，且可以很快作出诊断，指导患者的下一步治疗。所以我们认为在相当长时间内乳腺FNA在中国的较多地区还是一个较为实用的快速的诊断方法。当然首先需要有合格的病理医生或细胞病理医生，能够熟练地进行细针穿刺的操作，并且能对穿刺样本准确作出病理诊断。这也是本书给广大读者相对详细介绍乳腺细针穿刺的原因。

第二节　操作技术及样本制备

一、取样

理想情况下，由病理医生、外科医生或放射科医生进行细针穿刺取得样本，直接现场涂片，由病理医生检查样本是否满意，以期获得最佳的结果。穿刺的训练和经验，对采样的质量非常关键，细针穿刺不应该由没有经验的人员操作。如果最初的镜下所见显示样本量不足或与临床印象不一致时，应进行多次重复抽吸。进行细针穿刺之前，应仔细检查患者。如果病变不能轻易被触及，患者有可能会帮助指出病变的位置。病理学家在检查病变时，应记录皮肤或胸壁的变化、乳头内陷、位置、肿瘤大小、落针感、质地以及边界是否清晰或浸润性。

对于大多数细针穿刺活检，可以使用22~27号1.0或1.5英寸长的针头连接到一次性的20ml注射器，放置于细针穿刺器上（见第一章）。虽然较大号的针头可能得到更多的上皮细胞，但出血量多可能稀释样本。可先尝试使用25号针头，如果没有出血，组织又很少，病变可能具有纤维化。在这种情况下，可尝试使用较粗的针头，如23号针头。如果出血较多，可改用较细针头，如27号针头。涂片可以空气干燥并进行快速的Diff-Quik染色，尽快得到初步的病理诊断。其余涂片可以用95%乙醇固定以便PAP或其他染色。

二、细胞块准备

细胞块切片具有辅助的作用，帮助克服细针穿刺的局限性[26]。细胞块切片可能会显示组织学特征来识别浸润性癌、导管内乳头状瘤等。细胞块切片还可用于免疫化学（IHC），以确认或排除原发性诊断或转移性病变。此外，乳腺癌细胞块样本也可进行免疫化学检测雌激素受体（ER）、孕激素受体（PR）和HER2/Neu等，以指导后续的治疗。细胞块的制备方法参见本书第一章。

三、液基细胞学检查

当不熟悉直接涂片检查的放射科医生或临床医生进行穿刺，而又没有病理医生现场进行评估时，液基细胞学技术可能是首选。可先将细针穿刺的内容物置于10ml的固定液，再提交到具有细胞离心涂片设备的实验室。也可以将穿刺的内容物冲洗于CytoLyt液中（Cytyc Corps，Boxborough，MA）再进行薄层细胞制片（ThinPrep，Cytyc）、巴氏染色。

第三节　乳腺细针穿刺细胞学诊断标准

1996年9月美国国家癌症研究院（NCI）召集细胞学、放射学、外科学、妇产科学、肿瘤学等多家学会的专家举行会议，集中讨论有关乳腺细针穿刺的问题[27]。大会对乳腺FNA的要求和诊断标准进行了统一规定，专家们认为对于可触及或不可触及的乳腺病变，FNA的花费均低，可作为第一诊断方法。

（一）细针穿刺操作人员的要求

FNA诊断准确与否和操作者直接相关。

• 一定要专门培训FNA操作人员（病理医生、放射医生或外科医生）。

• 不满意样本应小于20%。

（二）三联检查

应结合乳腺触摸检查、影像学检查和细胞学检查三种结果作出诊断，能提高诊断的敏感性和准确性，降低假阳性率和假阴性率。

（三）穿刺次数

• 一般穿刺需做2~4次，如果包块较大可做多次，现场马上进行评估。

• 如可以进行诊断，减少穿刺次数。

• 如有需要，可取样制备细胞块，用于其他检查，如免疫化学染色。

（四）样本满意度的评估

目前尚缺乏统一的标准，取决于病变的性质（囊肿、实体病变）、取样者和细胞病理医生的意见。

（五）关于导管上皮存在等的描述

• 少（偶见细胞团）
• 中等（镜下很容易发现细胞团）
• 很多（上皮细胞存在于几乎所有视野）

（六）诊断术语

• 良性
• 非典型或不确定
细胞学诊断难以确定是否良性，应结合影像学和临床印象决定下一步的处理方案。
• 怀疑恶性
细胞学诊断发现高度可疑恶性，应建议组织学活检。
• 恶性
如果可能，报告组织病理类型，如导管癌、小叶癌。
• 不满意样本
应报告不满意的理由，如细胞数量太少，制片质量不好或太多血液或炎性细胞影响阅片等。

乳腺细针穿刺应观察的细胞学特征

特点	倾向于
细胞数量很多	恶性
非典型细胞	恶性
肌上皮细胞	良性
单一细胞群	恶性
复杂性结构	恶性
细胞团伴有肌上皮细胞	良性
单个导管上皮细胞	恶性
黏附松散的细胞团	恶性
泡沫细胞	良性
大汗腺化生细胞	良性

上述内容仅供参考，需要多个因素综合评估。少数癌症病例，细胞数量可以很少或没有明显的异型性。

 第四节　乳腺良性病变

一、纤维囊性变

临床特征
纤维囊性变（FCC）是最常见的乳腺病变，通常其界限不清，大小不一，多发，涉及双侧乳腺，多见于30岁以上妇女。它与许多良性病变共存，如局部纤维化、不同大小的囊肿、大汗腺化生、腺病、普通导管增生（UDH）。以前的教科书尤其是细胞学内容，常根据是否存在UDH将FCC分成增生型和非增生型两类，这种分类方法现已很少用。

细胞形态学特征
以纤维化为主的病变，穿刺的样本量很少。以囊肿为主的病变，穿刺的样本以液体为主，多为稀薄、黄色，常有大汗腺化生细胞。它们有丰富的胞质颗粒，巴氏或Diff-Quik染色为粉色或绿色，细胞核居中、圆形、规则，核仁明显，常呈扁平片状，单个大汗腺细胞较少（图7-1A，B）。泡沫细胞胞质丰富呈空泡状（图7-1C），实为吞噬细胞。典型的纤维囊性变细针穿刺图片，包括排列紧密的导管上皮细胞团和单个及小的大汗腺化生细胞团，背景脏乱（图7-1D）。增生性FCC，导管上皮细胞较多，但非增生性FCC，导管上皮细胞可能非常少。

细胞学主要特征
• 大汗腺化生细胞
• 泡沫细胞
• 较少导管上皮细胞（非增生性）
• 很多不规则导管上皮细胞团（增生性）

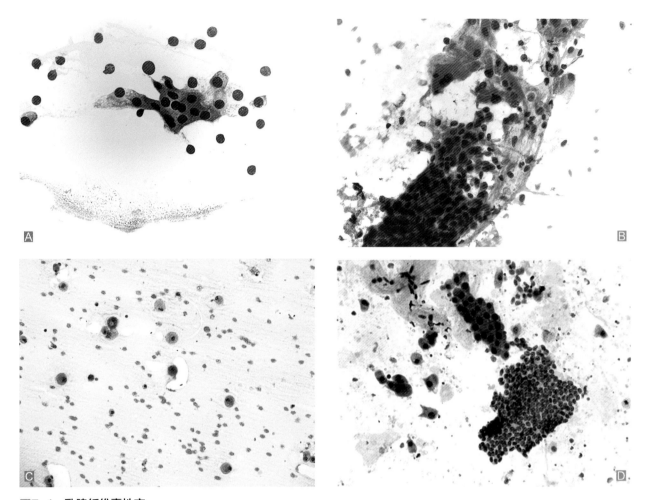

图7-1 乳腺纤维囊性变

A，B. 大汗腺化生细胞显示丰富的胞质颗粒，胞核位于中心，圆形规则，核仁明显

C. 泡沫细胞具有丰富空泡状的胞质

D. 巴氏染色，导管上皮细胞团（右下角）和散及成团的大汗腺化生细胞（左上），背景脏乱。这是非常典型的纤维囊性变细针穿刺图像

鉴别诊断

主要鉴别诊断：大汗腺化生癌、纤维腺瘤、导管原位癌、颗粒细胞瘤。

一般而言，FCC的诊断比较容易，尤其是结合乳腺诊断的三联检查。许多大汗腺细胞的存在应考虑颗粒细胞瘤和大汗腺化生癌的可能性。乳腺颗粒细胞瘤非常少见，现认为可能为施万细胞来源。肿瘤细胞圆，核质比低，细胞核小，胞质含粗大颗粒。颗粒细胞瘤细针穿刺样本背景干净，细胞群单一，无液体，无正常导管上皮细胞等。大汗腺化生癌FNA特点是细胞丰富，松散的细胞团，细胞异型性明显。增生性FCC的主要鉴别诊断为纤维腺瘤和导管原位癌。

二、乳腺单纯囊肿

乳腺单纯囊肿也是女性乳腺常见的病变，液体可达1ml以上，透明或混浊，深色、棕色或血性，细针穿刺常为有效的诊断和治疗方法。应收集所有穿刺液体送到实验室检查。

细胞形态学特征

细针穿刺样本一般细胞成分很少，可根据情况取一定量的液体，制作涂片或细胞块检查，透明或浅黄色的囊液通常不含细胞成分，但一般可以发现巨噬细胞或组织细胞（图7-2A）。大汗腺化生细胞也常可见到。正常的导管上皮细胞可以呈现小团块状（图7-2B）。如果导管上皮细胞很多，要注意是否有

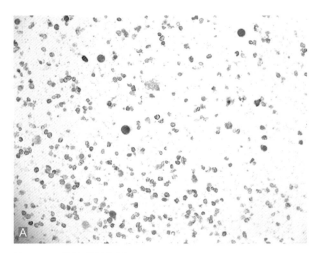
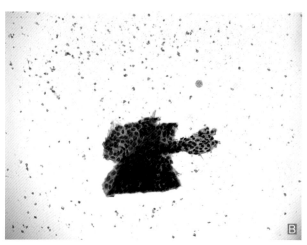

图7-2　乳腺单纯囊肿

A. 低倍镜下细胞数量少，可见散在的组织细胞或巨噬细胞

B. 小团正常的导管上皮细胞

异型性，如果为血性囊液，应注意排除其他囊性病变，尤其是囊内癌变。

三、炎症性病变：急性乳腺炎和脓肿形成

临床特征

乳腺炎性病变多继发于细菌、结核、真菌和（或）病毒感染。急性乳腺炎多因细菌感染所致，常见于产后女性。

细胞形态学特征

急性乳腺炎或乳腺脓肿细针穿刺活检可显示大量中性粒细胞，泡沫巨噬细胞数量增加，以及丰富的细胞碎片（图7-3）。上皮细胞异型性可出现在炎症性病变，特别是当急性炎症存在时。再生和修复

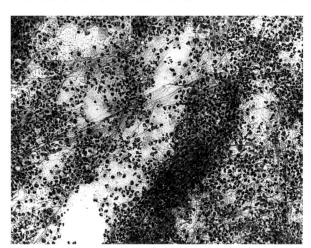

图7-3　乳腺脓肿

可见丰富的多形性中性粒细胞和细胞碎片

造成的非典型上皮细胞通常表现为细胞核增大以及核仁明显。由修复而引起的上皮异型性核浆比通常在正常范围内。

鉴别诊断

当看到中性粒细胞较多时，应考虑急性炎症引起的细胞异型性，而非癌性细胞学特征。其他不支持恶性诊断的细胞学特征包括上皮细胞数量很少，退化的非典型细胞。

四、肉芽肿性病变

临床特征

乳腺肉芽肿可见于结节病，感染性肉芽肿（继发于结核病、真菌、麻风病或布鲁杆菌病），对肿瘤的反应，脂肪坏死，异物反应，以及特发性肉芽肿性乳腺炎[28]。特发性肉芽肿性乳腺炎原因不明，临床可能最为常见。

细胞形态学特征

细针穿刺细胞学涂片显示上皮样组织细胞和（或）多核巨噬细胞、淋巴细胞和浆细胞。上皮样组织细胞/多核巨噬细胞的胞质可含有丰富的空泡（图7-4A~C）。

鉴别诊断

乳晕下脓肿引起的肉芽肿可见无核鳞状细胞，脂肪坏死引起的肉芽肿可见脂肪巨噬细胞，结节病常为非干酪样坏死性肉芽肿，感染性病例可见特殊染色和

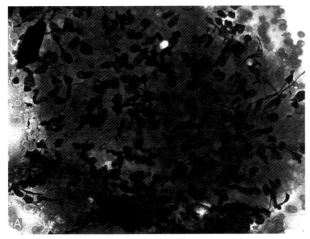

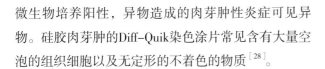

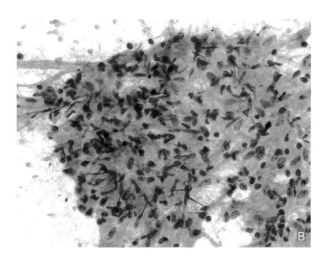

图7-4 肉芽肿性变
肉芽肿由上皮样组织细胞、淋巴细胞和浆细胞组成

微生物培养阳性，异物造成的肉芽肿性炎症可见异物。硅胶肉芽肿的Diff-Quik染色涂片常见含有大量空泡的组织细胞以及无定形的不着色的物质[28]。

五、乳晕下脓肿

临床特征

乳晕下脓肿特定发生在乳晕区。输乳管上皮的鳞状化生，经乳管阻塞、扩张、破裂引起乳头下方局部区域的炎症，进展到脓肿形成，伴随周期性窦道，排液，局部愈合和复发[29]，所以也称之为发作性乳晕下脓肿，多发生于40岁左右非哺乳女性。临床如果乳头内陷，容易与乳腺乳头状瘤或乳腺癌相混淆。

细胞形态学特征

细针穿刺可见无核鳞状细胞，大量中性粒细胞（图7-5A），角质碎屑（图7-5B，C），胆固醇结晶和角化不全的鳞状上皮（图7-5D）。有时会出现包含异物的组织细胞和多核异物巨细胞反应。

细胞学主要特征

• 许多无核鳞状上皮细胞伴中性粒细胞
• 上皮或间质修复，可见轻度上皮非典型增生
• 异物反应或肉芽组织反应

鉴别诊断

乳晕下脓肿具有一些容易造成假阳性诊断的细胞学特征，包括非典型导管上皮细胞异型性，鳞状上皮化生与异型性，和过度的肉芽组织增生[30]。破裂的表皮样囊肿（EIC），具有与乳晕下脓肿类似的细胞学和组织学特征，但表皮样囊肿位于乳腺外周区域。乳晕下脓肿位于乳腺中央区域，多发生于输乳管上皮的鳞状上皮化生；导管内腔充满角质碎片，并会破裂，常会发生周围的炎性反应以及对角质碎片的异物反应。慢性乳晕下脓肿通常需要手术切除，因此正确的诊断对患者临床处理非常重要。

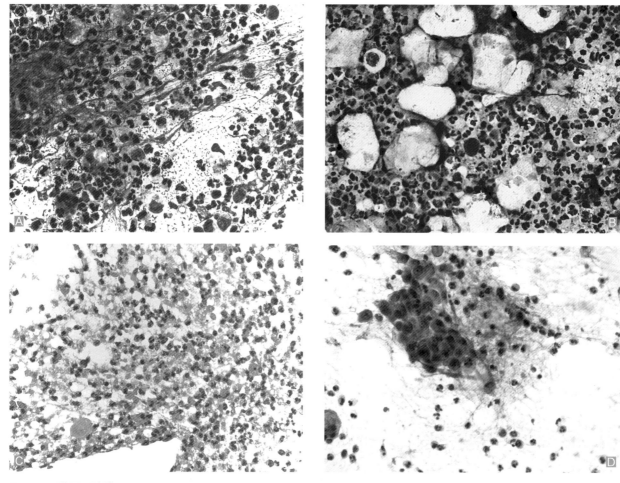

图7-5　**乳晕下脓肿**

A. 丰富的多形性中性粒细胞和细胞碎片

B. 无核的鳞状上皮细胞混于炎细胞中

C. 细胞块中可见无核的鳞状上皮细胞和中性粒细胞

D. 角化不全的鳞状上皮细胞亦可见

六、脂肪瘤

　　正常乳腺含有大量的脂肪组织，是乳腺细针穿刺中常见的组成部分。所以脂肪瘤FNA的诊断应谨慎，必须结合放射学检查或体检触诊检查。如果乳腺影像学检查提示脂肪瘤时，涂片中存在的脂肪细胞才有可能作为诊断脂肪瘤的依据。另外在做乳腺触诊检查时，包块表面光滑可移动，根据包块的大小，行一定次数的细针穿刺后，所有涂片及细胞组织块中均发现仅有脂肪细胞（图7-6A，B），而无其他成分时方可诊断为细针穿刺结果符合脂肪瘤。

七、脂肪坏死

临床特征

　　脂肪坏死多发生于乳腺外科手术、外伤、异物反应或乳腺恶性肿瘤放疗反应后。脂肪坏死在放射学和组织学（特别在冰冻切片）很容易与恶性肿瘤相混淆。

细胞形态学特征

　　脂肪坏死的细针穿刺为低细胞样本，可显示脂肪组织、退化脂肪组织形成的无定形碎片，炎症细胞包括中性粒细胞、浆细胞、淋巴细胞及大量嗜脂质巨噬细胞（lipophages）。嗜脂质巨噬细胞胞质富含空泡（图7-7A，B）。多核巨噬细胞和梭形纤维细胞也可存在（图7-7C）。

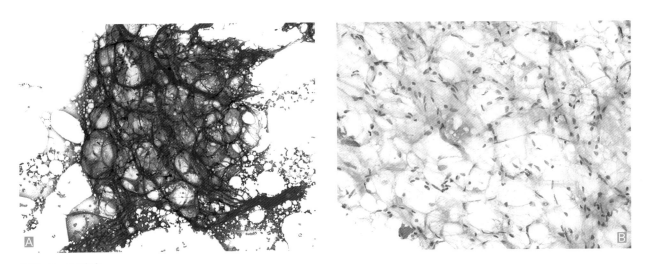

图7-6　**脂肪瘤**

脂肪组织由良性脂肪细胞组成，同乳腺本身的脂肪组织难以区别

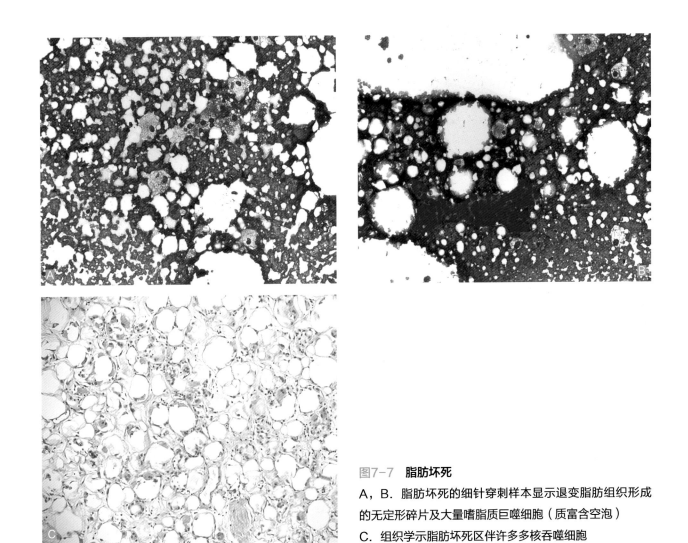

图7-7　**脂肪坏死**

A，B．脂肪坏死的细针穿刺样本显示退变脂肪组织形成的无定形碎片及大量嗜脂质巨噬细胞（质富含空泡）

C．组织学示脂肪坏死区伴许多多核吞噬细胞

细胞学主要特征

• 细胞成分少，多为泡沫巨噬细胞和多核巨细胞
• 圆形或肾形的细胞核
• 退变的脂肪组织碎片
• 背景为数量不等的其他炎症细胞
• 被血包围的自由脂滴

鉴别诊断

在遇到细胞具颗粒状胞质含细小的多空泡时，鉴别诊断应考虑冬眠瘤（hibernoma）。其他主要鉴别诊断包括有硅胶肉芽肿、感染、伴坏死的导管癌或富含脂类的癌。

八、普通导管上皮增生（乳腺良性增生性疾病）

纤维囊性改变通常伴随着不同类型的上皮增生。上皮增生也常见于其他良性病变，如硬化性腺病、纤维腺瘤、乳头状瘤、乳腺导管增生。根据FNA样本区分这些不同的上皮增生性疾病是非常具有挑战性的，而且其中多种良性病变可互相重叠出现在相同的FNA样本中[31, 32]。当细胞数量增加（图7-8A），大汗腺细胞核大小差异显著且核仁巨大时（图7-8B，C），可能会被误判读为恶性细胞。增生的导管上皮细胞也可以呈现轻微核重叠和轻度极性损失。因此，当不同的细胞类型如大汗腺细胞、导管

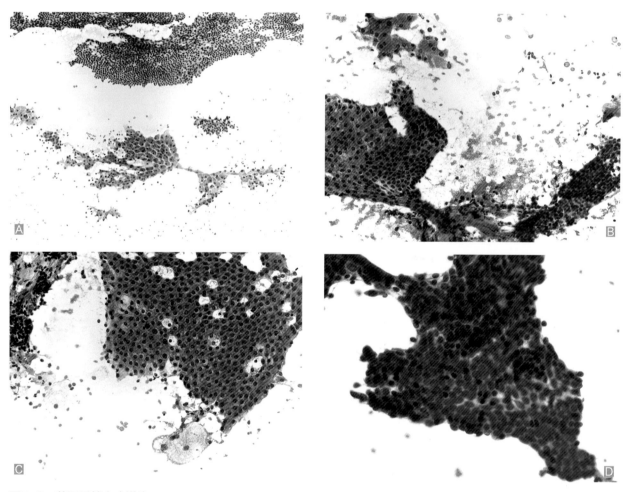

图7-8　普通导管上皮增生

A. 大面积蜂窝状排列的上皮细胞

B，C. 伴大汗腺化生细胞，细胞核大小差异显著，核仁明显

D. 普通导管上皮细胞团，可见许多混杂的肌上皮细胞。散在的、小的、椭圆形或圆形、深染的细胞核为肌上皮细胞

上皮细胞和组织细胞同时存在，包括双极裸核出现在涂片背景和细胞群中时（图7-8D），应首先考虑良性病变。

九、纤维腺瘤

临床特征

纤维腺瘤是女性最常见的乳腺良性肿瘤，可出现在所有年龄组，尤其多见于年轻女性（20~35岁）[33]。触诊检查发现肿物质地坚韧，边界清楚，可移动，与周围组织无粘连，直径通常小于4cm。多为单发，多发病灶可见于20%的纤维腺瘤患者。妊娠可以导致纤维腺瘤的体积变大。在细针穿刺时针头穿刺瘤体可明显感觉到"细沙"样的质感。

细胞形态学特征

细针抽吸样本一般细胞量丰富，紧密排列成大面积蜂窝状、片状、三维立体状的上皮细胞团（图7-9A，B）。分支鹿角状的上皮细胞簇有时可见，但并不特异（图7-9C）。上皮细胞核圆形，偶有小核仁。许多双极裸核可见于上皮细胞团内或分散在涂片背景中（图7-9D）。并非所有散在的裸核细胞均为肌上皮细胞，许多大的裸核细胞为间质细胞。纤维基质或黏液性基质片段中细胞少见（图7-9E）。如果同时见到拥挤的导管上皮细胞团和少细胞的间质（图7-9F），诊断纤维腺瘤较容易。图7-9G示纤维腺瘤伴普通导管上皮增生（组织学切片）。

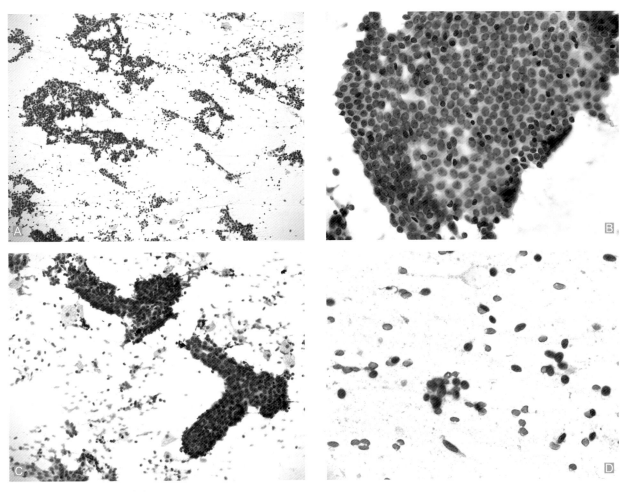

图7-9（1）**乳腺纤维腺瘤**

A，B. 乳腺纤维腺瘤细针穿刺样本一般细胞数量丰富，紧密排列成大面积蜂窝状、片状、三维立体状的上皮细胞团

C. 有时可见分支鹿角状的上皮细胞簇，但并不特异

D. 许多双极裸核散在分布

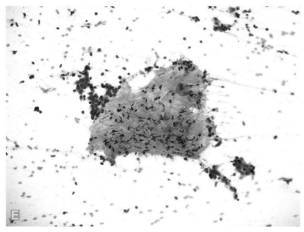

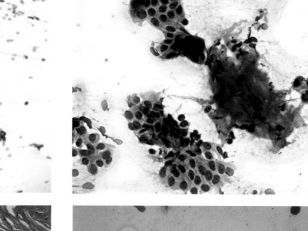

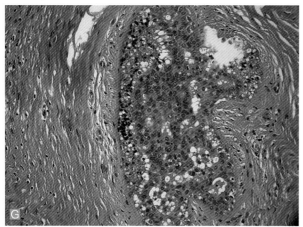

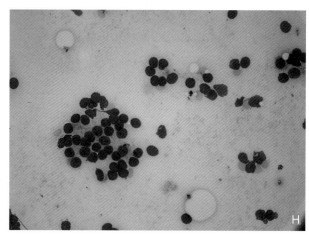

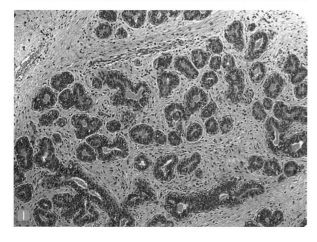

图7-9（2） 乳腺纤维腺瘤

E. 背景中可见少含细胞的纤维基质或黏液性基质片段

F. 同一视野可见拥挤的导管上皮细胞团和少含细胞的纤维间质

G. 组织学HE染色，纤维腺瘤伴导管上皮增生

H. 管状腺瘤，细胞学

I. 组织学HE染色，管状腺瘤

鉴别诊断

虽然纤维囊性病变和纤维腺瘤有一些共同的细胞学特征，但少含细胞基质的片段、分支鹿角状细胞团、显著的细胞数量可用来区分乳腺纤维腺瘤和乳腺纤维囊性病变。细胞丰富的单发的纤维腺瘤很容易误诊为导管癌，尤其在缺乏间质片段时。蜂窝状细胞团，分支鹿角状细胞团，双极裸核的存在和少含细胞的基质片段是用来鉴别乳腺纤维腺瘤和乳

细胞学主要特征

- 细胞数量中等到非常丰富
- 紧密排列的导管上皮细胞团，呈片状或蜂窝状
- 分支鹿角状或指状突起的上皮细胞团
- 大量双极裸核
- 少含细胞的基质片段，偶有黏液样变
- 很少或没有泡沫细胞或大汗腺细胞

腺导管癌最有用的细胞学特征[34]。乳腺纤维腺瘤中的其他变化包括黏液样变的间质细胞、泡沫巨噬细胞、大汗腺化生、鳞状上皮化生和核分裂。典型的分支鹿角状细胞团仅见于少于50%的纤维腺瘤。另外纤维化和（或）间质上皮化生（骨形成和钙化）发生于老年女性纤维腺瘤。叶状肿瘤和纤维腺瘤的部分病例在细胞学上难以区分，两者上皮和间质的特性并没有显著差异。叶状肿瘤和多细胞性纤维腺瘤都可有多细胞间质片段。富含细胞的间质片段存在，尤其是大量的、单个长的、丰满的梭形细胞存在时，应考虑叶状肿瘤，如果难以区分两者时，可以诊断为纤维上皮性病变，建议组织学检查。完整小叶单位的存在和相对缺失的基质可能会考虑错构瘤的诊断，而非乳腺纤维腺瘤。管状腺瘤和纤维腺瘤在细胞学很难区别。管状腺瘤相对少见，是纤维腺瘤的一个亚型。其特点是存在相当数量的良性导管上皮细胞，紧密结合的三维球状结构或松散的细胞团，纤维间质很少或缺失（图7-9H）。管状腺瘤属于组织学诊断（图7-9I），细胞学很难诊断。

总之，乳腺纤维腺瘤在细针穿刺中最容易误诊为乳腺癌（假阳性），同时它也是最常见的假阴性诊断，即乳腺癌误诊为乳腺纤维腺瘤。

十、腺病和硬化性腺病

临床特征

乳腺腺病和硬化性腺病非常多见，经常与其他乳腺疾病并存，如纤维囊性病变。

细胞形态学特征

腺病穿刺细胞学检查可见增生性纤维囊性病变、间质纤维化、相当数量的单一形态的导管上皮细胞、基质碎片和许多双极裸核。细针穿刺对一个特定的腺病进行诊断是不可能的，一般解释为良性乳腺增生性病变。有时冰冻切片会造成增生的细胞和间质扭曲，从而引起硬化性腺病与浸润性癌的混淆。穿刺细胞学检查可以更清楚地确定其为良性增生。硬化性腺病的涂片检查通常显示中度或非常丰富的细胞数量。腺泡、单个散在的上皮细胞、小而密且玻璃样变的基质可出现在几乎所有硬化性腺病中。

鉴别诊断

硬化性腺病中的上皮细胞会比纤维腺瘤具有更多的腺泡和单个细胞。相反，分支鹿角状上皮细胞团和双极裸核通常出现在乳腺纤维腺瘤中。部分乳腺纤维腺瘤也有大量的轻度增生性纤维黏液样基质，而硬化性腺病则具有连接上皮细胞的致密玻璃样变基质。

十一、乳头状瘤

临床特征

中央型乳头状瘤起源于大输乳管，好发年龄为30~50岁，可表现为血性乳头溢液，包块多小于1cm，有时较大，乳晕下可触及。周围型乳头状瘤为多发，且体积小。细针穿刺多用于诊断中央型乳头状瘤。周围型乳头状瘤多为组织学检查偶然发现。导管内乳头状癌也可起源于大导管而引起乳头溢液。

细胞形态学特征

FNA样本涂片细胞丰富，含纤维血管轴心的三维乳头状细胞团或扁平二维细胞团，常伴有肌上皮细胞，单个细胞少见。上皮细胞呈多形性、立方形或梭形，细胞核圆形或椭圆形，细胞排列紧密（图7-10A，B）。乳头状癌，细胞团无肌上皮细胞，呈乳头状或筛状排列，细胞形状一致为高柱形，细胞核一致为长条形，可混有血液或嗜含铁血黄素的巨噬细胞。

虽然乳头状瘤和乳头状癌可以列出许多细胞学异同点，但是在实际工作中很难根据细胞学准确区分良性乳头状瘤和乳头状癌，两者的鉴别很难。另外，部分乳头状瘤局部伴有非典型增生，称之为非典型乳头状瘤[35]，则更难诊断。如果难以根据细胞学作出良恶性准确判断，可统称为乳头状病变（图7-10C），需要乳腺局部切除组织活检而作出最后的诊断。有时细针穿刺标本制成的细胞块可帮助诊断（图7-10D）。

细胞学主要特征

• 细胞数量中度或非常丰富

• 含纤维血管轴心的三维乳头状细胞团

• 肌上皮细胞存在

• 细胞呈多形性，立方形或梭形

• 但很少单个上皮细胞

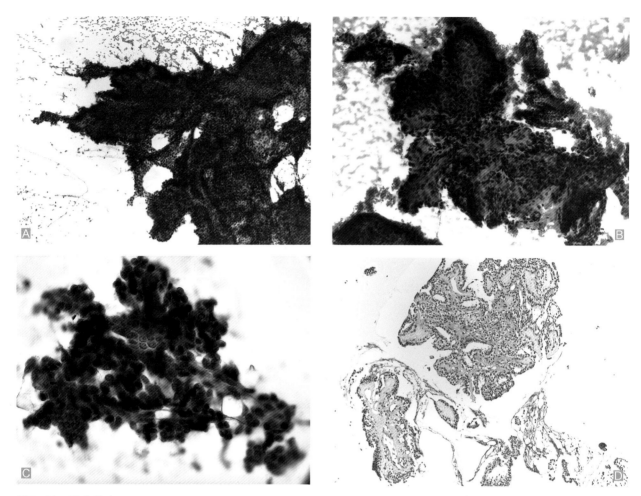

图7-10　乳头状瘤

A，B．纤维血管轴心的三维乳头状细胞团或扁平二维细胞团，常伴有肌上皮细胞

C．乳头状细胞团，细胞无明显异型性，但若细胞单一，最好诊断为乳头状病变，建议局部切除。组织学诊断为良性乳头状瘤

D．另一病例，细胞块切片示良性乳头状瘤

十二、乳头腺瘤

临床特征

乳头腺瘤非常罕见，临床常表现为肿块或硬结，浆液性或血性分泌物。

细胞形态学特征

乳头溢液细胞学样本显示少量的细胞碎片，炎性细胞和嗜含铁血黄素的巨噬细胞[36]。FNA涂片检查显示相当数量的细胞，包括导管上皮细胞和游离的双极裸核。上皮细胞大小一致，圆形至椭圆形，细胞核染色质呈细颗粒状，核仁不明显。有时可见一些具有非典型增生的上皮细胞，其核仁明显，可能导致假阳性诊断。

鉴别诊断

细胞学检查可能难以区分乳头腺瘤和导管内乳头状瘤。导管内乳头状瘤常显示乳头状细胞团和梭形细胞，这些一般不见于乳头腺瘤。多细胞性纤维腺瘤同乳头腺瘤非常相似，但乳腺纤维腺瘤中常见的单个双极裸核较少见于乳头腺瘤。特别需要注意的是，乳头腺瘤有可能发生恶变，或乳头腺瘤和乳腺癌并存。

十三、腺肌上皮瘤

临床特征

腺肌上皮瘤（adenomyoepithelioma）是一种少见的乳腺良性肿瘤，通常为单侧单发或多结节病变，由增生的上皮细胞和肌上皮细胞两种成分组成。

细胞形态学特征

FNA对腺肌上皮瘤的诊断很有挑战性。FNA样本细胞量中度或非常丰富，由不同比例的上皮细胞和肌上皮细胞组成（图7-11A）。肌上皮细胞较小，呈逗点状或卵形，细胞核深染，或为分散在背景中的双极裸核（图7-11B）。也可能会表现为上皮细胞样，透明细胞样或梭形细胞，呈单个细胞或小细胞团。核内包涵体和胞质内空泡呈现出的"肥皂泡"样（图7-11C~E）为腺肌上皮瘤的特征。图7-11F、G为组织学腺肌上皮瘤。

鉴别诊断

在细针穿刺细胞学检查中，弥散分布的上皮细胞和肌上皮细胞以及丰富的细胞量可能会被误诊为癌。腺肌上皮癌极其少见，细胞呈明显多形性，染色质粗，核仁明显，核分裂象和（或）坏死。腺肌细胞瘤的细胞学很容易与纤维腺瘤相混淆，如怀疑应局部切除病变，以明确诊断，腺样囊性癌也是由腺上皮和肌上皮细胞组成，FNA穿刺细胞学对两者的鉴别诊断是极大的挑战[37]。

十四、乳腺颗粒细胞瘤

临床特征

颗粒细胞瘤是一种罕见的乳腺肿瘤，较常见于黑人患者，有时为多灶性[38]。乳腺颗粒细胞瘤的临床和大体检查与硬化性乳腺癌非常相似[39]。

细胞形态学特征

细胞数量十分丰富并伴有细胞群，细胞圆，胞

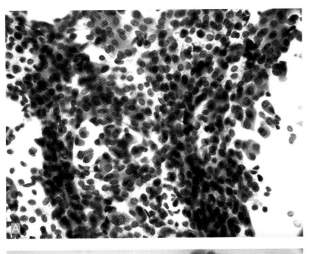
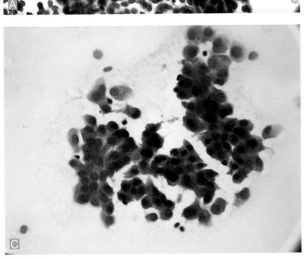
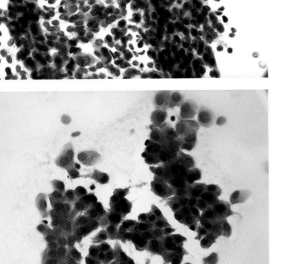
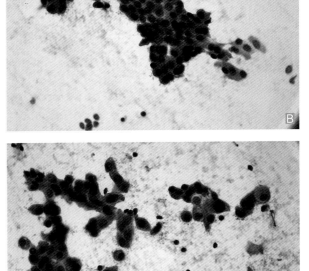

图7-11（1）腺肌上皮瘤

A，B. 拥挤细胞团由腺上皮和肌上皮细胞组成

C，D. 松散细胞团，胞浆丰富，有的细胞胞浆似呈空泡状

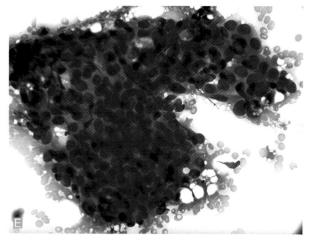

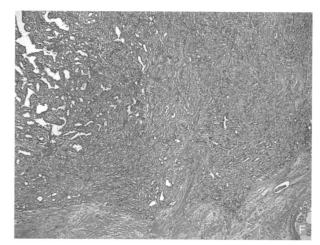

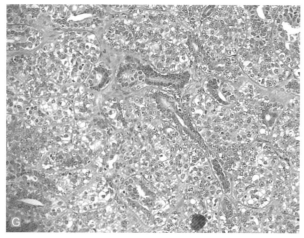

图7-11（2） **腺肌上皮瘤**

E．松散细胞团，胞浆丰富，有的细胞胞浆似呈空泡状

F．组织学低倍镜示腺肌上皮瘤HE切片，两种增生的细胞呈小管状

G．典型的腺肌上皮瘤组织学HE切片，内层导管上皮，上皮细胞胞浆伊红染色，此病例肌上皮细胞（胞浆空泡状）增生特别明显

质丰富，呈颗粒状，细胞边界模糊不清，有时由随意的薄壁血管所分离（图7-12A）。细胞核卵圆形至圆形，大小均匀一致，染色质均匀分散，核仁不明显（图7-12B）。巴氏染色，颗粒细胞的细胞质嗜碱性（图7-12C）。PAS染色可显示明显的胞质颗粒。免疫组化显示S-100（图7-12D）和CD68阳性，但CK阴性，图7-12E、F、G为乳腺颗粒细胞瘤组织学及免疫染色。

细胞学主要特征

• 细胞丰富，单一细胞群

• 细胞核圆形，小，胞质丰富，含颗粒

• S-100染色阳性，CK阴性

鉴别诊断

大汗腺细胞癌，脂肪坏死，反应性组织细胞聚集。

十五、孕期和产后的良性病变

临床特征

大多数孕期和产后患者的乳腺病变为良性，多继发于激素对乳腺组织的刺激。发生于怀孕期间的原发乳腺肿块以及增大的原有乳腺肿块，大部分是纤维腺瘤。有时激素改变可导致泌乳腺瘤（边界清楚的小结节）。虽然大多数孕期乳腺肿块是良性，但仍需要排除乳腺癌。大多数与怀孕有关的乳腺良性病变在产后6个月通常会减小或消失。

细胞形态学特征

泌乳腺瘤或有泌乳性改变的纤维腺瘤FNA细胞学检查，一般显示富含细胞的涂片，包括大小形态一致的上皮细胞，单个存在或形成分散的细胞团，细胞核增大可有明显核仁，胞质丰富呈颗粒或小空泡状（图7-13A），胞质很容易丢失。具有哺乳期变

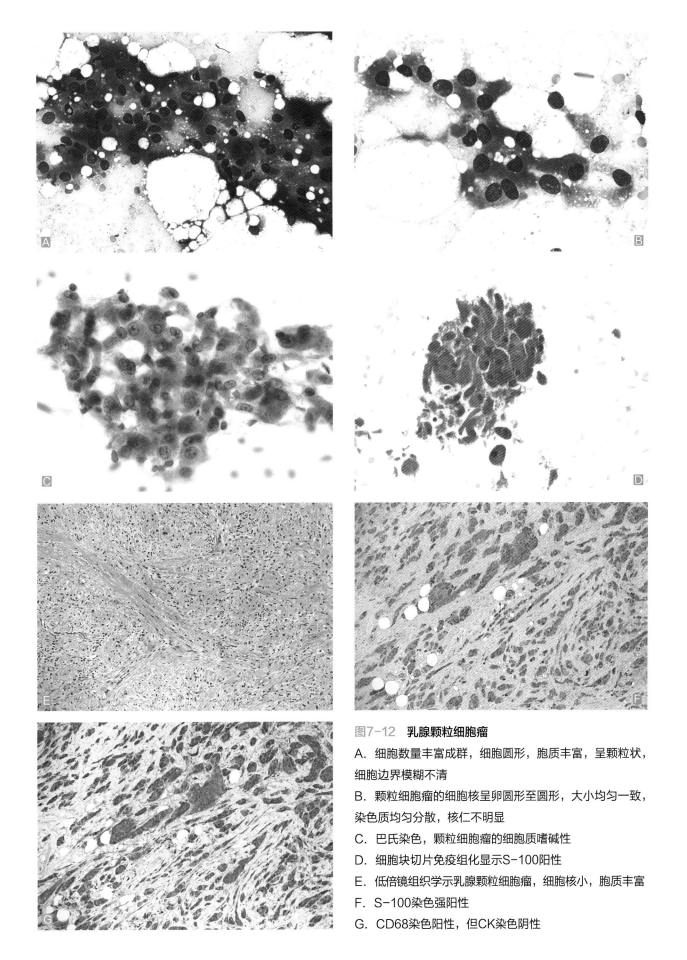

图7-12　**乳腺颗粒细胞瘤**

A. 细胞数量丰富成群，细胞圆形，胞质丰富，呈颗粒状，细胞边界模糊不清

B. 颗粒细胞瘤的细胞核呈卵圆形至圆形，大小均匀一致，染色质均匀分散，核仁不明显

C. 巴氏染色，颗粒细胞瘤的细胞质嗜碱性

D. 细胞块切片免疫组化显示S-100阳性

E. 低倍镜组织学示乳腺颗粒细胞瘤，细胞核小，胞质丰富

F. S-100染色强阳性

G. CD68染色阳性，但CK染色阴性

化的纤维腺瘤，除了哺乳期的细胞学变化之外，还可见到导管上皮和肌上皮组成的细胞团和众多的双极裸核。相反，原发泌乳腺瘤很少或没有双极裸核肌上皮细胞，但可见许多分散的裸核上皮细胞（细胞破碎，胞质丢失）。泌乳腺瘤和具哺乳期变化的纤维腺瘤都显示由（涂片而致）细腻的细胞质碎片和溢出的分泌物所造成的杂乱背景。众多的裸露上皮细胞核，其中许多具有核仁，分布在杂乱和泡沫样的背景当中（图7-13B）。PAS染色（periodic acid-schiff stain）和脂质染色可显示这些分泌成分。

细胞学主要特征

- 细胞丰富
- 散在的细胞或松散的细胞团
- 具颗粒状或泡沫状细胞质的上皮细胞

- 细胞核大，深染，核仁明显
- 许多游离的导管腺上皮细胞核，很少或没有双极裸核肌上皮细胞
- 杂乱背景：细胞质碎片和分泌性物质
- 双极裸核肌上皮细胞和游离的上皮细胞可见于具有哺乳期变化的纤维腺瘤

鉴别诊断

泌乳腺瘤FNA细胞学涂片显示细胞丰富，细胞核增大，核仁明显（图7-13C），所以可能造成假阳性的恶性诊断，如乳腺癌和淋巴瘤。小叶癌细胞大小可能与泌乳细胞瘤相似，但小叶癌无泡沫状细胞质（分泌性特征）。导管癌显示更明显的核非典型性，坏死，深染，极性缺失，细胞分布松散，存在单个异型细胞。非霍奇金淋巴瘤FNA也有许多单一的细胞，核仁明显，但其背景可见许多淋巴腺样小体（lymphoglandular bodies），胞质

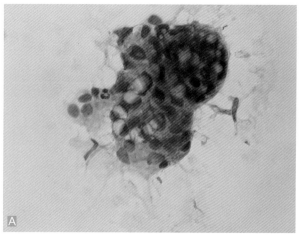

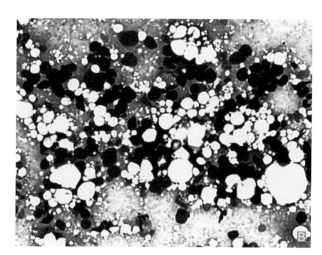

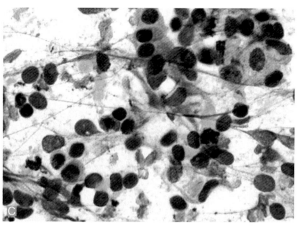

图7-13　**泌乳腺瘤**

A. 细胞团由大小形态一致的上皮细胞组成，胞质丰富呈颗粒或小空泡状

B. 分散的裸核（细胞破碎，胞质丢失）混于由涂片而致细胞质碎裂和溢出的分泌性物质造成的杂乱背景中

C. 泌乳腺瘤病例，细针穿刺细胞学，细胞核增大，呈单个细胞分布，易误诊为恶性

稀少，无泡沫背景，无正常乳腺腺泡结构等。乳腺囊肿可发生于怀孕后不久或哺乳期间，细针穿刺到奶状物可确诊，涂片可显示散在的泡沫状巨噬细胞和罕见的分泌物丰富的上皮细胞。对于孕妇来说，细针穿刺的主要优点是避免手术创伤/麻醉对胎儿和母亲造成的不必要的风险，以及哺乳期中手术伤口愈合不良的危险。细针穿刺也可以减少在怀孕期间对乳腺癌延误诊断的机会。泌乳腺瘤不必进一步手术而乳腺癌必须外科手术处理。所以正确诊断泌乳腺瘤和泌乳性变化非常重要。

十六、男性乳腺发育症和其他男性乳腺病变

临床特征

男性乳腺发育症是一种激素依赖性病变，是男性最常见的乳腺异常，多发生于青少年和老年男性。乳腺可呈局部或广泛增大，可为单侧，多为双侧。男性乳腺发育可与内分泌异常或服用药物（如洋地黄、利血平、苯妥英钠）或局部用药有关，但大多数仍病因不清。

细胞形态学特征

细针穿刺细胞学显示一个从散在的良性导管上皮细胞到明显的男性乳腺发育症改变的细胞学范围，包括类似于纤维腺瘤样的细胞学改变，由良性上皮细胞，双极裸核和柱状细胞构成的紧密二维细胞簇（图7-14A）。有时增生的上皮细胞可以有一定程度的异型性（图7-14B）[40]。

鉴别诊断

男性乳腺发育症主要鉴别诊断是乳腺癌。男性乳腺癌非常少见，一般为浸润性导管癌，其细胞异型性明显，单个细胞和松散细胞团。FNA对男性乳腺疾病诊断非常有价值。

十七、幼年性纤维腺瘤

临床特征

指部分在青春期女性的纤维腺瘤，细胞学间质细胞密度和上皮增生程度经常高于普通型纤维腺瘤，它可以生长迅速且瘤体巨大，事实上大多数发生于年轻和青春期患者的纤维腺瘤均为普通型纤维腺瘤。

细胞形态学特征

细胞丰富，可见大汗腺化生细胞，细胞涂片背景可见许多双极裸核。事实上根据细胞学来鉴别幼年性和普通型纤维腺瘤几乎不可能。重要的是两者均为良性双相性增生性病变，浸润性癌和叶状肿瘤在此年龄组极为罕见。

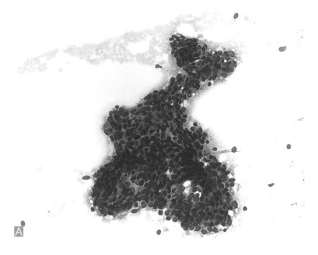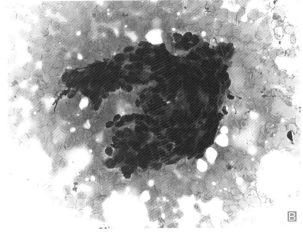

图7-14　男性乳房发育症
A. 细针抽吸细胞学显示由良性上皮细胞构成的紧密二维细胞簇
B. 有时增生的上皮细胞可以有一定程度的异型性

第五节 乳腺恶性肿瘤

一、浸润性导管癌，非特异型

临床特征

浸润性导管癌，最常见的乳腺癌病理类型，占浸润性癌的发病率高达3/4。

浸润性导管癌包含一组异质性肿瘤，其细胞学特征不同。

细胞形态学特征

除个别病例外，浸润性导管癌和其他所有乳腺癌在细针穿刺细胞学上有许多共同的特征。恶性肿瘤的诊断特征包括数量丰富、松散集聚和单独分散的恶性肿瘤细胞（图7-15A~C）。背景可以是血性的，偶见组织坏死碎屑，干净的背景很少见。细胞结构形态变化较大，可形成三维簇状，合胞体，或偶尔腺泡（腺样）排列（图7-15D）。恶性细胞成簇聚集显示极性缺失和核镶嵌（nuclear molding）（图7-15E，F）。细胞大小差异明显，大多数恶性细胞大于正常导管细胞，瘤细胞表现出恶性细胞学特征，包括细胞核大小不一，胞核边缘不规则，核质比（N/C）增大，胞核深染，粗颗粒状染色质，核仁明显（图7-15G）。胞核偶尔会位居边缘，呈浆细胞样变，在Diff-Quik染色中较为明显，常见于老年女性的导管癌细胞学检查（图7-15H）。导管癌细胞的胞质一般为嗜碱性，细或粗颗粒状，可有空泡化，和（或）花边，偶尔表现出胞质空泡化或细胞内管腔（图7-15I）。一些低分化乳腺癌可见奇异的多形性细胞，包括多核肿瘤细胞。

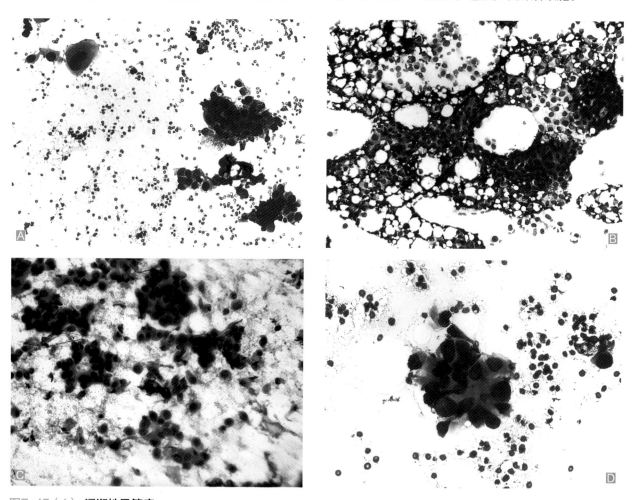

图7-15（1） **浸润性导管癌**
A，B，C. 浸润性导管癌可显示数量丰富、松散集聚和单独散在的恶性肿瘤细胞
D. 浸润性导管癌可偶尔呈腺泡（腺样）排列

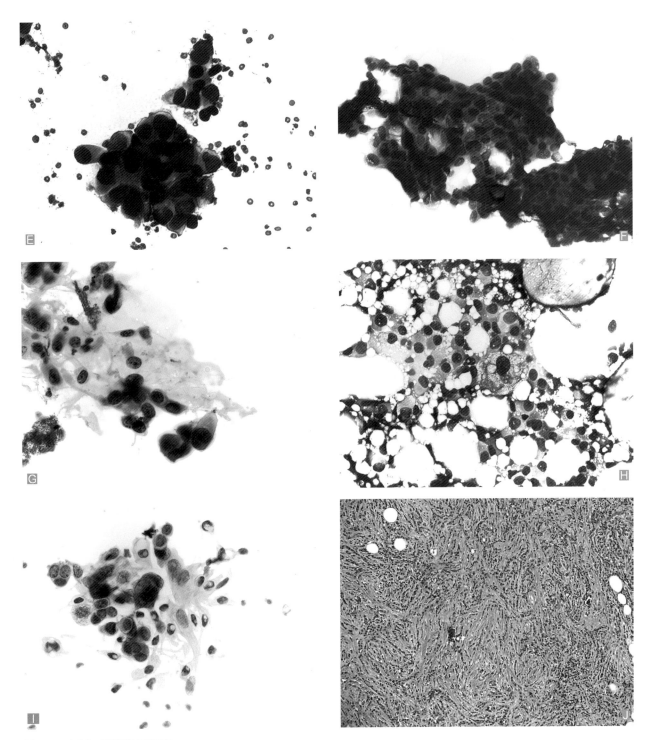

图7-15（2） **浸润性导管癌**

E，F. 恶性细胞聚集成群显示极性缺失和核镶嵌

G. 细胞大小差异明显，大多数恶性细胞大于正常导管细胞，瘤细胞表现出恶性细胞学特征，包括细胞核大小不一，核膜不规则，核质比增大，核深染，染色质粗颗粒状，核仁明显

H. 胞核偶尔会位居边缘，呈浆细胞样变，在Diff-Quik染色中较为明显

I. 导管癌细胞胞质空泡化（或细胞内管腔）

J. 组织学浸润性乳腺癌，肿瘤细胞呈条索状，似小叶癌，但E-cadherin和P120双染色显示均为膜阳性，应为浸润性导管癌

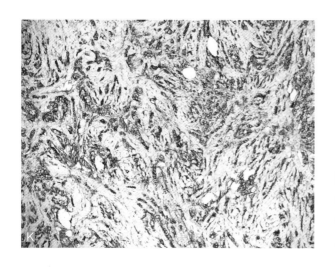

图7-15（3）浸润性导管癌

K. 组织学浸润性乳腺癌，肿瘤细胞呈条索状，似小叶癌，但E-cadherin和P120双染色显示均为膜阳性，为浸润性导管癌

细胞学主要特征

• 细胞数量丰富

• 松散的细胞团、许多单个散在的肿瘤细胞

• 恶性上皮细胞呈三维簇状排列，可见合胞体或腺泡样结构

• 细胞大小不一，核大，深染，染色质增粗

• 无双极裸核（肌上皮细胞）

• 可能有肿瘤坏死

鉴别诊断

有些浸润性导管癌细胞较小，可能与小叶癌细胞的特征相似，但细胞较小叶癌更大，胞核更深染。必要时可制备细胞块免疫组化染色鉴别（E-cadherin，P120）。在实际工作中，利用免疫组化染色来鉴别导管癌和小叶癌是非常重要的，即使在组织切片标本，两者也容易相混淆（图7-15J，K）。一般情况下，浸润性癌FNA标本不存在双极裸核肌上皮细胞和良性上皮细胞。但如果浸润性癌周围的良性组织在穿刺过程中被吸入，则也能见到这些良性细胞成分，造成诊断困难。另外一些良性病变需要考虑鉴别诊断，包括乳腺腺瘤、增生性FCC、妊娠或泌乳引起的乳腺变化。

二、导管原位癌

临床特征

导管原位癌（DCIS）是浸润性导管癌的前驱病变，所以两者细胞学特征可以相似。很多DCIS因其影像学异常而被发现，部分病例表现为可触及的包块。尽管有许多细胞病理学医生描述DCIS FNA细胞学特征，但FNA无法准确区分浸润性癌和原位癌（DCIS），只能鉴别乳腺恶性肿瘤的导管起源，而不能诊断它是浸润性癌或原位癌。

细胞形态学特征

DCIS可分为粉刺型或非粉刺型，非粉刺型DCIS细胞学显示排列成三维结构的肿瘤细胞，偶尔可有中心管腔，无或很少肌上皮细胞。背景无出血和坏死。胞核染色质呈细颗粒状，核周染色质聚集，核仁一般较小（图7-16A~C）。粉刺型DCIS细胞学显示松散聚集的恶性细胞团，细胞核异型性明显，伴坏死和核分裂象。一般认为核级别为2级（中级）以上的DCIS相对较容易诊断（图7-16D~F），而低级别DCIS则不易诊断。

鉴别诊断

细针穿刺细胞学检查难以区分ADH和低级别或非粉刺型DCIS，但有可能区分ADH和粉刺型高级别DCIS。因此，当细胞学检查建议为ADH或非粉刺型DCIS时，需要手术活检确认。同样，细针穿刺细胞学检查是不可能区分粉刺型DCIS和浸润性癌，尽管明显的非典型细胞和广泛坏死一般较多见于粉刺型DCIS，但也可出现在浸润性导管癌中。

三、浸润性小叶癌

临床特征

浸润性小叶癌占乳腺癌的5%~15%。小叶癌比浸

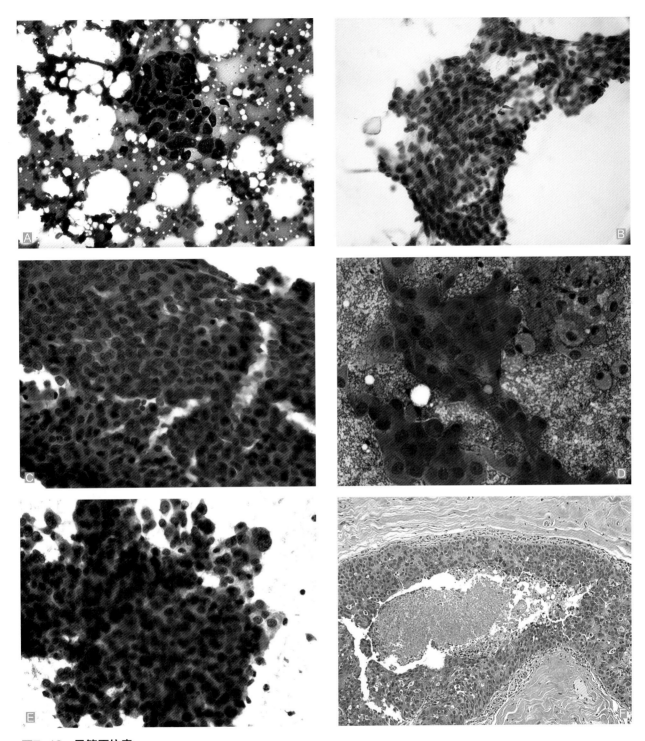

图7-16 **导管原位癌**

A. 小的拥挤的细胞团，可见混杂的肌上皮细胞

B，C. 大的细胞团，细胞异型性不明显

D，E. 中、高级核导管原位癌，尤其是图D细胞大小不一，核质比明显增高，似有坏死背景

F. 组织学HE切片示高级别DCIS伴中心坏死（粉刺型DCIS）

润性导管癌更常见于双侧病灶，即具多灶性。

细胞形态学特征

浸润性小叶癌因伴有间质纤维化，肿瘤细胞数量少，形态单一，表现为轻度非典型性，呈单个或小细胞团或不规则形状细胞团（图7-17A~C），或细直线条索状和散在细胞（图7-17D）。细胞相对较小，核质比增高。细胞核细颗粒状，浅染或轻度深染。可能存在胞核轻度不规则，可能有小核仁。存在偏心细胞核以及胞质空泡的印戒细胞有助于诊断（图7-17E，F）。据研究，在浸润性小叶癌中如存在10%或以上的印戒细胞可能是一个预后不良的参数[41]。图7-17G组织学示浸润性小叶癌成条索状生长，伴印戒细胞。

在FNA细胞学诊断中，小叶癌是最易出现假阴性的恶性肿瘤，原因在于它的细胞数量少，细胞异型性不明显。穿刺细胞学几乎不可能区分小叶原位癌和浸润性小叶癌，尽管浸润性小叶癌会比小叶原位癌显示更多的细胞及松散的细胞团，更大的核异型性和多形性。但是，如果浸润性小叶癌周围具有广泛的纤维化，则细针穿刺样本很可能只有少量上皮细胞。

细胞学主要特征

- 细胞数量少或中等量
- 单细胞和小细胞团，细条索状或直线排列
- 小到中等大小细胞，核质比增加，细胞核浅染或轻度深染，卵圆形至不规则形，核仁小
- 印戒细胞和胞质内黏蛋白
- 无双极裸核（无肌上皮细胞）

鉴别诊断

穿刺细胞学样本区别乳腺导管癌和小叶癌具有挑战性。小叶癌细胞学特征包括形态单一的细胞（即无明显的异型性），胞质少，卵圆形至不规则的细胞核，核膜光滑，核仁不明显，具核沟、胞质内空泡及线性排列的细胞索。FNA涂片中印戒细胞的存在并不能预测乳腺癌的类型，因为乳腺导管癌和小叶癌都可以存在印戒细胞。粗颗粒状染色

质，胞核大小和细胞大小是仅有的区分导管癌和小叶癌的细胞学特征。多抽取样本，制备细胞块，做E-cadherin和P120染色，即可鉴别导管癌和小叶癌。小叶癌E-cadherin阴性、P120胞质阳性，导管癌E-cadherin和P120膜阳性。

小叶癌，印戒细胞的存在为预后不良的因素。但是，乳腺良性病变有时也会见到印戒细胞的存在[42]。在良性病变中，印戒细胞混杂于大片细胞中，免疫组化研究证明这些印戒细胞多为空泡化的肌上皮细胞。多形性小叶癌为一种少见的小叶癌变型，细胞学显示大而深染的不规则细胞核，容易误诊为乳腺导管癌，但其恶性细胞呈线性排列对鉴别诊断会有帮助。小叶癌的另一个变型是伴有组织细胞样的浸润性小叶癌，细胞学显示中等细胞量，粘附松散的细胞群以及单个散在的细胞，瘤细胞具有丰富的泡沫和（或）颗粒状胞质，异型性轻微，胞核深染，核膜略不规则，貌似为良性组织细胞。

四、髓样癌

临床特征

严格定义的髓样癌可能比浸润性导管癌（NOS）有更好的5年或10年生存率，但二者是否存在显著的生存差异一直受质疑。有些髓样癌实际上可能是最近报道的与*BRCA1*基因相关的以及ER、PR、Her2/neu三阴的基底细胞样癌。很多乳腺病理学家认为不存在真正的髓样癌。

细胞形态学特征

髓样癌的组织学表现为边界清楚无浸润、混杂淋巴细胞和浆细胞的低度恶性乳腺肿瘤。细胞学表现为癌细胞丰富，许多单个散在的的癌细胞或梭形细胞团。细胞核大而多形性，核质比高（图7-18A）。有些肿瘤细胞可有多个形状不规则的大核仁，胞质很少或丰富，嗜碱性，细颗粒状或空泡状，有时可能会见到大的裸核肿瘤细胞[48]，混杂着许多淋巴细胞和浆细胞（图7-18B），组织学切片则更为明显（图7-18C，D）。如果乳腺FNA样本中见到许多淋巴细胞应认真查找是否存在恶性上皮细胞。

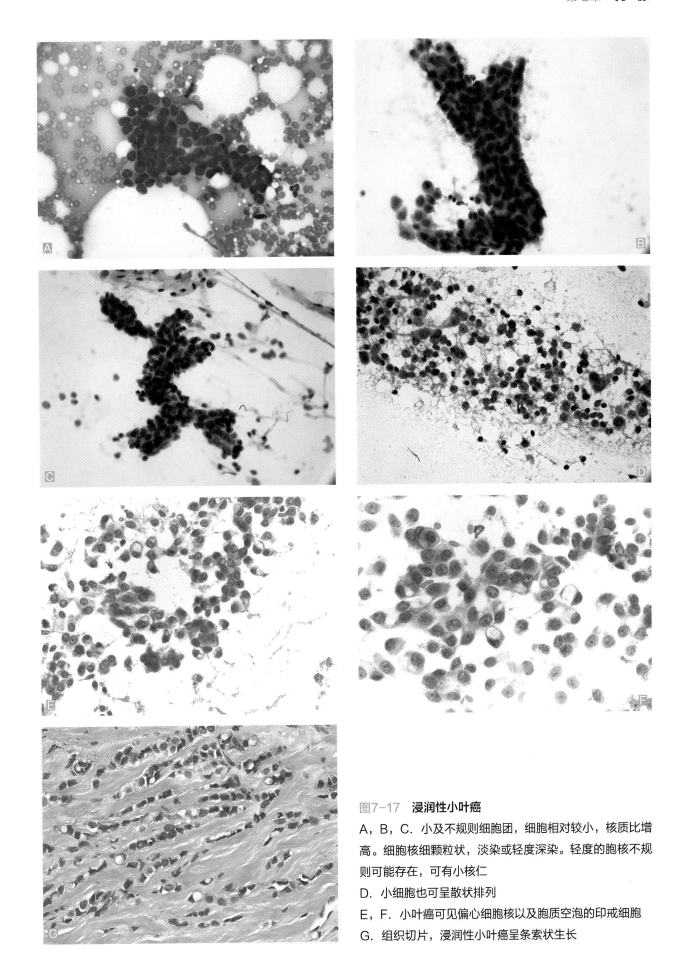

图7-17 **浸润性小叶癌**

A，B，C．小及不规则细胞团，细胞相对较小，核质比增高。细胞核细颗粒状，淡染或轻度深染。轻度的胞核不规则可能存在，可有小核仁

D．小细胞也可呈散状排列

E，F．小叶癌可见偏心细胞核以及胞质空泡的印戒细胞

G．组织切片，浸润性小叶癌呈条索状生长

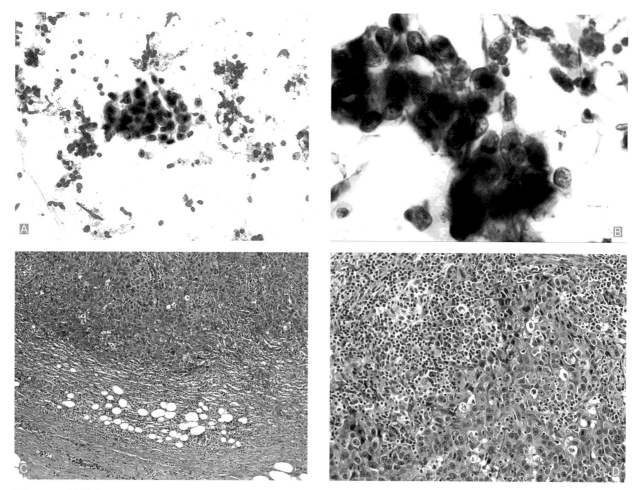

图7-18 髓样癌

A. 恶性细胞团，细胞核增大，呈多形性，核质比高

B. 髓样癌细胞质很少或丰富，嗜碱性，有时可能会看到大的裸核肿瘤细胞，混杂着许多淋巴细胞和浆细胞

C，D. 组织学切片显示肿瘤边缘较清晰以及浸润的淋巴细胞，细胞异型性明显

细胞学主要特征

• 细胞数量丰富

• 松散的合胞体样细胞团和许多散在的单个细胞

• 怪异的高度多形性的肿瘤细胞核，核仁明显，可见核分裂象

• 许多反应性淋巴细胞和一些浆细胞

• 细胞学不可能确诊髓样癌

鉴别诊断

根据细胞学特征，鉴别诊断包括低分化导管癌伴淋巴细胞浸润，乳腺内淋巴结转移癌和恶性淋巴瘤。导管癌细针穿刺细胞学表现为多形性细胞排列成三维细胞簇，而不是合胞体样细胞团。因为肿瘤细胞与淋巴细胞相混杂，所以鉴别乳腺内淋巴结转移癌和髓样癌也很困难，必须结合临床病史加以判断。事实上，这种鉴别诊断可能没有意义，在实际工作中，如果细针穿刺诊断为恶性，应该进行组织学检查。高度恶性淋巴瘤表现为恶性淋巴样细胞，没有肿瘤性的上皮细胞，流式细胞仪检查免疫表型对评估淋巴细胞的克隆性甚为重要。慢性乳腺炎穿刺可以有许多淋巴细胞，在鉴别诊断中也应考虑。

五、黏液癌

临床特征

在大多数系列报道中，黏液癌占所有乳腺癌的

2%左右，其生存率比一般的浸润性导管癌长5~10年。黏液癌多见于老年妇女。大多数黏液癌患者表现为未触及肿物，但乳腺影像学异常，钙化少见。

细胞形态学特征

黏液癌FNA经常会产生胶状物质，细胞数量不等。单纯型黏液癌，小的肿瘤细胞被丰富细胞外黏液性物质包围，呈三维簇状（图7-19A）。部分病例肿瘤细胞可只有轻度异型性，染色质呈泡状，细胞核外形轻度不规则（图7-19B，C）。细胞异型性不明显且丰富的细胞外黏液性物质造成的涂片上细胞数量少可能导致假阴性诊断。因此，当细胞外黏液性物质和个别分散的恶性细胞并存时，应首先怀疑为黏液癌。特殊染色，如PAS、阿尔新蓝（Alcian blue）和黏液胭脂红（mucicarmine）可用来确定黏液性质。组织学上（图7-19D，E）这种具黏液癌特征的细胞达到90%或100%才可诊断为黏液癌，浸润性导管癌伴黏液癌成分和单纯的黏液癌两者鉴别仅根据细针穿刺是不可能的，所以建议诊断乳腺导管癌成分伴黏液癌成分。

细胞学主要特征

- 丰富的黏蛋白池或丝
- 形态一致的肿瘤细胞形成小的紧密三维细胞球或簇
- 可想象为湖面上（黏液）漂浮着几个或许多"小船"（肿瘤细胞团）

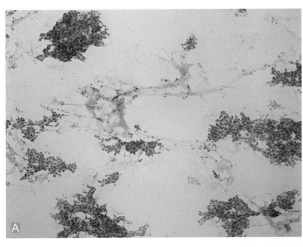
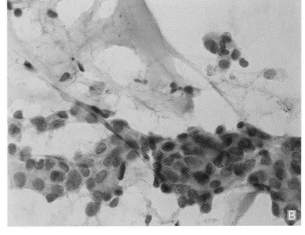
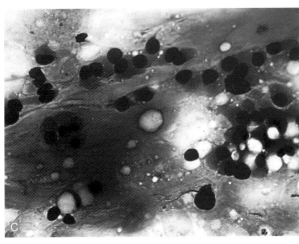
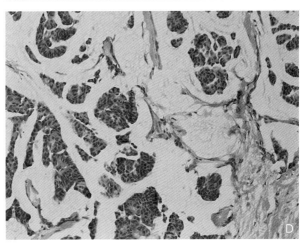

图7-19（1）**黏液癌**

A. 细胞学显示丰富细胞外黏液性物质包围由小的肿瘤细胞构成的三维细胞簇（团）

B，C. 肿瘤细胞可能只有轻度异型，染色质呈泡状，细胞核外形轻度不规则

D. 组织学，相对多的黏液癌细胞团漂浮在细胞外黏液性物质中

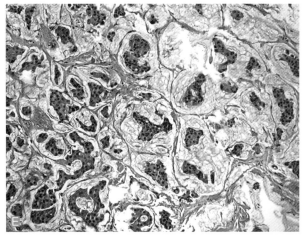

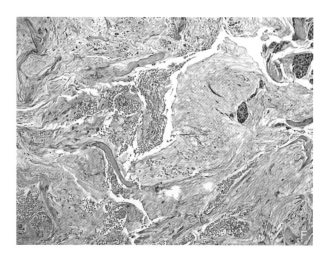

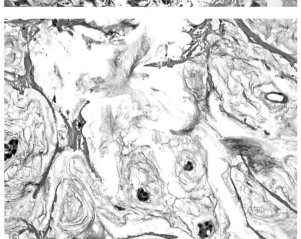

图7-19（2） **黏液癌**

E. 组织学，相对多的黏液癌细胞团漂浮在细胞外黏液性物质中

F，G. 组织学示两例很少和小的肿瘤细胞团和丰富的细胞外黏液物质，对此类病例，细针穿刺容易漏诊

鉴别诊断

黏液性病变包括纤维囊性变伴有细胞外黏液、黏液囊肿和黏液癌。FNA有时很难区别良、恶性黏液性病变。在乳腺FNA涂片检查中黏液胭脂红阳性黏蛋白的存在并不为黏液性癌所特有，也可见于良性囊性改变，以及来源于正常的小叶和导管[44]。含黏蛋白的纤维囊性变，其乳腺导管上皮细胞应缺乏异型性。乳腺纤维腺瘤有时在间质中出现黏液变性，可能会被误解为黏蛋白。然而，纤维腺瘤通常见于年轻女性，其细胞学特征为手指状分支的细胞群，伴有双极裸核和间质碎片的背景。总之，细针穿刺容易漏诊黏液癌，除了细胞核一般为低级别外，有的病例黏液成分较多，但细胞成分较少或很少，尤其在肿瘤局部（图7-19F，G），所以要变换穿刺靶区，多次抽吸取材，不要轻易诊断为阴性。

六、小管癌

临床特征

小管癌病灶相对较小，为1cm或更小。预后较一般浸润性导管癌好。影像学上与浸润癌无法鉴别。

细胞形态学特征

小管癌的细针穿刺细胞学可能仅显示轻度异型性和形态相对一致的肿瘤细胞，易造成假阴性的诊断。当细胞涂片显示由非典型性单形性细胞群排列成角状、腺体状或管状（图7-20A~D），包括一些有逗点状突起的结构时，应考虑小管癌的诊断。小管癌细针穿刺标本虽然细胞数量少和异型性不明显，但是一般为单一细胞群（图7-20E）。但是小管癌的诊断往往不能在细针穿刺细胞学被确诊，而需要组织学活检确认（图7-20F~H）。肿瘤间质纤维化可能导致细针穿刺检查时瘤细胞量很少，极易造成漏诊。

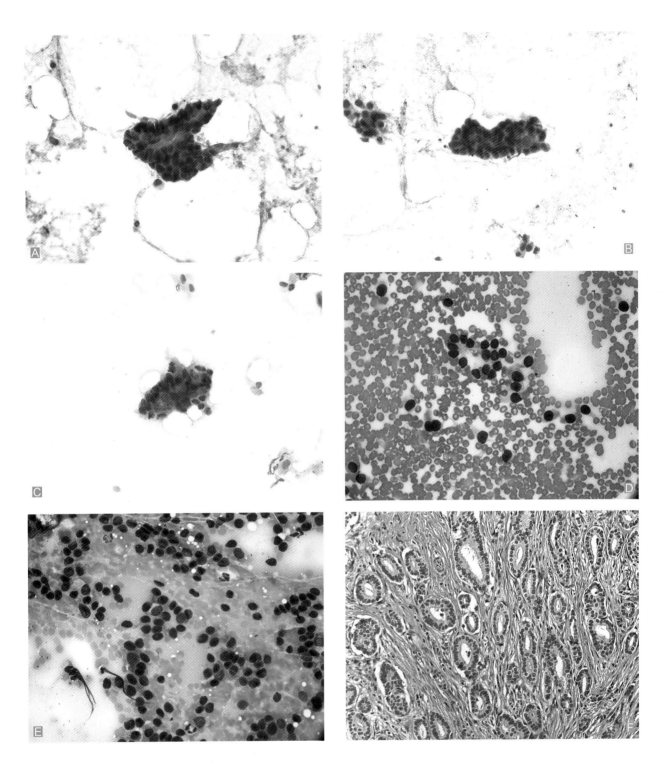

图7-20（1） 小管癌

A，B，C，D. 小管癌的细胞学显示成尖角状、开放性小管和具有逗点状突出的腺状结构，而细胞异型性不明显

E. 松散的细胞团，细胞异型性不明显，但细胞单一，对诊断很有意义

F. 小管癌的组织学显示异型性不明显的肿瘤细胞形成许多较规则的小管状结构，呈浸润性生长

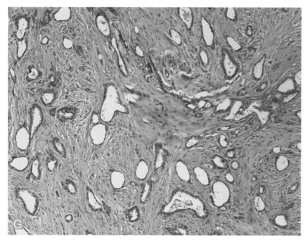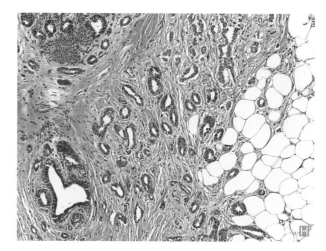

图7-20（2） 小管癌

G. 不规则小管状结构，间质纤维化明显；H. 非常小的小管状癌，仅为3mm

细胞学主要特征

• 细胞数量低到中等
• 成角状、尖状、开放式小管状和具有逗点形突出的腺体状结构
• 细胞异型性不明显
• 一般不存在双极裸核细胞

鉴别诊断

放射状瘢痕与小管癌在组织学和细针穿刺细胞学有一些共同的特征。然而，一般来讲放射状瘢痕（radial scar）细胞为多样化，细胞数量稀少，存在肌上皮细胞。细胞成角状结构，往往认为是小管癌的一个特征，但也可能发生在放射状瘢痕之中[45]。另外小管癌与普通型高级别导管癌和小叶癌也常难以根据细胞学来鉴别，免疫染色（E-cadherin 和P120）有助于鉴别小叶癌。

七、乳头状癌

临床特征

乳头状癌包括乳头状导管内癌，囊内/包裹性乳头状癌和实体性乳头状癌，浸润性乳头癌。乳头状结构可以出现在多达3%~4%的乳腺癌，但单纯浸润性乳头状癌极为罕见，约占乳腺癌的0.3%[46]。一般所指乳头状癌为导管内原位癌。

细胞形态学特征

穿刺细胞学特征包括三维乳头状细胞群，散在的高柱状细胞，出血坏死与嗜含铁血黄素的巨噬细胞。倾向于乳头状癌诊断的细胞学特征包括大量的单一细胞，具有众多叶状分支的复杂乳头结构，显著松散的细胞簇，拥挤和无序的柱状细胞（图7-21A，B），大多数纤维血管轴心较细，丰富的单个脱落乳头，细胞核轻度至中度深染。纤维血管轴心在乳头状癌和乳头状瘤可有明显差异。乳头状瘤的纤维血管中心粗厚，往往在细针穿刺样本中不完整，表现为在分支片段外周的小块破碎的纤维组织。相反，乳头状癌的纤维血管轴心较细，可完整地出现于分支片段中。非典型乳头状瘤同乳头状瘤一样具有粗厚的纤维血管轴心，简单的分支乳头，且常见多形性的细胞群。它的非典型表现在细胞密度高，柱状细胞可能单一，核轻度到中度异型（图7-21C,D）。尽管乳头状瘤、非典型乳头状瘤和乳头状癌在细胞学上有这些轻微的差别，但穿刺细胞学的样本如此局限，很难明确病变结构上的差异，一般认为穿刺细胞学不能区分低级别乳头状癌、乳头状瘤和非典型乳头状瘤。图7-21E，F组织学分别显示导管内乳头状癌和非典型乳头状瘤。

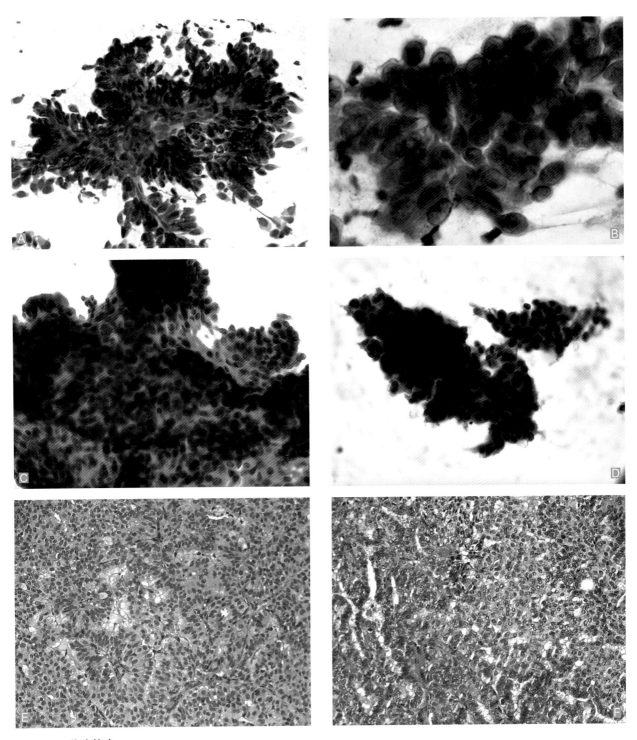

图7-21 **乳头状癌**

A，B．乳头状结构由大量单一的细胞构成，具有众多叶状分支的复杂乳头结构，细胞排列更加紧密而重叠，细胞核较大，轻度至中度深染，核质比增加

C，D．非典型乳头状病变，细胞丰富、拥挤，有轻度核异型性，但似乎有不同细胞群。局部切除，组织学诊断为非典型乳头状瘤

E．组织学示乳头状DCIS

F．非典型乳头状瘤，局部增生细胞大小一致

细胞学主要特征

- 细胞数量中度或非常丰富
- 含有纤维血管轴心的三维乳头状细胞团
- 高柱状或梭形细胞
- 无或很少肌上皮细胞
- 血液和嗜含铁血黄素的巨噬细胞

鉴别诊断

乳头状癌与旺炽型导管上皮增生在细胞学上易于混淆。旺炽型导管上皮增生也可见许多细胞团,但多呈二维排列伴有肌上皮细胞。并且患者很少有乳头溢液或乳晕下包块。乳腺纤维腺瘤有时会出现与乳头状病变相似的特征,容易相混淆。乳头状癌呈三维乳头状结构,细胞团松散,而纤维腺瘤的分支片段形态与乳头状病变不同,它们分支细长,可呈鹿角状,具有光滑圆润的末端,缺乏纤维血管轴心和柱状细胞,细胞之间排列紧密,背景有许多双

极裸核肌上皮细胞。双极裸核可存在于乳头状癌中,但数目大大低于纤维腺瘤。此外,乳头状癌的裸核往往比纤维腺瘤的良性双极细胞核更大、更细长。

囊内/包裹性乳头状癌和实体性乳头状癌一般认为是DCIS的变异型,但因为乳头状癌外围肌上皮细胞可不存在,而也有人认为是浸润性癌,所以细针穿刺不能作出具体诊断,但可以诊断为癌。

八、浸润性微乳头状癌

临床特征

浸润性微乳头状癌是一种浸润性乳腺癌亚型,其组织学特点为肿瘤细胞簇呈微乳头状或小管腺泡状,似悬浮于透亮区域内,无纤维血管轴心。浸润性微乳头状癌发生淋巴结转移的概率很高,预后相对较差。

细胞形态学特征

涂片细胞量通常为中等,多个紧密凝聚的肿瘤细胞群,具有棱角或齿痕状边界(图7-22A),细胞核呈中度多形性(图7-22B)。无纤维血管轴心的明

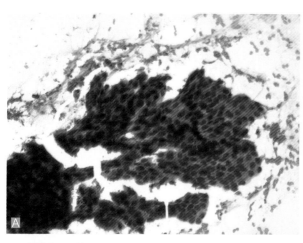

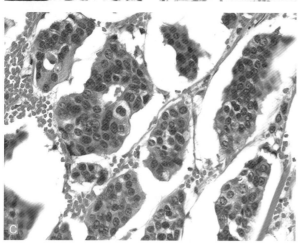

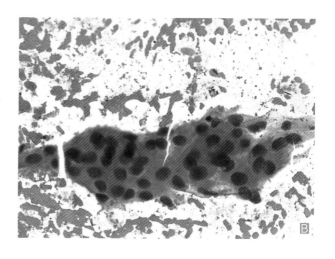

图7-22　**浸润性微乳头状癌**

A. 浸润性微乳头状癌显示多个紧密凝聚的肿瘤细胞团,具有棱角或齿痕状边界

B. 细胞核具有中度多形性

C. 组织学切片可见由肿瘤细胞聚集构成的,无纤维血管轴心的微乳头结构

显乳头状结构。组织学切片可见呈肿瘤细胞外翻的微乳头结构（图7-22C）。

细胞学主要特征

- 细胞数量丰富
- 具成角或齿痕状边界的紧密凝聚的肿瘤细胞团
- 增大的异型裸核上皮细胞
- 无纤维血管轴心的乳头状结构

鉴别诊断

细针穿刺细胞学检查，微乳头状癌可能会与其他乳头状病变、转移性腺癌（尤其是浆液性癌）、甚至是良性增生性疾病（如乳腺纤维腺瘤）等相似。乳头状病变显示具有纤维血管轴心的乳头，没有齿痕状边界的紧密凝聚的细胞团。此外，乳头状瘤中存在肌上皮细胞。在转移性浆液性癌，可能发现砂粒体（psammoma body），但最终的鉴别诊断则需要临床及影像学的相关信息。存在单一的恶性细胞和缺少良性双极裸核细胞可以排除纤维腺瘤。

九、分泌性癌

临床特征

乳腺分泌性癌也是一种罕见的浸润性乳腺癌变型[47]。

细胞形态学特征

分泌性癌的特征为大量细胞内和细胞外的分泌物，具有丰富颗粒状和嗜酸性的细胞质，细胞排列成乳头状、管状、或实体状结构。弥漫性胞质内充满分泌性物质、存在印戒细胞、葡萄状的空泡细胞群可作为分泌性癌诊断的细胞学依据（图7-23A）。FNA细胞学表现包括单个或小团轻度非典型上皮细胞，细胞外大量红、粉红色到紫色胶体样物质，形成气泡样、裂缝样或泡沫样改变。图7-23B，C示组织学乳腺分泌性癌。

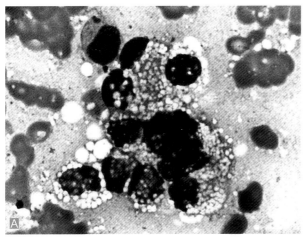

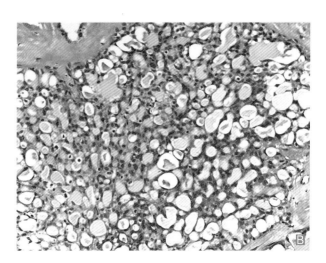

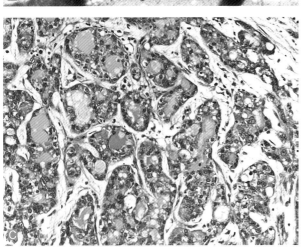

图7-23 分泌性乳腺癌

A. 细胞学，高倍镜示松散细胞团，胞核异型性明显，胞质内含多发小空泡

B. 组织学HE染色示分泌性乳腺癌。肿瘤细胞内、外微小空腔融合或呈印戒细胞样

C. 细胞呈管状排列结构，管腔嗜伊红分泌物，细胞质呈空泡状

鉴别诊断

分泌性癌可能与良性上皮增生性病变（如哺乳期的变化/哺乳期腺瘤）相混淆。其他鉴别诊断包括富于脂质癌和富含糖原的透明细胞癌。富含糖原的透明细胞癌组织显示核周晕和挖空样的细胞学外观。乳腺分泌性癌细胞呈淀粉酶PAS染色强阳性。

十、大汗腺癌

临床特征

单纯的大汗腺癌是一个少见的乳腺癌变型，可能来源于汗腺导管或乳腺导管。其生物学行为类似于常见的乳腺浸润性导管癌。所以可诊断为浸润性导管癌，具大汗腺特征。

细胞形态学特征

细胞学特征包括许多具有大汗腺特征的散在的细胞和排列成合胞体状的细胞（图7-24A，B）。大汗腺特征包括丰富的嗜碱性/嗜酸性颗粒胞质和大细胞核，核仁明显（图7-24C，D）。细胞块切片（图24E）免疫组化可显示肿瘤细胞为雄激素受体（图7-24F）和HER2/Neu（图7-24G）阳性，但雌激素受体（图7-24H）和孕激素受体阴性（图7-24I）。图7-24J、K、L示组织学大汗腺癌及其免疫染色。在实际工作中，细针穿刺如果诊断为浸润性癌即可，没有必要一定要诊断为大汗腺癌。

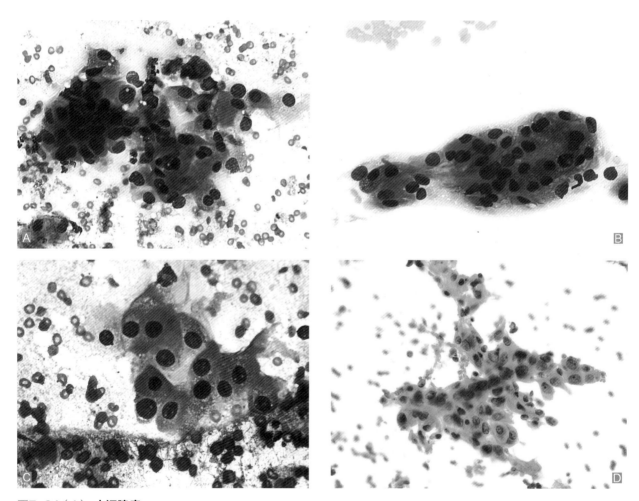

图7-24（1） **大汗腺癌**

A，B. 细胞学特征包括多数具有大汗腺特征的散在的细胞和排列成合胞体状的细胞

C，D. 大汗腺特征包括丰富的嗜碱性/嗜酸性颗粒胞质和大细胞核，核仁明显

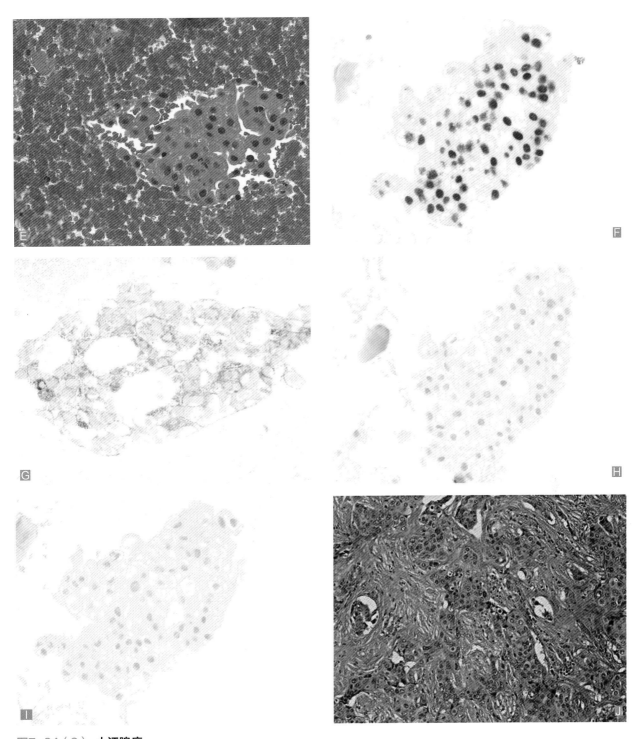

图7-24（2） **大汗腺癌**

E. 细胞块切片

F，G. 免疫组化可显示肿瘤细胞为雄激素受体和HER2/Ne阳性

H，I. 雌激素受体和孕激素受体阴性

J. 组织学，大汗腺癌

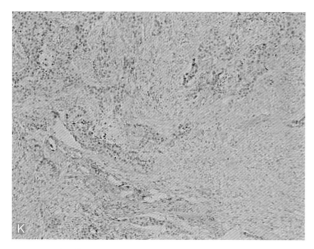
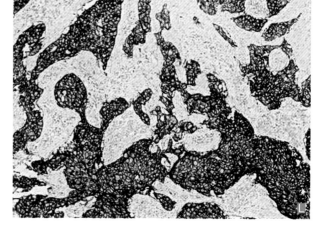

图7-24（3）**大汗腺癌**

K. 免疫染色ER、PR阴性

L. Her2/neu染色阳性

十一、腺样囊性癌

临床特征

腺样囊性癌是一种罕见的乳腺癌，预后良好，往往不会有淋巴结转移。

细胞形态学特征

细胞学跟常见的唾液腺腺样囊性癌类似。肿瘤由外观大小一致的基底样细胞形成的小巢（图7-25A~C）围绕着中央部分mucicarmine阳性的黏液样物质构成（图7-25D）。也可见到单个散在的裸核细胞。图7-25E，F为组织学2例腺样囊性癌。

鉴别诊断

乳腺腺样囊性癌最主要与胶原小球样变（collagenous spherulosis）鉴别诊断（图7-25G）。

十二、Paget病（佩吉特病）

临床特征

佩吉特病常表现为乳头和乳晕的湿疹样改变，偶尔具有乳腺肿块。

细胞形态学特征

细胞学检查显示单个散在的肿瘤细胞和细胞团，胞质一般较丰富，可呈清晰状或细颗粒状，细胞核

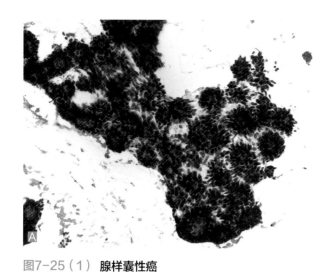
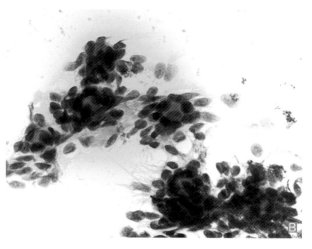

图7-25（1）**腺样囊性癌**

A，B. 肿瘤由大小一致的基底样细胞形成小巢状结构

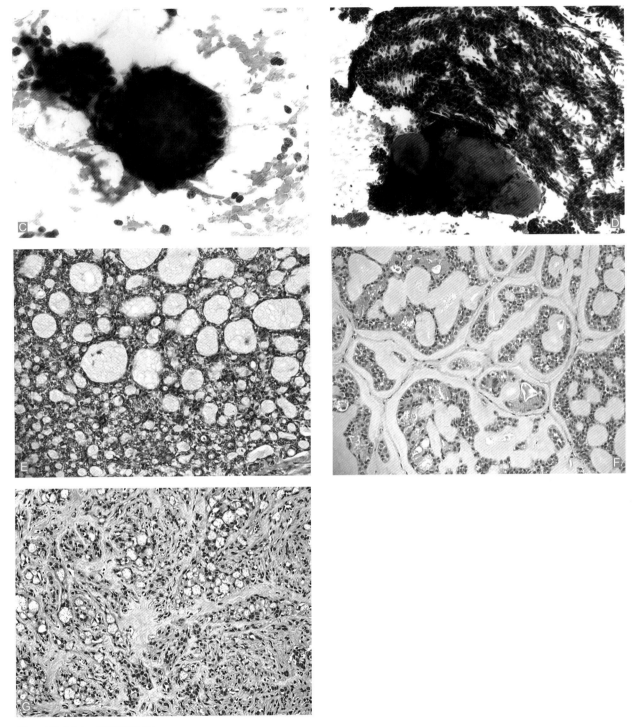

图7-25（2） **腺样囊性癌**

C．肿瘤由大小一致的基底样细胞形成小巢状结构

D．黏液样物质位于小巢状结构的中央

E，F．组织学2例腺样囊性癌，筛孔状结构，由两类细胞组成。F病例示丰富的基质样物质

G．硬化型腺病伴胶原小体病

一般较大（图7-26A），可有明显核仁。临床怀疑佩吉特病，一般应进行粗针活检而不应首选FNA检查（图7-26B）。

鉴别诊断

其主要鉴别诊断为恶性黑色素瘤，免疫组化显示恶性黑色素瘤细胞呈S-100蛋白和HMB-45染色阳性，而佩吉特病肿瘤细胞呈ER、CEA、CK7染色阳性，Her2/neu和GCDFP染色一般也为阳性。

十三、化生性癌

临床特征

化生性癌是一组异质性的浸润性乳腺癌，可为梭形细胞、鳞状上皮细胞、软骨或骨化生性癌的混合物。化生性癌少见，占所有乳腺癌的1%以下。患者发病年龄和肿瘤发生部位与一般浸润性癌相似，多为单个肿块。化生性癌有时见于免疫功能低下的患者，如人类免疫缺陷病毒和肾移植患者。化生性癌乳腺影像学检查无特异性表现，少数病例可见局灶性骨化生。

细胞形态学特征

化生性癌的细胞学特征取决于化生性癌的组成成分。化生性癌的细胞学诊断通常具有挑战性，然而，混杂的恶性导管上皮细胞、梭形细胞和多核巨细胞对作出正确诊断有帮助。类肉瘤成分可以是未分化的梭形细胞（图7-27A~E），软骨肉瘤样或成骨肉瘤样分化。化生性癌中最常见的异源性成分为软骨和（或）骨分化。Ki-67免疫组化染色显示高度阳性（图7-27F）。图7-27G示组织学低级别梭形细胞癌，图7-27H示组织学化生性癌。

鉴别诊断

乳腺化生性癌的鉴别诊断包括一些良性病变，如纤维瘤病、结节性筋膜炎、肌纤维母细胞瘤、腺肌上皮细胞瘤以及所谓的"恶性纤维组织细胞瘤（MFH）"和单纯的乳腺肉瘤等。良性梭形细胞病变的FNA显示相对平淡外观的梭形细胞。腺肌上皮细胞瘤和肌纤维母细胞瘤可能在乳腺细针穿刺中有更多的梭形间质细胞。多形性大细胞癌往往存在更密集凝聚的细胞簇。在实际工作中对许多化生性癌辅助检查。例如，梭形细胞癌根据FNA细胞学确诊是不可能的，必须进行组织学和免疫学检查，免疫组织化学检测可能有助于诊断。

十四、乳腺鳞状细胞癌

临床特征

原发性乳腺鳞状细胞癌非常罕见，混合性鳞状细胞腺癌较为常见。一些研究人员建议鳞状细胞癌归类于化生性癌，但另外的研究人员则建议单列，因为它比化生性癌的预后较好，类似于浸润性导管癌的预后[48]。

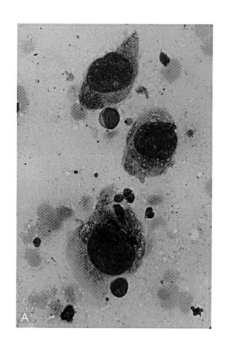
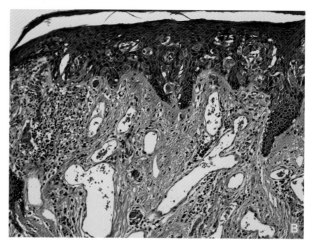

图7-26　Paget病

A. 细胞学

B. 组织学

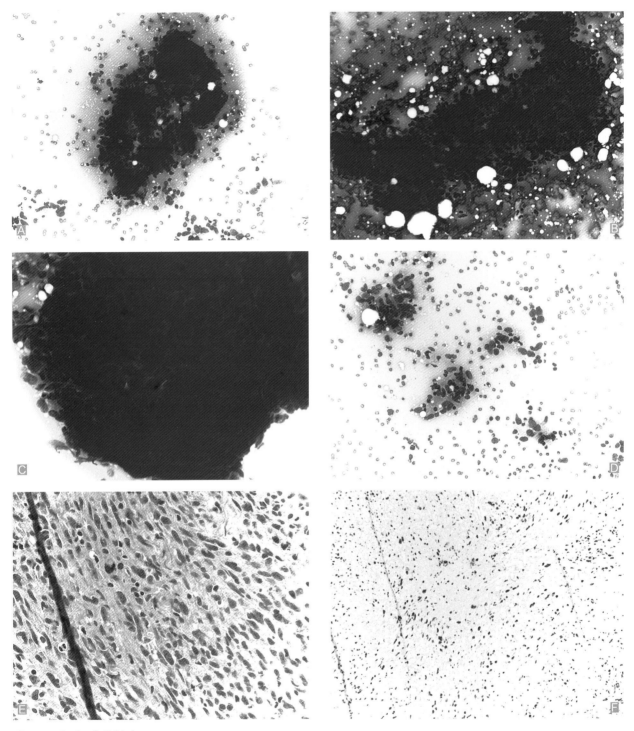

图7-27（1）　**化生性癌**

A，B，C．由未分化梭形细胞形成的紧密细胞群团

D．分散或成簇的未分化梭形细胞

E．细胞块切片显示未分化梭形细胞

F．Ki-67免疫染色显示强阳性

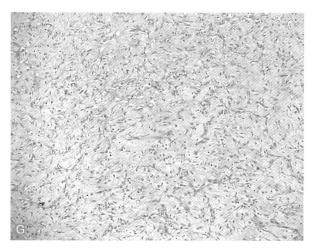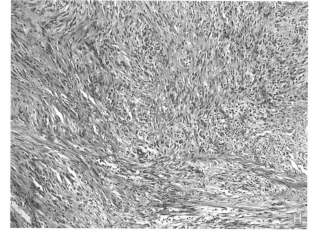

图7-27（2） 化生性癌

G. 组织学示低级别梭形细胞癌

H. 组织学示化生性癌

细胞形态学特征

细胞学可见高分化或低分化恶性鳞状细胞，有时可见胞质角化细胞和细胞间桥。肿瘤细胞排列成二维细胞群、合胞体或单个散在的异型鳞状细胞（图7-28A）。有些肿瘤性鳞状细胞可能显示梭形变（图7-28B）。细胞块切片可显示典型的恶性鳞状细胞（图7-28C），图7-28D示以鳞状细胞癌为主要成分的乳腺化生性癌。

鉴别诊断

在乳腺细胞穿刺样本中，鳞状细胞可来自表皮样囊肿、乳晕下脓肿、叶状肿瘤、乳腺纤维腺瘤、乳头状瘤伴梗死和转移性恶性鳞状细胞肿瘤，因此，原发性乳腺鳞状细胞癌的鉴别诊断甚为广泛。

十五、叶状肿瘤

临床特征

叶状肿瘤是一种双相肿瘤，由增生的上皮细胞和间质成分组成。其发生率少于所有乳腺原发性肿瘤的1%。叶状肿瘤患者多见于中年或老年女性，比纤维腺瘤患者的平均年龄大10~20岁[49]。临床检查乳腺叶状肿瘤往往大于4cm。

细胞形态学特征

区分良性和恶性乳腺叶状肿瘤的诊断及预后使用的组织学标准存在相当大的争议。这些组织学标准包括肿瘤大小、有丝分裂活动、间质异型性、间质过度生长、肿瘤边缘与周围组织的关系等。良性叶状肿瘤很少转移，但可复发，约12%的恶性叶状肿瘤可发生远处转移。

细胞学上，叶状肿瘤与乳腺纤维腺瘤的区别主要是基于评估间质的细胞数量。间质成分细胞数量丰富倾向于叶状肿瘤的诊断，间质细胞相对稀少则倾向于纤维腺瘤的诊断。也有人认为另一个倾向于乳腺叶状肿瘤的诊断标准是存在于粉红色基质中的梭形间质细胞（图7-29A，B），在良性叶状肿瘤或具低度恶性潜能的叶状肿瘤中间质细胞细长，核呈长梭形，核膜不规则，核仁不明显（图7-29C）。

细胞学主要特征

- 细胞数量丰富

- 双相细胞成分：上皮细胞和间质细胞

- 富含梭形细胞的间质成分

- 恶性叶状肿瘤显示基质细胞异型性明显

- 如无法与纤维腺瘤区分，可称之为纤维上皮病变

鉴别诊断

有时叶状肿瘤与纤维腺瘤很难根据细胞学进行鉴别。叶状肿瘤腺上皮也可呈分支鹿角状结构（图7-29D），但间质细胞密度高（图7-29E）。纤维腺瘤

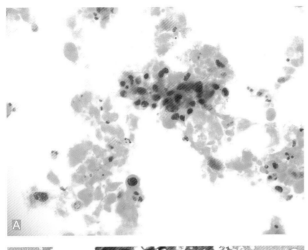
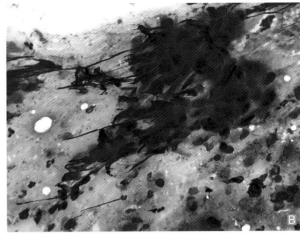
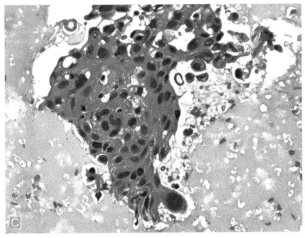
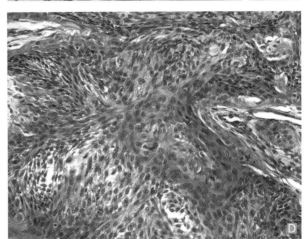

图7-28　**乳腺鳞状细胞癌**

A. 肿瘤细胞排列成二维细胞群，可见胞质内角质化细胞

B. 有些肿瘤鳞状细胞可能显示梭形变

C. 细胞块切片可显示典型的恶性鳞状细胞及细胞间桥

D. 组织学以鳞状细胞癌为主要成分的化生性癌

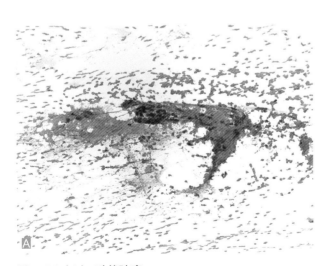

图7-29（1）　**叶状肿瘤**

A. 上皮细胞和细胞数量相对丰富的间质成分同时存在

B. 存在于粉红色基质中的梭形间质细胞，其数量相对丰富

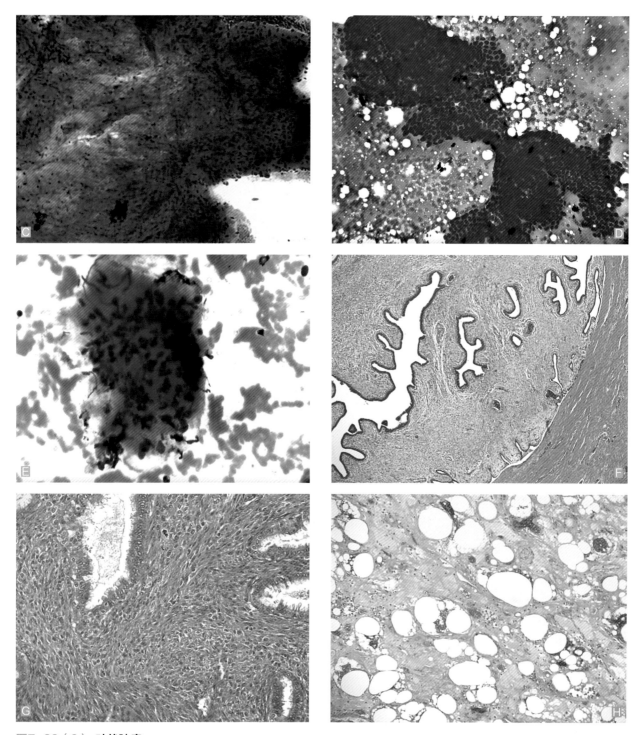

图7-29（2） 叶状肿瘤

C. 间质细胞细长，核长梭形，核膜不规则，核仁不明显

D，E. 细胞学，叶状肿瘤同一例，D图示与纤维腺瘤相似的鹿角状细胞团，但肌上皮少见。E图示间质细胞密度高

F，G，H. 为3例叶状肿瘤组织学，F为良性叶状肿瘤，G为恶性叶状肿瘤，H为起源于恶性叶状肿瘤的脂肪肉瘤

则显示许多双极裸核的基质细胞，纤维成分较少而间质细胞密度低，无异型性。良性和恶性乳腺叶状肿瘤细胞学的区别在于是否存在非典型的间质细胞。

恶性叶状肿瘤中间质细胞异型性明显并可见核分裂象。在实际工作中FNA细胞学区分叶状肿瘤的级别非常困难。图7-29F~H示组织学良性和恶性叶状肿瘤。

十六、乳腺血管肉瘤

临床特征

原发性乳腺血管肉瘤虽然很少见，但却是最常见的原发性乳腺肉瘤，多发生于放射治疗和保乳手术治疗4~7年之后[50]。临床表现为一个迅速增大的乳腺肿块，可导致乳腺弥漫性肿大和皮肤成蓝红色变。乳腺肉瘤包括从类似血管瘤高分化型（Ⅰ级），到分化差的间变性和（或）上皮样肉瘤（Ⅲ级）。

细胞形态学特征

取决于肿瘤的分化，细针穿刺细胞学特征可明显不同。分化差的血管肉瘤细胞数量中等或丰富（图7-30A），由椭圆形和梭形细胞组成，具有中等量的胞质，胞质内可有含铁血黄素沉积（图7-30B，C），胞核偏心较大，呈椭圆形或多形性，染色质呈细颗粒状，位于核中心，核仁明显（图7-30D），一般有血性背景。图7-30E，F示2例高级别血管肉瘤组织学特征。

鉴别诊断

肿瘤性血管内皮细胞类似于反应性成纤维细胞，可能似肉芽组织而导致漏诊。必须应用免疫组化染色帮助鉴别诊断，肿瘤血管内皮细胞对血管内皮标记物，如Ⅷ因子、CD31、CD34呈阳性反应。

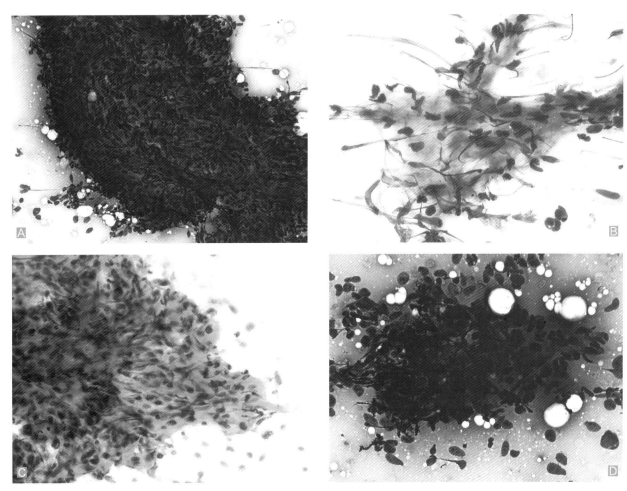

图7-30（1）**乳腺血管肉瘤**

A. 血管肉瘤细胞排列呈紧密细胞簇

B，C. 细胞簇由梭形细胞组成，具有中等量的胞质，胞质内可有含铁血黄素沉积

D. 分化较差的血管肉瘤细胞可呈椭圆形或多形性，偏心胞核较大，染色质呈细颗粒状，位于核中心，核仁明显

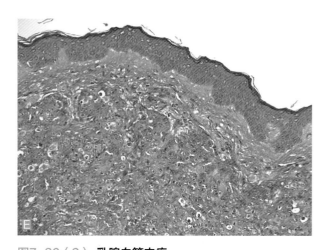

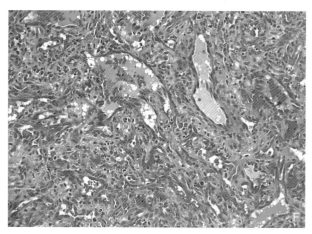

图7-30（2） **乳腺血管肉瘤**

E，F．组织学2例高级别乳腺血管肉瘤

十七、乳腺恶性淋巴瘤

临床特征

乳腺原发性恶性淋巴瘤十分罕见，占恶性乳腺肿瘤的0.04%~1.1%[51]。原发性非霍奇金淋巴瘤是最常见的乳腺造血系统肿瘤，发病年龄为30~70岁，男性和女性中均可见[51]。

细胞形态学特征

FNA可见数量增多的淋巴细胞样细胞，不同类型的淋巴瘤可有不同形态大小的肿瘤性淋巴细胞（图7-31A~C），大多数情况，免疫组化和流式细胞仪检测可以提供较为明确的诊断。所以如果FNA取样现场评估疑似淋巴瘤，一定要多取样制成细胞块做免疫化学染色，有条件时应选新鲜样本做流式细胞仪检查。图7-31D组织学示乳腺原发性弥漫性大B细胞淋巴瘤。

鉴别诊断

淋巴瘤的主要鉴别诊断包括慢性乳腺炎和乳腺内淋巴结。

十八、乳腺转移性恶性肿瘤

乳腺恶性肿瘤转移相对少见，临床约占0.4%~2%。在女性转移到乳腺的恶性肿瘤，从高到低的顺序包括黑色素瘤（图7-32A~F）、淋巴瘤、肺腺癌（图7-33A~D）及神经内分泌肿瘤（图7-34A~C）、卵巢癌、软组织肉瘤、胃肠道肿瘤、泌尿道肿瘤。在男性，转移到乳腺的恶性肿瘤则以前列腺癌为最常见。细针穿刺细胞学可以识别恶性肿瘤细胞，同时应结合临床病史和辅助检查（免疫化学）协助诊断。

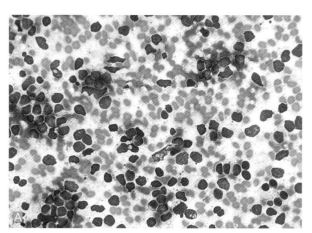

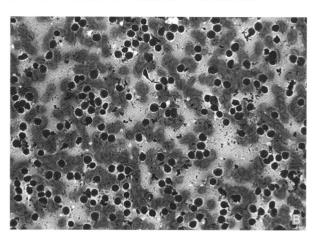

图7-31（1） **乳腺恶性淋巴瘤**

A．弥漫性大细胞淋巴瘤呈现数量增加的大小相对一致的大淋巴细胞

B．滤泡性淋巴瘤呈现大小相对不一的淋巴细胞

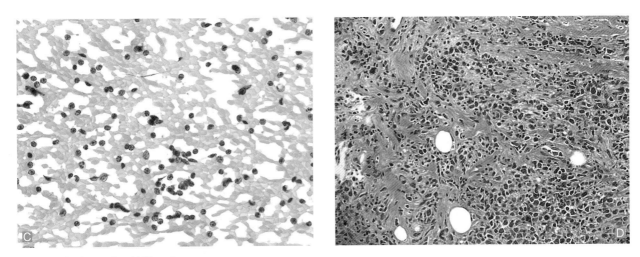

图7-31（2）　**乳腺恶性淋巴瘤**

C．小淋巴细胞性淋巴瘤呈现数量增加的大小相对一致的小淋巴细胞

D．组织学乳腺原发性弥漫性大B细胞淋巴瘤

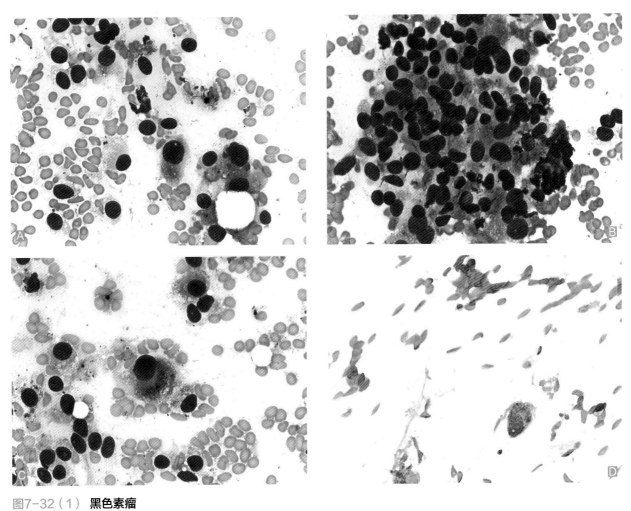

图7-32（1）　**黑色素瘤**

A，B，C．Diff-Quik 染色

D．巴氏染色

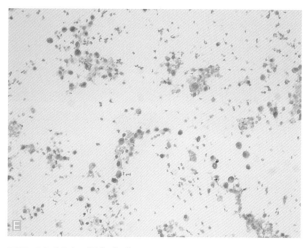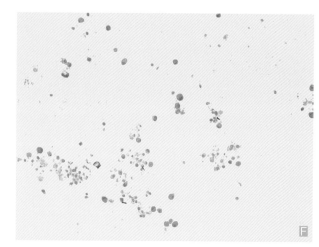

图7-32（2） **黑色素瘤**

E．Melan A免疫染色阳性

F．S-100免疫染色阳性

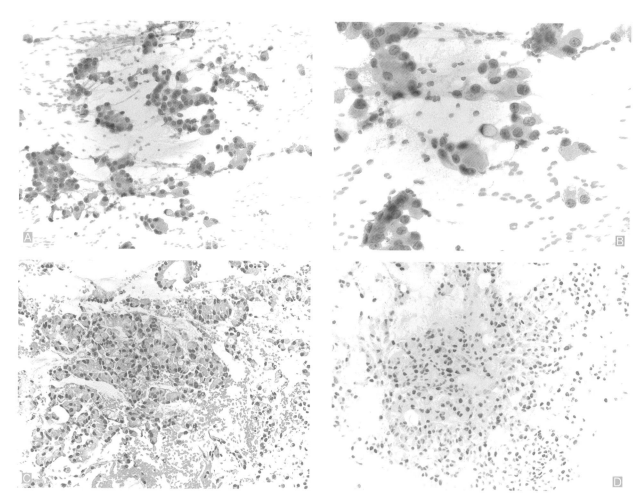

图7-33 **肺腺癌**

A，B．PAP 染色，细胞学

C．细胞块切片，HE染色

D．TTF-1免疫化学染色阳性

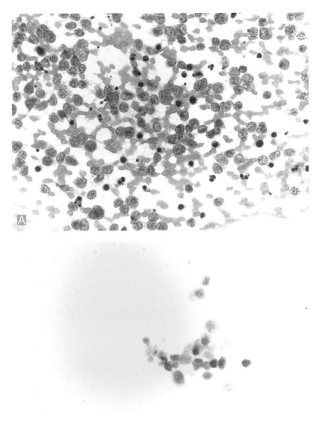

图7-34 肺神经内分泌肿瘤

A. PAP染色细胞学

B. Synaptophysin免疫染色阳性

C. TTF-1免疫染色阳性

参考文献

1. Martin HE，Ellis EB. Biopsy by needle puncture and aspiration. Ann Surg，1930，92：169-181.

2. Stewart FW. The diagnosis of tumors by aspiration. Am J Pathol，1933，9：801-812.

3. Adair FE. Surgical problems involved in breast cancer. Ann R Coll Surg Engl，1949，4：360-380.

4. Godwin JT. Aspiration biopsy：technique and application. Ann NY Acad Sci，1956，63：1348-1373.

5. Zajdela A，Ghossein NA，Pilleron JP，et al. The value of aspiration cytology in the diagnosis of breast cancer：experience at the Foundation Curie. Cancer，1975，35：499-506.

6. Frable WJ. Needle aspiration biopsy：past，present，and future. Hum Pathol，1989，20：504-517.

7. Ballo MS，Sneige N. Can core needle biopsy replace fine needle aspiration cytology in the diagnosis of palpable breast carcinoma：a comparative study of 124 women. Cancer，1996，78：773-777.

8. Shin HJ，Sneige N. Is a diagnosis of infiltrating versus in-situ ductal carcinoma of the breast possible in fine needle aspiration specimens? Cancer（Cancer Cytopathol），1998，84：186-191.

9. Dowlatshahi D，Gent HJ，Schmidt R，et al. Nonpalpable breast tumors：diagnosis with stereotaxic localization and fine-needle aspiration. Radiology，1989，170：427-433.

10. Wang HH，Ducatman BS，Eick D. Comparative features of ductal carcinoma in situ and infiltrating ductal carcinoma of the breast on fine needle aspiration biopsy. Am J Clin Pathol，1989，92：736-740.

11. Kaufman Z，Shapiro M，Dinbar A. Pneumothorax. A complication of fine needle aspiration of breast tumors. Acta Cytol，1994，38：737-738.

12. Youngson BJ，Liberman，Rosen PP. Displacement of carcinomatous epithelium in surgical breast specimens following stereotaxic core biopsy. Am J Clin Pathol，1995，103：598-602.

13. Harter LP，Curtis JS，Ponto G，et al. Malignant seeding of the needle track during stereotaxic core needle breast biopsy. Radiology，1992，185：713-714.

14. Norton LW, Davis JR, Wiens JL, et al. Accuracy of aspiration cytology in detecting breast cancer. Surgery, 1984, 96: 806-814.

15. Cohen MB, Rodgers RPC, Hales MS, et al. Influence of training and experience in fine-needle aspiration biopsy of breast: receiver operating characteristics curve analysis. Arch Pathol Lab Med, 1987, 111: 518-520.

16. Layfield LJ, Glasgow BJ, Cramer H. Fine-needle aspiration in the management of breast masses. Pathol Annu, 1989, 24: 23-62.

17. Kline TS. Handbook of Fine Needle Aspiration Biopsy Cytology. St. Louis: Mosby, 1988.

18. Mori I, Han B, Wang X, et al. Mastopathic fibroadenoma of the breast: a pitfall of aspiration cytology. Cytopathology, 2006, 17: 239-244.

19. Hermansen C, Poulsen HS, Jensen J, et al. Diagnostic reliability of combined physical examination, mammography, and fine needle puncture ("triple-test") in breast tumors. Cancer, 1987, 60: 1866-1871.

20. Donegan WL. Evaluation of a palpable breast mass. N Engl J Med, 1992, 327: 937-942.

21. Bibbo M, Scheiber M, Cajulis R, et al. Stereotaxic fine needle aspiration cytology of clinically occult malignant and premalignant breast lesions. Acta Cytol, 1988, 32: 193-201.

22. Shabot M, Goldberg IM, Schick P, et al. Aspiration cytology is superior to Tru-Cut needle biopsy in establishing the diagnosis of clinically suspicious breast masses. Ann Surg, 1982, 196: 122-126.

23. Pisano ED, Fajardo LL, Tsimikas J, et al. Rate of insufficient samples for fine-Needle aspiration for nonpalpable breast lesions in a multicenter clinical trial. Cancer (Cancer Cytopathol), 1998, 82: 679-688.

24. Hoda SA, Rosen PP. Practical considerations in the pathologic diagnosis of needle core biopsies of breast. Am J Clin Pathol, 2002, 118: 101-108.

25. Ku NNK, Mela NJ, Fiorica JV, et al. Role of fine needle aspiration cytology after lumpectomy. Acta Cytol, 1994, 38: 927-932.

26. Istvanic S, Fischer AH, Banner BF, et al. Cell blocks of breast FNAs frequently allow diagnosis of invasion or histological classification of proliferative changes. Diagn Cytopathol, 2007, 35: 263-269.

27. The uniform approach to breast fine-needle aspiration biopsy. National Cancer Institute Fine-Needle Aspiration of Breast Workshop Subcommittees. Diagn Cytopathol, 1997, 16 (4): 295-311.

28. Dodd LG, Sneige N, Reece GP, et al. Fine-needle aspiration cytology of silicone granulomas in the augmented breast. Diagn Cytopathol, 1993, 9: 498-502.

29. Silverman JF, Lannin DR, Unverferth M, et al. Fine needle aspiration cytology of subareolar abscess of the breast: spectrum of cytomorphologic findings and potential diagnostic pitfalls. Acta Cytol, 1986, 30: 413-419.

30. Silverman JF, Raso D, Elsheikh T, et al. Fine needle aspiration cytology of a subareolar abscess of the male breast. Diagn Cytopathol, 1998, 18: 441-444.

31. Mooney EE, Kayani N, Tavassoli FA. Spherulosis of the breast. A spectrum of mucinous and collagenous lesions. Arch Pathol Lab Med, 1999, 123: 626-630.

32. Russ JE, Winchester DP, Scanlon EF, et al. Cytologic findings of aspiration of tumors of the breast. Surg Gynecol Obstet, 1978, 146: 407-411.

33. Haagensen CD. Diseases of the Breast. Philadelphia: Saunders, 1986.

34. Bottles K, Chan JS, Holly EA, et al. Cytologic criteria for fibroadenoma: a step-wise logistic regression analysis. Am J Clin Pathol, 1988, 89: 707-713.

35. MacGorgan G, Tavassoli FA. Central atypical papillomas of the breast: a clinicopathologic study of 119 cases. Virchows Arch, 2003, 443: 609-617.

36. Pinto RGW, Mandreker S. Fine-needle aspiration cytology of adenoma of the nipple. Acta Cytol, 1996, 40: 789-791.

37. McCluggage WG, McManus DI, Caughley LM. Fine needle aspiration (FNA) cytology of adenoid cystic carcinoma and adenomyoepithelioma of breast: two lesions rich in myoepithelial cells. Cytopathology, 1997, 8 (1): 31-39.

38. DeMay RM, Kay S. Granular cell tumor of the breast. Pathol Annu, 1984, 19: 121-148.

39. Pieterse AS, Mahar A, Orell S. Granular cell tumor: a pitfall in FNA cytology of breast lesions. Pathology, 2004, 36: 58-62.

40. Amrikachi M, Green LK, Rone R, et al. Gynecomastia: cytologic features and diagnostic pitfalls in fine needle aspirates. Acta Cytol, 2001, 45: 948-952.

41. Frost AR, Terahata S, Yeh IT, et al. The significance of signet ring cells in infiltrating lobular carcinoma of the breast. Arch Pathol Lab Med, 1995, 119: 64-68.

42. Sturgis CD, Sethi S, Cagulis RS, et al. Diagnostic significance of "benign pairs" and signet ring cells in the needle aspirates (FNAs) of the breast. Cytopathology, 1998, 9: 308-319.

43. Howell LP, Kline TS. Medullary carcinoma of the breast. An unusual cytologic finding in cyst fluid aspirates. Cancer, 1990, 65: 277-282.

44. Simsir A, Tsang P, Greenebaum E. Additional mimics of mucinous mammary carcinoma: fibroepithelial lesions. Am J Clin Pathol, 1998, 109: 169-172.

45. de la Torre M, Lindholm K, Lindgren A. Fine needle aspiration cytology of tubular breast carcinoma and radial scar. Acta Cytol, 1994, 38: 884-890.

46. Naran S, Simpson J, Gupta RK. Cytologic

diagnosis of papillary carcinoma of the breast in needle aspirates. Diagn Cytopathol, 1988, 4: 33-37.

47. McDivitt RW, Stewart FW. Breast carcinoma in children. JAMA, 1996, 195: 388-390.

48. Macia M, Ces JA, Becerra E, et al. Pure squamous carcinoma of the breast. Report of a case diagnosed by aspiration cytology. Acta Cytol, 1989, 33: 201-204.

49. Azzopardi JG. Problems in breast pathology In: Bennington JL (ed.) Major Problems in Pathology, vol. II.

Philadelphia: Saunders, 1979. 42-55, 346-378.

50. Gherardi G, Rossi S, Perrone S, et al. Angiosarcoma after breast-conserving therapy: fine-needle aspiration biopsy, immunocytochemistry, and clinicopathologic correlates. Cancer (Cancer Cytopathol), 2005, 105: 145-151.

51. Oliveira A, Guimaraes T, Bento MJ, et al. Primary non-Hodgkin's lymphoma of the breast. Ann Oncol, 2000, 11: 103.

第八章

肝 脏

张新民（Xinmin Zhang） 黄雅珏（Yajue Huang） 龚 芸（Yun Gong）

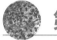 第一节 概 述

细针穿刺（FNA）已被证明是一种简单有效的诊断方法。其初次应用于肝脏是在1895年，现在临床上的应用已经十分广泛。肝脏FNA主要用于局灶性病变的诊断，通常是在影像学技术，如CT、超声或MRI指导下经皮肤进行穿刺。它的使用价值主要在于对恶性肿瘤的诊断，以及区分良性与恶性病变。现在的技术已经可以准确地穿刺3.0cm以下大小的肝脏肿块，其敏感性达71%~94%，特异性达87%~100%，准确率则高达90%~94%[1-3]。肝脏FNA假阳性诊断率很低，通常发生在肝细胞异型性病变、胆管错构瘤、局灶结节性肝细胞增生及肝硬化粗结节等情形发生鉴别诊断失误时。假阴性诊断主要与取材不当及（或）诊断失误有关。肝脏FNA偶尔也可用于肝移植急性排斥反应的检测，穿刺涂片干燥后用Romanowsky染色（即Diff-Quik染色）可以显示体积增大的活性淋巴细胞、受损的肝细胞及胆汁淤积。但它对肝移植慢性排斥反应的诊断帮助不大。

肝脏FNA的并发症包括出血、疼痛、胆汁性腹膜炎及过敏性休克，但并不多见。肿瘤细胞沿穿刺途径种植的可能性也很小，发生概率只有0.1%~0.6%。肝脏FNA引起的死亡虽然有报道，但非常少见（少于0.01%）。因此，肝脏FNA是一个安全有效的诊断方法。

肝脏FNA诊断的准确率主要依赖于取得足够数量

的保存完好的细胞。一般需要穿刺2~4次以得到足够多的样本。在放射科医生获取样本的同时，细胞学工作者在现场立即涂片，进行快速染色及显微镜下观察评估（quick evaluation），这可以有效地提高样本的满意率和诊断率，避免因细胞数量不足或缺乏可用以诊断的细胞类型，而不能明确诊断。患者还可避免因不能明确诊断而导致的重复穿刺、耽误时间，以及遭受不必要的痛苦。如果在两次或两次以上的穿刺样本中见到保存完好的恶性肿瘤细胞，或大量的同种类型的细胞，而放射科医生又明确针刺部位已在病灶内，则样本质量可基本保证。多余材料可用于细胞块（cell block）的制作。如果细胞学工作者在场协助，可以判断是否有足够的材料用于制作细胞块。除了提供一定的组织形态学特征外，细胞块还可用于做免疫化学、分子生物学等特殊检查，有效地帮助鉴别诊断[4]。如果细胞学工作者无法在场协助，放射科医生在获取样本后应尽快涂片固定，或将样本直接放入保存液中，以免样本凝固或在空气中干燥，影响细胞形态。

多数肝脏穿刺病例的诊断并不难，但当遇到分化非常好的肿瘤时，要准确区分良性与恶性病变会很困难。如果肿瘤分化很差，或遇到某些少见的特殊肿瘤，要准确区分原发性肝脏肿瘤与肝脏转移性肿瘤也会有一定难度。有些肝细胞病变形态可见于不同临床病症中，需要考虑各种鉴别诊断，不能单凭形态学做出最后结论。因此，肝脏FNA诊断要与临床表现和影像学发现相结合，综合判断。

肝脏FNA细胞学报告要简略清楚，形式规范。

除一般性项目外，如患者姓名、性别、年龄和穿刺部位（肝左叶及右叶等），在正文中要首先注明样本质量（如适用于诊断、质量欠佳或不宜诊断）。当样本质量属前两种时，可以提供病理诊断类型，基本诊断包括良性、非典型性或不确定性，可疑恶性及恶性。然后做出具体诊断如肝细胞肝癌（hepatocellular carcinoma）等。有些报告还应加有注释，包括细胞形态特征的描述，如有的病例做免疫组化，以及其他特殊检查，结果也要报告，以增强诊断的可靠性。若样本质量不满意、不宜诊断时，应报告不满意的理由，如细胞数量太少、制片质量不好、太多血液或炎性细胞影响判读等。

病理报告举例：

李某某，男性，66岁，住院号（MR# 123456），细胞学号（13NC3560）

肝脏右叶5cm肿块；CT指导下FNA

样本质量适于诊断

恶性肿瘤

肝细胞肝癌

注释：免疫组化肿瘤细胞呈Hep Par I 阳性反应及CK7阴性反应，支持上述诊断。

第二节　正常肝组织穿刺细胞成分

当正常肝组织或肿瘤旁肝组织被穿刺时，细胞涂片中会见到正常肝细胞和胆管上皮细胞。

细胞形态学特征

正常肝细胞可为单个，排列成单层条索状或片状。细胞体积大，多角形，胞质丰富，呈颗粒状，有时可见胆色素、脂色素及血红素颗粒。细胞核居中，常可见双核，核仁明显（图8-1A，B）。胆管上皮细胞体积小且均匀一致，呈立方形或低柱状，排列规则，呈腺腔状或蜂窝状。单个细胞较少见（图8-2A，B）。枯否细胞极少见到，它们形似巨噬细胞，胞质空泡状，胞质内含血色素颗粒。由于肝脏穿刺有可能途经胸腔，肝脏穿刺样本偶尔可见胸腔间皮细胞（mesothelial cells）。

鉴别诊断

各种非肿瘤性肝脏疾病，如肝硬化、结节性增生及肝炎等，均可见到正常形态的肝细胞，同时也会伴有胆管上皮细胞及炎症细胞。肝脏良性肿瘤，如肝细胞腺瘤，其肝细胞形态与正常的肝细胞可以完全相同，但没有胆管上皮细胞。必须结合其临床和影像学特征，才能做出正确诊断。

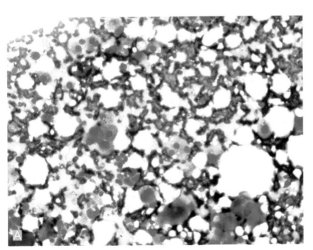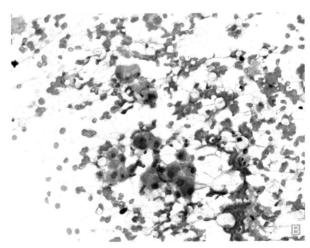

图8-1

A. 正常肝细胞，肝细胞排列成单层条索状。细胞体积大，多角形，胞质丰富，呈颗粒状。胆管上皮细胞体积小，均匀一致，呈腺腔状排列（Diff-Quik染色，中倍）

B. 正常肝细胞，多角形肝细胞，胞质丰富呈明显颗粒状。细胞核居中，有双核，核仁明显（PAP染色，中倍）

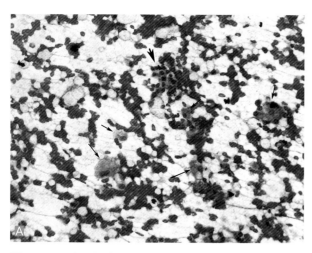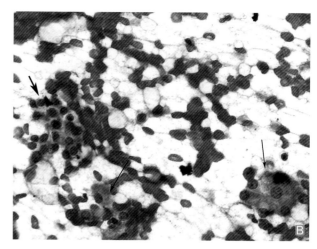

图8-2 正常肝细胞和胆管细胞，与肝细胞相比，胆管上皮细胞体积小且均匀一致，呈立方形或低柱状，排列规则，呈腺腔状或蜂窝状。细箭头指示肝细胞，粗箭头指示胆管细胞（PAP染色，A. 中倍；B. 高倍）

 ## 第三节　感染性病变

　　寄生虫、细菌及病毒感染引起的局部肝脏病变，需要用穿刺来做诊断及鉴别诊断的主要包括肠道杆菌、金黄色葡萄球菌、链球菌、真菌及阿米巴导致的肝脓肿[5]和细粒棘球绦虫（echinococcus granulosus）幼虫（棘球虫幼，包虫）感染引起的包虫囊肿（hydatid cyst）。血吸虫和华支睾吸虫感染也可表现为肝肿块，但很少见。

一、肝脓肿

　　肝脓肿（hepatic abscess）穿刺所见多为中性粒细胞和坏死组织碎片（图8-3~图8-5），常规巴氏染色偶然可发现病原体，一般需要特殊染色或微生物培养来确定。如果细胞碎片很多，中性粒细胞很少，要考虑真菌及阿米巴导致的肝脓肿。在这种情况下，重要的是排除恶性肿瘤的可能性，因为恶性肿瘤肿块中央常有坏死，穿刺涂片成分可与肝脓肿相似。

二、棘球囊肿（包虫囊肿）

　　细粒棘球绦虫是寄生在犬齿类动物小肠内的绦虫，食用被含虫卵的动物粪便污染的食物可引起感染。幼虫孵出后可侵入多种器官，引起囊肿，而肝脏则是其中最常见的一个部位。本病原为地方性，主要见于地中海地区畜牧业发达的国家，但现在可见于世界各地。

　　细粒棘球绦虫引起的肝棘球绦虫囊肿（echinococcal cyst），也称包虫病（hydatid disease），在临床表现和影像学上可类似肿瘤，故而进行穿刺。但穿刺具有危险性，高浓度异源性蛋白外泄可致过敏性休克。穿刺样本中若发现具有特征性的绦虫结构，包括层状薄膜碎片、吸盘及吊钩等，则可以确诊[6]。吊钩相对容易见到，而吸盘在长时间的囊肿中则往往退化消失（图8-6A，B）。

 ## 第四节　肝脏良性病变

　　肝脏良性局灶性或结节性病变主要包括孤立性囊肿（solitary cyst）、肝硬化结节、局灶结节性肝细胞增生、肝细胞腺瘤、胆管错构瘤及腺瘤、血管瘤及血管平滑肌脂肪瘤等。

　　主要鉴别诊断包括恶性肿瘤，如肝细胞肝癌、胆管癌和肉瘤等。一般来说，肝脏FNA很难区别不同类型的良性结节，通常需要与临床检查和影像学的结果相结合进行诊断。但诊断良性也有价值，因为它排除了恶性肿瘤的可能性，从而避免过度创伤性治疗。

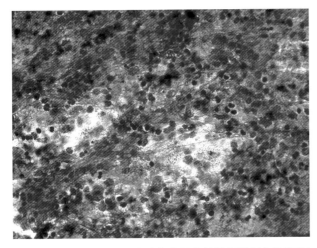

图8-3　肝脓肿，细胞涂片含大量中性粒细胞及坏死组织碎片（Diff-Quik染色，中倍）

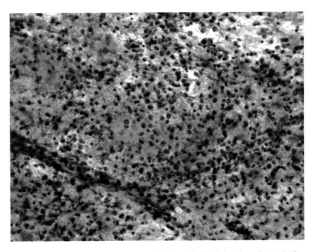

图8-4　肝脓肿，细胞涂片含大量中性粒细胞及坏死组织碎片（PAP染色，中倍）

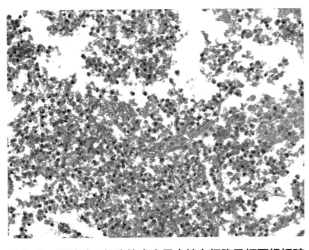

图8-5　肝脓肿，细胞块含大量中性白细胞及坏死组织碎片（细胞块，HE染色）

一、肝硬化结节

临床特征

肝硬化（cirrhosis）是一种慢性多源性肝脏疾病，可由病毒性肝炎、酒精性肝炎或免疫遗传性疾病引起。无论病因如何，肝脏均形成弥漫性大小不等的结节。肝硬化可以演变进展为肝癌，当影像学检查发现结节大于1.0cm时，临床会怀疑有肝细胞肝癌的可能。在这种情况下肝脏FNA检查很有帮助。

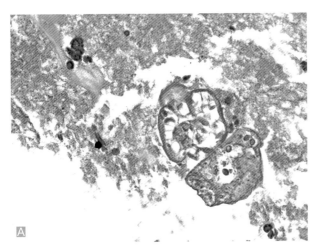
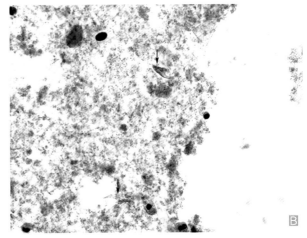

图8-6

A. 细粒棘球绦虫引起的肝囊肿，显示一细粒棘球绦虫体部横切面结构（细胞块，HE染色）

B. 细粒棘球绦虫引起的肝囊肿，除细胞碎片外，可见两个细粒棘球绦虫吊钩（箭头指示）（PAP染色，中倍）

细胞形态学特征

组织学表现为由纤维组织分割而成的肝细胞小结。肝硬化FNA样本尽管可见异型性细胞，但多数肝细胞具有正常形态，常伴有淋巴细胞，并可发现胆汁淤积。少数肝细胞异型性可很明显。

鉴别诊断

鉴别诊断主要是排除肝细胞癌（图8-7A~D）。当多数肝细胞形态正常，仅发现少数异型性肝细胞时通常不足以诊断肝细胞癌。比较特异的肝癌细胞形态学包括：瘤细胞体积比正常肝细胞略小，核质比增高，血管内皮细胞环绕增宽的肝细胞索团，可有假腺腔形成（详见第四节肝癌部分的描述）。

二、局灶结节性肝细胞增生

临床特征

局灶结节性肝细胞增生（focal nodular hyperplasia，FNH）常见于20~40岁的女性。它是一种良性病变，可能与局部血管增生有关。一般表现为体积大小不等的单个肝结节，影像学检查可发现结节中央瘢痕样改变。

细胞形态学特征

组织学表现为纤维组织分隔的肝细胞群，并能见到胆小管。FNA细胞学检查主要为正常肝细胞及少量胆管细胞。细胞学检查很难与其他良性病变相

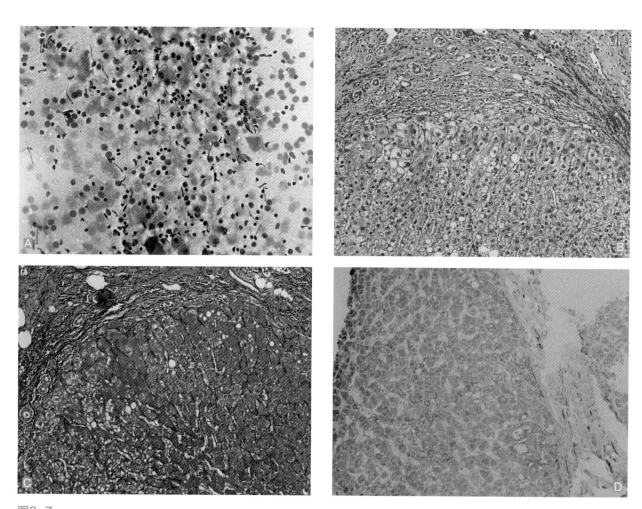

图8-7

A. 肝硬化结节，可见正常形态及退变的肝细胞与淋巴细胞混合在一起，涂片中未见胆管细胞（PAP染色，中倍）

B. 肝硬化结节，排列规则的肝细胞团，周边见淋巴细胞浸润及增生的小胆管（穿刺组织，HE染色）

C. 肝硬化结节，网织纤维染色显示网织纤维正常分布（穿刺组织，网织纤维染色）

D. 肝硬化结节，显示肝细胞团内的肝窦内皮细胞不被CD34着色（穿刺组织，CD34免疫组化染色）

鉴别，如肝硬化，但FNH肝细胞形态正常及有胆管细胞存在的特征，有助于鉴别排除肝癌和肝细胞腺瘤[7]。要注意的是，偶见胆管细胞并不一定能确诊局灶结节性肝细胞增生，因为它们也可来自周围的正常肝脏组织。

三、肝细胞腺瘤

临床特征

肝细胞腺瘤（liver cell adenoma）是一种不常见的良性肿瘤，通常见于有长期口服避孕药史的30岁以下的女性。患者常有腹痛，严重的情况是因肿瘤血管丰富，有时会大出血致肝包膜破裂引起急腹症。

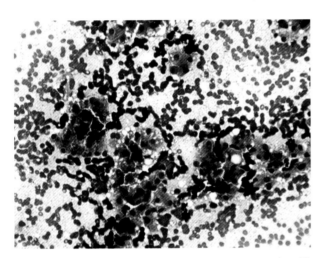

图8-8　肝细胞腺瘤，细胞具有正常肝细胞的形态和排列，没有见到胆管上皮细胞（Diff-Quik染色，中倍）

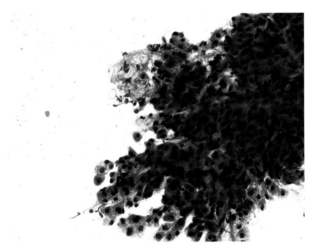

图8-9　肝细胞腺瘤，细胞具有正常肝细胞的形态和排列，没有见到胆管上皮细胞（PAP染色，中倍）

细胞形态学特征

组织学显示肿瘤由单纯的肝细胞组成，看不到胆管结构。细胞学常常仅见到核质比正常的肝细胞，偶见轻度核异型性肝细胞，无胆管细胞（图 8-8~图 8-10）。如同局灶结节性肝细胞增生和肝硬化结节，其形态学发现无特异性，诊断的首要问题是排除其他恶性肿瘤。

四、胆管腺瘤及胆管错构瘤

临床特征

胆管腺瘤（bile duct adenoma）通常表现为肝包膜下单发的小于1.0cm的结节，而胆管错构瘤（bile duct hamartoma）则为弥漫小结节性肝病变（von Meyenburg complex）。

细胞形态学特征

FNA穿刺样本细胞量比较少，多为结合紧密的胆管细胞或小胆管结构，肝细胞少见[8]。其细胞学特征与胆管癌不同，胆管细胞小，大小形态一致，连接紧密，呈单层片状或小条索状，排列规则。细胞呈低柱状或立方形，可呈腺腔状或蜂窝状分布。核无异型性，核仁不明显。胆管癌细胞形态特征详见第四节胆管癌部分的描述。

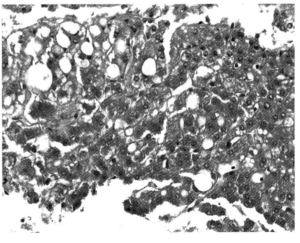

图8-10　肝细胞腺瘤，细胞具有正常肝细胞的形态和排列，未见到胆管上皮细胞（细胞块，HE染色）

五、血管瘤

临床特征

血管瘤（hemangioma）是肝脏最常见的良性肿瘤，影像学具诊断特征，一般不需要进行穿刺检查。偶尔影像学诊断有疑问时，细针穿刺可用来排除恶性病变。

细胞形态学特征

血管瘤的穿刺涂片特征性改变不明显，主要是一些良性的梭形细胞。但从统计学来看，以梭形细胞为主的肝穿刺病变，血管瘤占第一位。由于它的诊断更有赖于组织学形态，相对来讲，穿刺组织切片比涂片更有助于诊断。

六、血管平滑肌脂肪瘤

临床特征

血管平滑肌脂肪瘤（angiomyolipoma）是肾脏最常见的良性肿瘤，在肝脏非常少见，但其临床特征很相似，男性和女性都可发生，最常见于成年女性。组织学形态则完全一样。肝脏血管平滑肌脂肪瘤可以很大（平均9.0cm），还可能自行破裂。因为它含有丰富的脂肪，影像学检查常能提示诊断。

细胞形态学特征

细胞学检查常见脂肪细胞、上皮样平滑肌细胞、梭形纤维细胞和髓外造血细胞，其中平滑肌细胞最有诊断性价值（图 8-11~图8-14）。肿瘤中还可见巨细胞[9]。

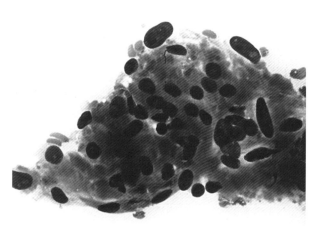

图8-11 血管平滑肌脂肪瘤，肌上皮细胞团，细胞核具轻度异型（Diff-Quik染色，中倍）

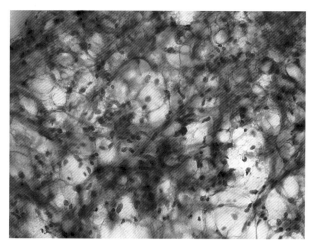

图8-12 血管平滑肌脂肪瘤，脂肪组织（PAP染色，低倍）

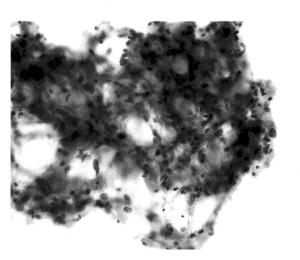

图8-13 血管平滑肌脂肪瘤，脂肪组织（PAP染色，中倍）

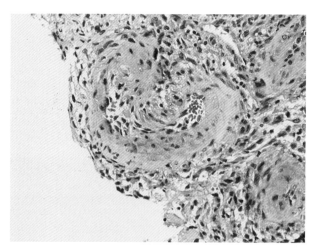

图8-14 血管平滑肌脂肪瘤，血管成分（穿刺组织，HE染色）

以上皮样平滑肌细胞为主的血管平滑肌脂肪瘤有时需要与肝细胞癌相鉴别，如果能证实这些肌细胞HMB-45、Melan-A和SMA免疫反应阳性，则可明确诊断[10]。

第五节　肝脏恶性肿瘤

肝脏恶性肿瘤包括原发性肝肿瘤及转移性肿瘤。原发性肝恶性肿瘤主要有肝细胞肝癌、胆管癌、肝母细胞瘤、血管肉瘤及上皮样血管内皮瘤等。肝脏转移性肿瘤很常见，实际上在FNA诊断的肝肿瘤中，多数为转移性肿瘤。肝转移瘤可以来自身体任何部位的肿瘤，以胃肠道来源最为常见。

一、肝细胞肝癌

临床特征

肝细胞肝癌是最常见的原发性恶性肝肿瘤，亚洲和非洲国家发病率高，美洲及欧洲国家较少见。在欧美国家通常发生于酒精性肝炎和病毒性C型肝炎所引起的肝硬化患者，因此大多数患者在50岁以上。肝细胞肝癌临床表现为单发性结节、多发性结节或弥漫性肝肿大。FNA诊断肝细胞癌的准确率可达90%以上。其组织学分化程度差异很大，高分化的肝癌可以很像正常肝组织，而低分化的肝癌组织异型性较大。甲胎蛋白（AFP）明显增高有助于诊断，但有

些患者AFP可在正常范围。

（一）高分化肝细胞肝癌

细胞形态学特征

高分化肝细胞肝癌（well-differentiated hepatocellular carcinoma）形态学与正常肝细胞相似，因此，常需要和正常肝细胞或良性肝脏病变鉴别。肿瘤穿刺涂片肉眼观察呈细颗粒状。镜下常见大量癌细胞，呈单个散在、小团状、索状、板状或片状排列，并可见梭形内皮细胞环绕在肿瘤细胞团块周围，或毛细血管横穿过肿瘤细胞团块。癌细胞体积小，核质比明显增加，细胞质呈颗粒状，胞质内可见胆汁颗粒或透明小体。核圆形，核仁增大，并可有核内假包涵体，裸核较多见。有助于诊断的特异性较高的改变包括：梭形内皮细胞环绕增宽的肝细胞索（大于三层肝细胞），核质比明显增加，细胞质嗜碱或嗜双色性（图8-15~图8-17）[11-17]，裸核细胞增多，胆管上皮细胞缺失等。另外，细胞排列无规则及明显核异型也有助于诊断。

细胞学主要特征

大量单个、小团状、索状、板状或片状、大小形态相对一致的癌细胞

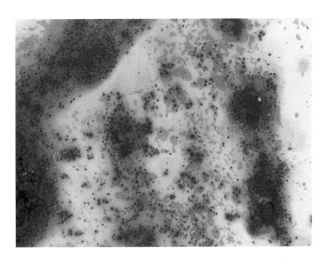

图8-15　高分化肝细胞肝癌，FNA穿刺涂片。肿瘤细胞丰富，体积小，散在或成团块状分布（Diff-Quik染色，低倍）

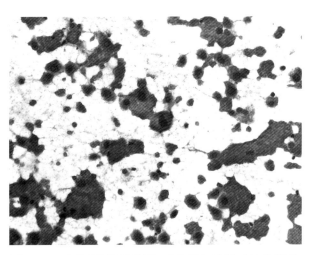

图8-16　高分化肝细胞肝癌，肝细胞呈分散或片状排列，团块周围偶见内皮细胞，并见裸核细胞。细胞体积小，核质比增大（PAP染色，中倍）

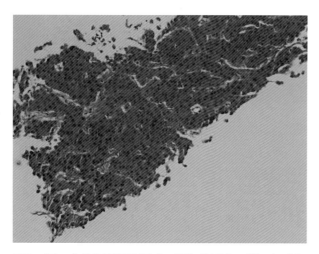

图8-17 高分化肝细胞肝癌，肝细胞形态可辨，但癌细胞排列无序，肝窦结构消失（细胞块，HE染色）

- 梭形内皮细胞环绕在肿瘤细胞团块周围，或毛细血管横穿过肿瘤细胞团块
- 癌细胞体积小，核质比明显增高
- 细胞质呈颗粒状，并可见胆汁颗粒或透明小体
- 细胞核大而圆，核仁增大，核内假包涵体
- 裸核细胞增多
- 胆管上皮细胞缺失

鉴别诊断

高分化肝细胞肝癌的鉴别诊断包括各种良性肝细胞病变，如局灶结节性肝细胞增生、肝硬化结节和肝细胞腺瘤。免疫组化标记对高分化肝细胞肝癌

的诊断很有帮助，如CD31或CD34可以证实环绕在肿瘤细胞团块周围的内皮细胞，有助于鉴别肝细胞肝癌与某些良性肝细胞病变，但特异性不是很高（图8-18）。另外，若肿瘤细胞中AFP抗体呈阳性反应，或多克隆癌胚抗原（CEA）显示肿瘤细胞间线状的胆小管，也有助于肝细胞肝癌的诊断。网织纤维染色方法简单稳定，如果增粗的肝细胞条索或团块中完全缺乏网织纤维（图8-18A），支持肝细胞肝癌诊断[18-20]。Ki-67有助于鉴别诊断，高分化肝细胞肝癌往往比良性肝结节有较高的Ki-67标记率。另外，最近发现一些免疫组化标记物，如Arginase-1及Glypican 3（GPC3）对诊断肝癌有很高的敏感性和特异性，有助于与良性肝结节相鉴别，也可以区分转移癌[21-23]。如果诊断还是不十分明确，可以报告为"高度怀疑高分化肝细胞肝癌，建议组织活检明确诊断"。

（二）低分化肝细胞肝癌

细胞学特征

低分化肝细胞肝癌（poorly differentiated hepatocellular carcinoma）FNA样本可见大量癌细胞，细胞呈单个、团状、索状、管状或片状，细胞异型性明显，有非典型核分裂象。低分化肝细胞肝癌诊断的主要问题是与其他肿瘤的鉴别诊断，如胆管癌及各种转移癌。

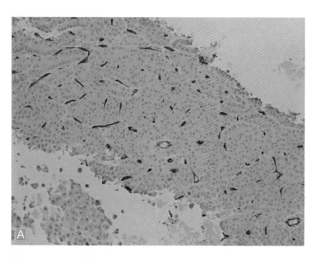

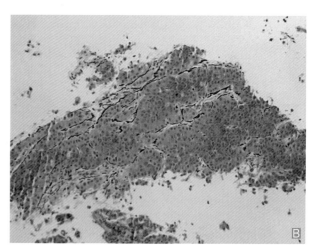

图8-18 高分化肝细胞肝癌，CD34 免疫组化显示肝窦内皮细胞呈阳性反应（细胞块，CD34免疫组化染色）
显示网织纤维仅见于增宽的肝细胞索周边（细胞块，网织纤维染色）

细胞学主要特征

- 大量癌细胞
- 细胞呈单个、团状、索状、管状或片状
- 癌细胞异型性高，可有巨细胞
- 核大，核仁明显
- 非典型核分裂象
- 少数细胞具有肝细胞形态学特征

鉴别诊断

肝细胞肝癌穿刺涂片可见明显恶性特征的肿瘤

细胞，但找到有肝细胞分化的证据则比较困难，因此诊断往往需要免疫组化的帮助。但如果仔细寻找，在多数病例中可发现少数细胞具有肝细胞形态学特征，包括核居中的多边形细胞、颗粒状细胞质、胞质内胆汁颗粒或透明小体，以及被肝窦状结构分割的肿瘤细胞团，呈条索状排列（图8-19~图8-22）。

免疫组化标记，如Hep Par-1和AFP阳性支持肝细胞肝癌的诊断。另一有用的标记物是多克隆癌胚抗原（CEA），它可显现位于肿瘤细胞之间呈线状的胆小管，而肝细胞本身不着色。这种染色结构支持肝细胞肝癌的诊断。其他的免疫组化标记多用于

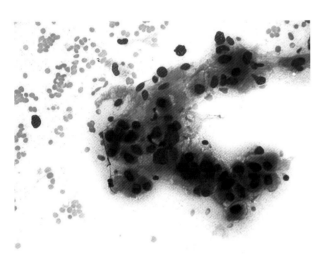

图8-19 低分化肝细胞肝癌，癌细胞呈单个分布或条索状排列，细胞为多角形，核异型性明显，胞质颗粒结构不明显，并有假腺腔样结构（Diff-Quik染色，中倍）

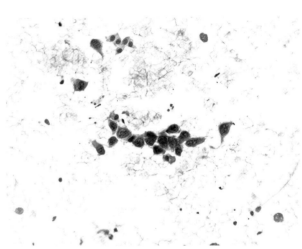

图8-20 低分化肝细胞肝癌。癌细胞为多角形，细胞核多居中，核异型性较大，核内见包涵体（PAP染色，中倍）

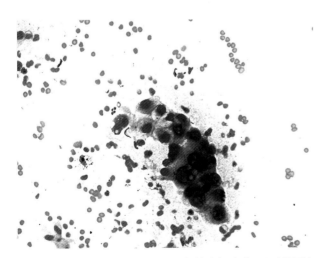

图8-21 低分化肝细胞肝癌，少数癌细胞中见胆汁颗粒（PAP染色，中倍）

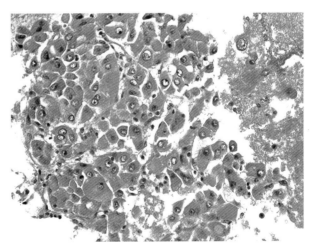

图8-22 低分化肝细胞肝癌，细胞块中癌细胞排列松散，细胞多角形，胞质颗粒状（细胞块，HE染色）

排除各种转移癌，其应用要根据临床信息来定（图8-23~图8-26），详情参见本章肝转移癌部分的讨论。如同免疫组化在其他肿瘤诊断中的应用，低分化肝癌的诊断和鉴别诊断也往往需要用一组抗体来完成。具体步骤可考虑先用Hep Par-1和一个上皮标记物，如BerEP4，CK7和MOC-31等。如果Hep Par-1呈强阳性反应，而BerEP4阴性，则可诊断为肝癌。如果结果不明确，可继续做AFP，CD34，GPC3，Arginase-1或多克隆CEA染色，多数肝细胞肝癌会有不同程度的阳性反应。如果Hep Par-1呈阴性反应，而BerEP4或其他上皮标记物为强阳性，则可进行转移癌的进一步鉴别诊断[24-26]（参考第五节）。

（三）中分化肝细胞肝癌

细胞形态学特征

中分化肝细胞肝癌（moderately differentiated hepatocellular carcinoma）的诊断一般没有困难。肿瘤细胞具有中度到明显的异型性，如细胞核增大、明显核仁、非典型核分裂象等，并有比较容易辨认的肝细胞分化证据，如颗粒状细胞质、胞质内胆汁颗粒或透明小体及肝血窦状结构等（图8-27，图8-28）[27]。

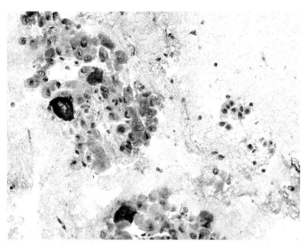

图8-23　低分化肝细胞肝癌，部分癌细胞有非特异性CK7着色（细胞块，CK7免疫组化染色）

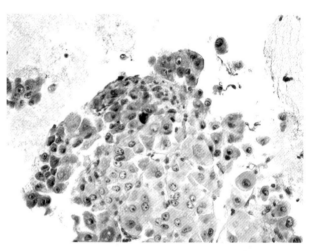

图8-24　低分化肝细胞肝癌，部分癌细胞有非特异性CK20着色（细胞块，CK20免疫组化染色）

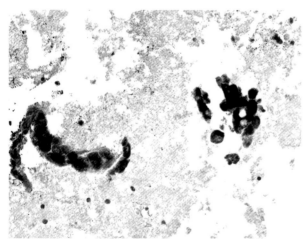

图8-25　低分化肝细胞肝癌，Hep Par-1呈强阳性反应（细胞块，Hep Par-1免疫组化染色）

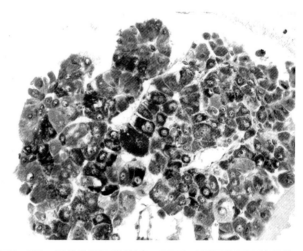

图8-26　低分化肝细胞肝癌，TTF-1显示胞质颗粒状染色（细胞块，TTF-1免疫组化染色）

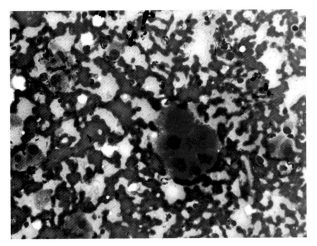

图8-27 中分化肝细胞肝癌，癌细胞成片状，小团块状，或单个。细胞多角形，边界清晰，胞质为颗粒状（Diff-Quik染色，中倍）

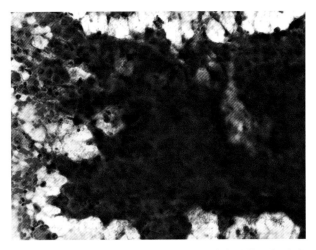

图8-28 中分化肝细胞肝癌，癌细胞成大片状，细胞多角形，边界清晰，胞质颗粒状（PAP染色，中倍）

细胞学主要特征

- 癌细胞中等量到丰富
- 癌细胞具有肝细胞形态学特征
- 细胞呈单个、团状、索状、小窦状或片状
- 癌细胞异型性明显

纤维层状肝细胞肝癌

临床特征

纤维层状肝细胞肝癌（hepatocellular carcinoma, fibrolamellar variant）是一种特殊类型的肝细胞肝癌。它常见于较年轻的患者（平均年龄20~30岁），且没有肝硬化病史，临床常为局灶性结节，手术容易完整切除，故一般预后良好。

细胞形态学特征

肿瘤细胞比正常肝细胞及高分化的肝癌细胞体积大，呈多角形，胞质丰富，嗜酸性，可见透明小体，核大，核仁明显，但核质比增加不明显。肿瘤细胞常单个，或疏松团块状。有时可见带状纤维组织分割肿瘤细胞团的现象（图8-29~图8-31）[28-29]。与常规肝细胞肝癌不同的是，纤维层状肝细胞肝癌CK7染色常为阳性，而AFP染色通常为阴性。

细胞学主要特征

- 癌细胞中等量到丰富
- 多数细胞呈单个或松散的团块
- 细胞大，胞质丰富嗜酸性
- 胞质内透明小体
- 胞核大，核仁明显
- 带状纤维组织分割肿瘤细胞团

二、胆管癌

临床特征

胆管癌（cholangiocarcinoma）是起源于肝内或肝外胆管的一种腺癌。它比肝细胞肝癌要少见，其发生与肝硬化也无直接关系。血吸虫感染、胆管感染或炎症、溃疡性结肠炎等可能与胆管癌的发生有关。多见于60岁以上人群，女性多于男性。

细胞形态学特征

FNA用于肝内胆管癌的诊断准确率可达79%~88%。穿刺涂片中常见多量单个、稠密片状或成团肿瘤细胞，有时可见腺腔形成。细胞常呈柱状或立方形，其核具有异型性，大小不等，形态不一，核仁明显，胞质少，可见胞质内空泡或黏液分泌（图8-32，8-33A~C）。偶尔还可见到正常肝细胞，但见不到胆汁或肝窦状结构[30-32]。

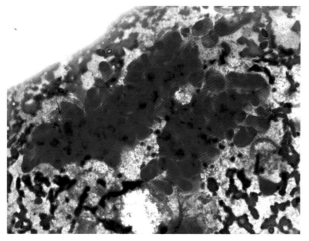

图8-29 纤维层状肝细胞肝癌，癌细胞为多角形，细胞体积比其他类型肝癌细胞明显增大（Diff-Quik染色，中倍）

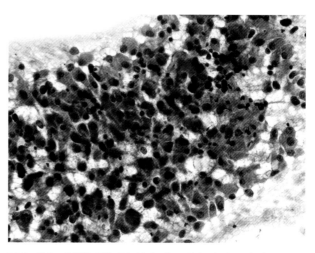

图8-30 纤维层状肝细胞肝癌，癌细胞胞质丰富，嗜酸性细颗粒状，核质比增加不明显。细胞呈长梭形或松散团块状排列（PAP染色，中倍）

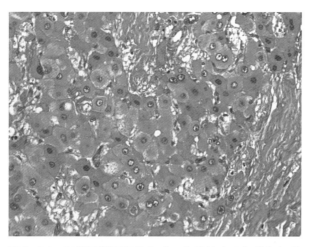

图8-31 纤维层状肝细胞肝癌，细胞块中见纤维组织分割的肿瘤细胞团（细胞块，HE染色）

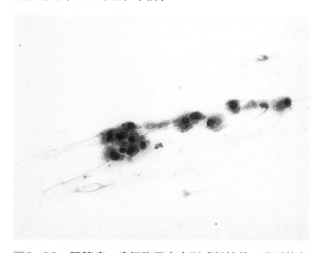

图8-32 胆管癌，癌细胞呈立方形或低柱状，胞质均匀无颗粒。细胞排列成条状、索状及团状（Diff-Quik染色，中倍）

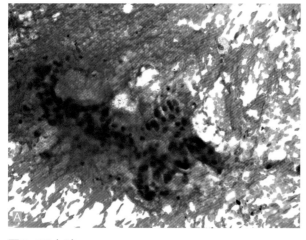

图8-33（1）

A. 胆管癌，癌细胞呈立方形或低柱状，细胞排列成条索状及团状，并形成腺腔样结构（PAP染色，中倍）

B. 胆管癌，癌细胞呈排列无序松散，细胞核大，异型性明显（PAP染色，中倍）

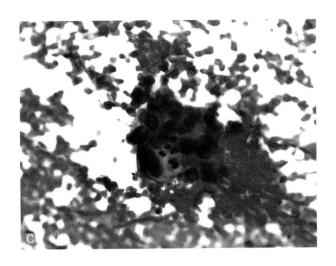

图8-33（2）

C. 胆管癌，癌细胞呈无规则状松散排列，细胞核大，异型性明显（PAP染色，高倍）

细胞学主要特征

• 癌细胞中等量到丰富
• 肿瘤细胞团块中可见腺腔形成
• 细胞呈柱状或立方形
• 细胞核具有明显恶性特征
• 胞质空泡状或可见黏液

鉴别诊断

　　胆管癌的鉴别诊断包括肝细胞肝癌及肝转移性腺癌。特殊染色对于诊断和鉴别诊断帮助很大。黏液染色可显示细胞内的黏液，这在肝细胞肝癌中见不到。另外与肝细胞肝癌不同，上皮标记物如

AE1/3，CK7，CK17及CK19在胆管癌中呈阳性反应，而在肝细胞肝癌中则一般是CK8或CK18阳性。多克隆CEA在胆管癌中呈现弥漫性肿瘤细胞胞质染色，而非线状的胆小管阳性。胆管癌与转移性腺癌的鉴别诊断则比较困难，特别是来自胰腺或肝外胆管的腺癌，两者的形态学和免疫组化特性可以完全相同。其鉴别诊断有赖于临床及影像学的证据。

三、肝母细胞瘤

　　肝母细胞瘤（hepatoblastoma）是发生于婴儿和儿童的一种罕见肿瘤，其形态学表现可与肝细胞肝癌相似，并有未分化的大细胞，或表现为未分化的圆形小细胞（图8-34~图8-37）[33-35]。

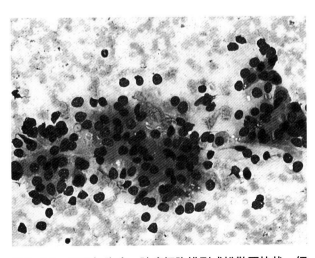

图8-34　肝母细胞瘤，肿瘤细胞排列成松散团块状。细胞小，大小相对一致（Diff-Quik染色，中倍）

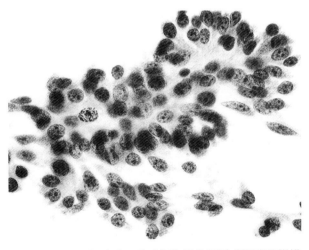

图8-35　肝母细胞瘤，肿瘤细胞呈花环样或假腺腔样排列（PAP染色，高倍）

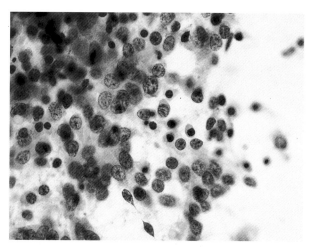

图8-36　肝母细胞瘤，肿瘤细胞核圆居中，核质比高。偶见淋巴细胞浸润（PAP染色，高倍）

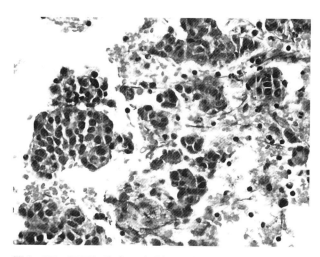

图8-37　肝母细胞瘤，肿瘤细胞排列成团块状，细胞小，大小相对一致，可见假腺腔样结构（细胞块，HE染色）

四、血管肉瘤

临床特征

血管肉瘤（angiosarcoma）是血管源性恶性肿瘤中最常见的一种，但与其他肝肿瘤相比仍属少见，约占肝恶性肿瘤的1%，是恶性程度很高的肿瘤。成年人多见，且大约1/3的成年病例发生在肝硬化的患者。肝血管肉瘤病因不明，肿瘤发生可能与接触一些有毒的化学物质有关。

细胞形态学特征

组织学为梭形细胞肿瘤，分化好者可见不规则的血管腔形成，分化差者可为实性肿瘤。组织内出血很常见。血管肉瘤FNA细胞学表现差别很大。分化好的肿瘤细胞呈长梭形，分化差的肿瘤细胞形状不一，如梭形细胞、上皮样细胞、多核巨细胞或形态怪异的细胞。细胞质内常见大小不一的空泡，并有胞质内管腔形成。涂片中肿瘤细胞常单个散在，松散黏附或紧密成团（图8-38~图8-41）。在细胞块切片中可见不规则吻合的分支状血管腔隙，此特点具有诊断价值。免疫组化血管内皮标记物，如CD31、CD34、第八因子（FactorⅧ）阳性反应有助于诊断，同时可以排除其他类型的转移性肉瘤[36]。

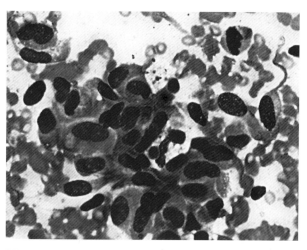

图8-38　血管肉瘤，肿瘤细胞为形状不一的梭形细胞，呈松散不规则的团块状分布（Diff-Quik染色，中倍）

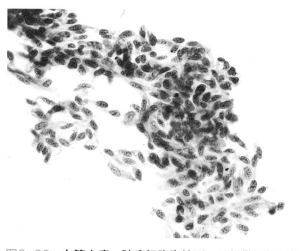

图8-39　血管肉瘤，肿瘤细胞为梭形，呈松散不规则的团块状分布（PAP染色，中倍）

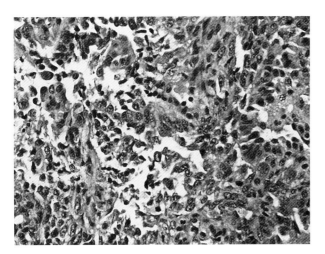

图8-40 血管肉瘤，细胞块中见不规则吻合的分支状血管腔隙（细胞块，HE染色）

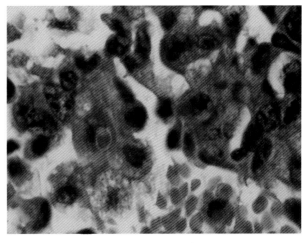

图8-41 血管肉瘤，细胞质内见到含红细胞的管腔（细胞块，HE染色，高倍）

细胞学主要特征

• 分化好的肿瘤细胞呈长梭形

• 分化差的肿瘤细胞形状不一，异型性较大

• 细胞质内大小不一的空泡，胞质内管腔形成

• 细胞块切片中不规则吻合的分支状血管腔隙

五、上皮样血管内皮瘤

上皮样血管内皮瘤（epithelioid hemangioendothelioma）与血管肉瘤同源，均为血管内皮来源的肿瘤，但其临床恶性程度相对较低。FNA常见单个多形性

上皮样大细胞，胞质丰富、致密、嗜酸性，偶见胞质内包涵体，有时可见胞质内管腔样结构，偶尔可含有红细胞。核大，圆形，居中，双核和多核巨细胞也较常见。核仁明显，呈圆形或不规则形（图8-42~图8-46）。其细胞形态学特异性不明显，诊断有时比较困难，可被误认为上皮源性的肿瘤[37]。免疫组化血管内皮标记物，如CD31和CD34阳性反应可以帮助确诊（图8-47）[38]。

细胞学主要特征

• 单个多形性上皮样大细胞

• 胞质丰富、致密、嗜酸性

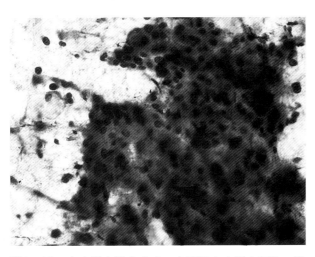

图8-42 上皮样血管内皮瘤，多形性上皮样大细胞，松散排列（Diff-Quik染色，中倍）

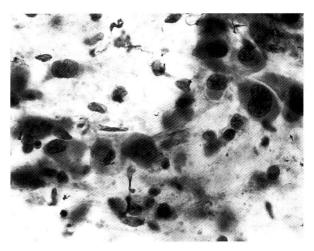

图8-43 上皮样血管内皮瘤，多形性上皮样大细胞，单个松散排列（Diff-Quik染色，高倍）

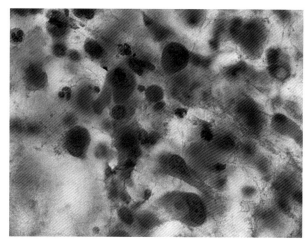

图8-44 上皮样血管内皮瘤，胞质丰富、致密、嗜酸性，胞质内见空泡和包涵体（PAP染色，中倍）

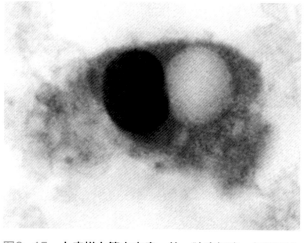

图8-45 上皮样血管内皮瘤，单一肿瘤细胞，细胞质丰富、致密，胞质内见空泡和包涵体。核大，圆形或不规则形，居中，核仁明显（PAP染色，高倍）

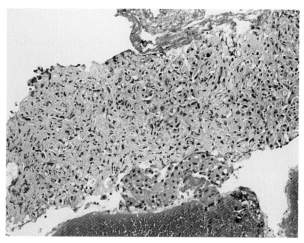

图8-46 上皮样血管内皮瘤（细胞块，HE染色）

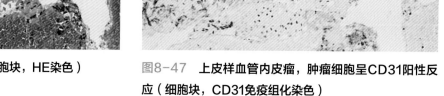

图8-47 上皮样血管内皮瘤，肿瘤细胞呈CD31阳性反应（细胞块，CD31免疫组化染色）

- 胞质内包涵体及管腔样结构
- 核大，圆形，居中，核仁明显
- 核膜皱褶
- 双核及多核细胞

第六节　转移性肿瘤

　　肝血供丰富，体内多数恶性肿瘤可转移到肝。事实上，肝转移性肿瘤比原发性肿瘤多见。来自不同器官和部位的肿瘤其形态差别甚大，取决于原发肿瘤的组织学起源和分化程度。常见的肝转移性肿瘤来源包括胃肠道、胰腺、肺、乳腺、前列腺及肾等[39]，其次为黑色素瘤和肉瘤。

　　如何判断转移性肿瘤的来源？与原发性肿瘤的形态进行比较是最有效的诊断方法之一。如果患者始发症状为肝转移性肿瘤，而临床无任何原发性肿瘤的证据，则确诊会比较困难。但不同部位的原发性肿瘤往往有一定的特异性形态学表现，如果认真观察，则可找到一些线索。举例如下。

　　结肠癌

　　细胞常呈高柱状，胞核深染，并见大量坏死细胞（图8-48~图8-52）。

图8-48 转移性结肠癌，癌细胞呈雪茄烟形高柱状（Diff-Quik染色，中倍）

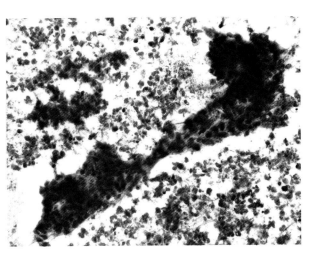

图8-49 转移性结肠癌，肿瘤细胞团及大量坏死组织碎片（PAP染色，中倍）

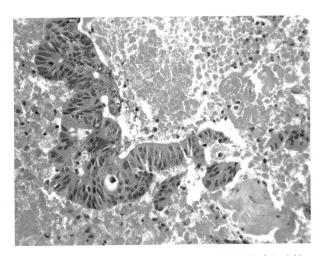

图8-50 转移性结肠癌，癌细胞排列成栅栏状（细胞块，HE染色）

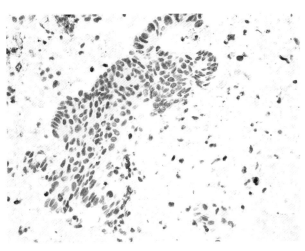

图8-51 转移性结肠癌，癌细胞CK7免疫组化呈阴性反应（细胞块，CK7免疫组化染色）

乳腺癌和胃癌

细胞相对均匀一致，并可有胞质内黏液分泌或形成印戒状细胞（图8-53~图8-59）。

小细胞肺癌

细胞小，胞质少，核质比高，核染色深，拥挤变形，胞核易在涂片时破碎变形（图8-60~图8-65）。

肺腺癌

具有一般腺癌的特征（图8-66~图8-68）。

鳞状细胞癌

胞质致密，均匀一致，分化好的细胞在巴氏染色呈橘黄色，胞核深染，形状不规则，细胞界限清楚（图8-69~图8-71）。

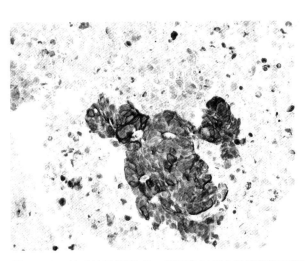

图8-52 转移转性结肠癌，癌细胞CK20免疫组化呈阳性反应（细胞块，CK20免疫组化染色）

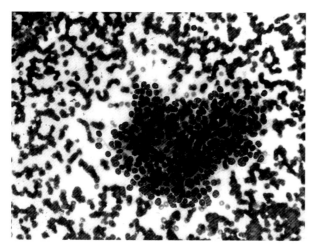

图8-53　转移性乳腺癌，癌细胞体积较小，大小相对一致（Diff-Quik染色，中倍）

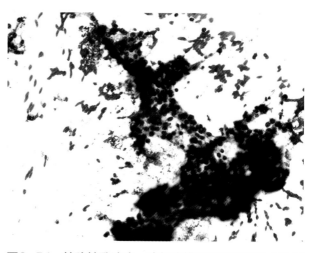

图8-54　转移性乳腺癌，癌细胞排列呈不规则的立体团块状（PAP染色，中倍）

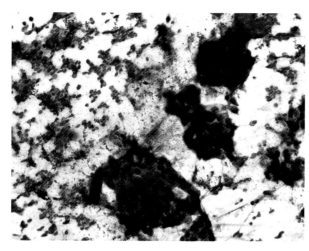

图8-55　转移性乳腺癌，癌细胞团块中可见不规则腺腔形成。核仁不明显（PAP染色，高倍）

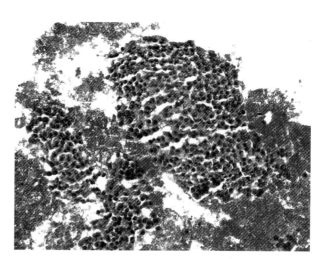

图8-56　转移性乳腺癌，体积小，大小一致的癌细胞团块中有不规则腺腔形成（细胞块，HE染色）

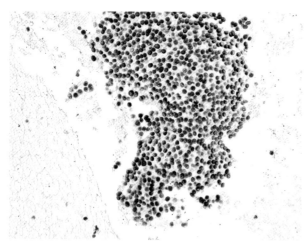

图8-57　转移性乳腺癌，ER免疫组化癌细胞核呈阳性反应（细胞块，ER免疫组化染色）

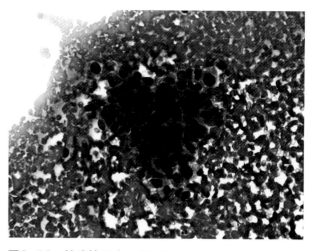

图8-58　转移性胃癌，癌细胞呈低柱状或立方形，胞质空泡状（Diff-Quik染色，中倍）

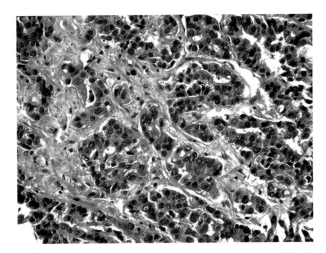

图8-59 转移性胃癌，细胞块中见明显腺腔分化（细胞块，HE染色，中倍）

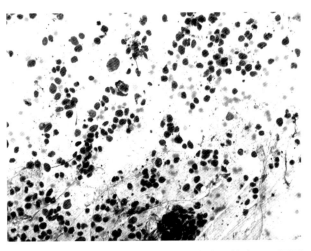

图8-60 转移性肺小细胞癌，癌细胞小，单个及不规则团块状排列，胞核小，呈椭圆或短梭形（Diff-Quik染色，中倍）

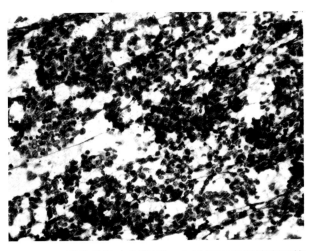

图8-61 转移性肺小细胞癌，大量坏死及拥挤变形的癌细胞。胞质少，核质比高，胞核染色深，核仁不明显（PAP染色，中倍）

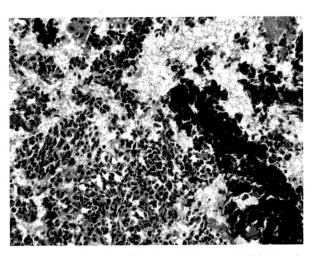

图8-62 转移性肺小细胞癌，癌细胞小，核染色深，大量癌细胞拥挤及明显挤压变形（细胞块，HE染色）

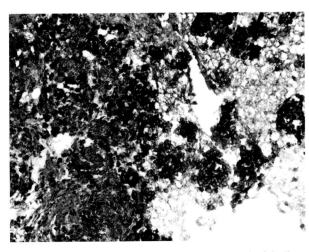

图8-63 转移性肺小细胞癌，癌细胞AE1/3免疫组化呈阳性反应（细胞块，AE1/3免疫组化染色）

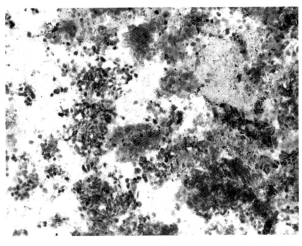

图8-64 转移性肺小细胞癌，Synaptophysin免疫组化癌细胞呈阳性反应（细胞质染色）（细胞块，Synaptophysin免疫组化染色）

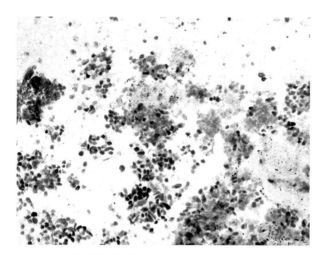

图8-65　转移性肺小细胞癌，TTF-1免疫组化显示癌细胞呈核阳性反应（细胞块，TTF-1免疫组化染色）

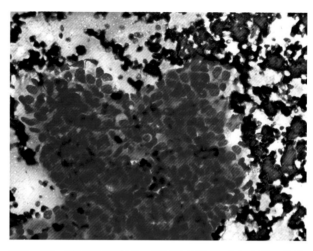

图8-66　转移性肺腺癌，癌细胞呈柱状或立方形，细胞界限不清（Diff-Quik染色，中倍）

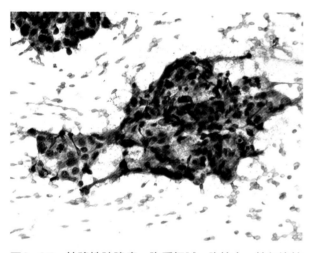

图8-67　转移性肺腺癌，胞质细腻，胞核大，核仁比较明显（PAP染色，中倍）

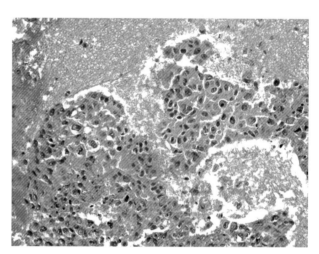

图8-68　转移性肺腺癌，癌细胞团块中有不规则腺腔形成，细胞核异质明显，可见非典型核分裂象（细胞块，HE染色）

图8-69　转移性食管鳞癌，细胞团块边界呈不规则状，核质深染，核仁不明显（Diff-Quik染色，中倍）

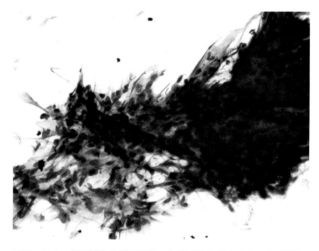

图8-70　转移性食管鳞癌，细胞团块边界呈不规则状，偶见无核角化细胞（PAP染色，中倍）

肾细胞癌

胞质丰富，常呈空泡状，核仁明显（图8-72~图8-75）。

前列腺癌

细胞大小一致，小团块状排列。

卵巢、肾、膀胱或甲状腺来源的癌

常具有乳头状结构（图8-76~图8-78）。

神经内分泌癌

癌细胞核染色质多为典型的胡椒粉样、细颗粒状（图8-79~图8-85）。

肾上腺皮质癌

常为单个细胞，或呈松散团块状排列，胞质完整，呈细颗粒状，细胞核异型性明显（图8-86~图8-91）。

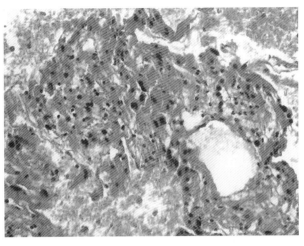

图8-71　转移性食管鳞癌，细胞团块中见坏死组织碎片及少数角化细胞（细胞块，HE染色）

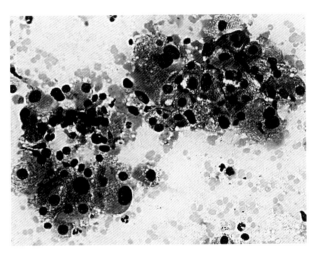

图8-72　转移性肾细胞癌，癌细胞大小不一，胞质呈明显空泡状（Diff-Quik染色，中倍）

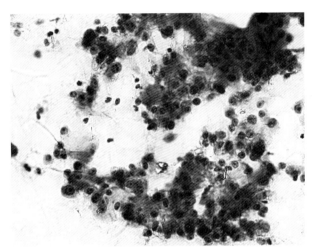

图8-73　转移性肾细胞癌，癌细胞呈不规则排列，胞质呈空泡状（PAP染色，中倍）

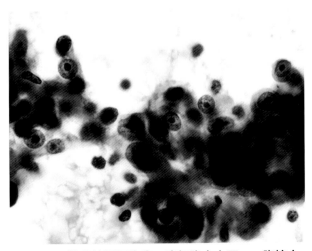

图8-74　转移性肾细胞癌，癌细胞大小不一，胞核大，核仁明显（PAP染色，高倍）

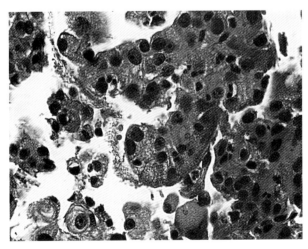

图8-75　转移性肾细胞癌，癌细胞界限不清，胞质丰富，呈明显空泡状。胞核大，核仁明显（细胞块，HE染色）

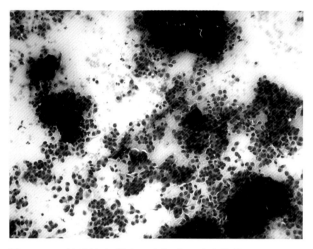

图8-76 转移性卵巢癌，癌细胞呈乳头状排列，并有大量分散的单个癌细胞（Diff-Quik染色，中倍）

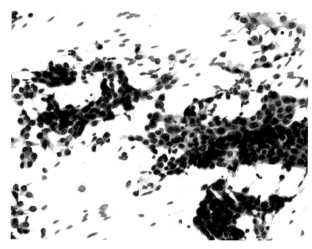

图8-77 转移性卵巢癌，癌细胞呈立方形和低柱状，可见腺腔形成（PAP染色，中倍）

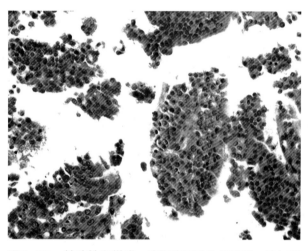

图8-78 转移性卵巢癌，癌细胞呈乳头状排列，核仁明显（细胞块，HE染色）

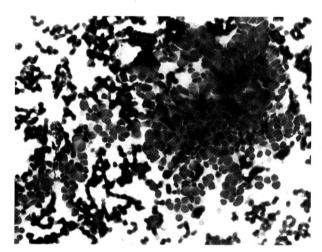

图8-79 转移性神经内分泌癌，癌细胞较小，大小一致，排列不规则（Diff-Quik染色，中倍）

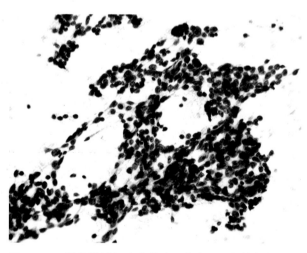

图8-80 转移性神经内分泌癌，染色质呈胡椒粉样细颗粒状，核仁不明显（PAP染色，中倍）

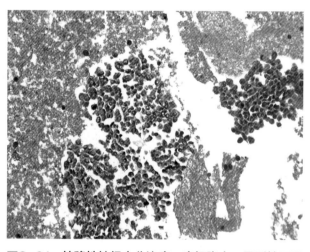

图8-81 转移性神经内分泌癌，癌细胞小，异型性不明显。多数癌细胞呈松散团块状排列（细胞块，HE染色）

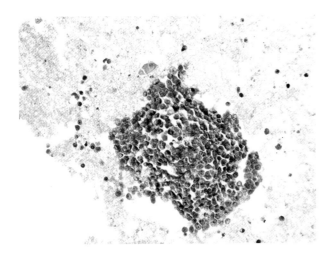

图8-82 转移性神经内分泌癌，癌细胞Synaptophysin免疫组化呈阳性反应（细胞块，Synaptophysin免疫组化染色）

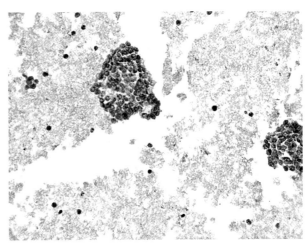

图8-83 转移性神经内分泌癌，癌细胞Chromgranin免疫组化呈阳性反应（细胞块，Chromogranin免疫组化染色）

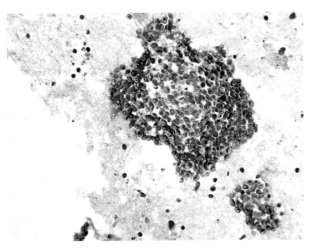

图8-84 转移性神经内分泌癌，癌细胞CK7免疫组化呈阳性反应（细胞块，CK7免疫组化染色）

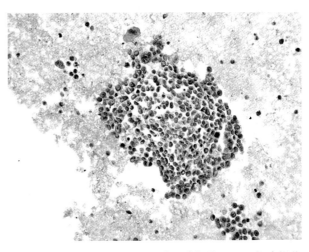

图8-85 转移性神经内分泌癌，癌细胞CK20免疫组化呈阴性反应（细胞块，CK20免疫组化染色）

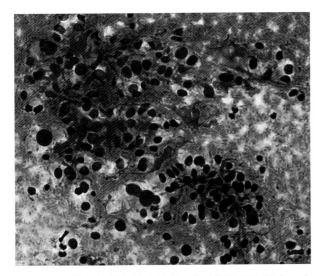

图8-86 转移性肾上腺皮质癌，肿瘤细胞常为单个，胞核大，胞质丰富（Diff-Quik染色，中倍）

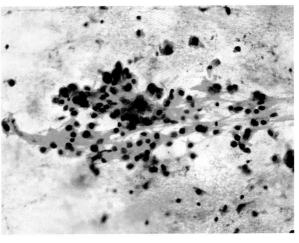

图8-87 转移性肾上腺皮质癌，癌细胞排列呈松散团块，胞质呈细颗粒状（PAP染色，高倍）

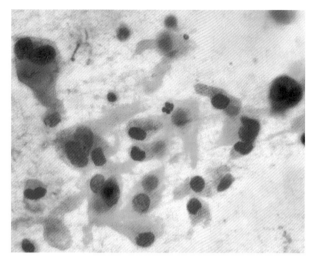

图8-88　转移性肾上腺皮质癌，癌细胞胞质完整，呈细颗粒状，胞核异型性明显（PAP染色，高倍）

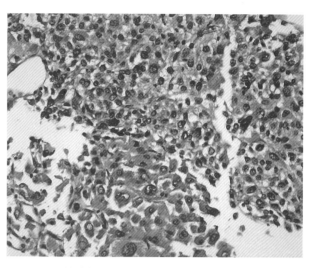

图8-89　转移性肾上腺皮质癌，癌细胞松散排列，胞质丰富，胞核异型性明显（细胞块，HE染色）

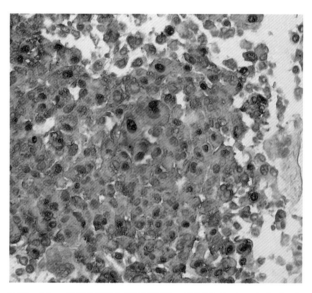

图8-90　转移性肾上腺皮质癌，癌细胞Calretinin免疫组化呈阳性反应（细胞块，Calretinin免疫组化染色）

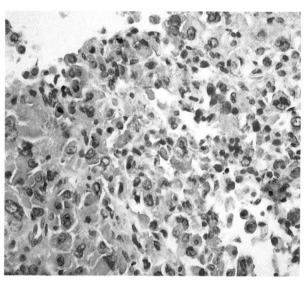

图8-91　转移性肾上腺皮质癌，癌细胞Inhibin免疫组化呈阳性反应（细胞块，Inhibin免疫组化染色）

黑色素瘤

细胞中可能含核内假包涵体或胞质黑色素颗粒，后者呈均匀一致的粉末状细颗粒，与粗大且大小不一的胆汁颗粒和血色素颗粒不同（图8-92~图8-96）。

除淋巴瘤以外，转移性肉瘤细胞常呈梭形或多形性等（图8-97~图8-105）[40-46]。

对于疑难病例，可根据形态学线索选择不同的免疫组化抗体来帮助确诊[47-49]。对肝转移肿瘤鉴别诊断有帮助的常用免疫组化标记物见表8-1。但总有一些病例细胞学检查无法作出准确诊断，如原发性胆管癌与胰腺导管腺癌无论在形态学还是免疫组化都无不同，诊断需要与临床紧密结合。假如患者已有胰腺肿块，则肝肿瘤多为转移性。某些病例诊断如果仍然不能成立，则需要进一步进行临床分析和检查，包括重复FNA以获取更多材料，或进行手术活检确诊。

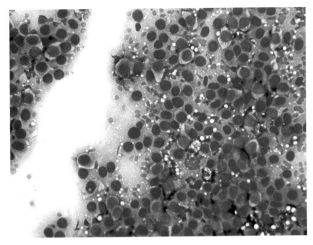

图8-92　转移性黑色素瘤，肿瘤细胞大，胞质丰富，多数为单个，偶见小团块（Diff-Quik染色，中倍）

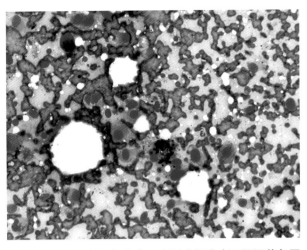

图8-93　转移性黑色素瘤，个别瘤细胞中可见深蓝色黑色素颗粒（Diff-Quik染色，中倍）

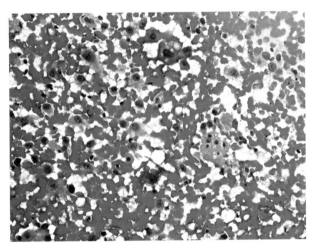

图8-94　转移性黑色素瘤，肿瘤细胞大，形态多样，呈单个分布（PAP染色，中倍）

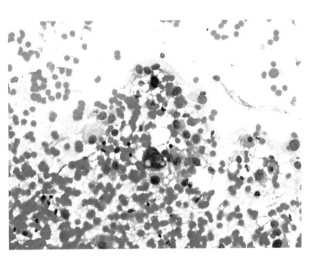

图8-95　转移性黑色素瘤，少数细胞中含粉末状黑色素颗粒（PAP染色，中倍）

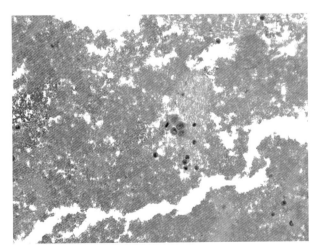

图8-96　转移性黑色素瘤，瘤细胞呈单个散在，无特定排列方式。可见核分裂象（细胞块，HE染色）

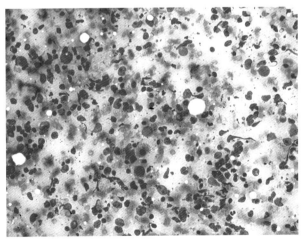

图8-97　淋巴瘤，瘤细胞呈单个散在的大圆细胞，胞质少，细胞核大。背景见淋巴小体及成熟的小淋巴细胞（Diff-Quik染色，中倍）

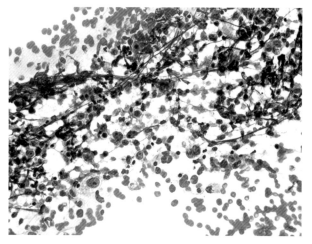

图8-98　淋巴瘤，单个散在的大圆形瘤细胞，胞质少，胞核大，核仁明显。瘤细胞挤压变形明显（PAP染色，中倍）

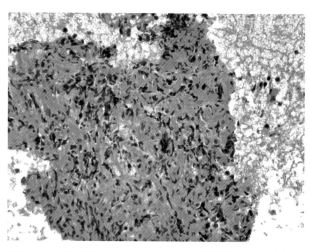

图8-99　淋巴瘤，单个及大量挤压变形明显的肿瘤细胞（细胞块，HE染色）

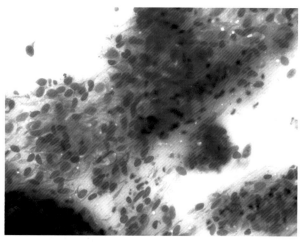

图8-100　转移性胃肠型间质瘤（GIST），梭形肿瘤细胞排列无序，细胞连接松散（Diff-Quik染色，中倍）

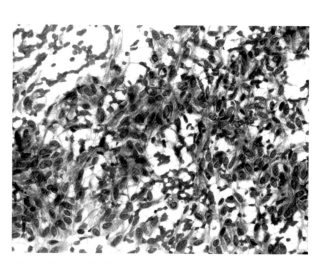

图8-101　转移性胃肠型间质瘤，瘤细胞核椭圆形或梭形。胞核大，染色体粗颗粒状，核仁不明显（PAP染色，中倍）

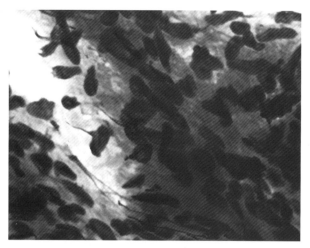

图8-102　转移性平滑肌肉瘤，瘤细胞梭形，排列无序。核大深染，核端钝（Diff-Quik染色，高倍）

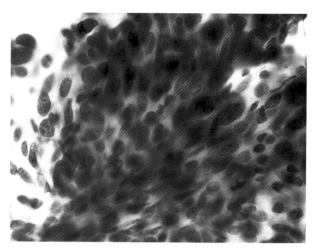

图8-103　转移性平滑肌肉瘤，梭形肿瘤细胞，细胞核梭形，末端钝，染色质粗颗粒状（PAP染色，高倍）

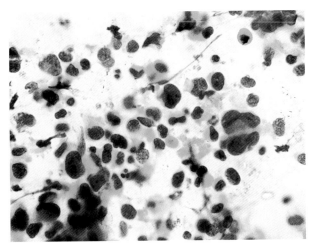

图8-104 转移性平滑肌肉瘤，细胞核呈椭圆形和上皮样。胞核异型性大，深染（PAP染色，高倍）

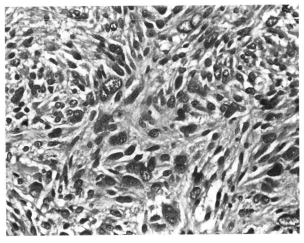

图8-105 转移性平滑肌肉瘤，细胞核梭形及椭圆形。胞质少，胞核异型性大，深染（细胞块，HE染色）

表8-1

肝肿瘤诊断常用免疫组化

诊断	免疫组化标记	特性
肝癌	Hep Par-1	++；弥漫胞质染色
	多克隆CEA	显示线状的胆小管
	CD34	显示血管内皮细胞
	TTF-1	+；胞质染色
	AFP	++；低分化型多见
	CK7/Ber-EP4	−
	AE1/3	−；偶见+
胆管癌	CK7	+++
	CK20	−
	CDX-2	+；核染色
转移瘤		
结肠癌	CK7	−
	CK20	+++
	CDX-2	+；核染色
胃癌	CK7	+++
	CK20	−
	CDX-2	+；核染色

续表

诊断	免疫组化标记	特性
肺小细胞癌	TTF-1	+；核染色
	Synaptophysin	+
	Chromogranin/CD56	+
肺腺癌	TTF-1	+；核染色
	Napsin A	+；胞质染色
乳腺癌	ER/PR	+；核染色
鳞状细胞癌	P63, P40	+
	CK5/6	+
肾细胞癌	CD10	+；透明细胞型
	RCC	+
	PAX8	+
	Vimentin	+
前列腺癌	PSA/PSAP	+
卵巢浆液腺癌	AE1/3	+
	WT-1	+
	CA-125	+
卵巢黏液腺癌	EMA	+
	CEA	+
	CK7	+
	CK20	+/-
子宫内膜癌	CK7	+
	CK20	-
	PAX8	+
	CK19	+
	ER/PR	+
	Vimentin	+
黑色素瘤	S-100	+++
	HMB45	++
	AE1/3	-
肉瘤	Vimentin	+++
	AE1/3	-/+
	EMA	-

参考文献

1. Chhieng DC. Fine needle aspiration biopsy of liver - an update. World J Surg Oncol, 2004, 2: 5.

2. Laiq Z, Bishop JA, Ali SZ. Liver lesions in children and adolescents: cytopathologic analysis and clinical correlates in 44 cases. Daign cytopathol, 2012, 40: 586-591.

3. Ma X, Arellano RS, Gervais DA, et al. Success of image-guided biopsy for small (≤3cm) focal liver lesions in cirrhotic and noncirrhotic individuals. J Vasc Interv Radiol, 2010, 21: 1539-1547.

4. Khurana U, Handa U, Mohan H, et al. Evaluation of aspiration cytology of the liver space occupying lesions by simultaneous examination of smears and cell blocks. Diagn Cytopatol, 2009, 37: 557-563.

5. Vairani G, Rebeschini R, Barbazza. Hepatic and subcutaneous abscesses due to aspergillosis. Initial diagnosis of a case by intropetrative fine needle aspiration cytology. Acta Cytol, 1990, 34: 891-894.

6. Das DK, Bhambhani S, Pant CS. Ultrasound guided fine-needle aspiration cytology: diagnosis of hydatid disease of the abdomen and thorax. Diagn Cytopathol, 1995, 12: 173-176.

7. Ruschenburg I, Droese M. Fine needle aspiration cytology of focal nodular hyperplasia of the liver. Acta Cytol, 1989, 33: 857-860.

8. al-Rikabi AC, Buckai A, al-Sumayer S, et al. Fine needle aspiration cytology of mesenchymal hamartoma of the liver. A case report. Acta Cytol, 2000, 44: 449-453.

9. Alatassi H, Sahoo S. Epithelioid angiomyolipoma of the liver with striking giant cell component: fine-needle aspiration biopsy findings of a rare neoplasm. Diagn Cytopathol, 2009, 37: 192-194.

10. Xie L, Jessurun J, Manivel JC, Pambuccian SE. Hepatic epithelioid angiomyolipoma with trabecular growth pattern: a mimic of hepatocellular carcinoma on fine needle aspiration cytology. Diagn Cytopathol, 2012, 40: 639-650.

11. Wee A. Fine needle aspiration biopsy of hepato-cellular carcinoma and hepatocellular nodular lesions: role, controversies and approach to diagnosis. Cytopathology, 2011, 22: 287-305.

12. Bottles K, Cohen MB. An approach to fine-needle aspiration biopsy diagnosis of hepatic masses. Diagn Cytopathol, 1991, 204-210.

13. Longchampt E, Patriarche C, Fabre M. Accuracy of cytology vs. microbiopsy for the diagnosis of well-differentiated hepatocellular carcinoma and macroregenerative nodule. Definition of standardized criteria from a study of 100 cases. Acta Cytol, 2000, 44: 515-523.

14. Das DK. Cytodiagnosis of hepatocellular carcinoma in fine-needle aspirates of the liver: its differentiation from reactive hepatocytes and metastatic adenocarcinoma. Diagn Cytopathol, 1999, 21: 370-377.

15. Yang GC, Yang GY, Tao LC. Distinguishing well-differentiated hepathocellular carcinoma from benign liver by the physical features of fine-needle aspirates. Mod Pathol, 2004, 17: 798-802.

16. Pedio G, Landolt U, and Zobeli L. Fine needle aspiration of the liver. Significance of hepatocytic naked nuclei in the diagnosis of hepatocellular carcinoma. Acta Cytol, 1988, 32: 437-442.

17. Yang GC, Yang GY, Tao LC. Cytologic features and histologic correlations of microacinar and micrtrabecular types of well-differentiated hepatocellular carcinoma in fine-needle aspiration biopsy. Cancer, 2004, 102: 27-33.

18. Wee A, Nilsson B. Highly well differentiated hepatocellular carcinoma and benign hepatocellular lesions. Can they be distinguished on fine needle aspiration biopsy? Acta Cytol, 2003, 47: 16-26.

19. de Boer WB, Segal A, and Frost FA. Can CD34 discriminate between benign and malignant hepatocytic lesions in fine-needle aspirates and thin core biopsies? Cancer, 2000, 90: 273-278.

20. Kuo FY, Chen WJ, Lu SN, ea al. Fine needle aspiration cytodiagnosis of liver tumor. Acta Cytol, 2004, 48: 142-148. .

21. Ligato S, Mandich D, Cartun RW. Utility of glypican-3 in differentiating hepatocellular carcinoma from other primary and metastatic lesions in FNA of the liver: An immunocytocemical study. Mod Pathol, 2008, 21: 626-631.

22. Kandil D, Leiman G, Allegretta M, et al. Glypican-3 immunocytochemistry in liver fine-needle aspirates: A novel stain to assist in the dirrentiation of benign and malignant liver lesions. Cancer, 2007, 111: 316-322.

23. McKnight R, Nassar A, Cohen C, et al. Arginase-1: A novel immunohistochemical marker of hepatocellular differentiation in fine needle aspiration cytology. Cancer Cytopathol, 2012, 120: 223-229.

24. Wang L, Vuolo M, Suhrland MJ, et al. HepPar1, MOC-31, pCEA, mCEA, and CD10 for distinguishing hepatocellular carcinomas vs. metastatic adenocarcinoma in liver fine needle aspirates. Acta Cytol, 2006, 50: 257-262.

25. Saad RS, Luckasevic TM, Noga CM, et al. Silverman JF, Liu YL. Diagnostic value of HepPar1, pCEA, CD10, and CD34 expression in separating hepatocellular carcinoma from metastatic carcinoma in fine-needle aspiration cytology. Diagn Cytopathol, 2004, 30: 1-6.

26. Siddiqui MT, Saboorian MH, gokaslan ST, et al. Diagnostic utility of the HepPar1 antibody to differentiate hepatocellular carcinoma from metastatic carcinoma in fine-needle aspiration samples. Cancer, 2002, 96: 49-52.

27. Lin CC, Lin CJ, Hsu CW, et al. Fine-needle aspiration cytology to distinguish dysplasia from hepatocellular carcinoma with different grades. J Gastroenterol Hepatol,

2008, 23: e146-152.

28. Perez-Guillermo M, Masgrau NA, Garcia-Solano J, et al. Cytologic aspect of fibrolamellar hepatocellular carcinoma in fine-needle aspiraties. Diagn Cytopathol, 1999, 21: 180-187.

29. Rosa M, Mohammadi A. Cytologic features of fibrolamellar carcinoma with mucin production: A rare variant of combined hepatocellular-cholangiocarcinoma. Diagn Cytopathol, 2012, Epub ahead of print.

30. Eloubeidi MA, Chen VK, Jhala NC, et al. Endoscopic ultrasound-guided fine needle aspiration biopsy of suspected choloangiocarcinoma. Clin Gastroenterol Hepatol, 2004, 2: 209-213.

31. DeWitt J, Misra VL, Leblanc JK, et al. EUS-guided FNA of proximal biliary strictures after negative ERCP brush cytology. Gastrointest Endosc, 2006, 64: 325-333.

32. Sampatanukul P, Leong AS, Kosolbhand P, et al. Proliferating ductules are a diagnostic discriminator for intrahepatic cholangiocarcinoma in FNA biopsies. Diagn Cytopathol, 2000, 22: 359-363.

33. Dekmezian R, Sneige N, Popok S, et al. Fine-needle aspiration cytology of pediatric patients with primary hepatic tumors: a comparative study of two hepatoblastomas and a liver-cell carcinoma. Diagn Cytopathol, 1988, 4: 162-168.

34. Wakely PE Jr, Silverman JF, Geisinger KR, et al. Fine needle aspiration biopsy cytology of hepatoblastoma. Mod pathol, 1990, 3: 688-693.

35. Jain R, Jain M. Mixed hepatoblastoma diagnosted by fine-needle aspiration biopsy cytology: A case report. Diagn Cytopathol, 1998, 19: 306-308.

36. Lin CF, DeFrias D, Lin X. Epithelioid angiosarcoma: A neoplasm with potential diagnostic challenges. Diagn Cytopathol, 2010, 38: 154-158.

37. Soslow RA, Yin P, Steinberg CR, et al. Cytopathologic features of hepatic epithelioid hemagioendothelioma. Diagn Cytopathol, 1997, 17: 50-53.

38. Kumar PV, Salimi A, Ahmadi J. Infantile hepatic hemangioendothelioma: Report of a case with fine needle aspiration findings. Acta Cytol, 2010, 54: 807-810.

39. Soyuer I, Ekinci C, Kaya M, et al. The value of fine needle aspiration biopsy in the diagnosis of metastatic liver tumors. Turk J Gastroenterol, 2002, 13: 78-82.

40. Nguyen GK. Fine needle aspiration biopsy cytology of metastatic renal cell carcinoma. Acta Cytol, 1988, 32: 409-414.

41. Cantley RL, Kapur U, Truong L, et al. Fine-needle aspiration diagnosis of metastatic urothelial carcinoma: A review. Diagn Cytopathol, 2012, 40: 173-178.

42. Gupta RK, Naran S, Lallu S, et al. Fine needle aspiration diagnosis of neuroendocrine tumors in the liver. Pathology, 2000, 32: 16-20.

43. Vandenbussche CJ, Gocke CD, Li QK. Fine-needle aspiration of metastatic papillary thyroid carcinoma found in the liver. Diagn Cytopathol, 2012.

44. Parwani AV, Chan TY, Mathew S, et al. Metastatic malignant melanoma in liver aspirate: Cytomorphologic distinction from hepatocellular carcinoma. Diagn Cytopathol, 2004, 30: 247-250.

45. Elwood H, Parwani A, Cai G. Fine-needle aspiration biopsy of myxoid liposarcoma metastatic to the liver: Cytomorphologic and cytogenetic features. Diagn Cytopathol, 2007, 35: 734-737.

46. Padilla C, Saez A, Vidal A, et al. Fine-needle aspiration cytology diagnosis of metastatic gastrointestinal stromal tumor in the liver: a report of the three cases. Diagn Cytopathol, 2002, 27: 298-302.

47. Kakar S, Gown AM, Goodman ZD, et al. Best practices in diagnostic immunohistochemistry: Hepatocellular carcinoma versus metastatic neoplasms. Arch Pathol Lab Med, 2007, 131: 1648-1654.

48. Saleh HA, Aulicino M, Zaidi SY, et al. Discriminating hepatocellular carcinoma from metastatic carcinoma on fine-needle aspiration biopsy of the liver: The utility of immunocytochemcal panel. Diagn Cytopathol, 2009, 37: 184-190.

49. Simsir A, Chhieng D, Wei XJ, et al. Utility of CD10 and RCCma in the diagnosis of metastatic conventional renal-cell adenocarcinoma by fine-needle aspiration biopsy. Diagn Cytopathol, 2005, 33: 3-7.

第九章

胰 腺

蔡国平（Guoping Cai）

第一节 概 述

北欧的医生于20世纪70年代最早报道将细针穿刺方法用于诊断胰腺病变[1]。目前胰腺是用细针穿刺活检作为首选诊断方法的少数器官之一，这是因为细针穿刺并发症少，且诊断准确率较高，特别是对于胰腺实体性的肿块[2-4]。

一、适应证、禁忌证及并发症

胰腺细针穿刺的主要目的是对胰腺肿块作出诊断。尽管临床表现和影像学资料有助于对肿块的性质作出初步判断，但仍需要病理学明确诊断，以指导患者的临床处理。

细针穿刺有助于判断肿块是否为肿瘤，如果明确为肿瘤，可进一步评估其性质及类型。根据细针穿刺的结果来决定患者是否需要手术治疗及手术的方式和范围。对无法手术的患者，细针穿刺的诊断结果可以为患者化疗、放疗方案提供参考依据。

即使对诊断较为困难的胰腺病变，细针穿刺依然可能为患者的临床处理提供有效的帮助。如胰腺囊性病变，原因可多种多样，由于此类病变细针穿刺的细胞数量较少且细胞形态学没有特异性而难以确诊，但细针穿刺细胞学辅以穿刺液的化学分析，可以帮助确定肿块是否为黏液性囊肿。作出这一区分非常重要，因为通常只有黏液性囊肿才会有恶变的可能性。若为黏液性囊肿，临床有可能要进行手术切除。

胰腺穿刺的禁忌证很少，主要包括无法纠正的出、凝血障碍及缺乏安全的穿刺途径。此外，对有胃肠道阻塞的患者不可以进行胃肠超声下的定位穿刺。

胰腺细针穿刺相对较为安全，并发症较少见，且发生率远低于粗针穿刺或手术切除活检[11, 12]，据报道并发症发生率在2%左右[5-8]。并发症大多不严重，如轻度腹部不适及少量出血；急性胰腺炎、胆汁性腹膜炎及肠穿孔等很少见。肿瘤的针道种植一直是备受关注的问题，在经皮穿刺时偶有个案报告，往往跟多次穿刺且使用较粗的穿刺针有关[9, 10]。

二、穿刺诊断评估

根据大多数临床资料报道，细针穿刺对胰腺恶性肿瘤诊断的特异性接近100%[13, 14]。细针穿刺诊断的敏感性在不同的报道中相差较大，约介于45%~97%之间[15-17]，但仍高于粗针活检[12, 18, 19]。囊性病变的诊断敏感性要低于实体性肿块[20, 21]。

三、细针穿刺的途径

胰腺的细针穿刺绝大部分是在影像学引导下进行，目前较为常用的影像引导技术包括胃肠超声镜和CT。

<u>胃肠超声镜超声定位穿刺</u>

胃肠超声镜具有内镜及超声成像的功能。内镜头上的超声探头可以检测胃肠道周围的组织器官病变，包括胰腺、肝、左肾、肾上腺、腹腔及纵隔淋

巴结等。根据胰腺病变的位置，决定胃肠超声镜的放置位置（图9-1）。通常位于胰头部的病变采用经十二指肠穿刺的方法；而经胃部穿刺更适合位于胰腺体部及尾部的病变。了解穿刺途径非常重要，这有助于判断穿刺得到的一些上皮细胞团是否为正常胃肠道上皮（穿刺污染）。由于超声是实时成像，因此，能看到穿刺过程中穿刺针的实时情况（图9-2）。与经腹壁穿刺相比，胃肠超声镜可放置于较为接近胰腺的部位，从而可能看清较小的病变；同时细针穿刺的并发症也较为少见[4, 14, 16, 22]。

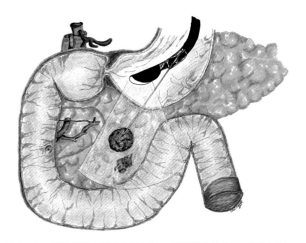

图9-1　胃肠超声镜超声定位对胰腺肿块进行穿刺的示意图

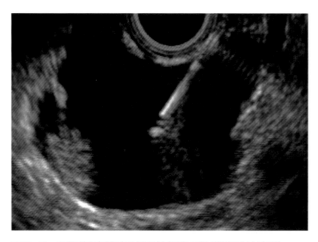

图9-2　胃肠超声镜实时超声定位下的胰腺肿块穿刺

CT定位经皮细针穿刺

与超声相比，CT能提供更清晰的成像效果，并能更好地显示病变与器官及器官周围组织的关系（图9-3）[15]。但CT无法提供实时成像，故无法确定操作过程中针头的实时移动情况，此外，CT定位的经皮细针穿刺可能更费时且费用更高。

CT定位下经皮细针穿刺对操作者的技术要求更高一些。除直接用细针对病变进行穿刺外，还可采用一些方法来提高穿刺的准确率。第一种方法称为串联技术（tandem technique）：先放置一根引导针（"第一根针"），为随后的穿刺针（"第二根针"）进针提供方位参照；第二种方法称为同轴技术（coaxial technique）：先放置一根直径较大的穿刺针到病变处，之后用直径较小的穿刺针穿过大直径的穿刺针对病变进行采样。后一种方法的好处是可以对病变进行重复多次的采样。

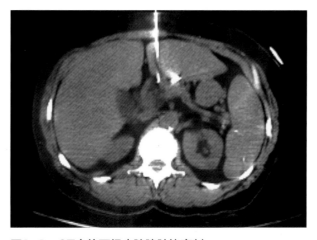

图9-3　CT定位下经皮胰腺肿块穿刺

手术直视下的肿块穿刺

在成熟的影像技术应用于临床之前，胰腺病变的细胞学检查大多采用手术直视下的穿刺方法[23]。采用腹部探查术，能够对病变进行直观定位，因而穿刺的准确率非常高，并发症少，且采集的样本无针道污染成分[24]。但腹部探查术毕竟是较大的手术，对那些无需治疗的病变显然不太适合；对那些需要经过术前放化疗之后才进行手术治疗的病变而言，由于术前缺乏病理诊断而无法实施术前放化疗也不宜采用。

第二节　穿刺诊断的基本策略

造成胰腺肿块的原因多种多样，可能是肿瘤，也可能是非肿瘤。胰腺肿瘤包括良性和恶性肿瘤，而后者可以是原发的也可以是转移的。临床及影像学资料对肿块的性质判断有很大的帮助。从诊断的角度来看，肿块囊性、实性的问题关系到细针穿刺细胞学的思路与策略，因此，本章涉及胰腺细针穿刺的一般原则时，对实性和囊性肿块进行分别描述。

一、临床和影像学资料

了解临床和影像学资料对于胰腺细针穿刺诊断至关重要。细胞病理医生必须尽最大可能了解患者的相关资料，可以通过电话与临床医生沟通，也可以到现场进行细胞学检查，这能更好地促进病理医生和临床医生的沟通，也能让病理医生在现场看到肿块的影像学特征及细针穿刺的状况。

首先要尽量明确地知道将要穿刺的肿块是囊性还是实性，因为这两类病变的鉴别诊断有很大的不同。其次，需要了解的临床资料包括临床表现、发病年龄、性别、肿块部位及影像学特征等。常见的胰腺肿瘤的临床与影像学特征见表9-1。

二、实体性胰腺肿块

绝大多数实体性胰腺肿块为肿瘤性，其中最常见的是胰腺导管癌，其他还包括胰腺腺泡细胞癌、神经内分泌肿瘤、实性假乳头肿瘤及胰母细胞瘤。

对实体性胰腺肿块穿刺样本的处理，可能会因不同的鉴别诊断而有所不同[2-4, 25, 26]。胰腺导管癌的诊断主要依靠细胞形态学，因而制作优质的涂片尤其重要；而其他肿瘤除细胞形态学分析之外，还常可能需要做其他的辅助检查，特别是免疫细胞化学检查，因此，应尽量节省用于涂片的那部分样本，

	表9-1			
原发性胰腺肿瘤的临床及影像学特征				
肿瘤类别	年龄及性别	胰腺部位	症状和体征	影像学特征
导管癌	60~80岁，男性＞女性	头部	无痛性黄疸	实性，边界不清，总胆管或胰导管阻塞
腺泡上皮癌	＞50岁，男性＞女性	头部	非特异性，可有胰酶消化症状	实性，边界相对较清
神经内分泌肿瘤	30~60岁，男性＝女性	尾部	非特异性，可有低血糖症状	大多实性，边界清
实性假乳头状肿瘤	年轻女性	无好发部位	非特异性	实性，可有部分囊性变
浆液性囊腺瘤	较年长的成人，女性＞男性	体尾部	非特异性	多个小囊肿，可有中心瘢痕
黏液性囊腺瘤	中年女性	体尾部	非特异性	多房囊性，与胰腺导管不相通
导管内乳头状黏液瘤	较年长的成人，男性＞女性	头部	可有胰腺炎	囊实性，大多与胰腺导管相通

以便更多的穿刺样本能用于制作细胞蜡块。由此可见，只有在现场细胞学检查能明确区分胰腺导管癌和其他肿瘤的情况下[27]，才能最佳分流穿刺样本。常见实体性胰腺肿瘤的免疫组织化学特征见表9-2。对细胞学诊断不明确的病例，进行一些肿瘤基因的检测，如KRAS基因的突变也有帮助[28,29]。

诊断实性胰腺肿块的策略详见流程图9-l[30,31]。

三、囊性胰腺肿块

大多数胰腺囊性肿块是由胰腺炎导致的假性囊肿，其他非肿瘤性的胰腺囊肿较少见，如先天性的囊肿。胰腺囊性肿瘤包括浆液性囊腺瘤、黏液性囊性肿瘤、导管内乳头状黏液性肿瘤及淋巴上皮囊肿等。了解患者的临床及影像学特征对细针穿刺的结果判断非常重要。

表9-2						
常见实性胰腺肿瘤的免疫组织化学特征						
肿瘤类别	CK	CgA	Syn	CT	AAT	LIP
导管癌	+	−	−	−	−	−
神经内分泌肿瘤	+	+	+	−	−	−
实性假乳头状肿瘤	−	+/−	+/−	+	+	−
腺泡细胞癌	+	−	−	+	+	+

注：CK–cytokeratin，CgA–chromogranin，Syn–synaptophysin，CT–chymotrypsin，AAT–α-1-antitrypsin，LIP–lipase。

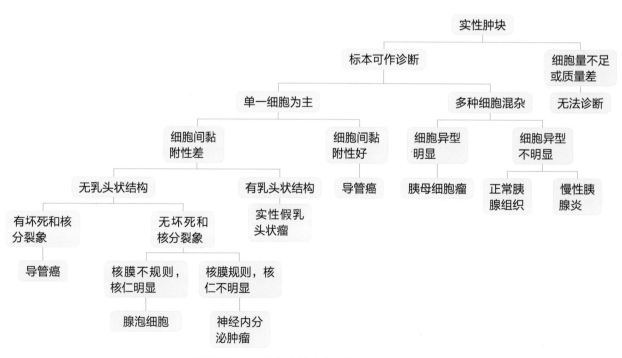

流程图9-1　诊断实性胰腺肿块的策略流程图

与实性肿块不同，囊性肿块在穿刺时采集到的细胞数量往往较少，且各种病变细胞形态学相似，单靠细胞形态学很难作出准确判断[20, 21]。从临床处理的角度而言，区分黏液性和非黏液性囊肿十分重要。因为黏液性囊肿有癌变的可能，故黏液性肿块达到一定的大小后需要手术切除。在很多病例，细胞形态学无法准确区分黏液性囊肿与非黏液性囊肿，而多数情况对囊内液体进行生化分析却能有助于区分两者[32-34]。如癌胚抗原水平的检测，目前以192 ng/ml为临界值，大部分黏液性囊肿会超过此值[32]。除了癌胚抗原测定，还可以检测 KRAS 基因突变等，有助于对黏液囊肿癌变危险性进行判断[34, 35]。因此，对于囊性病变，节省样本用作辅助检查尤其重要。常见胰腺囊性肿块的穿刺液检查分析结果见表9-3。

诊断囊性胰腺肿块的策略详见流程图[30, 31]。

四、穿刺细胞学诊断报告

胰腺细针穿刺的报告应尽量准确详尽。对于囊性肿块，应结合临床影像特征、细胞形态学及辅助检查，尽量给予明确的诊断。出于临床处理的需要，应该尽量区分黏液性肿瘤和非黏液性肿瘤。对细胞量少且缺乏辅助检查结果的病例，也可使用描述性的诊断。

最近，美国巴氏细胞病理学学会对胰腺穿刺细

表9-3				
常见囊性胰腺肿块穿刺液检查				
肿瘤类别	穿刺液外观	淀粉酶	癌胚抗原	*KRAS*基因
假性囊肿	混浊	>250 U/L	<192 ng/ml	无突变
浆液性囊腺瘤	清稀	<250 U/L	<192 ng/ml	无突变
黏液性囊性肿瘤	较黏稠	<250 U/L	>192 ng/ml（大多数）	常有突变
导管内乳头状黏液肿瘤	较黏稠	<250 U/L	>192 ng/ml（大多数）	常有突变

注：*KRAS*–V-Ki-ras2 Kirsten rat sarcoma viral oncogene homolog。

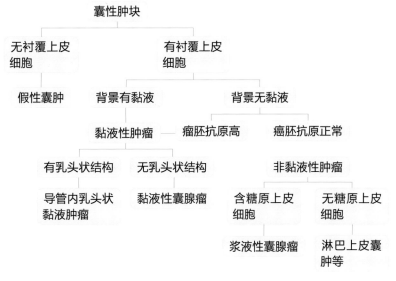

流程图9-2　诊断囊性胰腺肿块的策略流程图

胞学的诊断类别和各种诊断的标准提出建议[36]。根据细胞形态学及相关辅助检查，诊断类别包括样本不满意/无法诊断、阴性诊断、非典型细胞、肿瘤、怀疑恶性肿瘤及恶性肿瘤。

Ⅰ. 无法诊断
　　。由于细胞数量不足或样本假象无法恰当评估

Ⅱ. 阴性（没有恶性或非典型性）
　　。急性、慢性和自身免疫性胰腺炎
　　。假性囊肿
　　。淋巴上皮囊肿
　　。副脾

Ⅲ. 非典型细胞（未能明确诊断，人为误差较大）
　　。轻/中度细胞异型
　　。细胞核、细胞质或细胞结构特征有别于正常胰腺组织，但不足于诊断/怀疑肿瘤

Ⅳ. 肿瘤
　　。良性肿瘤
　　　　• 浆液性囊腺瘤
　　　　• 成熟性畸胎瘤
　　　　• 神经鞘瘤
　　。其他
　　　　• 神经内分泌肿瘤
　　　　• 实性假乳头状肿瘤
　　　　• 黏液性囊肿（包括黏液性囊腺瘤和导管内乳头状黏液腺瘤）
　　　　• 黏液性囊肿（包括黏液性囊腺瘤和导管内乳头状黏液肿瘤）伴低级别异型
　　　　• 黏液性囊肿（包括黏液性囊腺瘤和导管内乳头状黏液肿瘤）伴高级别异型

Ⅴ. 怀疑恶性肿瘤
　　。细胞高度异型怀疑导管癌或其他恶性肿瘤，但证据不足以明确诊断
　　。细胞数量较多但细胞形态不具有特异性，也不具备免疫组织化学检查结果的支持

Ⅵ. 阳性/恶性肿瘤
　　。导管癌及其变异型
　　。腺泡细胞癌

　　。高度恶性神经内分泌肿瘤（小细胞和大细胞类型）
　　。胰母细胞瘤
　　。转移性肿瘤（提示原发灶）

目前对胰腺穿刺样本是否满意没有统一标准。一般认为，如果穿刺样本不足以解释患者的肿块或两者不相符合，应判读为不满意。至于多少细胞数量才能作出明确的诊断，与是否存在特异性的细胞形态学特征及辅助检查结果有关。

第三节　正常及非肿瘤性胰腺病变

一、正常胰腺组织细胞学

胰腺细针穿刺的样本中可见到胰腺腺泡上皮细胞和导管上皮细胞。如穿刺样本来自胰体或胰尾，有时还可见到胰岛细胞。

胰腺腺泡上皮细胞

胰腺腺泡上皮细胞是胰腺穿刺中常见的细胞，常成团排列，形似滤泡状（图9-4A），也有很多腺泡上皮细胞单个出现。腺泡上皮细胞边界不清，胞质丰富，呈颗粒状，其细胞核的大小与红细胞相似，呈圆形，一般偏向细胞的一侧。染色质均匀分布，呈细颗粒状，一般没有明显的核仁（图9-4B）。

胰腺导管上皮细胞

细针穿刺中见到的胰腺导管上皮细胞很少单个出现，常呈黏附性较强的二维细胞团，形态似蜂窝状（图9-4A），细胞团大小不等。导管上皮细胞的边界清晰，呈立方形或柱状。细胞核呈圆形或椭圆形，常见均匀平铺，而很少见到核重叠；染色质分布均匀，细颗粒状；核仁一般不明显。

胰岛细胞

胰岛细胞在穿刺样本中较少见，松散排列呈球状或椭圆状的细胞团。胰岛细胞的边界不清，胞质无颗粒。细胞核呈圆形或椭圆形，位于细胞中央或细胞一侧。染色质与典型的内分泌细胞相同，呈椒

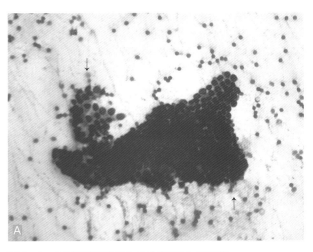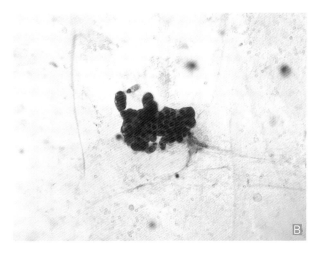

图9-4　正常胰腺导管上皮和腺泡上皮细胞

A. 正常导管上皮细胞较小且一致，呈黏附性强的单层细胞团（↑示）（Diff-Quik染色）；正常滤泡上皮细胞较小且一致，有颗粒样胞质，形成滤泡样结构（↓示）

B. 正常腺泡上皮细胞较小且一致，形成腺泡样结构（巴氏染色）

盐状，常可见一小核仁。

二、胰腺炎的穿刺细胞学

急性胰腺炎的穿刺样本中可见大量中性粒细胞、组织细胞、脂肪坏死、坏死的碎屑及钙化。不过，急性胰腺炎的诊断主要依靠临床表现及血清酶学等实验室检查，且影像学上很少呈肿块改变，所以临床上一般不会进行细针穿刺检查。

在影像学上，慢性胰腺炎有可能表现为肿块，而往往与肿瘤难以区别，因此需要进行穿刺检查。

慢性胰腺炎的细胞形态学特征与病程有关，在病程的早期，可见大量的淋巴细胞和浆细胞；而在病程的后期，炎症细胞减少，穿刺时可见纤维化组织。

急性或慢性胰腺炎，可见多量的胰腺导管上皮细胞和腺泡上皮细胞（图9-5）。这些上皮细胞可呈现明显的反应性改变，如细胞增大、核质比增高及出现明显的核仁。有时甚至可能出现一些非典型的特征，如细胞核明显增大及出现核分裂象，这些细胞形态学改变与高分化胰腺导管癌鉴别很困难[3, 37-39]。有时导管癌还与胰腺炎共存，从而更难鉴别。需要注

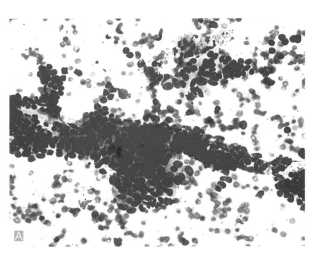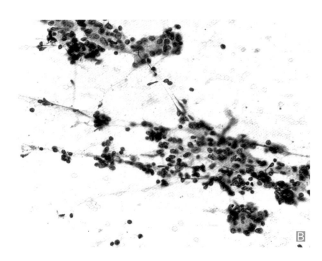

图9-5　慢性胰腺炎

A. 导管上皮细胞增大，核质比增高，但细胞大小较一致，可见少量淋巴细胞（Diff-Quik染色）

B. 导管上皮细胞增大，明显的核仁，可见少量淋巴细胞（巴氏染色）

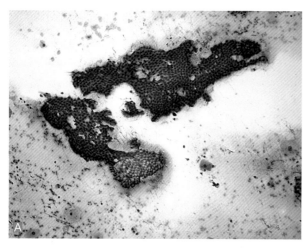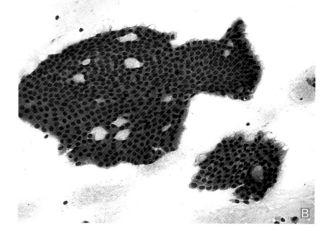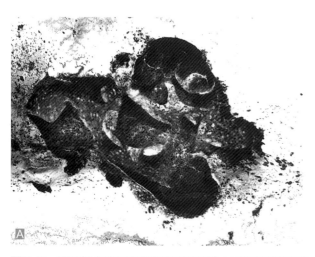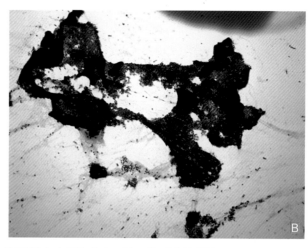

意的是，在大量炎症细胞的背景下，对胰腺导管癌的诊断应慎重。通常，胰腺炎时导管上皮细胞数量较少，多呈黏附性较强的单层细胞排列，单个细胞非常少见，也很少有核重叠的现象，核膜较为光滑。

三、穿刺过程中污染的细胞

穿刺样本中可出现一些邻近器官或组织的细胞，这些污染的细胞的种类与穿刺途径有关。如经胃肠超声镜进行的胰腺穿刺可见胃黏膜或十二指肠上皮细胞，经皮胰腺穿刺可见肝细胞和间皮细胞。

胃黏膜上皮细胞

在穿刺样本中，胃黏膜上皮细胞少见单个散在的细胞，多数为黏附性强的较大细胞团，排列成单层蜂窝状结构（图9-6）；背景可见少量稀薄黏液。胃黏膜上皮细胞呈立方形或柱状，胞质较为疏松；细胞核圆形，染色质分布均匀，有一个小核仁。胃黏膜肠上皮化生时，也可偶见杯状细胞。

十二指肠黏膜上皮细胞

十二指肠黏膜上皮细胞，常以黏附性的大细胞团出现，呈单层平铺的蜂窝状排列，偶尔也可见到乳头状结构；背景可见少量稀疏黏液。因黏膜上皮中含有杯状细胞，故可呈现"星空现象"（图9-7）。十二指肠黏膜上皮细胞呈柱状，胞质较稀薄；细胞核呈圆形或椭圆形，染色质分布均匀，核仁较小。

图9-6 胃肠超声镜超声定位穿刺常见的胃黏膜污染
A，B. 胃黏膜上皮细胞大小一致，排列成黏附性强的单层细胞团，细胞团中有数个空洞状的无细胞区（Diff-Quik染色）

图9-7 胃肠超声镜超声定位穿刺常见的十二指肠黏膜污染。 肠黏膜上皮细胞大小一致，排列成黏附性强的大的细胞团，有类似乳头状的结构，细胞团中有散在的空泡（杯状细胞）（A. Diff-Quik染色；B. 巴氏染色）

肝细胞

在穿刺样本中，肝细胞可单个散在或成团出现，细胞团大小不等。肝细胞呈多边形，细胞质含有丰富的颗粒，有时胞质内可见到胆色素。细胞核呈圆形或椭圆形，偶见双核；染色质细颗粒状，核仁明显。

间皮细胞

间皮细胞之间黏附性较强，少见单个散在的细胞，常呈单层排列，但细胞间常可见空隙——"开窗现象"。间皮细胞呈多边形，胞质中等量；胞核呈圆形或椭圆形，有时可见核沟，可有一到数个小核仁。

 # 第四节 实性胰腺肿瘤

一、胰腺导管癌

胰腺导管癌（ductal adenocarcinoma）是胰腺最常见的恶性肿瘤，约占所有胰腺恶性肿瘤的85%~90%。胰腺导管癌常见于老年人，40岁以下非常少见，略好发于男性。患者可有上腹疼痛、黄疸和体重减轻等症状，但这些症状并非特异性。胰腺导管癌好发于胰头部位，一般为实性肿块，影像学呈低密度影。细针穿刺是术前诊断胰腺导管癌最常用的方法，其诊断主要依据细胞形态学，包括细胞数量、细胞间的黏附度、细胞排列方式以及细胞的异型性，因而制作优质细针穿刺涂片对诊断胰腺导管癌至关重要。

（一）高分化胰腺导管癌

细针穿刺常见大量导管上皮细胞，而没有胰腺腺泡上皮或胰岛细胞，背景一般比较清晰，可见一些黏液。细胞形态学特征：常见单层平铺蜂窝状排列[3, 40-42]的导管上皮细胞的大细胞团，细胞核分布不均匀，大小不一致，部分区域可见核排列紊乱、拥挤重叠似歪扭的蜂窝状——"醉蜂窝（drunken honeycomb）"（图9-8，图9-9）。肿瘤细胞核明显增大，一般超过正常导管上皮细胞的2倍以上。细胞核膜不光滑，染色质分布不均匀，核仁较明显。偶见单个散在的异型细胞，也有助于诊断。总之，高分化导管癌的细胞学诊断较为困难，特别是与一些非肿瘤性病变如慢性胰腺炎可能难以鉴别[3, 37-39]。高分化导管癌与慢性胰腺炎的细胞学特征及区别详见表9-4。

（二）中分化及低分化胰腺导管癌

相对于高分化的肿瘤，中分化或低分化胰腺导管

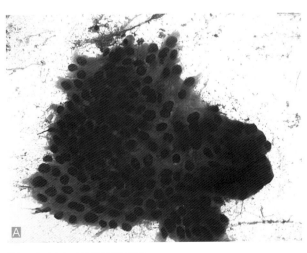
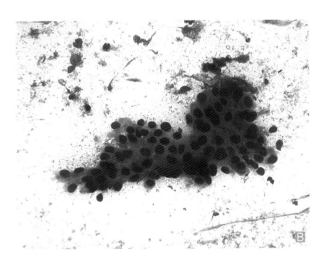

图9-8（1） **高分化导管癌**

A，B. 肿瘤细胞呈黏附性较好的单层细胞团，但细胞大小不一致，细胞排列较紊乱，胞核有部分重叠（Diff-Quik染色）

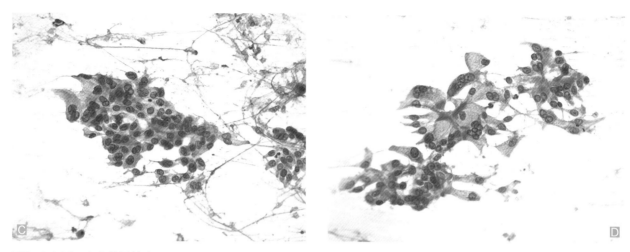

图9-8（2） **高分化导管癌**

C. 细胞核膜不规则（巴氏染色）

D. 部分肿瘤细胞形成腺腔样结构（巴氏染色）

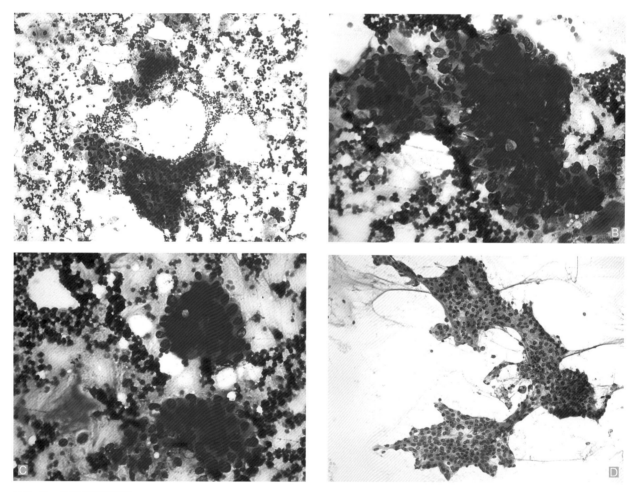

图9-9 **高分化导管癌**

A，B. 肿瘤细胞呈黏附性较好的单层细胞团，但细胞大小不一致，细胞排列较紊乱，胞核有部分重叠（Diff-Quik染色）

C. 背景可见少量黏液（Diff-Quik染色）

D. 部分细胞核重叠，核膜不规则（巴氏染色）

表9-4		
慢性胰腺炎和高分化胰腺导管癌的鉴别		
细胞形态学特征	慢性胰腺炎	高分化胰腺导管癌
细胞数量	不定	通常数量较多
细胞成分	多种细胞（导管、滤泡、胰岛细胞及纤维组织等）	主要为导管细胞
细胞结构	规则平铺呈蜂窝状，细胞极性存在	紊乱的二维排列呈"醉蜂窝状"，细胞极性消失，有核重叠
单个细胞	无	可见
细胞核大小	通常小于两倍的红细胞	通常大于两倍的红细胞
核膜	规则	不规则
染色质	细颗粒状，分布均匀	颗粒较粗，分布不均匀
核仁	可见小的核仁	核仁明显
核分裂象	很少见	常见
背景	通常有炎细胞	干净或有炎细胞

癌的细胞形态学恶性特征更为明显（图9-10~图9-12）[2, 3, 24]。穿刺样本的细胞量更多，瘤细胞排列拥挤，见很多松散排列的具三维结构的细胞团，含腺腔样、滤泡样的构型，单个散在的瘤细胞也很常见。

瘤细胞具有明显的异型，胞核增大且具多形性，在同一个细胞团内的瘤细胞核大小可相差3倍以上。核膜不规则，染色质分布不均匀，核仁明显。背景可见坏死细胞碎屑。

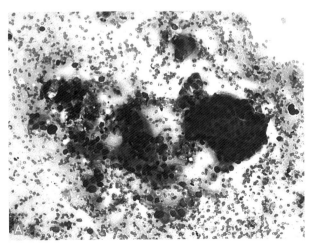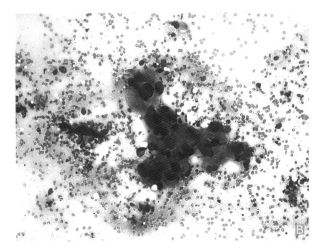

图9-10（1）　中分化导管癌

A，B. 肿瘤细胞呈黏附性较差的细胞团，部分呈三维结构，且有单个肿瘤细胞。细胞大小不一致，排列紊乱（Diff-Quik染色）

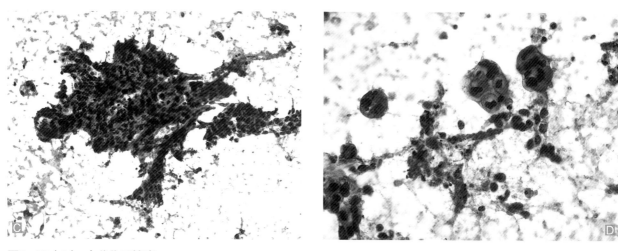

图9-10（2） **中分化导管癌**

C，D. 细胞核膜不规则，染色质较粗（巴氏染色）

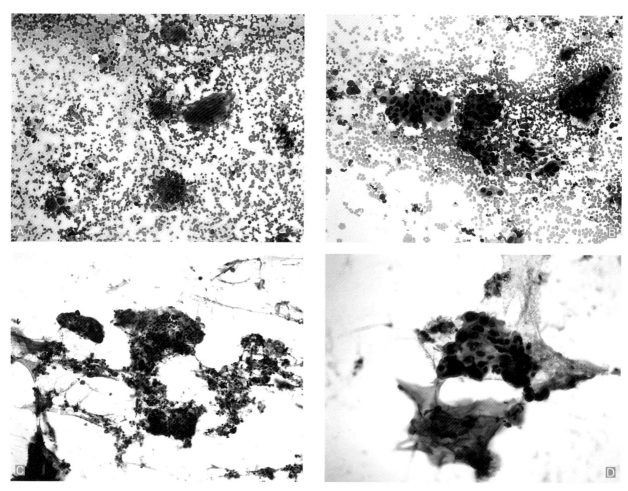

图9-11 中分化导管癌。肿瘤细胞呈黏附性较差且大小不等的细胞团，部分见三维结构，且有单个肿瘤细胞。细胞大小不一致，核膜不规则，细胞核深染。背景可见较多黏液（A，B. Diff-Quik染色；C，D. 巴氏染色）

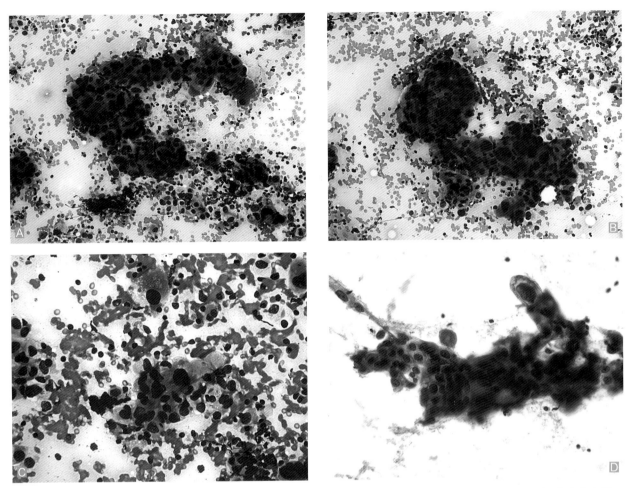

图9-12 低分化导管癌。肿瘤细胞呈黏附性差且大小不等的细胞团，见三维结构，单个肿瘤细胞易见。细胞大小明显不一致，核膜不规则，核深染。背景可见较多黏液（A，B，C. Diff-Quik染色；D. 巴氏染色）

（三）变异型胰腺导管癌

临床特征

变异型的胰腺导管癌约占全部胰腺导管癌的10%~15%。细针穿刺区分胰腺导管癌的变异型与普通型有一定意义，尽管它们的临床处理大多相似，但其预后相差较大。此外，有两种情况会影响临床处理：其一，小细胞未分化癌的变异型预后很差，一般不选择手术治疗；其二，有时变异型导管癌应与某些形态学有相似之处的转移瘤相鉴别，如小细胞未分化癌（与转移性肺小细胞癌相似）和间变性未分化癌（与转移性肉瘤相似）。

细胞形态学特征

诊断腺鳞癌必须在穿刺样本中见到腺癌与鳞癌两种成分并存（图9-13）[43,44]，找到角化的恶性鳞状上皮细胞有助于确诊，但有时样本中的鳞癌成分较少时很可能被疏忽。此外，部分普通型导管癌的癌细胞也可出现胞质致密、细胞边界清晰的现象，导致与鳞癌鉴别困难。如有较多样本，制作细胞块切片可能对诊断有帮助，必要时也可采用免疫细胞化学的方法加以区别。

鉴别诊断

间变性未分化癌细针穿刺样本，往往出现黏附性较差的细胞团或单个细胞，偶见腺腔样结构。瘤细胞具有高度的多形性，细胞形态大小差异很大，可见上皮样或梭形的细胞，多核瘤细胞也常可见（图9-14）[45-47]，在瘤细胞内还可见到被吞噬的炎细胞和红细胞（胞吞现象）；背景常可见坏死细胞、细

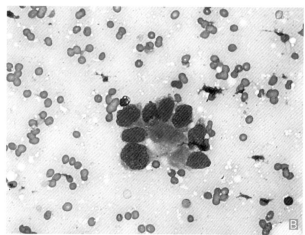

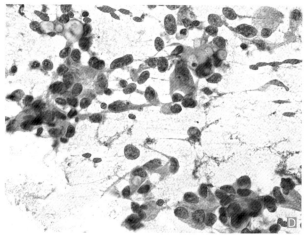

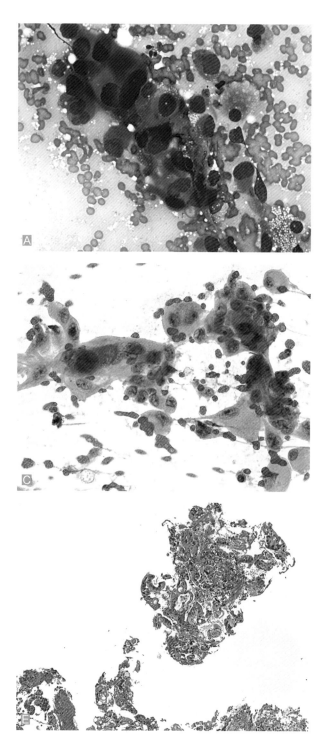

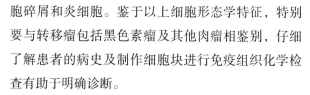

图9-13 腺鳞癌。部分肿瘤细胞大小不一致,胞质致密而丰富,形成不规则的细胞团(A. Diff-Quik染色;C. 巴氏染色)。另一部分肿瘤细胞大小相对一致,胞质疏松含空泡,或形成腺腔样结构(B. Diff-Quik染色;D. 巴氏染色)。细胞块见形态迥异的两类肿瘤细胞(E. HE染色)

胞碎屑和炎细胞。鉴于以上细胞形态学特征,特别要与转移瘤包括黑色素瘤及其他肉瘤相鉴别,仔细了解患者的病史及制作细胞块进行免疫组织化学检查有助于明确诊断。

胰腺小细胞未分化癌的细胞形态学与其他部位的小细胞癌相似[48,49]。穿刺样本细胞数量较多,可见细胞团和散在的单个细胞。瘤细胞中等偏小,胞质少,染色质呈椒盐状,没有明显的核仁。直接涂片常见胞核挤压-镶嵌现象(molding,铸模状)及胞核具极性呈流水状排列(nuclear streaming)的人工现象(图9-15)。由于细胞形态学无法区分小细胞癌的器官来源,了解患者的病史是区别原发性和转移性的关键所在。TTF-1免疫细胞化学检测在区分胰腺原发性或转移性小细胞癌上意义不大,因为肺外来源的小细胞癌也可以呈现TTF-1阳性[52]。临床上胰腺转移性的肺小细胞癌更多见[50,51]。

其他少见的变异型导管癌还包括:含破骨细胞样多核细胞的导管癌、黏液腺癌、印戒细胞癌[53-55]。

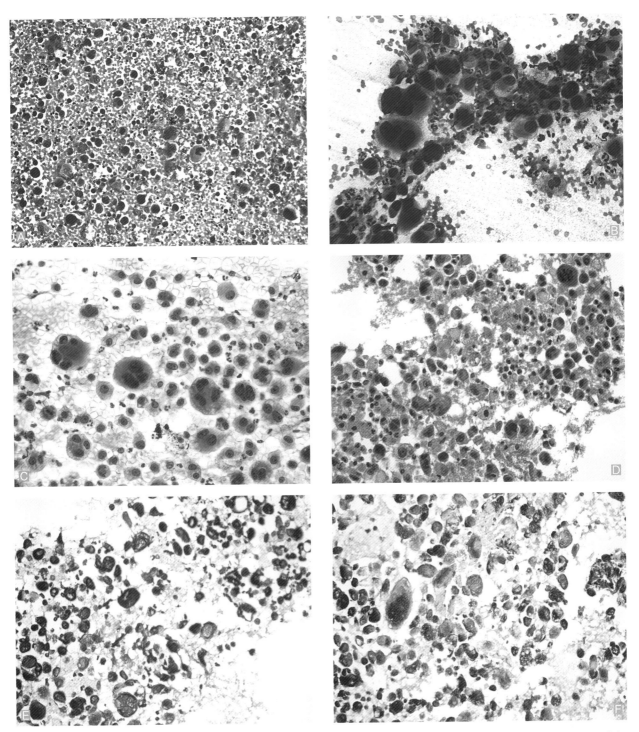

图9-14　间变性未分化癌。肿瘤细胞形态大小各异，主要以单个细胞出现，常见双核或多核肿瘤细胞。背景见大量炎细胞，以中性粒细胞为主（A，B. Diff-Quik染色；C. 巴氏染色）。细胞块显示与涂片类似形态的肿瘤细胞，可见核分裂象（D. HE染色），AE1/AE3（E. 免疫组化）和波形蛋白（vimentin）（F. 免疫组化）阳性反应

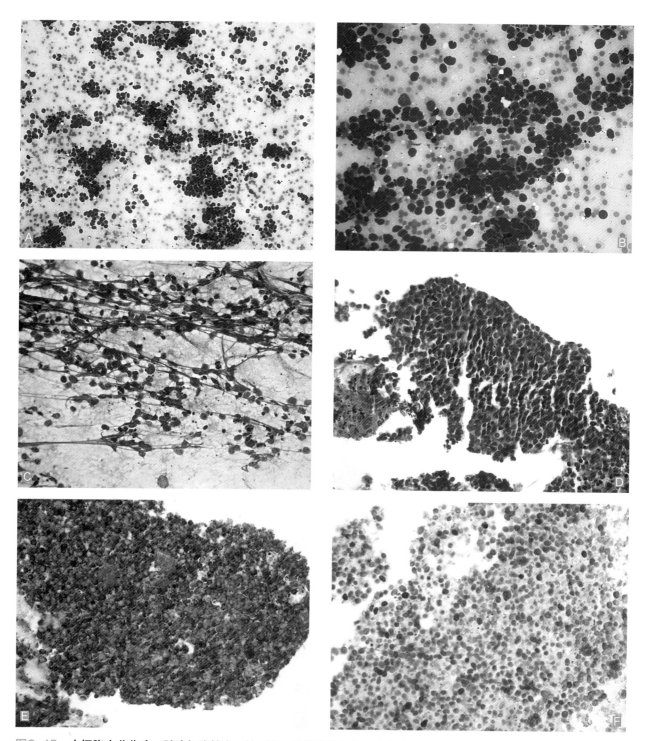

图9-15　小细胞未分化癌。肿瘤细胞较小、较一致，呈松散的细胞团或单个细胞出现。细胞质很少，核拥挤镶嵌（A，B．Diff-Quik染色）。染色质粗细混杂，呈椒盐状，核仁不明显，可见细胞核极性——流水状排列（nuclear streaming）的制片假象（C．巴氏染色）。细胞块显示类似形态的肿瘤细胞，可见部分坏死（D．HE染色）。肿瘤细胞突触素（synaptophysin）（E．免疫组化）及TTF-1（F．免疫组化）阳性反应

二、胰腺腺泡细胞癌

临床特征

尽管胰腺组织大部分由腺泡细胞组成，胰腺腺泡细胞癌（acinar cell carcinoma）却很少见，占胰腺全部肿瘤的2%以下。此肿瘤好发于老年男性，没有特异性的症状。偶有功能性肿瘤的报告，癌细胞分泌胰酶可造成患者弥漫性脂肪坏死、多发性关节炎及嗜酸性粒细胞增多症。

细胞形态学特征

细针穿刺涂片可见肿瘤细胞成团、成块或呈腺泡样排列（图9-16），常可见到单个肿瘤细胞，背景缺乏导管上皮细胞。癌细胞比正常腺泡细胞大，含丰富的颗粒样胞质，PAS染色呈阳性反应；胞核增大，常位于细胞的一侧，含有明显的核仁[56-59]。

鉴别诊断

胰腺腺泡细胞癌的细胞形态学与胰腺神经内分泌肿瘤、实性假乳头状肿瘤及胰腺导管癌有些相似之处，需鉴别[56-58]。胰腺腺泡细胞癌的细胞通常呈胰酶（胰蛋白酶、糜蛋白酶及脂肪酶）免疫组织化学反应阳性，有助于明确诊断[59]。

三、胰腺神经内分泌肿瘤

临床特征

胰腺神经内分泌肿瘤（neuroendocrine neoplasms）并不常见，约占全部胰腺肿瘤的2%左右。该肿瘤更好发于中老年人群，没有明显的性别倾向。部分胰腺内分泌肿瘤是功能性的，因其分泌胰岛素、胰高血糖素或胃泌素等而出现相应的临床症状。而非功能性的肿瘤只是在影像学检查时偶然被发现，或肿

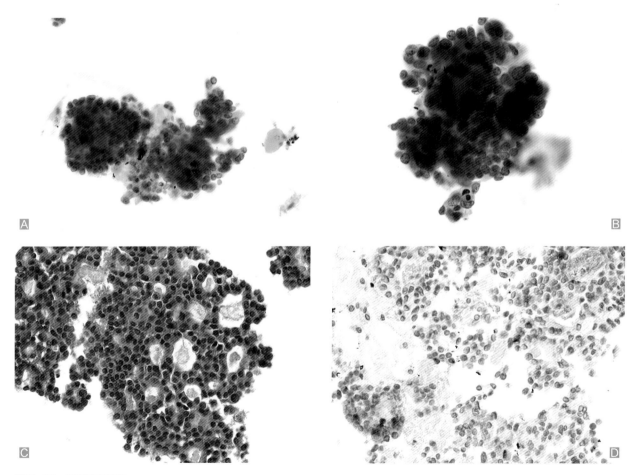

图9-16　**腺泡细胞癌**

A，B. 肿瘤细胞增大，大小较一致，核膜轻度不规则，有小的核仁，排列成团（巴氏染色）

C. 细胞块切片，肿瘤细胞形成多孔的筛状结构（HE染色）

D. 肿瘤细胞嗜铬粒蛋白（chymotropsin）呈部分阳性反应（免疫组化）

瘤增长到一定程度压迫邻近组织或器官才被关注。另外，胰腺内分泌肿瘤可以伴随一些MEN-1 和Von Hippel Lindau 综合征等。

胰腺神经内分泌肿瘤可发生于胰腺的任何部位，但好发于体尾部。影像学检查呈边界清晰、质地均匀的肿块，部分肿块可呈囊实性或局部囊实性。

细胞形态学特征

胰腺神经内分泌肿瘤具有典型的细胞形态学特征（图9-17）[60-63]。在穿刺样本中细胞数量较多，细胞排列呈松散成团或单个散在，有时可见玫瑰花环状结构，也可见到单个散在的裸核细胞，在一些大的细胞团中可以见到穿梭其中的毛细血管；背景可为血性或较清晰。肿瘤细胞大小较均匀，具单一性；细胞质中等量或较丰富，疏松或颗粒状。细胞

核常位于细胞的一侧（核偏位），偶见双核甚至多核的肿瘤细胞，染色质呈椒盐状，核仁不明显或有一个小核仁。

在少数病例，胰腺神经内分泌性肿瘤可出现一些非典型的细胞形态学特征[64, 65]，如明显的细胞异型、细胞形态大小各异（多形性）、梭形细胞、胞质空泡、核分裂象或坏死等，有时还可见到钙化或淀粉样的沉积物。

鉴别诊断

胰腺神经内分泌肿瘤的细胞形态学需与其他胰腺肿瘤特别是胰腺腺泡细胞癌及实性假乳头状肿瘤相鉴别[57]。免疫组织化学检查对胰腺神经内分泌肿瘤的诊断和鉴别诊断非常有帮助[63, 66, 67]，几乎所有的胰腺内分泌肿瘤都可见嗜铬粒蛋白（chromogranin）或突

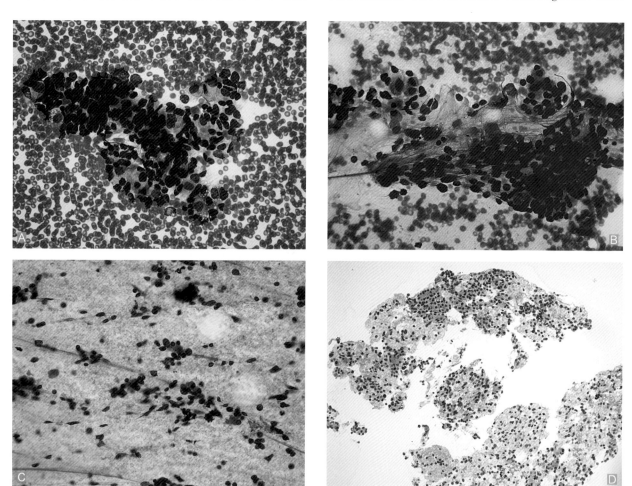

图9-17（1）**神经内分泌肿瘤**

A，B. 肿瘤细胞大小较一致，核偏位，排列呈较松散的细胞团（Diff-Quik染色）

C. 核染色质粗细混杂，呈椒盐状，核仁不明显（巴氏染色）

D. 细胞块显示类似形态的肿瘤细胞（HE染色）

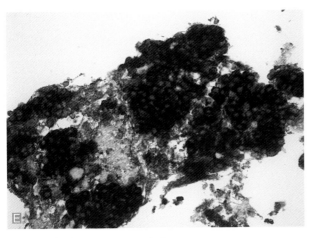
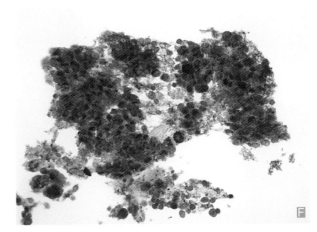

图9-17（2）　**神经内分泌肿瘤**

E.　肿瘤细胞突触素（synaptophysin）阳性反应（免疫组化）

F.　肿瘤细胞嗜铬粒蛋白（chromogranin）阳性反应（免疫组化）

触素（synaptophysin）阳性反应。对那些细胞质有空泡的肿瘤，鉴别诊断应包括高分化的胰腺导管癌及转移性肾透明细胞癌[65, 68]；对于以单个细胞为主且明显的核偏位的肿瘤，应考虑鉴别浆细胞肿瘤或黑色素瘤累及胰腺的可能。

四、实性假乳头状肿瘤

临床特征

实性假乳头状肿瘤（solid pseudopapillary tumor）较少见，几乎只发生于20~30岁年轻女性，低度恶性，大部分患者并无症状或仅有轻微的上腹部不适。在腹部可触及肿块时，通常已达直径10cm大小。随着影像学技术的发展，可望发现更多小的肿瘤。

细胞形态学特征

实性假乳头状肿瘤为一实体性肿瘤，因缺血造成远离血管轴的肿瘤细胞变性而呈现假乳头状结构。在细针穿刺样本上细胞数量较多，肿瘤细胞单个散在、松散成团、乳头状或分支乳头状排列[69-71]。乳头状结构中的基质常有透明样变，在Diff-Quik染色呈鲜红色。背景一般较为清晰，偶见坏死细胞及散在的组织细胞。肿瘤细胞具单一性，含少量或中等量的细胞质。细胞核呈椭圆形，可见细颗粒状的染色质及小的核仁。细胞核还常见具有特征性的核沟，其走向与细胞核的长轴一致（图9-18）。此外，偶

见散在的透明样变的圆形小体，常分布于细胞外。圆形小体与乳头状结构中的基质均呈PAS染色阳性反应。

鉴别诊断

根据细胞形态单一的特点，实性假乳头状肿瘤需要与胰腺神经内分泌肿瘤及胰腺腺泡细胞癌相鉴别[57, 58, 70, 71]。胰腺神经内分泌肿瘤的细胞常常具有典型的椒盐状染色质，而胰腺腺泡细胞癌的细胞常常可见颗粒状的胞质及核仁。在形态学难以区别的病例，免疫组织化学检查可以提供帮助。实性假乳头状肿瘤的瘤细胞对神经内分泌分化指标及胰酶呈弱阳性反应，CD10阳性反应，β-catenin胞核阳性反应，E-Cadherin胞膜阴性反应[71]。

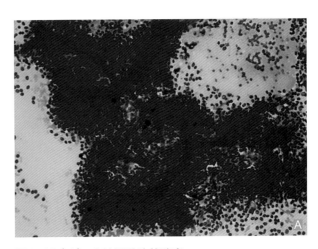

图9-18（1）　**实性假乳头状肿瘤**

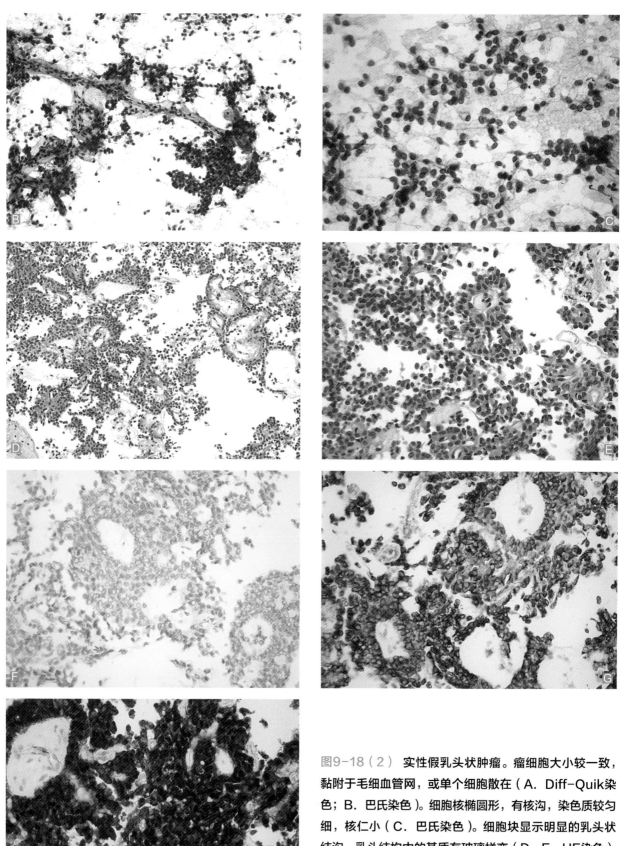

图9-18（2） 实性假乳头状肿瘤。瘤细胞大小较一致，黏附于毛细血管网，或单个细胞散在（A. Diff-Quik染色；B. 巴氏染色）。细胞核椭圆形，有核沟，染色质较匀细，核仁小（C. 巴氏染色）。细胞块显示明显的乳头状结沟，乳头结构中的基质有玻璃样变（D，E. HE染色）。肿瘤细胞AE1/AE3阴性反应（F. 免疫组化），波形蛋白（vimentin）和β-连接素（beta-catenin）阳性反应（G，H. 免疫组化）

第五节　囊性胰腺肿瘤

囊性胰腺肿瘤（cystic neoplasm）包括以下几种疾病。

一、胰腺假性囊肿

临床特征

胰腺假性囊肿（pseudocyst）是一种非肿瘤性的囊性肿块，约占胰腺囊性肿块的75%~90%。因常需要和囊性肿瘤进行鉴别，故在此给予描述。胰腺假性囊肿是由于炎症过程胰腺局部自溶消化破坏和坏死所致，因而绝大部分患者具有明确的急性胰腺炎病史。

细胞形态学特征

胰腺假性囊肿的囊壁由纤维组织组成，无上皮细胞内衬，因此，穿刺样本常缺乏上皮细胞，穿刺液为淡黄或棕黄色的混浊液体。涂片可见组织细胞等各种炎细胞、颗粒状的坏死细胞碎屑[72,73]，组织细胞中可见含铁血黄素，有时还可见到来自囊壁的反应性纤维组织细胞及周围正常组织成分（如胰腺导管上皮细胞、腺泡细胞及胰岛细胞）。

鉴别诊断

尽管胰腺假性囊肿在穿刺过程中有其细胞形态学特征，但有时可能误诊为囊性肿瘤。其主要原因是将穿刺样本中看到的一些上皮细胞误认为囊性肿瘤的被覆上皮细胞。这些上皮细胞往往是正常消化道上皮细胞、胰腺导管上皮细胞或腹腔间皮细胞。注意患者的病史和临床表现，仔细判断上皮细胞的来源及对穿刺液进行生化分析是避免误诊的有效手段[73,74]。

二、胰腺浆液性囊腺瘤

临床特征

胰腺浆液性囊腺瘤（serous cystadenoma）好发于胰体及胰尾部位，几乎所有胰腺浆液性囊性肿瘤都是良性的，较常见于老年女性。根据肿瘤内囊泡的大小可分为微小囊泡和大囊泡浆液性囊腺瘤。微小囊泡型较多见，影像学特征极具特异性，其中央区有瘢痕，周围有无数微小囊泡。

细胞形态学特征

微小囊泡和大囊泡型肿瘤具有相似的细胞形态学特征[75-77]。穿刺样本细胞数量较少，细胞呈小团单层排列或呈滤泡样结构（图9-19）。背景干净，无黏液或坏死细胞碎屑。肿瘤细胞呈柱形或立方状，具单一性，细胞界限清晰；细胞质丰富，呈透明或空泡样（富含糖原），PAS染色呈阳性反应，经淀粉酶处理后阳性反应消失。细胞核圆形，染色质分布均匀，无明显核仁。

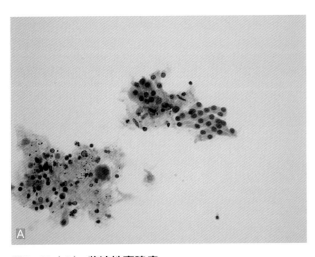
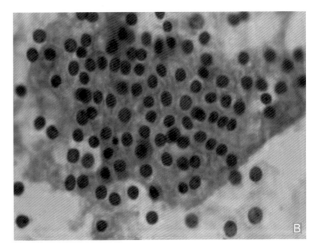

图9-19（1）　浆液性囊腺瘤

A. 肿瘤细胞数量少，细胞大小较一致，核圆形，排列成单层细胞团。有少量散在的组织细胞（巴氏染色）

B. 细胞大小较一致，核圆形，有小的核仁，排列成单层细胞团（Diff-Quik染色）

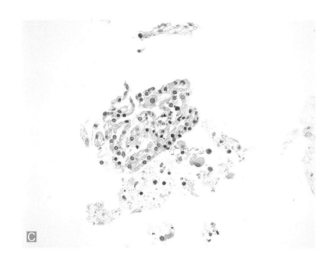

C

图9-19（2） 浆液性囊腺瘤

C. 细胞块显示少量形态相似的上皮细胞和数个组织细胞（HE染色）

鉴别诊断

细针穿刺细胞学难以确诊浆液性囊腺瘤，因为穿刺得到的细胞数量较少，且瘤细胞形态与正常的胰腺导管上皮细胞、腺泡上皮细胞以及黏液性囊性肿瘤的瘤细胞均较难区别。囊肿穿刺液的生化分析有助于鉴别黏液性囊腺瘤，浆液性囊腺瘤患者的癌胚抗原和淀粉酶处于正常水平[32-34, 73, 74]。

三、胰腺黏液性囊性肿瘤

临床特征

胰腺黏液性囊性肿瘤（mucinous cystic neoplasm）是胰腺常见的分泌性肿瘤之一，在胰腺原发性肿瘤中占5.7%，好发于胰腺体部或尾部。几乎全发生在女性，平均年龄40~50岁。在组织学上表现为由分泌黏液的柱状上皮覆盖的多个囊肿，同时具有卵巢样的间质，与卵巢的黏液性囊性肿瘤非常相似。该瘤可能癌变，因而细针穿刺细胞学诊断具有重要的临床意义。胰腺黏液性囊性肿瘤包括良性、交界性和恶性。WHO分类包括：黏液性囊性肿瘤伴低度/中度异型增生，黏液性囊性肿瘤伴重度异型增生，黏液性囊肿瘤伴浸润癌。

细胞形态学特征

在细针穿刺中，最具细胞形态学特征的是大量黏液（图9-20）[3, 78, 79]。此黏液与普通胃肠道的黏液有所不同，前者较为黏稠，而后者较为稀薄。Diff-Quik染色黏液呈紫色，巴氏染色呈淡粉红色，黏液特殊染色呈阳性反应。在穿刺样本中细胞数量中等，常为大块的细胞团，呈单层蜂窝状排列，偶也可见

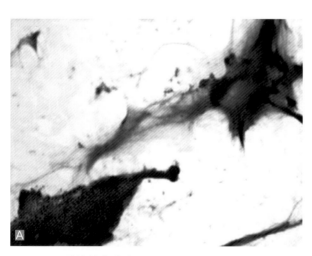

A

B

图9-20 **黏液性囊腺瘤**

A. 肿瘤细胞数量少，细胞大小较一致，排列成单层细胞团。背景可见较多黏液（Diff-Quik染色）
B. 细胞大小较一致，核圆形，有小的核仁，胞质内有空泡，排列成单层的细胞团（巴氏染色）

乳头状结构或单个细胞分布，可见散在的炎细胞。穿刺细胞学样本一般见不到具特征性的卵巢样间质成分。肿瘤细胞多呈柱状，界限较清晰，含胞质内黏液空泡。可有不同程度的细胞异型性，包括细胞核增大、核挤压或核重叠。当出现明显的异型性，如细胞核大小不一、核仁明显、坏死及易见核分裂象时应考虑癌变的可能[80, 81]，此时可见较多单个散在的肿瘤细胞（因肿瘤细胞的黏附性降低），印戒细胞也常于癌变时出现。

鉴别诊断

黏液性囊性肿瘤需要与浆液性囊腺瘤相鉴别，确认黏液成分是鉴别诊断的关键，穿刺液的癌胚抗原水平测定对诊断也有很大的帮助[32-34, 73, 74]。黏液性囊性肿瘤出现癌变时应与黏液性导管癌鉴别，这两者的区分具有临床意义，因为黏液性囊性肿瘤癌变比黏液性导管癌的预后好。但两者之间仅凭细胞学特征有时很难鉴别，需要结合一些临床资料综合考虑，如患者的年龄、性别、肿瘤的具体部位、实性或囊实性等。最具挑战的鉴别诊断是与导管内乳头状黏液性肿瘤的鉴别，两者在细胞形态学和穿刺液化学分析均相似，故很难辨别，细针穿刺诊断有时把两种肿瘤统称为分泌黏液的囊性肿瘤[82]。导管内乳头状黏液性肿瘤好发于男性患者，并常见于胰头部位。

四、导管内乳头状黏液性肿瘤

临床特征

导管内乳头状黏液性肿瘤（intraductal papillary mucinous neoplasm）常见于老年男性（70~90岁），好发于胰腺头部（60%~80%），此瘤起源于胰主导管或其主要分支。由于导管上皮细胞出现乳头样的增生，造成胰腺导管的囊性扩张及导管的阻塞，影像学具特征性。此外，该肿瘤的导管上皮增生还有可能累及整个导管系统。与胰腺黏液性囊性肿瘤一样，导管内乳头状黏液性肿瘤也分为良性、交界性和恶性。

细胞形态学特征

典型的穿刺细胞学特征是大量的细胞外黏液，其黏液的性质与黏液性囊性肿瘤相似（图9-21）。穿刺上皮细胞数量一般较多。因为增生的导管上皮细胞可类似胰腺导管上皮细胞、胃黏膜上皮细胞或

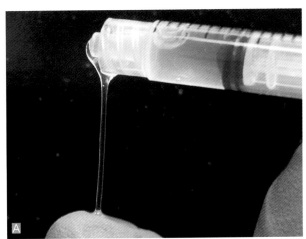

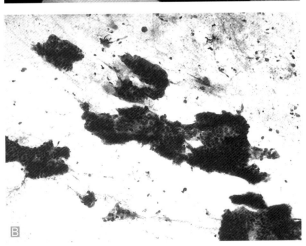

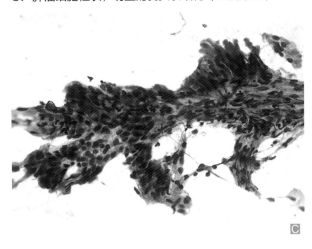

图9-21 导管内乳头状黏液肿瘤伴轻度异型性

A. 黏液外观透明，较黏稠

B. 肿瘤细胞数量适中，细胞呈柱状，形成类乳头状的结构。背景见少量黏液（巴氏染色）

C. 肿瘤细胞柱状，明显的乳头状结构（巴氏染色）

十二指肠上皮细胞，因而在穿刺样本中细胞形态各异。细胞排列也不同，如单层平铺的蜂窝样结构、三维乳头样结构等都可以看到[83-85]，单个肿瘤细胞也可见。通常在低度异型的肿瘤，多见胃黏膜或胰导管上皮型细胞，常呈单层蜂窝状排列；而高度异型特别是有癌变的肿瘤（图9-22），其肿瘤细胞呈三维排列（多见于十二指肠上皮细胞型），更多见单个细胞散在，细胞数量更多[81,84]，还可见坏死。

鉴别诊断

如上所述，导管内乳头状黏液性肿瘤需要与黏液性囊性肿瘤相鉴别，但这两种分泌黏液的肿瘤在细针穿刺时不容易区别。

第六节　胰腺的继发性肿瘤

胰腺的继发性肿瘤并不罕见，约为5%~10%。肿瘤可以通过血行播散的形式转移到胰腺，邻近器官的肿瘤以直接蔓延的形式累及胰腺。此外，血液系统疾病也可以多器官累及的形式扩散到胰腺。因为临床上这些继发性肿瘤往往不需要手术治疗，故明确诊断继发性肿瘤非常重要。胰腺细针穿刺对其诊断起着重要的作用[86-90]。

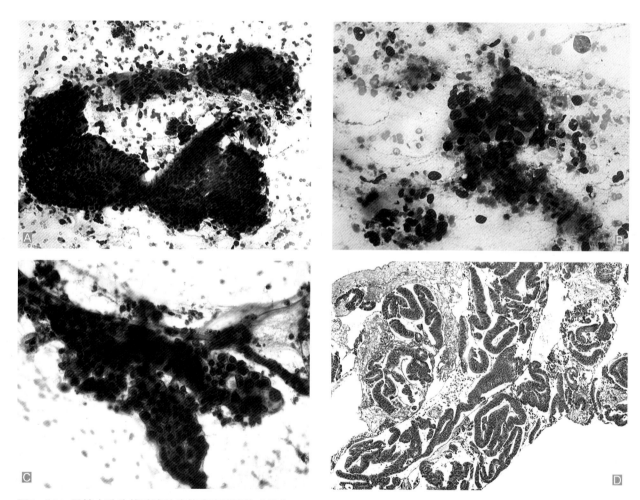

图9-22　导管内乳头状黏液肿瘤伴高度异型性或癌变

A. 肿瘤细胞数量中等，细胞呈柱状，形成类乳头状的结构。可见少量单个肿瘤细胞（Diff-Quik染色）

B. 肿瘤细胞大小不一致，核质比增高，细胞团黏附性差，易见单个肿瘤细胞（Diff-Quik染色）

C. 肿瘤细胞大小不一致，核质比增高，核膜不规则（巴氏染色）

D. 细胞块显示形态相似的肿瘤细胞（HE染色）

最常见的胰腺继发性肿瘤有肺癌、乳腺癌、肾细胞癌及非霍奇金淋巴瘤，肺癌中鳞癌和小细胞癌似乎比腺癌更多见。其他的转移瘤还可来自卵巢、结肠、胃、胆囊、宫颈和食管等部位，此外，皮肤的肿瘤如黑色素瘤及一些肉瘤也可转移到胰腺。

胰腺继发性肿瘤的患者可有或无恶性肿瘤的病史，因此，在细针穿刺细胞学诊断时对继发肿瘤的警惕意识显得非常重要。转移性肿瘤若有明显的细胞学特征时，诊断则不会有太大的困难（图9-23~图9-27），只需细胞形态学检查辅以细胞免疫学的

检测即可，此类肿瘤包括高分化鳞癌、小细胞癌、透明细胞肾细胞癌和黑色素瘤等。因为胰腺最常见的恶性肿瘤是胰腺导管癌，属于腺癌，形态学与其他器官的腺癌可能会有相似之处。当患者有恶性肿瘤病史、胰腺多灶肿块或细胞形态学与导管癌不太符合时，都要想到继发性肿瘤的可能性。细胞免疫化学是最常用的辅助诊断技术[87, 88]，可选用CK7、CK20及一些具有一定器官特异性的指标，如TTF-1、CDX2、ER、PR等。对于非霍奇金淋巴瘤的诊断，流式细胞检查似更有帮助[87, 89, 91]。

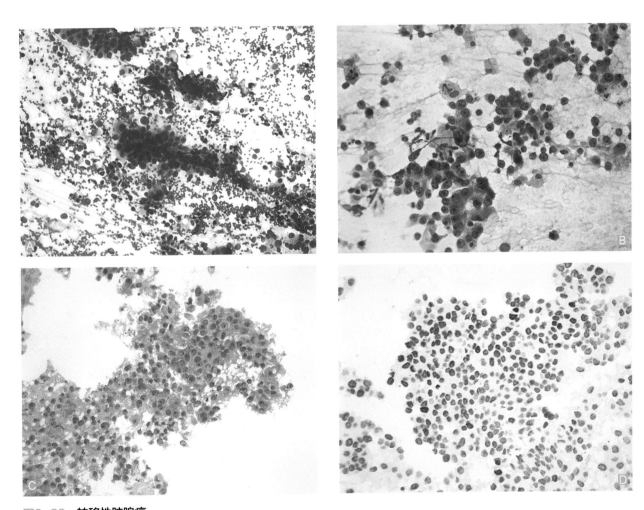

图9-23　**转移性肺腺癌**

A. 肿瘤细胞数量多，大小不一致，以单个散在或松散的细胞团形式出现（Diff-Quik染色）

B. 肿瘤细胞大小不一致，核圆形，核仁明显，以单个散在或松散的细胞团出现，类似腺腔样结构（巴氏染色）

C. 细胞块显示形态相似的肿瘤细胞（HE染色）

D. 肿瘤细胞TTF-1阳性（免疫组化）

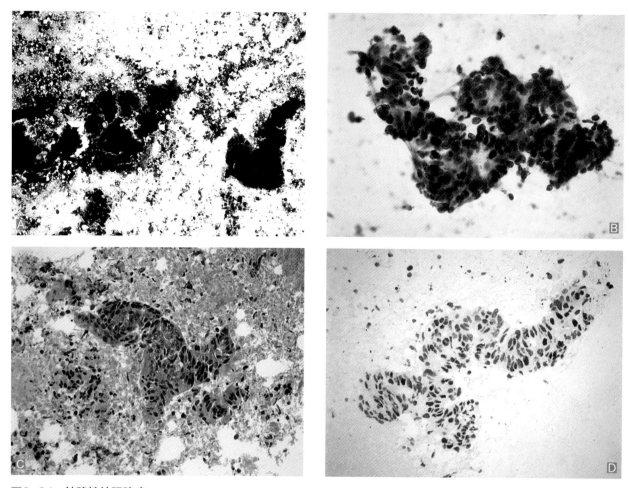

图9-24　转移性结肠腺癌

A. 肿瘤细胞数量多，大小不一致，细胞柱状，以单个散在或松散的细胞团形式出现，类似腺腔样结构。可见大量坏死肿瘤细胞（Diff-Quik染色）

B. 肿瘤细胞大小不一致，柱状，核仁明显，类似腺腔样结构（巴氏染色）

C. 细胞块显示形态相似的肿瘤细胞（HE染色）

D. 肿瘤细胞CDX-2阳性（免疫组化）

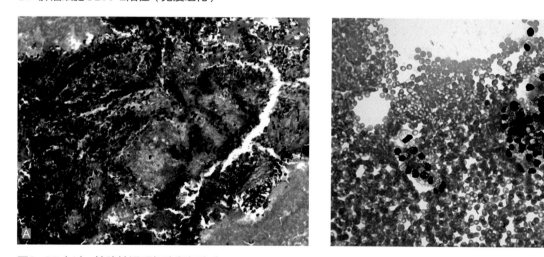

图9-25（1）　转移性透明细胞肾细胞癌

A. 肿瘤细胞数量多，形成三维的细胞团（Diff-Quik染色）

B. 肿瘤细胞大小较为一致，核圆形，明显的胞质空泡（Diff-Quik染色）

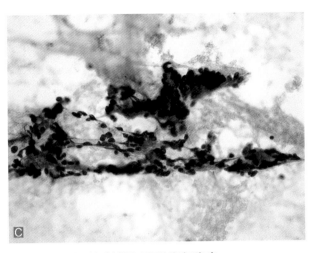
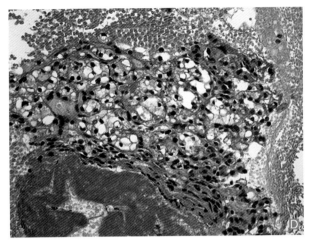

图9-25（2） **转移性透明细胞肾细胞癌**

C．肿瘤细胞大小较为一致，核圆形，较明显的核仁（巴氏染色）

D．细胞块显示形态相似的肿瘤细胞（HE染色）

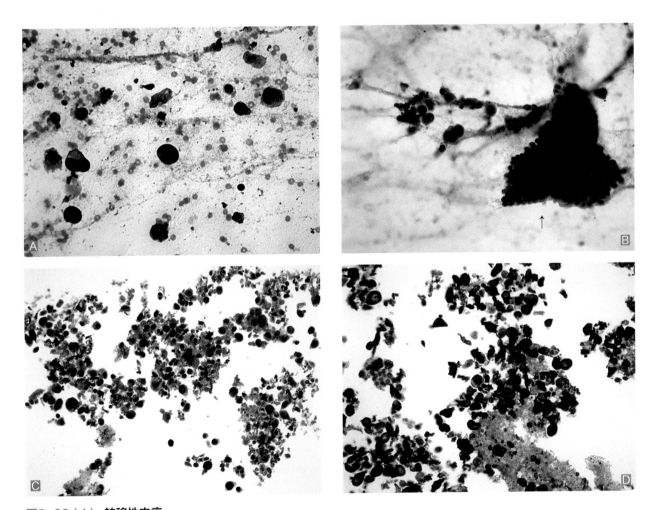

图9-26（1） **转移性肉瘤**

A．肿瘤细胞形态大小各异，主要以单个细胞出现，可见少量双核肿瘤细胞（Diff-Quik染色）

B．肿瘤细胞形态大小各异，核仁明显，主要以单个细胞出现。右侧↑为正常的胰腺导管上皮细胞（巴氏染色）

C．细胞块显示类似形态的肿瘤细胞，可见坏死（HE染色）

D．肿瘤细胞波形蛋白（vimentin）阳性（免疫组化）

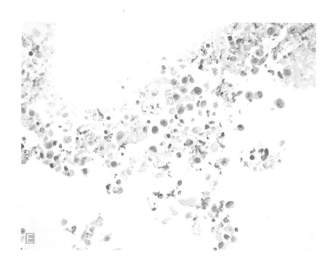

图9-26（2）　**转移性肉瘤**

E．肿瘤细胞AE1/AE3阴性（免疫组化）

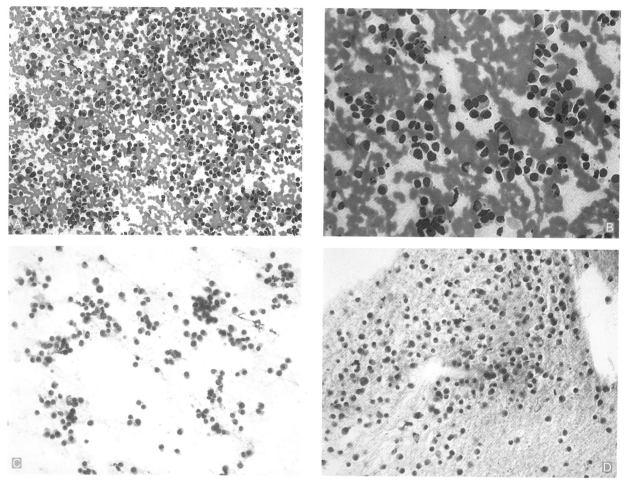

图9-27　**浆细胞瘤累及胰腺**

A，B．肿瘤细胞数量多，以单一细胞形式出现。细胞大小较不
一致，核偏位，可见少数双核细胞（Diff-Quik染色）

C．肿瘤细胞大小较不一致，核偏位，有小核仁（巴氏染色）

D．细胞块显示形态相似的肿瘤细胞（HE染色）

参考文献

1. Oscarson J, Stormby N, Sundgren R. Selective angiography in fine-needle aspiration cytodiagnosis of gastric and pancreatic tumours. Acta Radiol Diagn（Stockh）, 1972, 12: 737-750.

2. Bellizzi AM, Stelow EB. Pancreatic cytopathology: A practical approach and review. Arch Pathol Lab Med, 2009, 133: 388-404.

3. Layfield LJ, Jarboe EA. Cytopathology of the pancreas: Neoplastic and nonneoplastic entities. Ann Diagn Pathol, 2010, 14: 140-151.

4. Puli SR, Bechtold ML, Buxbaum JL, et al. How good is endoscopic ultrasound-guided fine-needle aspiration in diagnosing the correct etiology for a solid pancreatic mass? A meta-analysis and systematic review. Pancreas, 2013, 42: 20-26.

5. Neuerburg J, Günther RW. Percutaneous biopsy of pancreatic lesions. Cardiovasc Intervent Radiol, 1991, 14: 43-49.

6. O'Toole D, Palazzo L, Arotçarena R, et al. Assessment of complications of EUS-guided fine-needle aspiration. Gastrointest Endosc, 2001, 53: 470-474.

7. Gress F, Michael H, Gelrud D, et al. EUS-guided fine-needle aspiration of the pancreas: Evaluation of pancreatitis as a complication. Gastrointest Endosc, 2002, 56: 864-867.

8. Carrara S, Arcidiacono PG, Mezzi G, et al. Pancreatic endoscopic ultrasound-guided fine needle aspiration: Complication rate and clinical course in a single centre. Dig Liver Dis, 2010, 42: 520-523.

9. Ferrucci JT, Wittenberg J, Margolies MN, et al. Malignant seeding of the tract after thin-needle aspiration biopsy. Radiology, 1979, 130: 345-346.

10. Rashleigh-Belcher HJ, Russell RC, Lees WR. Cutaneous seeding of pancreatic carcinoma by fine-needle aspiration biopsy. Br J Radiol, 1986, 59: 182-183.

11. Lightwood R, Reber HA, Way LW. The risk and accuracy of pancreatic biopsy. Am J Surg, 1976, 132: 189-194.

12. Moossa AR, Altorki N. Pancreatic biopsy. Surg Clin North Am, 1983, 63: 1205-1214.

13. Ihse I, Axelson J, Dawiskiba S, et al. Pancreatic biopsy: Why? When? How? World J Surg, 1999, 23: 896-900.

14. Raut CP, Grau AM, Staerkel GA, et al. Diagnostic accuracy of endoscopic ultrasound-guided fine-needle aspiration in patients with presumed pancreatic cancer. J Gastrointest Surg, 2003, 7: 118-126.

15. Rodriguez J, Kasberg C, Nipper M, et al. CT-guided needle biopsy of the pancreas: A retrospective analysis of diagnostic accuracy. Am J Gastroenterol, 1992, 87: 1610-1613.

16. Brandwein SL, Farrell JJ, Centeno BA, et al. Detection and tumor staging of malignancy in cystic, intraductal, and solid tumors of the pancreas by EUS. Gastrointest Endosc, 2001, 53: 722-727.

17. Gress F, Gottlieb K, Sherman S, et al. Endoscopic ultrasonography-guided fine-needle aspiration biopsy of suspected pancreatic cancer. Ann Intern Med, 2001, 134: 459-464.

18. Wittenberg J, Mueller PR, Ferrucci JT Jr, et al. Percutaneous core biopsy of abdominal tumors using 22 gauge needles: Further observations. AJR Am J Roentgenol, 1982, 139: 75-80.

19. Glenthøj A, Sehested M, Torp-Pedersen S. Ultrasonically guided histological and cytological fine-needle biopsies of the pancreas. Reliability and reproducibility of diagnoses. Gut, 1990, 31: 930-933.

20. Carlson SK, Johnson CD, Brandt KR, et al. Pancreatic cystic neoplasms: The role and sensitivity of needle aspiration and biopsy. Abdom Imaging, 1998, 23: 387-393.

21. Centeno BA, Warshaw AL, Mayo-Smith W, et al Cytologic diagnosis of pancreatic cystic lesions. A prospective study of 28 percutaneous aspirates. Acta Cytol, 1997, 41（4）: 972-980.

22. Chang KJ, Nguyen P, Erickson RA, et al. The clinical utility of endoscopic ultrasound-guided fine-needle aspiration in the diagnosis and staging of pancreatic carcinoma. Gastrointest Endosc, 1997, 45: 387-393.

23. Arnejö B, Stormby N, Akerman M. Cytodiagnosis of pancreatic lesions by means of fine-needle biopsy during operation. Acta Chir Scand, 1972, 138: 363-369.

24. Sáez A, Català I, Brossa R, et al. Intraoperative fine-needle aspiration cytology of pancreatic lesions. A study of 90 cases. Acta Cytol, 1995, 39: 485-488.

25. Gagovic V, Spier BJ, DeLee RJ, et al. Endoscopic ultrasound fine-needle aspiration characteristics of primary adenocarcinoma versus other malignant neoplasms of the pancreas. Can J Gastroenterol, 2012, 26: 691-696.

26. Hewitt MJ, McPhail MJ, Possamai L, et al. EUS-guided FNA for diagnosis of solid pancreatic neoplasms: A meta-analysis. Gastrointest Endosc, 2012, 75: 319-331.

27. Collins BT, Murad FM, Wang JF, et al. Rapid on-site evaluation for endoscopic ultrasound-guided fine-needle biopsy of the pancreas decreases the incidence of repeat biopsy procedures. Cancer Cytopathol, 2013, 121: 518-524.

28. Reicher S, Boyar FZ, Albitar M, et al. Fluorescence in situ hybridization and K-ras analyses improve diagnostic yield of endoscopic ultrasound-guided fine-needle aspiration of solid pancreatic masses. Pancreas, 2011, 40（7）: 1057-1062.

29. Cai G, Mahooti S, Lipata FM, et al. Diagnostic value of K-ras mutation analysis for pancreaticobiliary

cytology specimens with indeterminate diagnosis. Cancer Cytopathol, 2012, 120（5）：313-318.

30. Chhieng DC, Stelow EB. Pancreatic Cytopathology. New York：Springer, 2007. 22-34.

31. Klimstra DS, Pitman MB, Hruban RH. An algorithmic approach to the diagnosis of pancreatic neoplasms. Arch Pathol Lab Med, 2009, 133：454-464.

32. Brugge WR, Lewandrowski K, Lee-Lewandrowski E, et al. Diagnosis of pancreatic cystic neoplasms：A report of the cooperative pancreatic cyst study. Gastroenterology, 2004, 126：1330-1336.

33. Volmar KE, Creager AJ. Fine-needle aspiration of pancreatic cysts：Use of ancillary studies and difficulty in identifying surgical candidates. Acta Cytologica, 2006, 50：647-655.

34. Shen J, Brugge WR, Dimaio CJ, et al. Molecular analysis of pancreatic cyst fluid：A comparative analysis with current practice of diagnosis. Cancer Cytopathology, 2009, 117：217-227.

35. Nikiforova MN, Khalid A, Fasanella KE, et al. Integration of KRAS testing in the diagnosis of pancreatic cystic lesions：A clinical experience of 618 pancreatic cysts. Mod Pathol, 2013, 26：1478-1487.

36. Layfield L. Pancreatic cytopathology：Past, present and future. ASC Bulletin, 2012, 49：131-135.

37. Siddiqui AA, Kowalski TE, Shahid H, et al. False-positive EUS-guided FNA cytology for solid pancreatic lesions. Gastrointest Endosc, 2011, 74（3）：535-540.

38. Jarboe EA, Layfield LJ. Cytologic features of pancreatic intraepithelial neoplasia and pancreatitis：Potential pitfalls in the diagnosis of pancreatic ductal carcinoma. Diagn Cytopathol, 2011, 39：575-581.

39. Holmes BJ, Hruban RH, Wolfgang CL, et al. Fine needle aspirate of autoimmune pancreatitis（lymphoplasmacytic sclerosing pancreatitis）：Cytomorphologic characteristics and clinical correlates. Acta Cytol, 2012, 56：228-232.

40. Cohen MB, Egerter DP, Holly EA, et al. Pancreatic adenocarcinoma：Regression analysis to identify improved cytologic criteria. Diagn Cytopathol, 1991, 7：341-345.

41. Robins DB, Katz RL, Evans DB, et al. Fine-needle aspiration of the pancreas. In quest of accuracy. Acta Cytol, 1995, 39：1-10.

42. Lin F, Staerkel G. Cytologic criteria for well differentiated adenocarcinoma of the pancreas in fine-needle aspiration biopsy specimens. Cancer Cytopathol, 2003, 99：44-50.

43. Wilczynski SP, Valente PT, Atkinson BF. Cytodiagnosis of adenosquamous carcinoma of the pancreas. Use of intraoperative fine-needle aspiration. Acta Cytol, 1984, 28：733-736.

44. Smit W, Mathy JP, Donaldson E. Pancreatic cytology and adenosquamous carcinoma of the pancreas. Pathology, 1993, 25：420-422.

45. Silverman JF, Finley JL, MacDonald KG Jr. Fine-needle aspiration cytology of osteoclastic giant-cell tumor of the pancreas. Diagn Cytopathol, 1990, 6：336-340.

46. Layfield LJ, Bentz J. Giant-cell containing neoplasms of the pancreas：An aspiration cytology study. Diagn Cytopathol, 2008, 36：238-244.

47. Khashab MA, Emerson RE, DeWitt JM. Endoscopic ultrasound-guided fine-needle aspiration for the diagnosis of anaplastic pancreatic carcinoma：A single-center experience. Pancreas, 2010, 39：88-91.

48. Choi EH, Coyle W. A pancreatic mass in a patient with nausea and vomiting. Extrapulmonary small cell carcinoma of the pancreas. Gastroenterology, 2011, 140：e5-6.

49. Sakamoto H, Kitano M, Komaki T. Small cell carcinoma of the pancreas：Role of EUS-FNA and subsequent effective chemotherapy using carboplatin and etoposide. J Gastroenterol, 2009, 44：432-438.

50. Volmar KE, Jones CK, Xie HB. Metastases in the pancreas from nonhematologic neoplasms：Report of 20 cases evaluated by fine-needle aspiration. Diagn Cytopathol, 2004, 31：216-220.

51. Das DK, Muqim AT, Haji BI, et al. Pancreatic metastasis in a case of small cell lung carcinoma：Diagnostic role of fine-needle aspiration cytology and immunocytochemistry. J Cytol, 2011, 28：226-229.

52. Quinn AM, Blackhall F, Wilson G, et al. Extrapulmonary small cell carcinoma：A clinicopathological study with identification of potential diagnostic mimics. Histopathology, 2012, 61：454-464.

53. Manci EA, Gardner LL, Pollock WJ, et al. Osteoclastic giant cell tumor of the pancreas. Aspiration cytology, light microscopy, and ultrastructure with review of the literature. Diagn Cytopathol, 1985, 1：105-110.

54. Stelow EB, Pambuccian SE, Bardales RH, et al. The cytology of pancreatic foamy gland adenocarcinoma. Am J Clin Pathol, 2004, 121：893-897.

55. Tracey KJ, O'Brien MJ, Williams LF, et al. Signet ring carcinoma of the pancreas, a rare variant with very high CEA values. Immunohistologic comparison with adenocarcinoma. Dig Dis Sci, 1984, 29：573-576.

56. Samuel LH, Frierson HF Jr. Fine-needle aspiration cytology of acinar cell carcinoma of the pancreas：A report of two cases. Acta Cytol, 1996, 40：585-591.

57. Labate AM, Klimstra DL, Zakowski MF. Comparative cytologic features of pancreatic acinar cell carcinoma and islet cell tumor. Diagn Cytopathol, 1997, 16：112-116.

58. Stelow EB, Bardales RH, Shami VM, et al. Cytology of pancreatic acinar cell carcinoma. Diagn Cytopathol, 2006,

34：367-372.

59. Sigel CS，Klimstra DS. Cytomorphologic and immunophenotypical features of acinar cell neoplasms of the pancreas. Cancer Cytopathol，2013，121：459-470.

60. Gu M，Ghafari S，Lin F，et al. Cytological diagnosis of endocrine tumors of the pancreas by endoscopic ultrasound-guided fine-needle aspiration biopsy. Diagn Cytopathol，2005，32：204-210.

61. Chang F，Chandra A，Culora G，et al. Cytologic diagnosis of pancreatic endocrine tumors by endoscopic ultrasound-guided fine-needle aspiration：A review. Diagn Cytopathol，2006，34：649-658.

62. Chatzipantelis P，Salla C，Konstantinou P，et al. Endoscopic ultrasound-guided fine-needle aspiration cytology of pancreatic neuroendocrine tumors：A study of 48 cases. Cancer，2008，114：255-262.

63. Bernstein J，Ustun B，Alomari A，et al. Performance of endoscopic ultrasound-guided fine-needle aspiration in diagnosing pancreatic neuroendocrine tumors. Cytojournal，2013，10：10.

64. Perez-Montiel MD，Frankel WL，Suster S. Neuroendocrine carcinomas of the pancreas with 'Rhabdoid' features. Am J Surg Pathol，2003，27：642–649.

65. Levy GH，Finkelstein A，Harigopal M，et al. Cytoplasmic vacuolization：An under-recognized cytomorphologic feature in endocrine tumors of the pancreas. Diagn Cytopathol，2013，41：623-628.

66. Jiménez-Heffernan JA，Vicandi B，López-Ferrer P，et al. Fine-needle aspiration cytology of endocrine neoplasms of the pancreas. Morphologic and immunocytochemical findings in 20 cases. Acta Cytol，2004，48：295-301.

67. Stelow EB，Woon C，Pambuccian SE，et al. Fine-needle aspiration cytology of pancreatic somatostatinoma：The importance of immunohistochemistry for the cytologic diagnosis of pancreatic endocrine neoplasms. Diagn Cytopathol，2005，33：100-105.

68. Hoang MP，Hruban RH，Albores-Saavedra J. Clear cell endocrine pancreatic tumor mimicking renal cell carcinoma：A distinctive neoplasm of von Hippel-Lindau disease. Am J Surg Pathol，2001，25：602-609.

69. Bardales RH，Centeno B，Mallery JS，et al. Endoscopic ultrasound-guided fine-needle aspiration cytology diagnosis of solid-pseudopapillary tumor of the pancreas：A rare neoplasm of elusive origin but characteristic cytomorphologic features. Am J Clin Pathol，2004，121：654-662.

70. Jani N，Dewitt J，Eloubeidi M，et al. Endoscopic ultrasound-guided fine-needle aspiration for diagnosis of solid pseudopapillary tumors of the pancreas：a multicenter experience. Endoscopy，2008，40：200-203.

71. Burford H，Baloch Z，Liu X，et al. E-cadherin/beta-catenin and CD10：A limited immunohistochemical panel to distinguish pancreatic endocrine neoplasm from solid pseudopapillary neoplasm of the pancreas on endoscopic ultrasound-guided fine-needle aspirates of the pancreas. Am J Clin Pathol，2009，132：831-839.

72. Young NA，Villani MA，Khoury P，et al. Differential diagnosis of cystic neoplasms of the pancreas by fine-needle aspiration. Arch Pathol Lab Med，1991，115：571-577.

73. Centeno BA，Lewandrowski KB，Warshaw AL，et al. Cyst fluid cytologic analysis in the differential diagnosis of pancreatic cystic lesions. Am J Clin Pathol，1994，101：483-487.

74. Linder JD，Geenen JE，Catalano MF. Cyst fluid analysis obtained by EUS-guided FNA in the evaluation of discrete cystic neoplasms of the pancreas：A prospective single-center experience. Gastrointest Endosc，2006，64：697-702.

75. Huang P，Staerkel G，Sneige N，et al. Fine-needle aspiration of pancreatic serous cystadenoma：Cytologic features and diagnostic pitfalls. Cancer Cytopathol，2006，108：239-249.

76. Belsley NA，Pitman MB，Lauwers GY，Brugge WR，Deshpande V. Serous cystadenoma of the pancreas：Limitations and pitfalls of endoscopic ultrasound-guided fine-needle aspiration biopsy. Cancer Cytopathol，2008，114：102-110.

77. Collins BT. Serous cystadenoma of the pancreas with endoscopic ultrasound fine needle aspiration biopsy and surgical correlation. Acta Cytol，2013，57：241-251.

78. Dodd LG，Farrell TA，Layfield LJ. Mucinous cystic tumor of the pancreas：An analysis of FNA characteristics with an emphasis on the spectrum of malignancy associated features. Diagn Cytopathol，1995，12：113-119.

79. Centeno BA，Warshaw AL，Mayo-Smith W，et al. Cytologic diagnosis of pancreatic cystic lesions. A prospective study of 28 percutaneous aspirates. Acta Cytol，1997，41：972-980.

80. Pitman MB，Genevay M，Yaeger K，et al. High-grade atypical epithelial cells in pancreatic mucinous cysts are a more accurate predictor of malignancy than "positive" cytology. Cancer Cytopathol，2010，118：434-440.

81. Genevay M，Mino-Kenudson M，Yaeger K，et al. Cytology adds value to imaging studies for risk assessment of malignancy in pancreatic mucinous cysts. Ann Surg，2011，254：977-983.

82. Layfield LJ，Cramer H. Fine-needle aspiration cytology of intraductal papillary-mucinous tumors：A retrospective analysis. Diagnostic Cytopathology，2005，32：16-20.

83. Stelow EB，Stanley MW，Bardales RH，et al. Intraductal papillary-mucinous neoplasm of the pancreas. The findings and limitations of cytologic samples obtained by

endoscopic ultrasound-guided fine-needle aspiration. Am J Clin Pathol, 2003, 120: 398-404.

84. Michaels PJ, Brachtel EF, Bounds BC, et al. Intraductal papillary mucinous neoplasm of the pancreas: Cytologic features predict histologic grade. Cancer Cytopathol, 2006, 108: 163-173.

85. Emerson RE, Randolph ML, Cramer HM. Endoscopic ultrasound-guided fine-needle aspiration cytology diagnosis of intraductal papillary mucinous neoplasm of the pancreas is highly predictive of pancreatic neoplasia. Diagn Cytopathol, 2006, 34: 457-462.

86. Volmar KE, Jones CK, Xie HB. Metastases in the pancreas from nonhematologic neoplasms: Report of 20 cases evaluated by fine-needle aspiration. Diagn Cytopathol, 2004, 31: 216-220.

87. Mesa H, Stelow EB, Stanley MW, et al. Diagnosis of nonprimary pancreatic neoplasms by endoscopic ultrasound-guided fine-needle aspiration. Diagn Cytopathol, 2004, 31: 313-318.

88. Gilbert CM, Monaco SE, Cooper ST, et al. Endoscopic ultrasound-guided fine-needle aspiration of metastases to the pancreas: A study of 25 cases. Cytojournal, 2011, 8: 7.

89. Layfield LJ, Hirschowitz SL, Adler DG. Metastatic disease to the pancreas documented by endoscopic ultrasound guided fine-needle aspiration: A seven-year experience. Diagn Cytopathol, 2012, 40: 228-233.

90. Olson MT, Wakely PE Jr, Ali SZ. Metastases to the pancreas diagnosed by fine-needle aspiration. Acta Cytol, 2013, 57: 473-480.

91. Pugh JL, Jhala NC, Eloubeidi MA, et al. Diagnosis of deep-seated lymphoma and leukemia by endoscopic ultrasound-guided fine-needle aspiration biopsy. Am J Clin Pathol, 2006, 125: 703-709.

第十章

卵　巢

赵澄泉（Chengquan Zhao）　杨　敏（Min Yang）

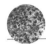 **第一节　概　论**

一、卵巢疾病的细胞学简介

卵巢表面被覆的生发上皮源于体腔上皮，是变异的腹膜间皮细胞，呈单层立方状，含少量碱性细胞质和球形细胞核。随年龄增长卵巢表面细胞可逐渐扁平，表面上皮常可嵌入卵巢皮质或形成小的囊肿。卵巢结缔组织稍致密，分皮质和髓质。皮质由卵泡和特殊间质组成，排卵后的卵泡发育成黄体，黄体逐渐退化，被结缔组织替代称为白体；髓质窄小，由致密结缔组织构成。卵子的成熟分不同阶段，分别称为始基卵泡、初级卵泡、次级卵泡、成熟卵泡。卵泡由卵母细胞和外围的颗粒细胞和卵泡膜细胞组成，卵巢肿瘤约80%~90%发生于20~65岁女性，80%为良性，20%为恶性或交界性。卵巢肿瘤的发病率，国内外有逐年上升的趋势。不同国家和地区发病率不同，大多数东南亚国家和非洲的发病率小于2/10万女性，但在北欧和美国可大于15/10万女性。卵巢癌是美国女性排名第五位的最常见癌症，占女性癌症的4%。

卵巢组织学复杂，肿瘤组织学类型繁多，简单划分为四大类，表面上皮肿瘤、性索-间质肿瘤、生殖细胞瘤、转移性肿瘤。卵巢肿瘤发病早期常无明显症状和体征，所以早期病情隐匿，很多患者在临床确诊时已为晚期。卵巢的细针穿刺可鉴定囊性和实性卵巢包块的性质，它是一种安全、损伤小、简单易行和经济实用的诊断方法，伴随着影像学（B超、CT）和腹腔镜在临床应用的增加，细针穿刺应用于卵巢肿瘤的诊断作用也在逐渐增加。尤其对一些影像学显示为良性的单纯囊肿。

细针穿刺的指征

- 确诊一些偶然发现的良性囊肿
- 绝育手术中（如结扎）
- 怀孕过程中
- 对于无法外科手术治疗的患者，确定恶性诊断
- 对于保守治疗的患者，确定是否有复发
- 抽取输卵管、卵巢积脓

卵巢细针穿刺检查一般应用于偶然发现，并且经腹部超声检查和腹腔镜检查诊断为良性的囊性包块。如在绝育手术或妊娠检查时，常可偶然发现卵巢囊肿。结合细针穿刺诊断和超声发现，确诊为良性可以避免切除卵巢。现在许多实验室可以检测卵巢囊肿液内的雌激素浓度。大多数卵泡囊肿液内雌二醇（estradiol，E_2）常可升高。但是上皮细胞囊肿液中的E_2浓度常不升高[1]。所以，由超声影像学、细针穿刺和E_2水平检测组成的三联实验（triple test）是鉴别卵巢良性和恶性囊肿的有效方法。

因为对卵巢疾病的细针穿刺病例有高度的选择性（人为选择，所以大多数卵巢细针穿刺的诊断是良性的。一份研究报告称90位女性在体外授精过程中，偶然发现卵巢囊肿的细针穿刺结果均证实为良性[2]。

如果超声检查发现卵巢肿块可疑，临床医生会建议直接外科手术切除，而不做细针穿刺活检。除非在外科手术过程中，需要对恶性肿瘤或转移病灶进行诊断，应尽量避免对可疑的卵巢囊肿进行细针穿刺。另外，需要注意细针穿刺取材有时可能不准确，对于超声检查可疑而细针穿刺诊断为良性的卵巢肿块，并不能完全排除恶性肿瘤。

二、细针穿刺技术和并发症

细针穿刺可经腹部皮肤、直肠或经腹腔镜进针取样，具体进针部位或方法取决于肿瘤的大小、部位和实验室的设备等。针吸检查将针头直接刺入肿块，将针栓拉至10~15ml处（如用20ml注射器），负压吸取病灶细胞制片观察；经腹部进针可结合下腹部触诊。但在大多数情况下，需要在超声指导下进行；经直肠利用Franzen细针穿刺结合触诊来进行；经阴道进针需要在阴道超声的指导下，将连有针头的注射器从后穹隆直接刺入卵巢肿块。

根据不同的进针部位，囊肿穿刺液中可见混杂鳞状上皮细胞、间质细胞或肠上皮细胞（"污染"）。因此，细胞病理学医生应该知道样本的取材方法，这对于正确分析和评估样本非常重要。在腹腔镜检查过程中，如果发现卵巢囊肿，可以直接进行细针穿刺检查。

卵巢细针穿刺的并发症很少见，虽然传统认为细针穿刺可以引起恶性肿瘤细胞的腹腔扩散，但在实际工作中这种报道极少。一些报道指出，经大量的临床实践证明，卵巢穿刺取样几乎不引起肿瘤的腹腔扩散[3]。经阴道和直肠穿刺，1.3%的患者可引起严重的盆腔感染。因为卵巢细针穿刺可能延缓一些严重病症的治疗，如卵巢囊肿蒂扭转，所以急腹症和盆腔痛等都是细针穿刺的禁忌证。

三、细针穿刺样本的制备和报告

样本制备

卵巢细针穿刺样本，大多为囊肿内液体，可用常规方法进行样本制备，包括直接涂片、滤膜过滤、细胞离心、薄层细胞制备和细胞块制备。

E_2和肿瘤抗原检测

可用部分新鲜囊肿液体测量E_2含量和肿瘤相关抗原的浓度，如CA125、癌胚抗原（CEA）和甲胎蛋白（AFP）。这些肿瘤抗原的浓度在部分卵巢肿瘤明显升高，所以肿瘤相关抗原检测是细胞学诊断有用的辅助检查方法。

细胞病理学报告

如果细胞学制片基本无细胞，判读为无诊断性（non-diagnostic）样本。无诊断性样本占所有卵巢细针穿刺的比例在不同的研究报告中差异极大，范围为13%~72%。造成巨大差异的主要原因是在不同的研究报告中所选择的病例不同。卵巢细针穿刺细胞学报告应注明有或没有恶性肿瘤细胞（阳性-阴性）。如果细胞学明确诊断较困难，应报告非典型细胞或可疑恶性细胞。如果发现足够的良性病变细胞（颗粒细胞或上皮细胞），诊断报告可进一步分类为单纯性、卵泡性、浆液性或黏液性、子宫内膜异位症性囊肿及皮样囊肿等。从实际应用考虑，良性囊肿可分为两大类：① 功能性（非肿瘤性）囊肿包括滤泡囊肿和黄体囊肿等；② 上皮细胞（肿瘤性）囊肿包括浆液性囊腺瘤和黏液性囊腺瘤等。分类方法对临床应用很有价值，功能性（非肿瘤性）囊肿常有自限性，不需要外科手术治疗，而对于细针穿刺判读为良性的上皮细胞（肿瘤性）囊肿，尤其是超声发现异常的囊肿，大多需要外科手术切除。在囊肿的不同部位，内覆的上皮细胞变化很大。同一囊肿不同的部位，上皮细胞可有良性、交界性或恶性变化。细针穿刺样本可能并不代表整个病变，所以在一个良性囊肿的细胞学报告中最好附注解释说明，如"建议结合临床和超声检查分析"。

四、准确性

卵巢细针穿刺对恶性肿瘤诊断的敏感性为84%~93%。因为交界性肿瘤（borderline tumors）没有被包括在内，所以其实际敏感性应低于上述百分比[4]。交界性肿瘤的细针穿刺经常产生阴性结果，如常常无细胞或细胞很少，肿瘤性上皮细胞可能未穿刺到。如果包括交界性肿瘤在内，细针穿刺对恶性肿瘤诊断的敏感性大约仅有26%~40%[5,6]，较低的敏感性使一些临床医生认为对于可疑的卵巢囊肿没有必要进行细针穿刺。细针穿刺也可引起假阳性的结果，如卵巢囊肿的颗粒细胞产生细胞数量很多，有时可见核分裂象，导致假阳性报告。

部分研究提出卵巢细针穿刺细胞学诊断的标准：需要至少2张玻片，每张玻片至少有2簇细胞。用此诊断标准，25%的研究样本被判读为无诊断性，而细针穿刺诊断的敏感性从73%增加至92%，阴性预示值从70%增加至84%。

结合腹腔镜和超声检查对于鉴别良性和恶性卵巢囊肿非常必要。因为卵巢的细针穿刺具有局限性，对于交界性肿瘤的诊断其假阴性较高，并且不能区分交界性肿瘤和浸润性癌。对于交界性肿瘤的治疗需要外科手术切除、淋巴结清扫和腹腔活检以确定病理分期，所以即便细针穿刺不能区别交界性肿瘤和浸润性癌也不影响临床的治疗。

另外，细针穿刺对于良性囊肿有时难以准确进行组织学分类。虽然在某些情况下，细针穿刺可以给出特异的准确的细胞病理学诊断，如卵巢良性子宫内膜样瘤等，但目前细针穿刺主要的临床应用价值在于明确良性的卵巢囊肿，以避免对患者进行不必要的外科手术治疗。

第二节 卵巢良性非肿瘤性囊肿

因生理或病理因素可引起卵巢体积增大和积液。大多数卵巢囊肿是在常规妇科检查、B超或腹腔镜检查过程中偶然发现的。常见的非肿瘤性囊肿包括卵泡囊肿、黄体囊肿、子宫内膜异位症囊肿、妊娠黄体瘤、生发上皮包涵囊肿、卵巢旁囊肿及输卵管囊肿等。多数囊肿细针穿刺为微黄或无色清亮液，细胞数量少，可见数量不等的淋巴细胞和巨噬细胞。单凭细针穿刺细胞学，很难对上述良性囊肿进行准确分类。

一、卵泡囊肿

临床特征

卵泡囊肿（follicle cyst）是因闭锁的卵泡液体潴留而形成。大多为单房薄壁，也可为多房，表面光滑透明，超声和腹腔镜检查为良性。卵泡囊肿的形成与月经不调有关，多出现在月经初潮或更年期。卵泡囊肿直径约3~8cm。如小于2.5cm，考虑为生理性，称囊肿型卵泡。卵泡囊肿多在几个月内即自行退化消失，或在服用避孕药后消失。如卵泡囊肿出血称卵泡血肿，少数囊肿可破裂，引起腹腔积血和急性腹痛。黄体化的妊娠卵泡囊肿是较少见的特殊类型，出现在妊娠或分娩后。它和一般卵泡囊肿相似，但直径更大（平均25cm），囊壁被覆高度非典型细胞。多发性卵泡囊肿多见于青少年甲状腺功能低下、卵巢过度刺激综合征和多囊性卵巢。

组织学和细胞形态学特征

卵泡囊肿被覆内层的复层颗粒细胞和外层的卵泡膜细胞（图10-1A）。两类细胞都可以发生黄体化。卵泡囊肿的液体呈淡黄清亮液、透明或血性。

细针穿刺样本细胞数量极少，仅见少许巨噬细胞（图10-1B，C），或含有许多颗粒细胞。颗粒细胞呈分散或紧密簇状，或不规则球状排列（图10-1D）。细胞质稀薄；核圆形或椭圆形，有些细胞可见核沟，呈咖啡豆状，染色质呈粗糙颗粒状，偶见核分裂象。黄体化的颗粒细胞细胞质呈泡沫状，内含黄色色素。涂片背景干净或血性[7]。

细胞学主要特征

- 细胞数量可极少或很多
- 细胞分散或紧密簇状
- 染色质粗糙颗粒状
- 细胞质颗粒或泡沫状
- 核分裂象可见

鉴别诊断

对于细胞数量很少的卵泡囊肿细针穿刺很难同良性非卵泡囊肿鉴别，如单纯或良性浆液性卵巢囊

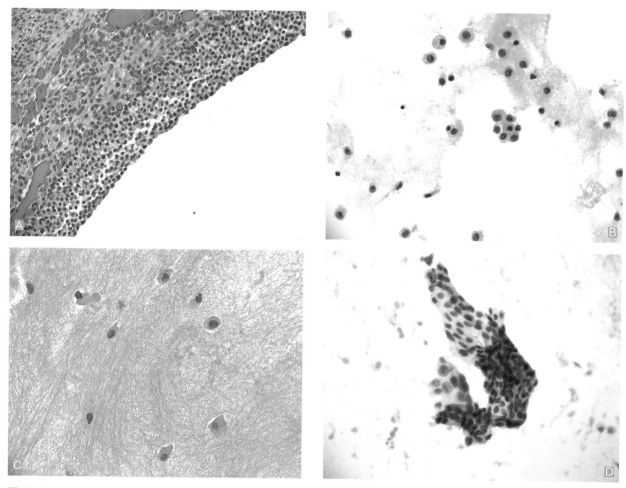

图10-1

A. 卵泡囊肿组织学，囊壁内侧颗粒细胞层，外侧卵泡膜细胞层（HE染色，200×）

B. 卵泡囊肿细针穿刺，涂片显示多量巨噬细胞（巴氏染色，400×）

C. 卵泡囊肿细针穿刺，细胞块显示巨噬细胞（HE染色，400×）

D. 卵泡囊肿细针穿刺，涂片显示不规则颗粒细胞团，细胞核圆形或椭圆形，隐约可见核沟，细胞质中等量，个别黄体化的细胞体积增大（巴氏染色，400×）

肿。如果在细针穿刺涂片发现分离的纤毛上皮簇（ciliary tuft），则表明囊壁内覆为含纤毛的柱状上皮细胞。如发现黏液细胞则表明囊壁内覆黏液性上皮细胞。在上述情况下，可以诊断为上皮细胞囊肿，而非卵泡囊肿。放射免疫方法可以检测囊肿液中的E_2水平，卵泡囊肿液体中E_2含量增高。81%~90%的卵泡囊肿E_2含量高于20nmol/L，而97%~99%的非卵泡囊肿液中E_2含量低于20nmol/L。测定囊肿液中的CEA和CA125也有助于诊断。卵泡囊肿液中CEA和CA125含量较低，然而上皮囊肿如浆液性或黏液性和子宫内膜异位症囊肿液中的CEA或CA125含量常增

高[8,9]。鉴别诊断也应包括囊性颗粒细胞瘤，后者细针穿刺液中细胞数量多，与卵泡囊肿不同，颗粒细胞瘤细胞核苍白，染色质细。含细胞量多的卵泡囊肿（23%~27%）常可见核分裂象，有可能误诊为恶性肿瘤。结合超声和腹腔镜检查对于卵泡囊肿的正确诊断很有帮助。

卵泡囊肿的鉴别诊断

• 上皮细胞囊肿

　单纯性囊肿

　浆液性囊肿

黏液性囊肿

子宫内膜异位症性囊肿

• 颗粒细胞瘤

• 癌

二、黄体囊肿

　　囊性黄体如大于3.0cm，可称黄体囊肿（corpus luteum cyst），黄体囊肿常单侧发生。组织学与卵泡囊肿相似，但其衬覆的细胞由大的黄体化的颗粒细胞和卵泡膜细胞组成（图10-2A）。黄体囊肿液常呈血性，细针穿刺特征是含有黄体化的颗粒细胞，这些细胞核圆形、小而偏中心，细胞质丰富，呈泡沫状、颗粒状或空泡状，有时含黄色色素（图10-2B）。由于这些细胞保存可能较差，以及含空泡和色素，所以单个细胞形状可能与巨噬细胞相似[10]。出血性

黄体囊肿可含新鲜或陈旧血液及具含铁血黄素的巨噬细胞（图10-2C）。有时出血性黄体囊肿细针穿刺细胞学形态与子宫内膜异位症囊肿相似，两者不易鉴别。

　　与妊娠相关的黄体囊肿细针穿刺液可见透明体（hyaline body）和钙化。在分娩以后可见非典型黄体化细胞，核质比增加，染色质粗糙，核仁不规则，核仁明显。偶见腺体状或乳头状结构。

细胞学主要特征

• 分散的大细胞

• 丰富的泡沫状细胞质

• 完整或皱缩的细胞核

• 巨噬细胞

• 透明体和钙化（妊娠期）

• 非典型细胞，腺体或乳头状结构

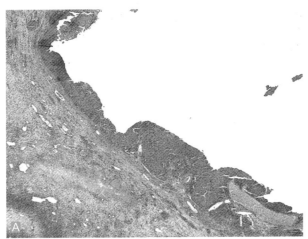

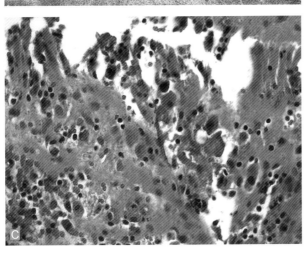

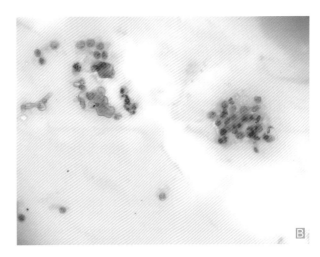

图10-2

A. 黄体囊肿组织学，囊肿壁衬覆黄体化细胞（HE染色，40×）

B. 黄体囊肿FNA，松散的卵泡膜细胞团。细胞核圆形、较小，胞质丰富，似含黄色色素（巴氏染色，400×）

C. 出血性黄体囊肿FNA，细胞块示具含铁血黄素的巨噬细胞和卵泡膜细胞（HE染色，400×）

三、子宫内膜异位症囊肿

临床特征

子宫内膜异位症定义为正常子宫内膜出现在子宫以外的器官或组织，如出现在子宫壁肌层则称为腺肌病。卵巢是子宫内膜异位症最常见的器官之一，它可以同时存在于卵巢和其他器官。子宫内膜异位症经常出现于生育年龄女性，可以引起不孕症。危险因素包括未经产妇女、月经初潮早、月经不规律等。子宫内膜异位症可导致卵巢囊性肿物，子宫内膜异位症囊肿（endometriotic cyst）或子宫内膜瘤（endometrioma）。高达50%的子宫内膜异位症囊肿可发生在双侧卵巢。

细胞形态学特征

子宫内膜异位症囊肿穿刺液含陈旧性溶血，黏稠、暗褐色（也称之为巧克力囊肿）。诊断三联征包括有含铁血黄素巨噬细胞、子宫内膜腺上皮细胞和间质细胞（图10-3A，B）。准确诊断需要有上述三个指标中的两个。具含铁血黄素的巨噬细胞很多见，子宫内膜腺体上皮细胞常呈簇状或片状排列，细胞小，边界不清，核圆形或椭圆形，核仁不明显，胞质少（图10-3C）。腺上皮细胞和间质细胞在细胞包

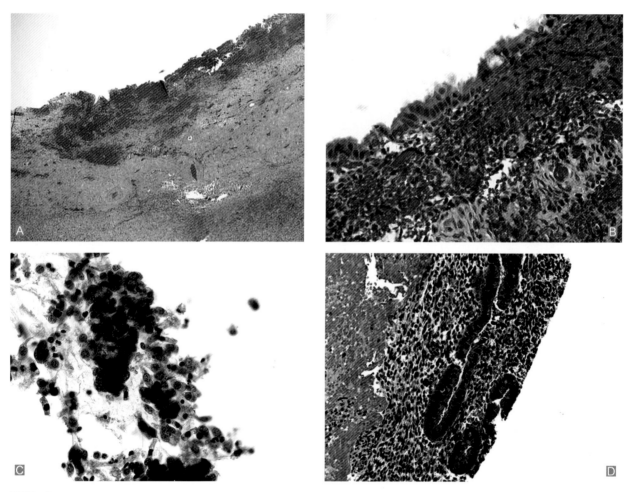

图10-3

A. 卵巢子宫内膜异位症囊肿组织学（HE染色，40×）

B. 卵巢子宫内膜异位症囊肿组织学，示子宫内膜腺上皮细胞和间质细胞（HE染色，400×）

C. 卵巢子宫内膜异位症FNA，松散的子宫内膜腺上皮细胞混合间质细胞（细胞小，胞核圆，胞质稀少），右下似见一些嗜含铁血黄素巨噬细胞（巴氏染色，400×）

D. 卵巢子宫内膜异位症FNA，细胞块显示典型的子宫内膜异位症，子宫内膜腺体被间质细胞围绕（HE染色，200×）

块中易见（图10-3D）。如果细针穿刺液中发现有子宫内膜上皮细胞和间质细胞，则诊断较容易。黄体化的颗粒细胞、卵泡细胞与巨噬细胞或组织细胞相似，所以，如果细针穿刺液中没有发现子宫内膜腺上皮细胞，则细胞学难以鉴别子宫内膜异位症和出血性黄体囊肿。

个别子宫内膜腺上皮可呈明显异型性，流式细胞计数仪检测DNA证实其中50%病例有非双倍体[11]。上述发现使研究者认为子宫内膜异位症腺上皮异型性增生，可为子宫内膜癌和透明细胞癌前期病变。如果细针穿刺样本发现有非典型腺上皮细胞，应手术切除囊肿以确诊和治疗。

细胞学主要特征

• 嗜含铁血黄素的巨噬细胞

• 子宫内膜腺上皮细胞

• 子宫内膜间质细胞

四、卵巢、卵巢周围和输卵管周围单纯囊肿

卵巢、卵巢周围和输卵管周围单纯囊肿（simple cyst）常见于绝经后女性，由间皮细胞或其他表面上皮的组织内嵌所致。单纯囊肿直径小，多发，囊肿壁内面衬覆单层良性柱状、立方形或扁平上皮，无纤毛。经常很难判定来自间皮或Mullerian上皮，所以简称单纯囊肿（图10-4A，B）。如上皮细胞有纤毛，则称浆液性囊肿。

细胞学主要特征

• 细胞数量很少（图10-4C）

• 间皮样细胞

• 细胞呈片状或簇状

卵巢、卵巢旁到输卵管旁的单纯囊肿，细胞学特征均相同。细针穿刺液体清亮，细胞数量很少，可见少许柱状、立方形细胞，呈簇状或片状排列，其形态与正常的间皮细胞相似。核小，圆形或椭圆形，染色质纤细颗粒状，核仁不明显；胞质多少不等。如果发现纤毛上皮细胞或脱落的带纤毛的上皮簇（ciliary tufts），可排除单纯囊肿，而考虑为浆液性囊肿或输卵管积液可能。

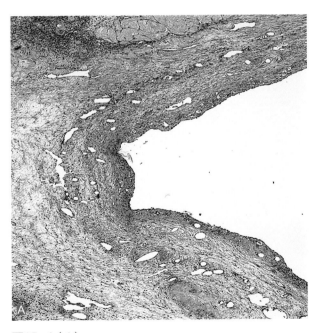
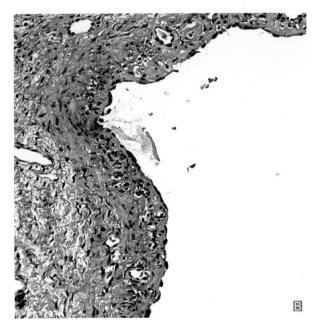

图10-4（1）

A. 卵巢单纯囊肿组织学，低倍镜示囊肿衬覆单层扁平上皮细胞（HE染色，40×）

B. 卵巢简单囊肿组织学，中倍镜可见囊肿衬覆单层扁平细胞（HE染色，100×）

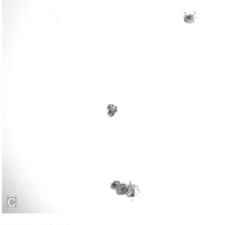

图10-4（2）

C. 卵巢单纯囊肿FNA，细胞数量很少，仅见个别散在的良性细胞，难以判定是间皮细胞、上皮细胞或巨噬细胞（巴氏染色，200×）

五、输卵管积液

输卵管积液（hydrosalpinx）是输卵管疾病的并发症之一，其特征是输卵管伞部末端闭锁，输卵管扩张，常发生在漏斗部或壶腹部。扩大的管腔含有清亮的液体，其电解质组成与血清相似，但其蛋白质含量较低。输卵管积液囊壁被覆纤毛上皮细胞，穿刺液细胞量极少，可有少许的纤毛柱状或立方上皮细胞，或分离的纤毛丛和巨噬细胞。细胞学发现与浆液性囊肿相同。

六、输卵管卵巢脓肿

输卵管卵巢脓肿（tuboovarian abscess）是最严重的盆腔炎性疾病，临床症状有盆腔痛、发热和阴道出血。超声和CT均可见盆腔部位的包块，常发生在双侧。扩张的输卵管与卵巢粘连在一起。最常见原因是下生殖道淋球菌、衣原体和厌氧菌上行感染所致。细针穿刺样本黏稠，黄色。镜下可见无数的中性粒细胞和大量的坏死细胞碎片。在现场检查评估细针穿刺样本的同时，应取样本送微生物学培养和鉴定致病微生物，以选择有效的抗菌药物治疗。如药物治疗无效，应考虑手术切除，也可经腹腔镜或超声引导下手术引流。

第三节　卵巢上皮细胞肿瘤

卵巢肿瘤有2/3发生在生育期女性，80%~90%在20~65岁，少于5%卵巢囊肿发生在儿童。80%的卵巢上皮肿瘤为良性肿瘤，60%的良性肿瘤在40岁之前诊断。恶性或交界性肿瘤占20%。90%的卵巢上皮癌或交界性肿瘤发生在40岁以后。在西方国家，上皮肿瘤占所有卵巢肿瘤的2/3，占卵巢癌的90%。世界卫生组织（WHO）对这些肿瘤的分类方法根据其上皮组成而定，有浆液性、黏液性、子宫内膜性、透明细胞、移形上皮、鳞状上皮和无分化性肿瘤[12]。

一、浆液性肿瘤

在西方国家，浆液性肿瘤（serous tumor）占所有卵巢肿瘤的30%~40%。70%为良性，20%~25%为恶性，5%~10%为交界性。

（一）良性浆液性肿瘤

临床特征

良性浆液性肿瘤（benign serous tumor）包括浆液性囊腺瘤（serous cystadenoma）和浆液性腺纤维瘤（serous adenofibroma）。它们占所有卵巢上皮肿瘤的16%或所有良性上皮肿瘤的20%。可发生在任何年龄，多数在40~60岁。通常因为其他生殖器官疾病做B超检查时偶然发现。10%~20%为双侧。患者最常见症状为腹痛、阴道出血和腹部肿大。

组织学和细胞形态学特征

良性浆液性肿瘤多数为内生性生长，但也可外生性即外部表面生长如表面乳头瘤状或两者共存。肿瘤为单房，也可为多房。壁薄，内壁光滑，或有少许结节或乳头状突出，囊内壁被覆与输卵管上皮相似的纤毛柱状或立方形上皮细胞（图10-5A，B）。细针穿刺液清亮，透明，细胞极少，立方形细胞，大小相同，核圆形或椭圆形（图10-5C），偶见纤毛柱状细胞，可见纤毛簇、砂粒体、巨噬细胞。在囊性腺纤维瘤，如穿刺至实性纤维部分，可见间质细胞。

- 立方形细胞
- 纤毛柱状细胞
- 分离的纤毛簇
- 砂粒体

如果细针穿刺液中没有见到纤毛柱状上皮细胞或脱落的纤毛簇时，细胞学发现无特异性，难以诊断。浆液性囊腺瘤CA125增高，所以肿瘤标记物分析有助于诊断。

（二）浆液性交界性肿瘤

临床特征

浆液性交界性肿瘤（serous borderline tumor；serous tumor，low malignant potential），好发年龄40~50岁，平均发病年龄42岁。大多数患者无临床症状，少数腹部肿大或下腹痛，尤其在肿瘤破裂或扭转时，70%的肿瘤局限在一侧或双侧卵巢（病理1期），少数肿瘤可散布至盆腔邻近位置（病理2期）或上腹部及淋巴结（病理3期）。个别肿瘤可有远处器官转移（病理4期）。浆液性交界性肿瘤生长缓慢，进行性间变少见，多年后复发性肿瘤与原来的肿瘤细胞学相似。卵巢肿瘤种植（或扩散）是交界性肿瘤的常见现象。周围器官、腹腔或大网膜为常见种植部位，种植可分浸润性和非浸润性两种，均可伴有砂粒体。浸润性肿瘤种植预后不良。总体说来浆液性交界性肿瘤预后较好。浆液性交界性肿瘤的发生与*BRCA1/2*突变无关[13]。

组织学和细胞形态学特征

浆液性交界性肿瘤可以为实体、囊性或两者混合的囊实性，大多数肿瘤由囊肿和乳头状结构组成（图10-6A，B）。乳头状结构可内生或外生。上

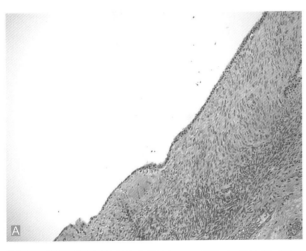

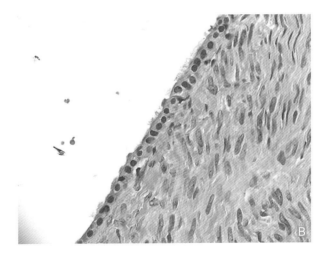

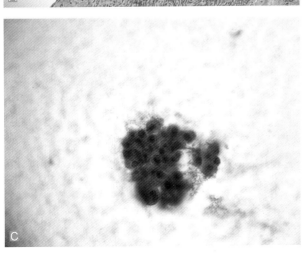

图10-5 卵巢浆液性囊腺瘤

A. 组织学，低倍镜示囊壁由致密间质组成，囊内衬覆单层浆液性上皮细胞（HE染色，100×）

B. 组织学，高倍镜示浆液性上皮细胞特征，带有纤毛的矮柱状细胞，胞核圆形或椭圆形，无异型性（HE染色，400×）

C. 卵巢良性浆液性肿瘤FNA，小团上皮样细胞，无异型性，细胞表面似可见纤毛（巴氏染色，400×）

皮细胞多呈复层，但一般不超过三层。柱状或立方形细胞，有轻度至中度异型性。细胞增生和异型性比良性囊腺瘤明显。与低级别浆液性癌的鉴别是没有卵巢间质浸润，但根据细胞学检测鉴别两者是不可能的。

　　细针穿刺细胞数量一般少于恶性浆液性囊腺癌。与浆液性癌不同，少见大团的肿瘤细胞。细针如仅穿刺到囊内物，细胞少，常会导致假阴性结果。如果取样适当，镜下可见单纯或复合分支的乳头状结构，片状、簇状或散在的肿瘤细胞。细胞为柱状或立方形，多有轻度异型性，染色质颗粒均匀、纤细，核仁不明显，核质比较高（图10-6C，F）。腹腔冲洗液中有时可见转移的肿瘤细胞团（图10-6G）。

细胞学主要特征

- 乳头状、片状、分支状
- 柱状或立方形细胞
- 轻度或中度异型性
- 砂粒体
- 条状纤维血管
- 细胞质空泡

（三）浆液性腺癌

临床特征

浆液性腺癌（serous adenocarcinoma）是卵巢最

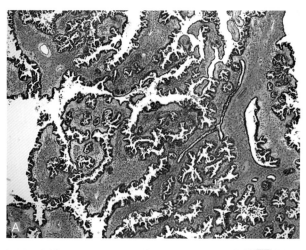
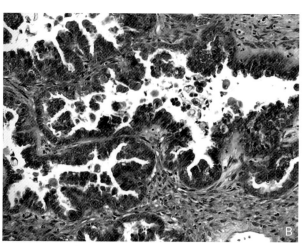
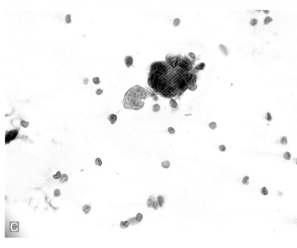
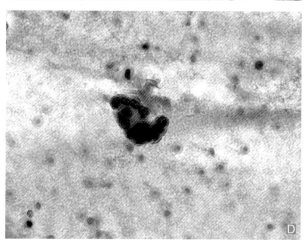

图10-6（1）　卵巢浆液性交界性肿瘤

A. 组织学，低倍镜示浆液性交界性肿瘤典型的复杂分支结构，无间质浸润（HE染色，40×）

B. 组织学，中倍镜示上皮细胞中度异型性，可脱落至腺腔中（HE染色，200×）

C~F.卵巢浆液性交界性肿瘤细针穿刺（FNA）

C，D. 细胞团小，核膜不规则，染色质深染，细胞呈轻-中度异型（巴氏染色，600×）

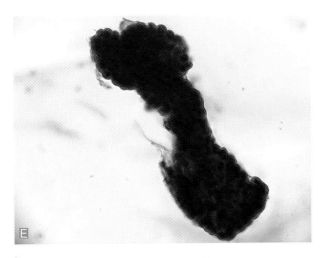

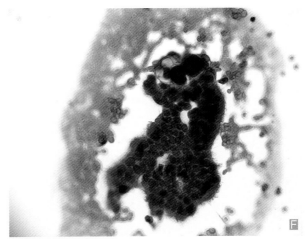

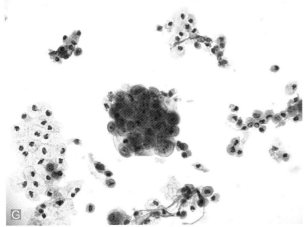

图10-6（2） **卵巢浆液性交界性肿瘤**

E．大的乳头状细胞团，细胞紧密排列（巴氏染色，400×）

F．大的乳头状细胞团，细胞团上端见砂粒体（钙化），细胞纤毛清楚可见（巴氏染色，400×）

G．卵巢浆液性交界性肿瘤，腹腔冲洗液中见小的肿瘤细胞团，可见核仁，周围散在间皮细胞和炎性细胞（巴氏染色，400×）

常见的恶性肿瘤，多见于40~60岁女性，平均发病年龄56岁。大多数患者症状不明显，诊断时70%已达晚期，有上腹部或淋巴结转移。肿瘤大小不一，可数毫米至30cm以上。肿瘤可呈囊性，多为囊实性或实性，常为多房，乳头状结构可在囊肿腔内生长或肿瘤表面生长，在一期肿瘤患者中，发生于双侧者占1/3，30%的病例可见砂粒体。浆液性囊腺癌包括低级别和高级别恶性肿瘤，90%以上为高级别恶性肿瘤。高级别恶性肿瘤多为实性（图10-7A~E）。低级别恶性肿瘤可由交界性肿瘤发展而来。

细胞形态学特征

细针穿刺样本含有许多散在的细胞、排列松散或紧密的细胞团和乳头状结构。细胞明显异型，核大、多形且不规则，染色质粗糙，核仁明显，裸核和核分裂象易见（图10-7F~G）。胞质少，但部分病例胞质丰富，可有空泡。

细胞学主要特征

- 多量散在的单个细胞和细胞核
- 球形或大部分的分支乳头状结构
- 细胞体积大，形状各异
- 核圆，不规则，染色质不均匀，核仁明显
- 可见砂粒体

细针穿刺本身可能难以鉴别交界性浆液性肿瘤和浸润性浆液性腺癌。鉴别两者需要依靠组织学检查，结合细胞块或可以诊断（图10-7H~M）。因浆液性腺癌具高度的细胞异型性，细针穿刺检查可藉此鉴别良性浆液性腺瘤。

二、卵巢黏液性肿瘤

卵巢黏液性肿瘤（mucinous tumor）的特征是囊壁内覆的上皮细胞含有胞质黏液，肿瘤细胞与子

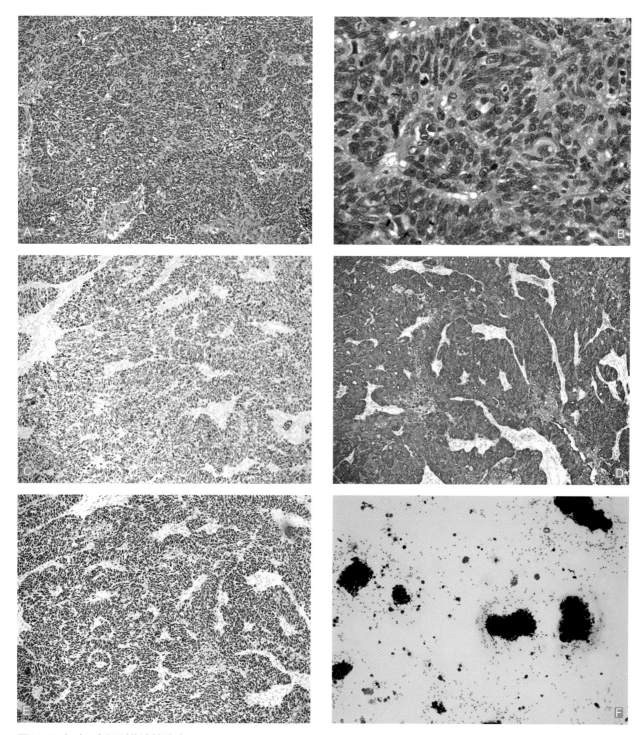

图10-7（1） **高级别浆液性腺癌**

A~B．低倍镜和中倍镜组织学，细胞异型性明显，核分裂象易见（HE染色，100×，400×）

C．P53染色广泛阳性（免疫组化，100×）

D．P16染色广泛阳性（免疫组化，100×）

E．WT1染色广泛阳性（免疫组化，100×）

F．FNA穿刺样本，低倍镜示细胞丰富，许多肿瘤细胞团（Diff-Quik染色，100×）

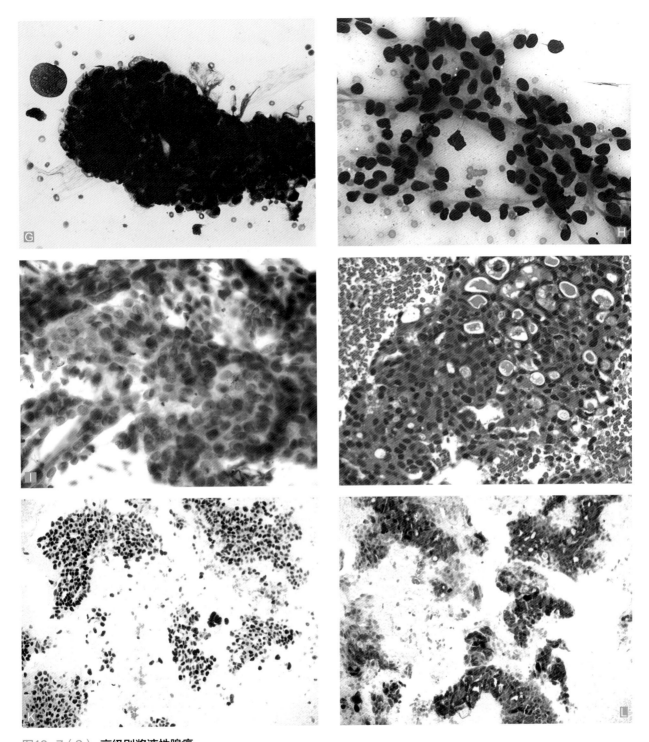

图10-7（2）　**高级别浆液性腺癌**

G．FNA穿刺样本，高倍镜示细胞异型性非常明显，可见核分裂象（Diff-Quik染色，400×）

H．FNA穿刺样本，细胞呈松散排列，异型性明显（Diff-Quik染色，400×）

I．FNA穿刺样本，细胞团似呈乳头状排列（PAP染色，400×）

J．FNA穿刺样本，细胞块（HE染色，400×）

K．P53染色广泛强阳性（免疫组化，200×）

L．P16染色广泛强阳性（免疫组化，200×）

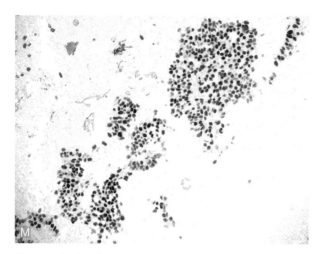

图10-7（3） **高级别浆液性腺癌**
M. WT1染色广泛强阳性（免疫组化，200×）

宫颈腺上皮或肠腺上皮相似。黏液肿瘤占所有卵巢肿瘤的10%~15%，其中约75%良性。常见于年龄较大女性，平均年龄为51~54岁。肿瘤体积大，多为15~30cm。黏液性肿瘤包括良性、交界性和恶性。

（一）黏液性囊腺瘤

临床特征

黏液性囊腺瘤（mucinous cystadenoma，mucinous cystadenofibroma），常见于30~50岁女性，占卵巢原发性黏液性肿瘤80%[14]，占卵巢所有良性肿瘤的20%。与浆液性肿瘤不同，其发生于双侧者占20%，但双侧黏液性囊腺瘤仅占2%~3%。囊肿直径大，多为15~30cm。

组织学和细胞形态学特征

黏液性囊腺瘤囊内充满黏稠的胶冻样物，单房或多房。囊壁被覆单层高柱状黏液上皮，类似宫颈黏液上皮，有时可见杯状细胞，似肠黏膜细胞。细针穿刺样本部分病例仅见一些巨噬细胞（图10-8A~C）。在许多病例细针穿刺样本显示黏液背景中见柱状黏液上皮，单层细胞。呈蜂巢状或栅栏状排列；细胞核规则排列在基底部，染色质细颗粒状、分布均匀；胞质丰富，可能见到大空泡，偶尔可见印戒细胞。同时可见巨噬细胞（图10-8D~F）。

细胞学主要特征

- 黏稠状物质
- 黏液上皮细胞
- 蜂窝状、栅栏状排列
- 无异型性

样本含良性黏液上皮时，易于诊断；如果无黏液上皮则难以判断。穿刺液可做化学分析，良性黏液腺瘤特征是高水平CEA，但E_2和CA125水平低，藉此鉴别黏液性囊肿与卵泡囊肿和浆液性囊肿。良性黏液瘤也需要与交界性黏液性肿瘤和黏液性囊腺癌鉴别。如黏液上皮细胞核异型，应考虑恶性的可能。即使穿刺检查诊断良性，仍应外科手术切除。因为恶性或交界性肿瘤发生部位可仅限于局部，细针穿刺不一定取材到位。

（二）黏液性交界性囊腺瘤

临床特征

黏液性交界性囊腺瘤（mucinous borderline tumor；mucinous tumor，low malignant potential）占卵巢黏液肿瘤10%，40%发生在双侧。85%的肿瘤上皮类似肠上皮，15%则类似子宫颈上皮。在北美和欧洲国家，黏液性交界性肿瘤为卵巢第二常见的交界性肿瘤，但在亚洲，黏液性交界性肿瘤可能是卵巢最常见的交界性肿瘤[15]。患者年龄跨度很大，一般13~88岁均有发病，平均年龄44~49岁。大约70%黏液性交界肿瘤诊断时为一期。

组织学和细胞形态学特征

黏液性交界性囊腺瘤上皮增生比黏液性囊腺瘤明显。与浆液性肿瘤相同，细针穿刺细胞学也不能鉴别交界性黏液性囊腺瘤与黏液性癌，其鉴别必须依靠组织学是否见到间质浸润，或融合性生长大于3mm或5mm。交界肿瘤可分为子宫颈腺体型和肠型（图10-9A~C）。如果局部细胞异型性明显，可称为交界瘤伴局部上皮内癌（图10-9D）。

FNA细针穿刺样本黏稠状，细胞含量也较少。可见单个散在的瘤细胞，常见瘤细胞紧密排列成条

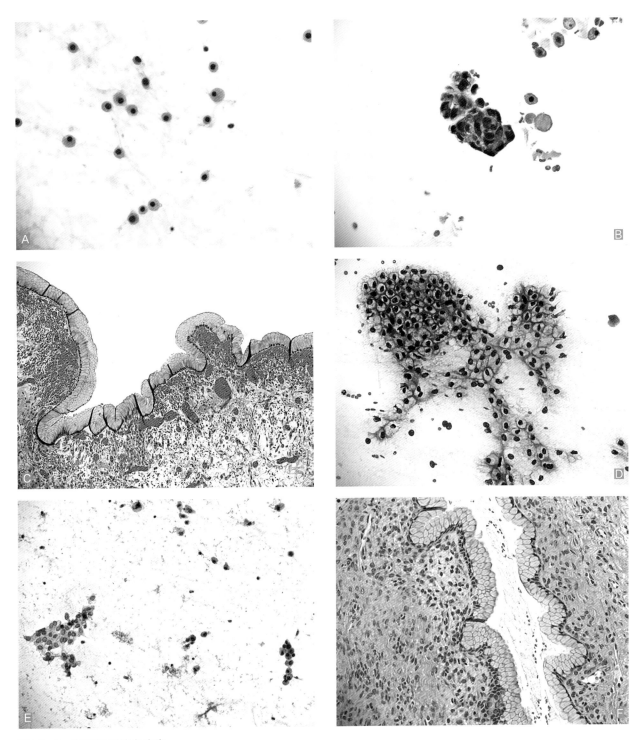

图10-8　**良性黏液性囊腺瘤**

A. FNA穿刺样本，涂片仅见巨噬细胞（巴氏染色，400×）

B. FNA穿刺样本，黏液细胞团较小，散在的巨噬细胞（巴氏染色，400×）

C. 同一病例卵巢切除，组织学示良性黏液性囊腺瘤（HE染色，100×）

图D~F为另一病例良性黏液性囊腺瘤

D. FNA穿刺样本，涂片示黏液细胞团呈蜂窝状排列（Diff-Quik染色，200×）

E. FNA穿刺样本，涂片示小的黏液细胞团和多量巨噬细胞（巴氏染色，200×）

F. 同一病例卵巢切除组织学示良性黏液性囊腺瘤（HE染色，200×）

状或片状，栅栏状或蜂巢状也可见。细胞核小，圆形，轻度至中度异型（图10-9E~G）。有些肿瘤细胞核大，多形性，核膜不规则，核仁明显。

细胞学主要特征

- 黏稠状物质
- 黏液上皮细胞
- 条状或片状排列
- 轻至中度异型性

交界性黏液性囊腺瘤可仅有局部上皮异常增生，所以细针穿刺可因取样不到位而呈假阴性。交界性

肿瘤可散布至腹腔而导致假性腹膜黏液瘤，细针穿刺腹腔黏液瘤含有大量黏液，涂片中细胞较少，有时可见非典型的黏液腺上皮细胞。阑尾黏液上皮病变和肠道腺癌也是引起假性腹腔黏液癌的常见原因。原发性腹腔黏液瘤也可见。所有卵巢黏液肿瘤都应排除转移性肿瘤的可能性，尤其消化道肿瘤的转移，如肠腺癌、胃癌和胰腺癌等。免疫组化染色（CK7，CK20，CDX2）对其非常有帮助。卵巢原发肿瘤CK7阳性，CK20和CDX2阴性；肠腺癌CK7阴性，CK20和CDX2阳性。许多卵巢原发性黏液肿瘤PAX8、ER、PR阴性。

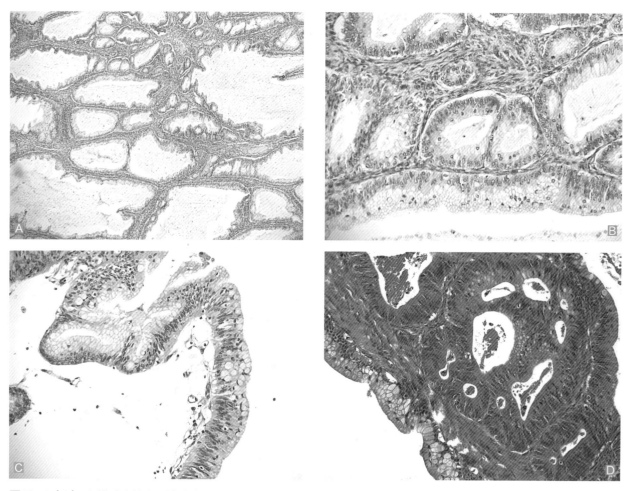

图10-9（1） 卵巢黏液性交界性肿瘤

A. 组织学，低倍镜示典型黏液性交界性肿瘤（HE染色，40×）

B. 组织学，中倍镜示黏液性细胞呈轻度或重度异型性，可见核分裂象（HE染色，200×）

C. 混合的子宫颈腺体样上皮细胞和肠型杯状（goblet）细胞（HE染色，200×）

D. 黏液性交界性肿瘤局部腺上皮细胞明显异常（核级别三级），诊断为黏液性交界性肿瘤伴局部上皮内癌（HE染色，200×）

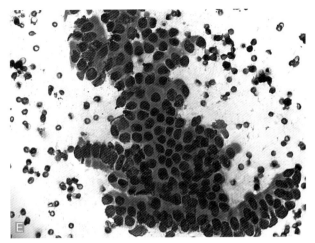

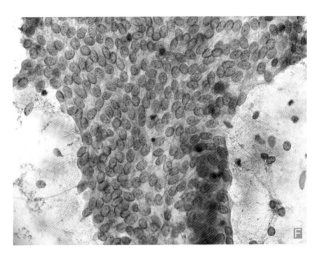

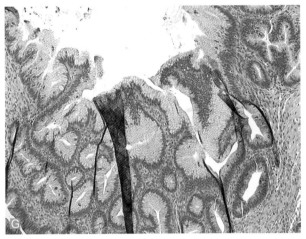

图10-9（2） 卵巢黏液性交界性肿瘤

图E~G卵巢黏液性交界性肿瘤

E. 黏液性交界性肿瘤FNA穿刺样本，排列紧密的细胞团，细胞呈轻度异型，核质比增加（Diff-Quik染色，400×）

F. 黏液性交界性肿瘤FNA穿刺样本，细胞呈轻度异型，核质比增加，细胞核淡染（巴氏染色，400×）

G. 同一病例卵巢切除组织学示黏液性交界性肿瘤（HE染色，100×）

（三）黏液性囊腺癌

临床特征

卵巢黏液性囊腺癌（mucinous cystadenocarcinoma）比浆液性囊腺癌少见，占卵巢原发性癌的3%~4%。肿瘤较大，一般大于10cm，平均为18~22cm，5%为双侧，多房或单房，内含水样或黏稠状物质。一些肿瘤为实性，可有出血坏死。黏液癌可发生于任何年龄，但多为40~60岁，平均年龄为45岁。在诊断时晚期病例少见[16]。

组织学和细胞形态学特征

组织学可呈多种生长方式，融合性生长或间质浸润性生长（图10-10A，B），细针穿刺样本无色，黏液肿瘤细胞数量多，单个散在或排列成团、成片。腺癌细胞体积大，柱状，核圆形、卵圆形或肾形，胞质丰富含大小不一的空泡（图10-10C，D）。有些细胞含黏液，将细胞核挤压至一侧呈印戒样。低分化的肿瘤

细胞明显核异型，大小不一，染色质分布不均，难以和低分化浆液性癌细胞相鉴别。细针穿刺样本也可以制成细胞块（图10-10E）；免疫组化特征与黏液性交界性肿瘤相似（图10-10F~J）。

细胞学主要特征

- 细胞数量多
- 黏液上皮细胞呈轻度和（或）明显异型性，大小不一。
- 胞质含有大小不等的空泡
- 细胞单个散在或排列成团、成片

三、卵巢子宫内膜样癌

临床特征

卵巢子宫内膜样肿瘤（endometrioid adenocarcinoma）占所有卵巢肿瘤2%~4%，良性和交界性少见。子宫内膜样癌占原发性卵巢癌的10%~15%，发病年龄多

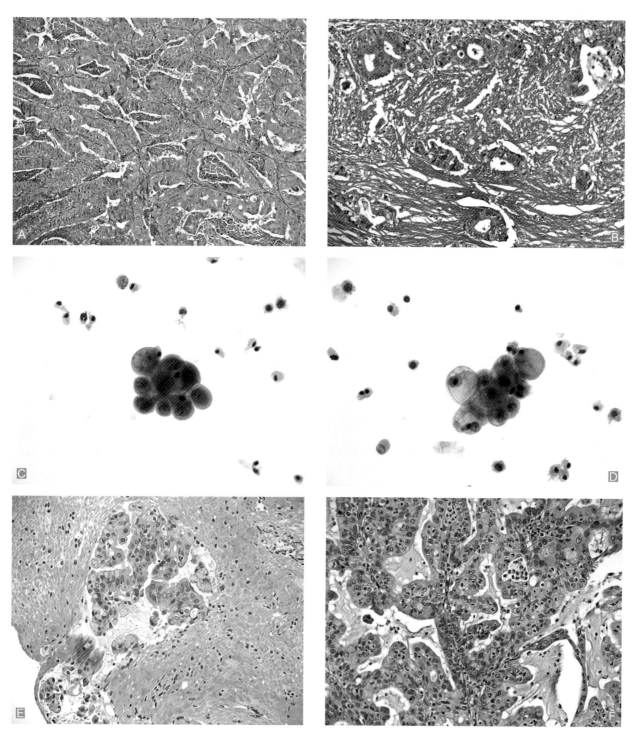

图10-10（1） **卵巢黏液性囊腺癌**

A. 组织学，形状不规则、大小各异的腺体呈融合性（或扩张性）生长（HE染色，200×）

B. 组织学，恶性黏液腺体浸润间质（HE染色，200×）

C，D. 卵巢黏液性囊腺癌FNA穿刺样本，小的黏液细胞团，细胞异型性不很明显（巴氏染色，400×）

E. 细胞块，黏液细胞团（HE染色，200×）

F. 同一病例卵巢切除标本组织学（HE染色，200×）

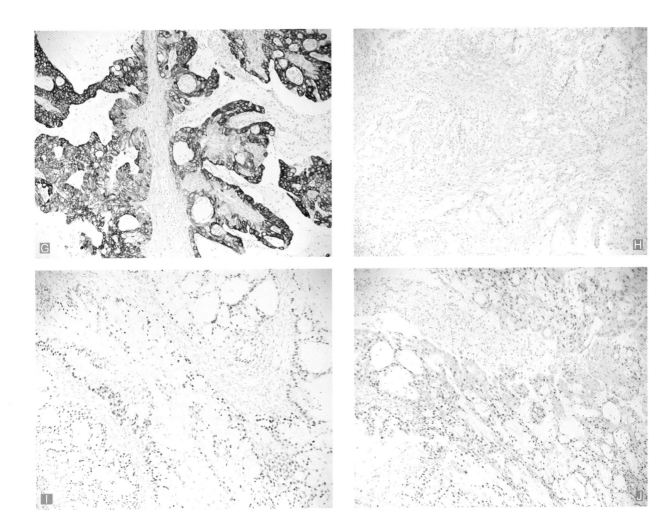

图10-10（2） **卵巢黏液性囊腺癌**

G. CK7染色阳性（免疫组化，100×）

H. CDX2染色阴性（免疫组化，100×）

I. ER染色阳性（免疫组化，100×）

J. Pax8染色弱或中度阳性，ER和Pax8阳性可以帮助诊断为原发性卵巢肿瘤，但是相当比例的卵巢原发性黏液性肿瘤ER和Pax8阴性（免疫组化，100×）

为50~60岁，平均58岁。高达42%的患者同侧或对侧卵巢或盆腔其他部位有子宫内膜异位症。15%~20%患者可同时合并子宫内膜腺癌。大多数肿瘤直径10~20cm，部分囊性，部分实性。可伴有局部出血和坏死。双侧肿瘤占28%。

组织学和细胞形态学特征

组织形态与子宫内膜腺癌相似，可见鳞状上皮化生（图10-11A，B）。细针穿刺样本为淡黄色或含陈旧性出血，涂片细胞数量多，呈细胞单个散在或排列成球状、片状和条索状。少数病例可见腺体状结构。高分化腺癌，肿瘤细胞为柱状，核圆形、较

规则，核仁不明显，胞质丰富。低分化腺癌，细胞呈明显异型性，大小不等，核不规则，核质比明显升高（图10-11C，D），常难以与低分化的浆液或黏液性腺癌相鉴别。

细胞学主要特征

- 细胞数量多，许多单个散在的肿瘤细胞
- 条索状、片状或球团状排列
- 高柱状细胞
- 腺状结构（细胞块）

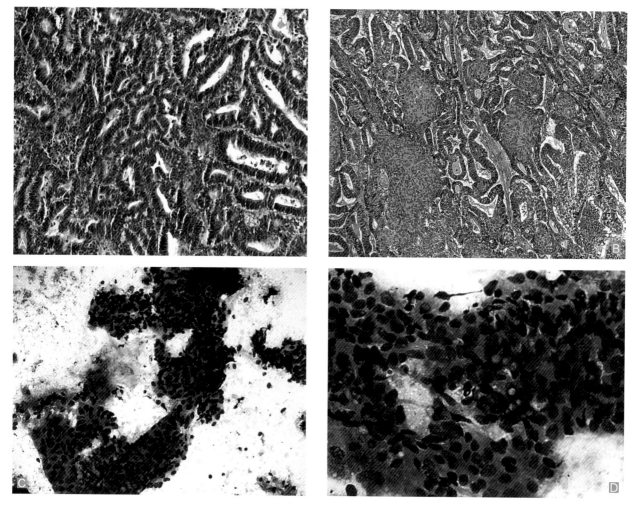

图10-11　卵巢子宫内膜样癌

A. 组织学，高分化卵巢子宫内膜样癌，FIGO 1级（HE染色，200×）

B. 组织学，高分化卵巢子宫内膜样癌，FIGO 1级，伴局部鳞化（HE染色，100×）

C. FNA穿刺样本涂片，中倍镜示细胞丰富，紧密排列成团，细胞核呈柱形，局部似形成腺体样结构（Diff-Quik染色，200×）

D. FNA穿刺样本涂片，高倍镜示细胞核柱状，呈中度异型性，仅根据细胞学很难与其他类型癌细胞相鉴别（Diff-Quik染色，400×）

四、卵巢透明细胞癌

临床特征

卵巢透明细胞癌（clear cell adenocarcinoma）由一种或多种不同类型的上皮细胞组成，最常见透明细胞（含糖原）和鞋钉样细胞（hobnail cell），少见扁平细胞、立方细胞、嗜酸性细胞（oxyphil cells）和含黏液的印戒细胞（signet-ring cell）（图10-12A，B）。在西方国家，卵巢透明细胞癌占全部卵巢癌的10%，但在日本可达25%。发病平均年龄为55岁。肿瘤可发生于卵巢表面上皮、子宫内膜异位症囊肿、上皮包涵体囊肿。95%的病变为单侧。大约50%~70%的病例可伴盆腔或卵巢子宫内膜异位症[17, 18]。最新研究表明，卵巢透明细胞癌的发生与 *PIK3CA*，*ARID1A* 基因突变有关[19-21]。肿瘤直径平均15cm，可为实性，但大多数肿瘤为囊实性。实性部分可见出血坏死，囊性部分可呈单房或多房。

组织学和细胞形态学特征

卵巢透明细胞癌的组织和细胞形态与子宫内膜、子宫颈和阴道等部位的透明细胞癌相似。细针穿刺涂片可见多量癌细胞成堆及散在分布。肿瘤细胞可与均匀的基质成分混合存在。癌细胞体积大，多形性、圆形或多边形，细胞膜界限清楚，核圆，居中或偏位，染色质分布均匀但粗糙，核仁明显，胞质丰富，细胞质空而透明，也可稀少，或呈嗜酸性。基质成分可呈异染性（图10-12E~K）。

细胞学主要特征

- 许多散在分布的细胞
- 片状或球团状排列
- 癌细胞与致密的基质成分混合
- 细胞体积大，圆形，多边形或柱形，核大，核仁明显
- 细胞质丰富，空而透明

卵巢良性和交界性透明细胞肿瘤（图10-12C,D）极为少见，故省略。

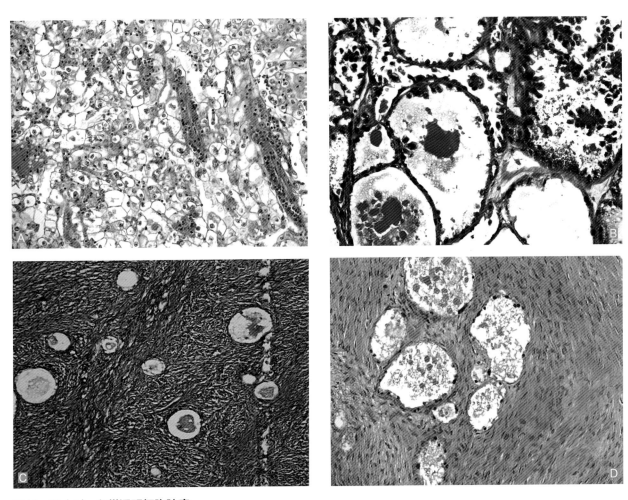

图10-12（1） 卵巢透明细胞肿瘤

A. 组织学，透明细胞癌，实性生长，肿瘤细胞的胞质透明（HE染色，200×）

B. 组织学，透明细胞癌，管状囊性生长，细胞呈鞋钉状或扁平状，腺或囊腔中含嗜酸性基质（HE染色，200×）

C. 组织学，良性透明细胞腺纤维瘤，致密间质，散在的腺体，细胞大小、形态一致，为扁平状，无异型性（HE染色，100×）

D. 组织学，透明细胞交界性肿瘤，致密间质，局部腺体上皮细胞呈明显异型性（HE染色，200×）

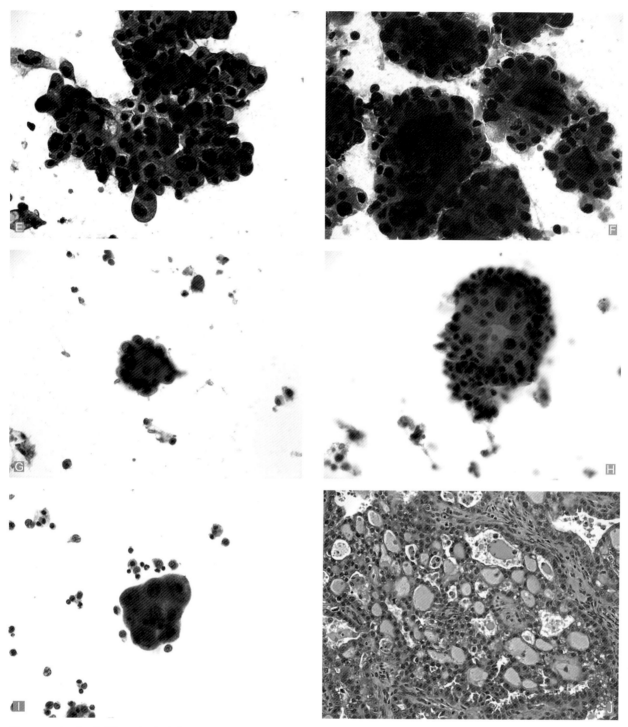

图10-12（2） **卵巢透明细胞肿瘤**

E. FNA穿刺样本，肿瘤细胞团，胞质丰富（Diff-Quik染色，400×）

F. FNA穿刺样本，肿瘤细胞及细胞团中央部位嗜酸性基质（Diff-Quik染色，400×）

G. FNA穿刺样本，小细胞团及中央致密基质（巴氏染色，400×）

H. FNA穿刺样本，较大细胞团，胞核呈多形性，胞质透明状（巴氏染色，400×）

I. 同一病例腹腔冲洗液样本可见肿瘤细胞团（巴氏染色，400×）

J. 同一病例卵巢切除组织学，肿瘤呈筛管状腺样结构（HE染色，200×）

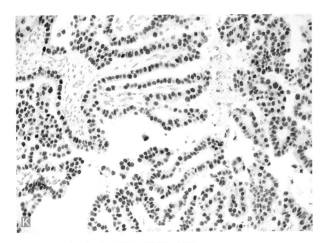

图10-12（3） **卵巢透明细胞肿瘤**
K．HNF-b染色，细胞核呈广泛强阳性（免疫组化，200×）

 第四节 卵巢生殖细胞肿瘤

卵巢生殖细胞肿瘤（germ cell tumor）起源于具有多向分化潜能的原始生殖细胞，约占全部卵巢原发肿瘤的30%，其中95%为成熟型囊性畸胎瘤，其余为恶性肿瘤。在西方国家，恶性生殖细胞瘤占所有卵巢恶性肿瘤的3%。卵巢生殖细胞肿瘤多见于年轻女性，发病中位年龄18岁。恶性卵巢生殖细胞肿瘤是儿童和青少年女性最常见的恶性肿瘤之一。在21岁以下女性患者的卵巢囊肿中，卵巢生殖细胞肿瘤占60%，其中高达1/3为恶性。除少数肿瘤外，卵巢生殖细胞肿瘤常混合存在。

一、畸胎瘤

（一）成熟畸胎瘤

临床特征

成熟畸胎瘤（mature teratoma）是最常见的卵巢生殖细胞肿瘤和最常见的卵巢肿瘤，占所有卵巢肿瘤的27%~44%，可发生于任何年龄。高峰发病年龄为20~40岁，平均年龄32岁，5%可发生在绝经后女性。大多肿瘤为单侧，双侧为8%~15%；多为囊性，实性非常少见。肿瘤直径0.5~40cm，平均15cm。

组织学和细胞形态学特征

成熟畸胎瘤由来源于2个或3个胚层分化成熟的组织组成，来源于外胚层的成分最常见，可高达99%~100%。鳞状上皮、毛囊、皮脂腺、汗腺和成熟神经组织常见（图10-13A）。内胚层成分包括呼吸道、消化道及甲状腺组织（图10-13B）。来源于中胚层的成分包括平滑肌、骨骼肌、脂肪组织、骨、软骨及牙齿等。单胚层畸胎瘤指畸胎瘤某一成分生长占肿瘤的大部分或全部，最常见的是完全由甲状腺组织组成的单纯性卵巢甲状腺肿（struma ovarii）。

细针穿刺样本呈淡黄色油脂样或黄色糊状物，主要含无核鳞状细胞或细胞碎片（图10-13C~E），也可见到纤毛柱状细胞、肠上皮细胞、高柱状腺细胞、黏液上皮细胞等。少数成熟畸胎瘤可发生癌变，其鳞状细胞癌变。则细针穿刺涂片可见典型的鳞癌细胞。

细胞学主要特征

- 油脂样或糊状物
- 鳞状上皮、无核鳞状上皮或细胞碎片
- 柱状细胞、纤毛上皮细胞、肠上皮细胞、皮脂腺细胞等
- 异物巨噬细胞及其他炎性细胞

（二）未成熟畸胎瘤

未成熟畸胎瘤（immature teratoma）相对少见，约占卵巢畸胎瘤的3%，约占卵巢恶性生殖细胞瘤的20%，仅次于无性细胞瘤和卵黄囊瘤，位于恶性生殖细胞瘤的第三位。

肿瘤含有3个胚层衍化来的组织，分化程度从未成熟至成熟不等。镜下各种成分相互交错，可见不成熟胚胎成分与成熟成分。未成熟胚胎样组织含量常不等，未成熟神经上皮为最常见成分。

二、卵巢类癌

临床特征

卵巢原发性类癌是第二位最常见的单胚层细胞瘤，常为成熟性胚胎瘤的一个成分（85%）（图

10-14A），但也可以单一细胞形式存在（15%）（图10-14B）。卵巢类癌（ovarian carcinoid）占所有类癌的0.5%~1.7%，平均发病年龄为53岁（14~79岁）。10%~30%的患者临床可伴有类癌综合征。

细胞形态学特征

细针穿刺涂片见许多单一分散的细胞或疏松细胞簇，偶尔可见菊花状排列。肿瘤细胞大小一致，呈圆形或多边形，核小呈圆形或卵圆形，核仁不明显，核分裂象极少，胞质丰富（图10-14C~E），嗜酸性或颗粒状，细胞膜清晰，细胞质含神经分泌颗粒，嗜银反应阳性，chromogranin 或 synaptophysin 免疫染色阳性。如果不存在其他畸胎瘤成分，鉴别诊断原发性类癌和转移性类癌非常困难。卵巢转移性类癌几乎全部来自于胃肠道，个别来自肺。临床

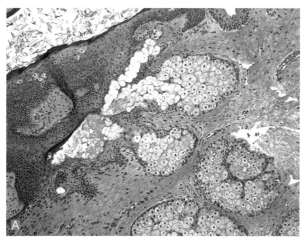
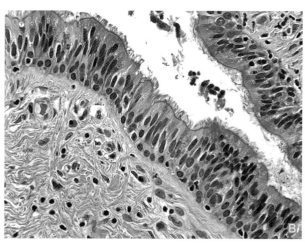
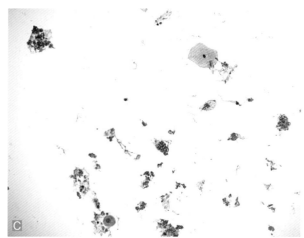
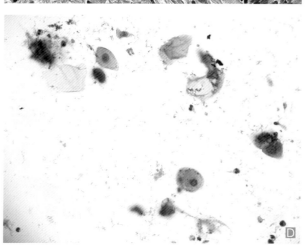
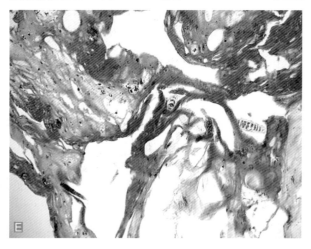

图10-13　成熟畸胎瘤

A. 组织学，鳞状上皮及皮脂腺（HE染色，100×）

B. 组织学，柱状上皮纤毛清晰可见（HE染色，400×）

C. FNA细针穿刺样本，中倍镜示脏乱背景中散在的鳞状上皮细胞（巴氏染色，200×）

D. FNA细针穿刺样本，高倍镜示有核和无核的鳞状上皮细胞（巴氏染色，400×）

E. FNA细针穿刺样本，细胞块可见毳毛（HE染色，200×）

倾向于卵巢转移性类癌的病例，存在消化道、肺类癌病史，还有双侧性、多发性、腹腔转移等。最新研究表明CDX2染色对鉴别卵巢原发性类癌和肠道转移性类癌可能有一定帮助[22]。不伴畸胎瘤的卵巢原发性类癌CDX2染色阴性，而由肠道转移的（尤其是小肠和阑尾）类癌大多数病例CDX2染色阳性[22]。

细胞学主要特征

- 许多单一分散的细胞
- 细胞大小一致
- 圆形或多边形细胞
- 颗粒状胞质和椒盐样染色质
- 免疫组化染色 chromogranin 和synaptophysin阳性

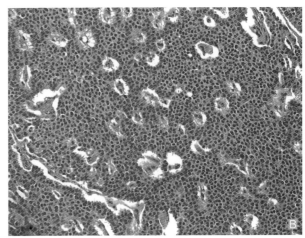

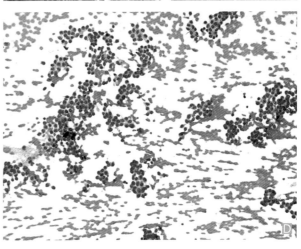

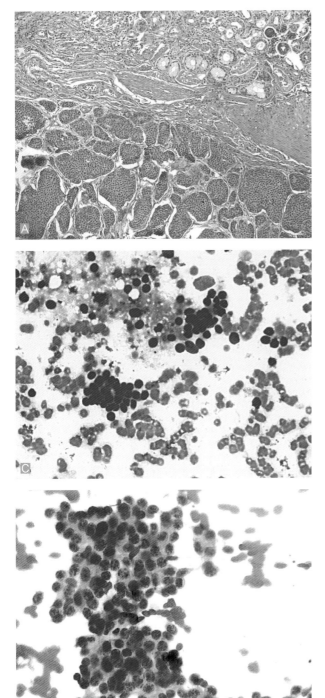

图10-14 **卵巢原发性类癌**

A．成熟畸胎瘤伴类癌成分（图下部分）（HE染色，100×）

B．卵巢类癌组织学（HE染色，200×）

C．类癌FNA，散在的细胞及较小的细胞团（Diff-Quik染色，200×）

D．类癌FNA，低倍镜示细胞丰富（巴氏染色，100×）

E．类癌FNA，高倍镜示细胞大小一致，颗粒状细胞质和椒盐样染色质（巴氏染色，400×）

三、无性细胞瘤

临床特征

无性细胞瘤（dysgerminoma）是最常见的卵巢恶性生殖细胞瘤，占恶性生殖细胞瘤的45%，占所有卵巢恶性肿瘤的1%~2%。肿瘤多发生在30岁以下，极少发生在50岁以上或5岁以下。大多数患者因快速增大的腹部肿块和下腹疼痛而就诊。几乎所有的无性细胞瘤患者血清乳酸脱氢酶（LDH_1，LDH_2）升高。无性细胞瘤对放射治疗高度敏感，所以正确的诊断对于有效的治疗非常重要。无性细胞瘤多为实性，较大的肿瘤可有坏死和出血而呈囊性。

组织学和细胞形态学特征

组织学结构与睾丸精原细胞瘤结构一致。肿瘤细胞排列呈巢状、片状或条状。肿瘤间质结缔组织内常有大小不等的淋巴细胞浸润（图10-15A~C），有时可见朗汉斯巨细胞。本瘤可含有胚胎癌或滋养细胞成分。

细针穿刺样本细胞含量多，瘤细胞呈单个散在或疏松的细胞团。肿瘤细胞大，圆形或多角形；核圆，居中，核仁明显，染色质颗粒状；胞质丰富，嗜酸性或泡沫状，胞膜清晰，核分裂象常见，肿瘤细胞间常混合小的成熟淋巴细胞（图10-15D，E）。

有时可见合体滋养细胞。与精原细胞瘤一样，在空气干燥的MGG染色涂片中可见典型虎皮斑纹背景。

四、卵黄囊瘤

卵黄囊瘤（yolk sac tumor）以前称为内胚窦瘤，占恶性生殖细胞瘤20%。卵黄囊瘤多发生于青少年，发病中位年龄18岁，极个别发生在40岁以后。患者常因腹痛和快速增大的盆腔肿块而就诊。10%患者可有肿瘤破裂或扭转。瘤细胞产生甲胎蛋白，使血清中AFP含量升高。卵黄囊瘤典型的组织学结构为内胚窦样结构，又称S-D（Schiller-Duval）小体，似肾小球血管襻，实际上这种典型的结构仅见于20%病例（图10-16A，B）。

细针穿刺涂片细胞量多，似低分化腺癌，肿瘤细胞排列紧密，呈明显异型性，大小形状不一，可呈正方形、低柱状及多边形，核圆形或不规则形，核仁明显。

五、胚胎癌

胚胎癌（embryonal carcinoma）发生率远低于卵黄囊瘤。发病中位年龄12岁。细针穿刺样本可见许多瘤细胞，细胞大，似原始胚胎细胞，核圆形或不规则，核仁明显，可见多个核仁，胞质较少而不明

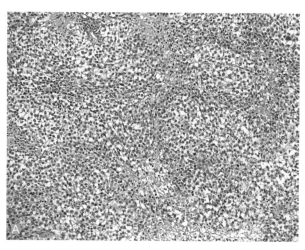
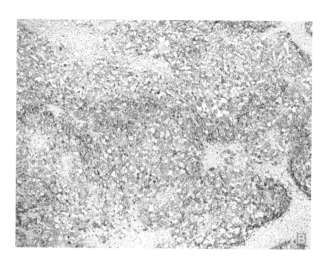

图10-15（1）卵巢无性细胞瘤

A. 组织学，肿瘤由大的相对一致的细胞组成，可见散在的淋巴细胞（HE染色，100×）

B. 组织学，C-kit/CD117染色，细胞膜阳性（免疫组化，100×）

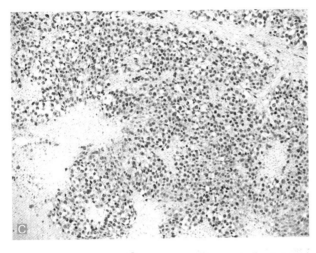

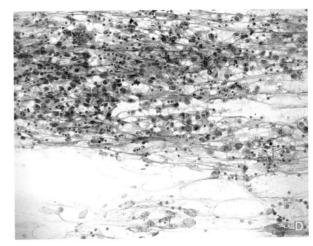

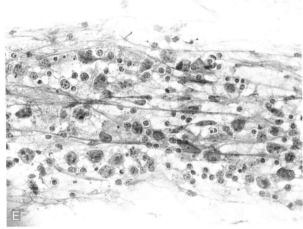

图10-15（2） **卵巢无性细胞瘤**

C．组织学，OCT4染色，细胞核阳性（免疫组化，100×）

D．FNA穿刺样本涂片，中倍镜示细胞丰富，大的肿瘤细胞混杂小的淋巴细胞（巴氏染色，200×）

E．FNA穿刺样本涂片，高倍镜示大的肿瘤细胞，胞核圆形、核仁清楚可见，混合许多小的成熟的淋巴细胞（巴氏染色，400×）

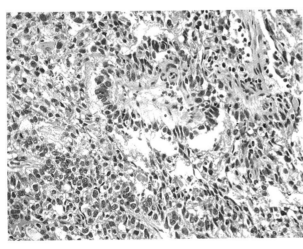

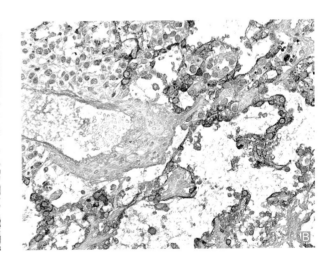

图10-16 **卵黄囊瘤组织学**

A．典型的内胚窦样结构，又称 S-D（Schiller-Duval）小体（HE染色，200×）

B．甲胎蛋白染色阳性（免疫组化，200×）

显，核分裂象多见。

卵黄囊瘤和胚胎癌FNA样本诊断为恶性较容易，但正确分类并与低分化癌相鉴别非常困难，需借助于肿瘤抗原标志和免疫组织化学染色（表10-1）。

表10-1

免疫组织化学染色

类别	类癌	无性细胞瘤	卵黄囊瘤	胚胎癌
CEA	+	−	+	+
PLAP	−	+	+	+
CD30	−	−	−	+
NSE	−	−	+	+
AFP	−	−	+	+/−
AE1/AE3	+	−	+	+
HCG	−	−	−	+
EMA	+/−	−	−	−

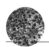

第五节　性索-间质肿瘤

性索-间质肿瘤（sex cord-stromal tumor）占全部卵巢肿瘤的8%，是最常见的产生类固醇激素的卵巢肿瘤。这些肿瘤主要发生于粒层细胞、卵泡膜细胞、支持细胞、间质细胞和卵巢间质的纤维母细胞。由于许多肿瘤可分泌类固醇激素，所以临床症状可呈女性化表现（雌激素），少数呈男性化表现（雄激素）。这类肿瘤较少见，现简述几种常见的性索-间质肿瘤。

一、成人粒层细胞瘤

临床特征

成人粒层细胞瘤（adult granulosa cell tumor）是最重要的性索-间质肿瘤，它占全部卵巢肿瘤的1%~2%，占全部颗粒细胞瘤的95%。主要发生在更年期或绝经后女性，50~55岁常见。临床最大特点是产生雌激素。肿瘤多为单侧，生长缓慢，平均直径12cm。10%~15%可有破裂。大多为实性，但也可伴有不同程度的囊性变或出血坏死。

组织学和细胞形态学特征

组织学肿瘤细胞排列组成不同的特征结构，包括大卵泡、微小卵泡、梁索状、缎状、弥漫型等。以微小卵泡结构（microfollicular pattern）为最明显特征（图10-17A~C），其瘤细胞呈巢状排列，与小卵泡相似，中心含嗜酸性粉染蛋白样物质，围绕瘤细胞呈栅栏状排列，称Call-Exner小体。细针穿刺涂片可见小到中等大小瘤细胞，散在分布或成团。细胞核居中，圆形或椭圆形，大小相似，染色质较细。核膜清晰，切迹明显，可成纵行核沟，胞质稀薄，淡染，边界不清，核分裂象极少见，部分病例可见Call-Exner小体。细胞块HE染色可见肿瘤细胞不同的排列方式。

细胞学主要特征

• 细胞数量多，散在或松散细胞簇
• 细胞大小一致
• 核质比增高
• 纵行核沟
• Call-Exner 小体

鉴别诊断包括卵泡囊肿、支持-间质细胞瘤、恶性淋巴瘤、类癌、Brenner瘤和卵泡膜细胞瘤等。

二、青少年型粒层细胞瘤

临床特征

青少年型粒层细胞瘤（jevenile granulosa cell tumor）仅占颗粒细胞瘤的5%，发病年龄一般小于30岁，大于30岁者仅为3%。98%发生于单侧，98%为1期，肿瘤仅限于卵巢。如青少年型粒层细胞瘤发生在青春期前，几乎所有患者均有盆腔包块，90%的患者有性早熟。肿瘤直径3~32cm，平均12.5cm。

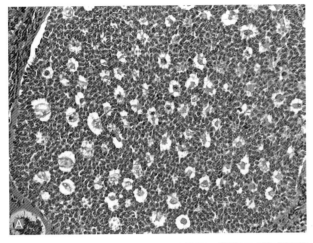

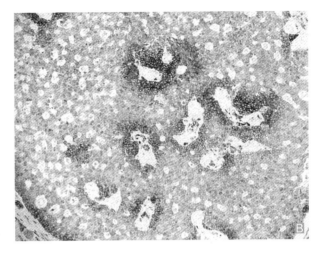

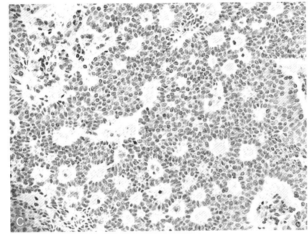

图10-17 粒层细胞瘤组织学

A. 成人粒层细胞瘤,岛状和微小滤泡状生长方式。细胞大小一致,可见明显核沟(HE染色,200×)

B. Inhibin染色阳性(免疫组化,100×)

C. AD4BP(SF1)染色阳性(免疫组化,200×)

组织学和细胞形态学特征

实性或囊实性,囊肿内含血液,少部分肿瘤主要由单个或多个薄壁囊肿组成。肿瘤结构多样化,镜下粒层细胞呈弥漫片状或结节状排列。细针穿刺肿瘤细胞呈单个或松散簇状。核圆形,染色质细,无核沟,核仁小或明显,可见核分裂象。胞质中等量,颗粒状,嗜酸性,如黄体化而淡染,可见空泡状,一般见不到Call-Exner小体。

鉴别诊断包括透明细胞癌、恶性细胞瘤、淋巴瘤、卵泡膜细胞瘤等。

三、卵泡膜细胞瘤

临床特征

卵泡膜细胞瘤(thecoma)为卵巢性索-间质肿瘤,良性。卵泡膜细胞瘤多见于绝经后女性,平均

发病年龄59岁,约占粒层细胞瘤的1/3,大多数肿瘤可分泌雌激素,60%患者有阴道出血症状。

组织学和细胞形态学特征

肿瘤由单一形态、肥胖或短梭形细胞组成,核圆形或卵圆形,胞质丰富,呈不同程度的黄素化,含丰富的类脂质而呈空泡状,无异型性或核分裂象(图10-18A)。细针穿刺检查与粒层细胞瘤不同,细胞数量很少,梭形细胞呈弥漫或松散的簇状排列。核梭形或卵圆形,染色质呈细网状,胞质空而透明,含丰富类脂质空泡。

四、纤维瘤

临床特征

纤维瘤(fibroma)为卵巢性索-间质肿瘤,良性。纤维瘤占所有卵巢肿瘤的4%,好发年龄50~60

岁，大多数患者无症状，1%~2%的患者可伴有腹腔和胸腔积液（Meigs综合征）。单侧占90%，平均直径6cm，灰色，实体常有钙化。

组织学和细胞形态学特征

纤维瘤由梭形细胞混合不同含量的胶原组成，有时细胞可呈漩涡状或席纹状（storiform）生长排列（图10-18B），胶原丰富。细针穿刺细胞含量少，梭形纤维母细胞或纤维细胞与卵泡膜细胞瘤相似。细胞黄素化可见于纤维瘤和卵泡膜细胞瘤。细胞学鉴别两者是不可能的。即使组织形态学有时也难以鉴别两者，所以有时称为纤维瘤/卵泡膜细胞瘤（图10-18C，D）。

五、其他性索-间质肿瘤

其他性索-间质肿瘤包括支持细胞瘤（图10-19A）、支持-间质细胞瘤（图10-19B）和类固醇细胞瘤（图10-19C）等，极少见于细针穿刺，所以在此不做描述。

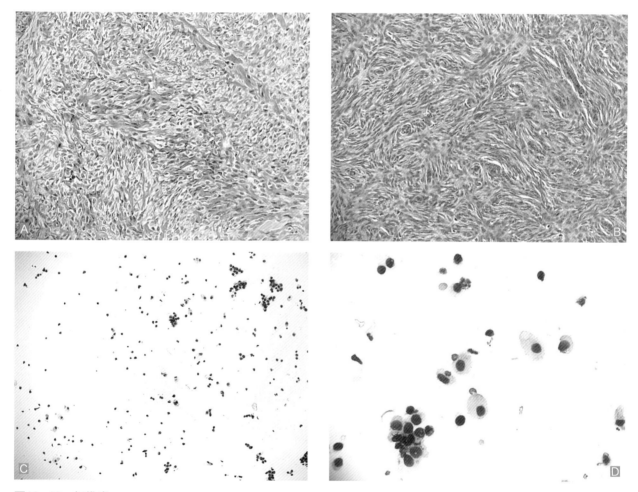

图10-18　纤维瘤

A. 卵巢卵泡膜细胞瘤组织学，梭形细胞，无异型性，胞质丰富呈空泡状，细胞间可见玻璃样变间质（HE染色，200×）

B. 卵巢纤维瘤组织学，梭形细胞，无异型性，呈漩涡状或席纹状生长（HE染色，200×）

C. FNA穿刺样本，低倍镜示细胞中度丰富，散在及小的细胞团（Diff-Quik染色，100×）

D. FNA穿刺样本，高倍镜示细胞大小一致，无异型性，胞核圆形或椭圆形（Diff-Quik染色，400×）

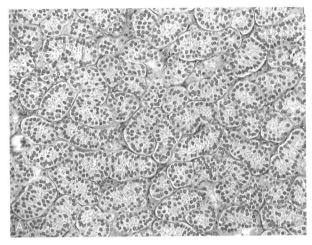

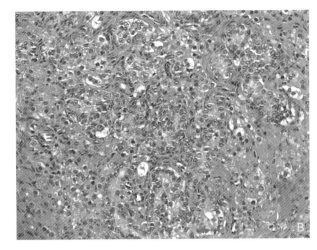

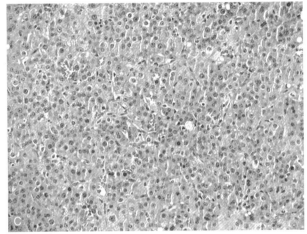

图10-19　**性索-间质肿瘤**

A. 支持细胞瘤组织学，肿瘤呈实心管状结构，细胞核圆形，大小一致（HE染色，200×）

B. 支持-间质细胞瘤组织学，支持细胞呈管状结构及散在的胞质嗜酸性间质细胞（HE染色，200×）

C. 类固醇细胞瘤，典型的嗜酸性瘤细胞，大小一致，细胞核圆形，胞质嗜酸性颗粒状（HE染色，200×）

第六节　不常见的原发性卵巢肿瘤

　　良性和恶性间质组织肿瘤，如平滑肌瘤、平滑肌肉瘤、骨骼肌瘤、黏液瘤、神经纤维瘤、恶性外周神经瘤、直肠瘤和淋巴瘤等。细针穿刺结合放射线检查和免疫组织化学可有助于诊断。

第七节　转移性肿瘤

　　卵巢是发生转移性肿瘤最常见的女性生殖系统器官。死于癌症的女性中肿瘤转移至卵巢者占30%。双侧卵巢恶性肿瘤中，15%~20%因恶性肿瘤转移所

致。常见直接蔓延或转移至卵巢的原发肿瘤包括子宫内膜、胃肠、消化道、阑尾、胰腺、乳腺、淋巴和血液系统疾病。Krukenberg肿瘤的特点是含黏液的印戒细胞癌转移至卵巢，大多数原发肿瘤是胃癌，但结肠癌、乳腺癌也可引起类似的转移，在大多数情况下，细针穿刺细胞学不能鉴别卵巢原发癌和转移癌。检测卵巢囊肿液肿瘤抗原标志的浓度可有助于诊断，如转移性癌CEA含量高，但CA125含量低。

参考文献

　　1. Mulvany N，Ostor A，Teng G. Elaluation of estradiol in aspirated ovarian cystic lesions Acta Cytol，1995，39：663-668.

　　2. Greenebaum E，Mayer JR，Stangel JJ，et al. Aspiration cytology of ovarian cysts in vitro fertilization patient. Acta Cytol，1992，36：11-18

3. Geiter GR，Strecker JR. Aspiration cytology and E$_2$ content in ovarian tumors. Acta Cytol，1981，25（4）：400-406.

4. KjellgrenO，AngstromT，BergmanF，et al. Fine-needle aspiration biopsy in diagnosis，and classification of ovarian carcinoma. Cancer，1971，28：967-976.

5. Granados R. Aspiration cytology of ovarian tumors. Curr Opin Obstet Gynecol，1995，7：43-48.

6. Moran O，Menczer J，Ben-Barauch G，et al. Cytologic examination of ovarian cyst fluid for the distinction between benign and malignant tumors. Obstet Gynecol，1993，82：444-446.

7. Nuñez C，Diaz JI. Ovarian follicular cysts：A potential source of false positive diagnoses in ovarian cytology. Diagn Cytopathol，1992，8（5）：532-536.

8. Pinto MM，Bernstein LH，Brogan DA，et al. Measurement of CA125，carcinoembryonic antigen，and alpha-fetoprotein in ovarian cyst fluid. Diagnostic adjunt to cytology. Diagn Cytopathol，1996，6：160-163.

9. Pinto MM，Greenebaum E，Simsir A，et al. CA-125 and carcinoembryonic antigen assay versus cytodiagnostic experience in the classification of benign ovarian cysts. Acta Cytol，1997，41：1456-1462.

10. Greenebaum E，Mayer JR，Stangel JJ，et al. Aspiration cytology of ovarian cysts in vitro fertilization patients. Acta Cytol，1992，36（1）：11-18.

11. Ballouk F，Ross JS，Wolf BC. Ovarian endometriotic cysts. An analysis of cytologic atypia and DNA ploidy patterns. Am J Clin Pathol，1994，102（4）：415-419.

12. Kurman RJ，Young RH，WHO Classification of tumours of female reproductive organs：4th Edition，2014.

13. Gotlieb WH，Chetrit A，Menczer J，et al. Demographic and genetic characteristics of patients with borderline ovarian tumors as compared to early stage invasive ovarian cancer.Gynecol Oncol，2005，97（3）：780-783.

14. Hart WR. Mucinous tumors of the ovary. Int J Gynecol Pathol，2005，24：4-25.

15. Khunamornpong S，Settakorn J，Sukpan K，et al. Mucinous tumor of low malignant potential（"borderline" or "atypical proliferative" tumor）of the ovary：A study of 171 cases with the assessment of intraepithelial carcinoma and microinvasion.Int J Gynecol Pathol，2011，30（3）：218-230.

16. Zaino RJ，Brady MF，Lele SM，et al.Advanced stage mucinous adenocarcinoma of the ovary is both rare and highly lethal：A Gynecologic Oncology Group study.Cancer，2011，117（3）：554-562.

17. Fukunaga M，Nomura K，Ishikawa E，et al. Ovarian atypical endometriosis：its close association with malignant epithelial tumours. Histopathology，1997，30（3）：249-255.

18. Ogawa S，Kaku T，Amada S，et al. Ovarian endometriosis associated with ovarian carcinoma：A clinicopathological and immunohistochemical study.Gynecol Oncol，2000，77（2）：298-304.

19. Kuo KT，Mao TL，Jones S，et al. Frequent activating mutations of PIK3CA in ovarian clear cell carcinoma.Am J Pathol，2009 May，174（5）：1597-1601.

20. Jones S，Wang TL，Shih IeM，et al. Frequent mutations of chromatin remodeling gene ARID1A in ovarian clear cell carcinoma.Science，2010 Oct 8，330（6001）：228-231.

21. Wiegand KC，Shah SP，Al-Agha OM，et al. ARID1A mutations in endometriosis-associated ovarian carcinomas. N Engl J Med，2010 Oct 14，363（16）：1532-1543

22. Desouki MM，Lioyd J，Xu H，et al. CDX2 may be a useful marker to distinguish primary ovarian carcinoid from gastrointestinal metastatic carcinoids to the ovary.Hum Pathol，2013 Nov，44（11）：2536-2541.

第一节 概 述

细针穿刺（FNA）检查是目前被认可的一种针对复发和转移性软组织病变的初诊手段[1-5]。与开放组织活检相比，这是一项简单、经济，在门诊就可以操作的小手术，对患者的损伤很小，并发症风险极低。通过Diff-Quik染色，可以即时进行现场评估样本的满意度，确定进一步样本处理方式。软组织和骨骼FNA检查的缺点为：偶尔不能获得足够的样本以进行下一步辅助检测，这主要由于病变的性质所致，如骨化、显著纤维组织增生或纤维化等[6]。在进行FNA时，避免穿刺针经过未受累的区域或神经血管束相当重要，因为肿瘤细胞污染可能造成手术范围扩大。此类病变应结合临床和影像学结果进行确诊。正确诠释软组织病变活检样本应结合肿瘤细胞类型及其背景特征[7]。在此基础上，可将病变进行大体归类（表11-1）。

当临床医生要求进行软组织或骨骼FNA检查时，他们希望可以解答以下问题以指导下一步处理

• 病变是否起源于间质？

• 良性还是恶性？

• 如果为恶性，是小圆细胞肿瘤（包括类型）还是其他类型肿瘤（低度还是高度）？

肉瘤的病理分级对临床处理和预后都很重要。

这包括评估肿瘤坏死的程度和核分裂指数。然而对细胞学样本来说，精确评估这些指标有时很困难，通常只提供低度和高度恶性肉瘤的报告[8]。

表11-1

软组织病变的大体分类模式

• 脂肪瘤样病变/肿瘤
• 梭形细胞病变/肿瘤
• 小圆细胞肿瘤
• 黏液样病变/肿瘤
• 上皮样/多边形细胞肿瘤
• 巨细胞病变/肿瘤
• 多形性细胞病变/肿瘤

 第二节 脂肪瘤样病变/肿瘤

最常见的脂肪瘤样病变包括脂肪瘤、冬眠瘤和脂肪肉瘤（表11-2）。

一、脂肪瘤

临床特征

脂肪瘤（lipoma）是由成熟脂肪细胞组成的良性肿瘤，是最常见的成人软组织肿瘤，多见于40~60岁，肥胖者易发，儿童非常少见。皮下脂肪瘤通常

表11-2
常见的脂肪瘤样病变

常见病变
- 脂肪瘤
- 脂肪坏死
- 脂肪瘤样冬眠脂肪瘤
- 脂肪肉瘤

少见/罕见病变
- 血管肌脂瘤
- 髓脂瘤
- 其他含有脂肪的肿瘤（如孤立性纤维性肿瘤）
- 脂肪母细胞瘤和脂肪瘤病

可触及，生长缓慢，边界清楚，质地柔软；而肌内脂肪瘤，尤其是浸润型，则较为坚韧并且边界不清。

细胞形态学特征

脂肪瘤的细胞形态和良性的皮下脂肪组织没有区别，因此，脂肪瘤的确诊不应单独建立在细胞形态学上。当细胞学样本确实取自病变部位时，可以报告为"细胞学发现与临床脂肪瘤印象一致"。否则，应注明"该样本含有成熟的脂肪组织，但不能将脂肪瘤和皮下脂肪组织明确区分开来"。脂肪组织可在涂片制备过程中遗失（脂肪细胞在过度涂抹时容易被破坏，脂肪可被酒精等溶剂溶解）。

细胞量足够的涂片，最常见大小不等的成熟脂肪组织片段，主要由成熟的、大小均一的脂肪细胞和毛细血管组成（图11-1），单个脂肪细胞较罕见。脂肪细胞的细胞核形态均一，无异型性。毛细血管片段可为单个或形成小网状。背景可以很干净，亦可见出血和（或）含有游离脂肪滴。

可根据混杂存在的其他间质情况来确定脂肪瘤的亚型。由肿瘤成分（梭形细胞/多形性脂肪瘤、骨脂瘤、软骨样脂肪瘤、纤维脂肪瘤、肌脂瘤）或脂肪瘤的位置（肌内脂肪瘤、滑膜脂肪瘤）而命名。血管脂肪瘤有数量较多的血管和特征性的血管内纤维蛋白栓。髓脂瘤含有造血组织（类似于骨髓）（图11-2）。

鉴别诊断

鉴别诊断包括皮下脂肪、脂肪坏死（图11-3）、脂肪瘤亚型（血管脂肪瘤、梭形细胞脂肪瘤），非典型脂肪瘤样肿瘤/高分化脂肪肉瘤、脂肪母细胞瘤和脂肪瘤病。

二、冬眠瘤

临床特征

冬眠瘤（hibernoma）是一类罕见的良性脂肪瘤样肿瘤，主要由棕色脂肪组成。好发于年轻的成人，平均发病年龄38岁，60%的冬眠瘤好发于30～50岁。主要发生在颈部、肩部、背上部、大腿和纵隔，生长相对缓慢。

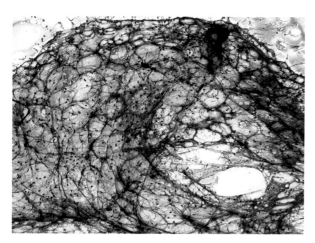

图11-1 前臂脂肪瘤FNA显示成熟的脂肪组织（巴氏染色，100×）

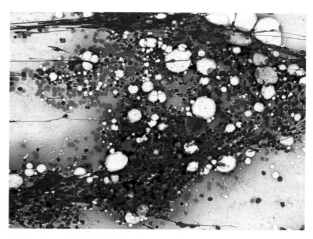

图11-2 前骶部髓脂瘤FNA显示良性脂肪细胞和混合的造血细胞，包括一个偶见的巨核细胞（Diff-Quik染色，200×）

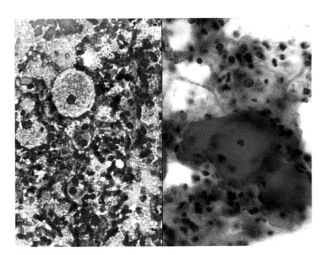

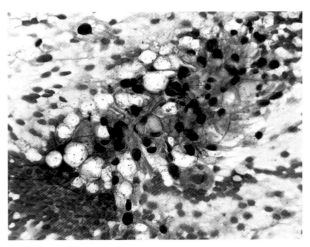

图11-3　涉及软组织的脂肪坏死。注意含脂质的巨噬细胞、中性粒细胞和大量细胞碎片（左：Diff-Quik染色，400×；右：巴氏染色，400×）

图11-4　脂肪肉瘤FNA显示脂母细胞（巴氏染色，400×）

细胞形态学特征

细胞数量较多，主要可见脂肪组织片段和纤细的毛细血管。类似于脂肪瘤，主要由成熟脂肪细胞和大的多泡性冬眠瘤细胞组成（含颗粒状胞质）。有时表现为大的脂肪母细胞样细胞，类似脂肪肉瘤（表11-3）。

表11-3

脂肪母细胞样细胞（假脂肪母细胞）的鉴别诊断

- 泡沫巨噬细胞
- 黄色瘤和黄斑瘤
- 硅胶肉芽肿
- 冬眠瘤
- 纤维脂肪瘤（多形性脂肪瘤）
- 软骨样脂肪瘤
- 脂肪母细胞瘤
- 脊索瘤和副脊索瘤
- 黏液纤维肉瘤
- 上皮样血管内皮瘤
- 印戒细胞瘤

三、脂肪肉瘤

脂肪肉瘤（liposarcoma）是最常见的成人软组织肉瘤，包括许多亚型（图11-4～图11-8）。

- 高分化脂肪肉瘤（也称为非典型脂肪瘤样肿瘤）：指具有局部侵袭性，但不发生转移的脂肪源性肿瘤，主要由非典型脂肪细胞组成。
- 去分化脂肪肉瘤：指从非典型脂肪瘤样肿瘤突然或逐渐转化至非脂肪源性肉瘤（如多形性肉瘤、平滑肌肉瘤等）的恶性脂肪源性肿瘤。
- 黏液样（或圆形细胞）脂肪肉瘤：指一类主要由脂肪母细胞、原始间质细胞、黏液基质和网状血管组成的恶性脂肪源性肿瘤。
- 多形性脂肪肉瘤：指含数量不等的多形性脂母细胞的高度恶性肉瘤。
- 混合型脂肪肉瘤：指混有上述类型的脂肪肉瘤。

（一）高分化脂肪肉瘤/非典型脂肪瘤样肿瘤

临床特征

高分化脂肪肉/瘤非典型脂肪瘤样肿瘤（well-differentiated liposarcoma/ atypical lipomatous tumor）是一种深层组织肿瘤，常发生于腹膜后、精索和纵隔。如果发生于四肢及躯干则常称为非典型脂肪瘤样肿瘤。两者占所有脂肪肉瘤的40%～50%，是脂肪肉瘤中最多的亚型，多发生于中年人，男女发病率相似。

细胞形态学特征

FNA涂片含有大量大小不一的脂肪细胞，主要

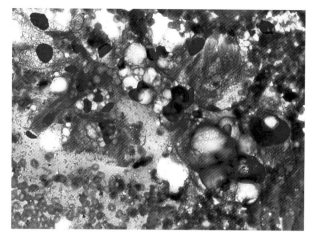

图11-5 脂肪肉瘤FNA显示脂母细胞（巴氏染色，400×）

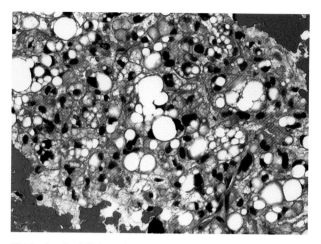

图11-6 细胞块切片中的脂母细胞（HE染色，200×）

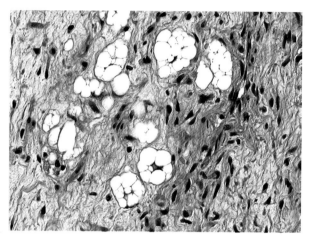

图11-7 组织学显示脂肪肉瘤中的脂母细胞，注意多空泡状脂母细胞位于细胞中央凹陷状的核非典型（Diff-Quik染色，400×）

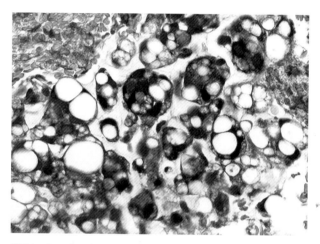

图11-8 脂母细胞S-100呈阳性（免疫组织化学染色，400×）

由单泡脂肪细胞、血细胞和细胞外游离的脂肪滴组成。诊断的关键要找到具有凹陷形胞核的多容泡脂母细胞。通常可看到两种组织片段：一种含单泡脂肪细胞，其形态学无法与典型脂肪瘤区分；另一种组织片段细胞较丰富，主要含有一些单泡脂肪细胞和大量多空泡脂母细胞。典型的多空泡脂母细胞（含轮廓清晰的胞质空泡，凹陷深染的细胞核）比较罕见，需要广泛取样。肿瘤背景可能含有丰富的游离脂滴、少数组织细胞和横纹肌片段。免疫染色通常帮助不大；原位免疫荧光杂交检测到癌基因*MDM2*的扩增有助于确诊。

（二）黏液样脂肪肉瘤

临床特征

黏液样脂肪肉瘤（myxoid liposarcoma）是排名第二

的最常见的脂肪肉瘤，多见于40~60岁患者，好发部位为四肢的深部组织，2/3的患者发生于大腿部肌肉间层。

细胞形态学特征

黏液样脂肪肉瘤的细胞涂片背景可见丰富的黏液样物质及数量不一的组织片段，偶尔可见单细胞。组织碎片含黏液样物质、丰富的毛细血管和间叶细胞（图11-9）。组织片段的细胞数量从低到高不等，有些片段含有脂母细胞。间叶细胞可能会出现椭圆形细胞核伴有轻度至中度多形性。细胞质可以有长纤维突起，亦可见胞质很少的圆形细胞。黏液样脂肪肉瘤和圆细胞型脂肪肉瘤（图11-10，图11-11）都具有独特的t（12；16）（q13；p11）互补易位导致形成嵌合融合蛋白CHOP-TLS。约10%的病例有不太常见的t（12；22）（q13；q12）易位，涉及*CHOP*和*EWS*基因（表11-4）。

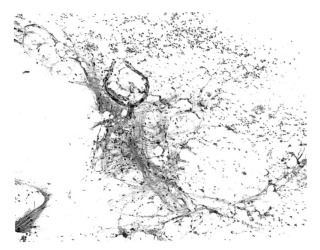

图11-9　腋下黏液样脂肪肉瘤FNA显示树枝样血管（巴氏染色，200×）

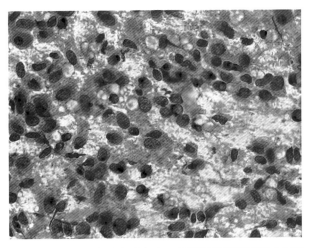

图11-10　圆细胞型脂肪肉瘤，粗针活检组织印片（HE染色，400×）

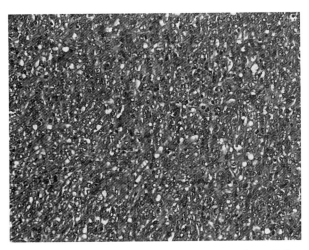

图11-11　圆细胞型脂肪肉瘤的病理组织学（HE染色，200×）

表11 -4

具有*EWSR1*基因重组的肿瘤鉴别诊断

- Ewing肉瘤/PNET
- 促纤维增生性小圆细胞肿瘤（DSRCT）
- 透明细胞肉瘤
- 横纹肌外黏液样软骨肉瘤
- 血管瘤样纤维组织细胞瘤
- 黏液样脂肪肉瘤（小部分）
- 软组织肌上皮瘤
- 血管瘤样纤维组织细胞瘤

多形性脂肪肉瘤

临床特征

多形性脂肪肉瘤是一种罕见的脂肪肉瘤亚型（5%），主要位于四肢，下肢多于上肢，临床恶性程度高，转移率30%～50%，肺是常见的转移部位。死亡率40%～50%，很多患者短期内即可死亡。预后较差。

细胞形态学特征

形态类似高度多形性肉瘤，但同时还有脂母细胞。恶性细胞较大、分散，并具有未分化的特点。细胞常有丰富的细胞质和奇异细胞核，染色质粗，核仁明显。广泛取样很必要，可明确发现非典型脂肪母细胞，从而将多形性脂肪肉瘤和其他高度多形性肉瘤区分开来。

 第三节　黏液样病变/肿瘤

黏液样病变包括少细胞黏液样病变/肿瘤和黏液性肿瘤（表11-5）。

少细胞黏液样病变/肿瘤包括腱鞘囊肿、血清肿、黏液瘤。

一、腱鞘囊肿

腱鞘囊肿（ganglion cyst）是一类位于手腕背侧、较小的（1～2cm）单囊或者多囊性肿块。通常发生

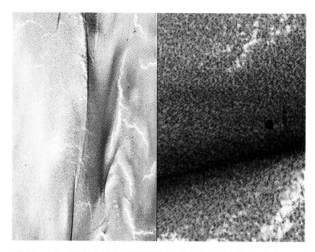

图11-12 因外科手术而引起的手术部位的血清肿（巴氏染色，200×）

表11-5 软组织和骨组织中黏液样病变的鉴别诊断

少细胞良性病变
- 结节性筋膜炎
- 黏液瘤
- 血清肿
- 神经节囊肿

多细胞良性病变
- 结节性筋膜炎
- 多细胞黏液瘤
- 神经鞘瘤
- 神经纤维瘤
- 黏液样变的良性间叶瘤（纤维脂肪瘤等）

恶性病变
- 黏液纤维肉瘤（黏液MFH）
- 黏液脂肪肉瘤
- 骨骼外黏液软骨肉瘤
- 低度恶性纤维肉瘤
- 具有黏液样变的肉瘤
- 脊索瘤和副脊索瘤
- 软组织肌上皮瘤
- 转移性黏液癌

于年轻患者，可有轻度疼痛或功能障碍。因成纤维细胞产生的过多的黏蛋白造成。与滑膜囊肿不同的是，它们不与关节间隙连通。细针穿刺样本可见黏性液体，Diff-Quik染色呈深蓝色或紫红色，巴氏染色呈浅绿色。样本含有大量胶样黏液物质和少量组织细胞或间质细胞，组织细胞（CD68+，细胞角蛋白−）可为单个细胞或呈小群排列，无毛细血管。

二、血清肿

血清肿（seroma）由聚集在术后空腔内的渗出液体形成。穿刺样本一般为细胞稀少的淡黄色液体，仅包含一些退变的组织细胞和淋巴细胞（图11-12）。其背景为水肿性而非黏液性。空腔一般没有囊壁细胞，但是，偶尔可有鳞状上皮化生。临床病史对正确诊断必不可少。个别血清肿的细针穿刺样本可能会呈黏液状，类似腱鞘囊肿或黏液瘤。

三、黏液瘤

临床特征

黏液瘤（myxoma）是一种良性、无痛性、缓慢生长和边界清楚的软组织肿瘤，多见于成年人（30～70岁），发病部位主要见于下肢肌肉。心脏、皮肤和乳房黏液瘤是Carney综合征的一部分，伴有皮肤色素沉着和内分泌功能亢进（如非ACTH依赖性Cushing综合征）（着色斑病）。影像学上，黏液瘤可显示浸润性边界。它们由单一的成纤维细胞和丰富的胞外黏液样基质组成。因其是良性并极少复发，因此，手术切除肿瘤即可治愈。

细胞形态学特征

细针穿刺样本可见水滴状透明凝胶样物质。镜检可见大量的黏液物质背景。样本一般只含少量单一的纺锤形或上皮样细胞（图11-13）。细胞可为单个或成小簇，混有泡沫状组织细胞。无或罕见有丝分裂、异型性和坏死。

关节旁黏液瘤大多发生在膝关节周围，可以很大，可见多量细胞和浸润边界。

多细胞黏液瘤（或肌内黏液瘤）可见局部细胞密度增加，胶原纤维束和血管增多。

鉴别诊断

黏液瘤的鉴别诊断包括腱鞘囊肿、手指黏液囊肿、血清肿、结节性筋膜炎、黏液样纤维瘤、浅表

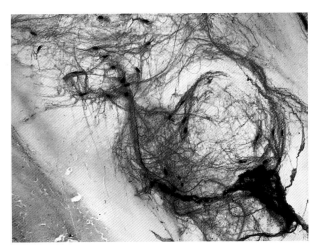

图11-13　50岁女性患者大腿黏液瘤FNA（Diff-Quik染色，200×）

性和侵袭性血管黏液瘤、黏液样肉瘤（黏液样脂肪肉瘤、黏液样纤维肉瘤、黏液样DFSP、低度恶性纤维黏液肉瘤、黏液样软骨肉瘤）。

四、黏液纤维肉瘤

临床特征

黏液纤维肉瘤（myxofibrosarcoma）也称为低度恶性肌纤维母细胞肉瘤，以前称为黏液样恶性纤维组织细胞瘤（MFH）。

常见于老年患者，生长缓慢，无痛，发病无性别差异。

最常见的发生部位是肢体的真皮深层和皮下脂肪。肿瘤的表浅位置可以将其从其他深层位置的黏液样软组织病变区分开来。但是，大约有1/3的肿瘤可发生于深层筋膜、骨骼肌内及腹膜后。有些肿瘤发生在骨科植入物、骨Paget病、骨纤维异常增殖症和骨梗死的基础上。

肿瘤可转移至淋巴结，与一些其他肉瘤（滑膜肉瘤、透明细胞肉瘤和横纹肌肉瘤）类似，出现淋巴道播散。

亚型包括黏液型、多形性型、巨细胞型和炎症型。多形性型和黏液型最为常见，后者预后更好。

细胞形态学特征

组织学特征包括形态单一的成纤维细胞样梭形细胞，有少量胞质；长束状生长，由胶原纤维间隔，呈现经典鲱鱼骨状生长模式。

FNA细胞涂片可见大量黏液样物质与非典型空泡状细胞，类似脂母细胞（假脂母细胞）。细胞学异型性可从低度恶性的单一形态（甚至类似黏液瘤）至高度恶性的显著多形性（图11-14，图11-15）。

鉴别诊断

鉴别诊断包括其他良性黏液瘤或黏液样肉瘤（黏液样纤维肉瘤、黏液样脂肪肉瘤、黏液样肉瘤、黏液样软骨肉瘤）和脊索瘤。

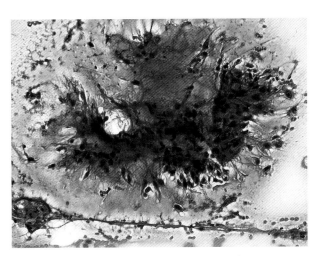

图11-14　黏液纤维肉瘤细胞形态学（HE染色，200×）

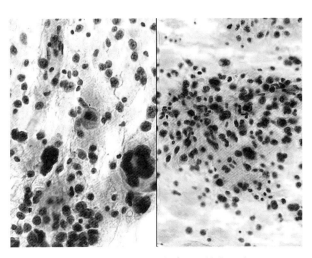

图11-15　软组织黏液纤维肉瘤（巴氏染色，左：400×，右：300×）

五、脊索瘤

临床特征

脊索瘤（chordoma）是一种低度恶性间质肿瘤，占所有原发性恶性骨肿瘤的1%~4%。

肿瘤发生于脊柱中轴骨：骶骨者占60%，蝶枕、鼻骨者占25%，颈椎骨者占10%。

肿瘤生长缓慢，可出现疼痛，易在骶尾区、颅底或脊柱活动部位（颈、胸、腰）的椎骨中触及。

男性发病率为女性的两倍，高峰发病年龄在40~60岁。影像学特征为脊柱呈单发的、中央性、溶骨性和破坏性病变。

副脊索瘤是一种罕见的肿瘤，被认为是一类脊柱外脊索瘤。

脊索瘤的组织学特征主要是在黏液样软骨基质中嵌有标志性的空泡状细胞。

脊索瘤的分类包括经典型（最常见）、软骨型、去分化/肉瘤型。

细胞形态学特征

脊索瘤的细针穿刺样本可见丰富的黏液样基质，成丝状或球形外观。镜下特征包括数量不等的空泡状细胞和小的含胞质颗粒的单核细胞（图11-16，图11-17）。

空泡状细胞为大细胞，含有丰富密集的紫色胞质内空泡，呈泡状外观。部分细胞核增大，深染，呈多形性，并有凹痕，类似脂母细胞。

脊索瘤细胞的阳性免疫组化染色包括S-100，EMA，细胞角蛋白（CK）和BRACHYURY。

鉴别诊断

鉴别诊断包括黏液乳头状室管膜瘤（GFAP+、CK+、EMA+），骨外黏液样软骨肉瘤（S-100+、EMA+、CK-、SOX9+），软组织肌上皮（混合）瘤，（S-100+、CK+、钙调蛋白+、P63+、EWSR1转位），及转移性黏液癌（S-100-、EMA+、CK+）。

六、黏液样软骨肉瘤

临床特征

黏液样软骨肉瘤（myxoid chondrosarcoma）肿瘤可位于骨骼（骨软骨肉瘤）或软组织（骨外黏液样软骨肉瘤）。

与脊索瘤有一些相似之处，但细胞角蛋白免疫染色阴性。骨外黏液样软骨肉瘤的软骨性质一直存在争议，其真正的分化仍有待确定。

骨外黏液样软骨肉瘤的典型临床表现为下肢深部软组织无痛性肿块，发病高峰年龄在40~70岁，男性多于女性。这种侵袭性肉瘤的局部复发率较高，并且对化疗不敏感。

骨外黏液样软骨肉瘤是由梭形和上皮样肿瘤细胞构成，具有丰富的黏液和软骨基质（图11-18，图11-19）。常见囊性变、出血和坏死。

细胞形态学特征

FNA穿刺样本细胞涂片具有丰富的细胞外黏液样基质，Diff-Quik染色可表现为水样物质伴有纤维状或羽毛状边缘；亦可为稠厚致密物质伴有鲜明的边界。有时可见透明软骨。细胞密度和基质组成取

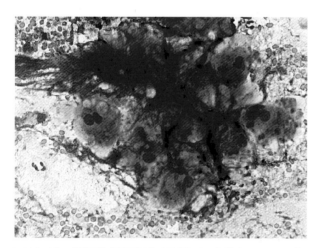

图11-16 骶骨脊索瘤FNA（Diff-Quik染色，200×）

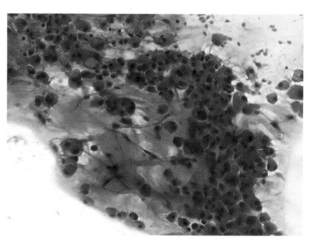

图11-17 胸壁副脊索瘤FNA（HE染色，200×）

决于肿瘤的分类级别（通常级别越高，细胞密度越大，基质越少）。亦可见软骨小窝和双核形式。单个软骨细胞可广泛散布或形成小簇。可见有众多含胞质空泡的浆细胞样细胞。细胞核通常为圆形或卵圆形，有轻度深染和增大。

肿瘤细胞免疫染色S-100呈阳性，神经内分泌标记（嗜铬粒蛋白、NSE）有时为阳性，而细胞角蛋白和EMA很少呈阳性。

分子生物学检测t（9；22）（EWS：NR4A3）易位，可帮助诊断。

鉴别诊断

鉴别诊断包括软骨样和非软骨样病变，如软骨黏液瘤、纤维瘤、脊索瘤、黏液样肉瘤和转移性黏液癌。

七、其他黏液样肉瘤

一些肉瘤可具有黏液样特征，如黏液纤维肉瘤、黏液脂肪肉瘤、黏液平滑肌肉瘤（图11-20）、血管黏液瘤、黏液性DFSP（隆凸性皮肤纤维肉瘤）、孤立性纤维瘤和MPNST（恶性外周神经鞘瘤）。

八、伴有黏液的转移性癌

任何具有上皮样细胞特征的软组织病变都应该把转移性癌作为鉴别诊断。原发灶可起源于任何组织，包括胃肠道（胃、结肠、阑尾）、胰腺、卵巢、乳腺、肺及其他器官。

FNA穿刺样本显示上皮样肿瘤细胞及其丰富的黏液背景（图11-21）。肿瘤细胞可为单一分散排列

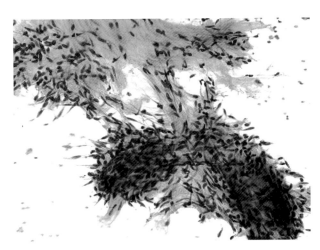

图11-18 骨骼外黏液样软骨肉瘤FNA（巴氏染色，200×）

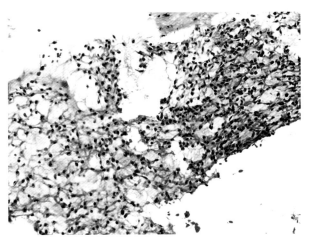

图11-19 骨骼外黏液样软骨肉瘤细胞块切片（HE染色，200×）

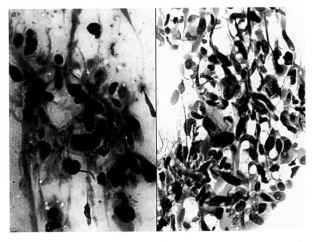

图11-20 软组织黏液样平滑肌肉瘤（左：Diff-Quik染色，600×，右：巴氏染色，600×）

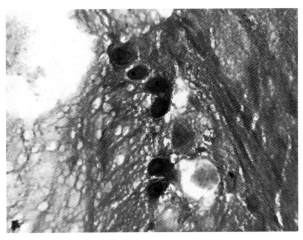

图11-21 细胞块切片显示大腿肌肉转移性黏液癌（HE染色，400×）

或形成大小不等的簇。某些肿瘤细胞可呈印戒细胞形态，可见程度不等的核异型性。

恶性肿瘤史或免疫组化染色可协助诊断。如转移性乳腺癌免疫表型为ER+、PR+、GCDFP+、乳腺球蛋白+；起源于胃肠道的转移癌为CK20+、CK7-、CEA+、CDX2+；而肺腺癌则为CK7+、CK20+、TTF-1+、表面活性剂蛋白A+，妇科肿瘤pax8+、ER+。

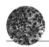

第四节　梭形细胞病变/肿瘤

此类病变包括多种良性和恶性疾病（表11-6）。反应性病变，如肉芽肿性炎症和结节性筋膜炎；良性间质肿瘤，如神经源性肿瘤（神经纤维瘤，雪旺细胞瘤）和纤维瘤病；低度和高度恶性肉瘤；梭形细胞癌和梭形细胞黑色素瘤。

通常具有梭形细胞特征的肉瘤包括纤维肉瘤、平滑肌肉瘤、滑膜肉瘤、MPNST、卡波西肉瘤、恶

表11-6

纤维细胞样软组织和骨组织病变

良性病变
- 结节性筋膜炎/假肉瘤
- 雪旺细胞瘤/神经纤维瘤
- 梭形细胞脂肪瘤/纤维脂肪瘤
- 肌瘤
- 纤维瘤病
- 肉芽肿性炎症

恶性肿瘤
- 低度恶性纤维黏液肉瘤
- 纤维肉瘤
- 平滑肌肉瘤
- 滑膜肉瘤
- 恶性外周神经鞘瘤（MPNST）
- 卡波西肉瘤
- 某些血管肉瘤
- 某些脂肪肉瘤
- 胃肠道间质肿瘤（GIST）
- 转移性梭形细胞癌
- 恶性梭形细胞黑色素瘤

性纤维黏液样肉瘤、胃肠道间质肿瘤（GIST）和一些肉瘤（表11-5）。

同时要注意其他肿瘤成分如软骨/骨化生、神经节细胞瘤中的神经节细胞、滑膜肉瘤或双相MPNST腺体分化。

儿童患者梭形细胞病变的鉴别诊断包括结肠纤维瘤病、纤维性错构瘤、小儿纤维瘤病、巨细胞纤维母细胞瘤、小儿纤维肉瘤及炎性肌纤维母细胞瘤。

一、结节性筋膜炎和骨化性肌炎

临床特征

结节性筋膜炎和骨化性肌炎（nodular fascitis, myositis ossificans）是常见的软组织肿瘤样病变，良性。

一般发病于20~40岁的成人，偶尔有外伤史；表现为迅速增大的肿块，但可以自行消退。

结节性筋膜炎最常见发生部位为前臂，亚型包括皮下型（最常见）、肌肉型、筋膜型、血管型和颅筋膜炎（头皮软组织）。

细胞形态学特征

结节性筋膜炎的病理特征为在不同程度的黏液样背景基质中，可见排列成短束状、核分裂密集的成纤维细胞（图11-22，图11-23）。

FNA样本可呈现混合细胞形态学特征（黏液样、水肿样变、骨组织、炎性细胞）；可见细胞密集区和稀疏区并存；细胞种类多样（重叠的梭形成纤维细胞，类似神经节细胞的多角形细胞和炎性细胞），但主要为梭形细胞。这种细胞有少量或中等量的淡染胞质，细胞核大小和形态相对均一（椭圆或长椭圆形），核膜光滑；染色质呈细颗粒状；核仁一般不明显，但可见小核仁。

可见淋巴细胞，外溢红细胞，偶见巨细胞，亦可见少量的多角形和星形细胞。

背景可呈黏液样或偶尔颗粒状。长期病变可有较多的纤维化或玻璃样变，而短期病变往往出现黏液样。

增生性筋膜炎的特点是可见神经节细胞样成纤维细胞和多核再生肌纤维。

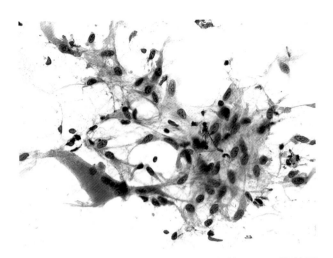

图11-22　结节性筋膜炎，肱三头肌部位，FNA涂片显示肌纤维母细胞（巴氏染色，600×）

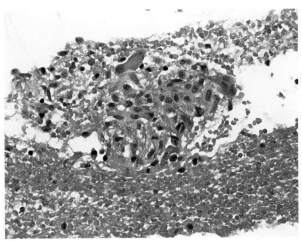

图11-23　结节性筋膜炎，细胞块切片（HE染色，400×）

骨化性肌炎可能含有钙化和（或）骨化（图11-24，图11-25）。

鉴别诊断

鉴别诊断包括良性和恶性的肿瘤性病变（通常为单形态细胞群）及硬纤维型纤维瘤病（细胞仅具轻度多形性）。

二、硬纤维瘤/纤维瘤病

临床特征

硬纤维瘤或纤维瘤病（desmoid tumor/fibromatosis）是一种深部软组织的肌纤维母细胞增生性病变，最常发生于躯干或四肢近端。影像学检查这类肿瘤缺乏清晰的边界。

偶发或见于加德纳（Gardner's）综合征或家族性腺瘤性息肉病（FAP）；有些可与怀孕有关。

肿瘤细胞的特点为核内转录因子β-连环蛋白（β-catenin）功能增强，从而促进细胞增殖。

这种局部侵袭性间质肿瘤由单一成纤维细胞/肌纤维母细胞组成，并有不同含量的胶原化基质。

细胞形态学特征

FNA样本可见少量或中等量短的双极梭形细胞，可具有轻度异型性（轻度多形性和核深染），伴有一定胶原化或黏液样基质。细胞在基质中均匀分布，没有特定排列方式。细胞核细长，具有细颗粒状的

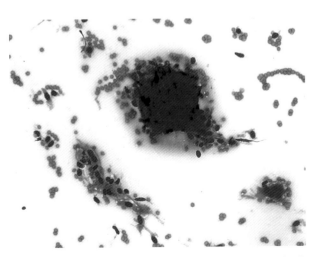

图11-24　骨化性肌炎，13岁男孩骨盆周，肌纤维母细胞丰富，呈分散和集群排列（Diff-Quik染色，400×）

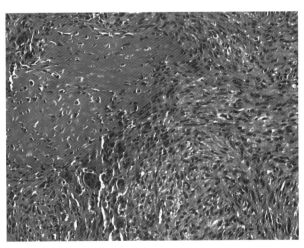

图11-25　骨化性肌炎，组织学（相应于图20）（HE染色，200×）

染色质，核仁小。可见梭形双极性细胞质，亦可见大量裸核。

免疫染色β-连环蛋白（β-catenin）呈阳性，核染色比胞质染色更特异。β-catenin阳性的肿瘤还包括浅表纤维瘤病、孤立性纤维性肿瘤、滑膜肉瘤。低度恶性子宫内膜间质肉瘤和低度恶性肌纤维母细胞肉瘤。

鉴别诊断

鉴别诊断包括良性和低度恶性平滑肌肿瘤、胃肠间质瘤（GIST）、低度恶性纤维黏液肉瘤、黏液纤维肉瘤、孤立性纤维性肿瘤、多细胞黏液瘤。

三、神经源性肿瘤

临床特征

雪旺细胞瘤（schwannoma）亦可称神经鞘瘤和神经纤维瘤（neurofibroma），均为良性神经源性肿瘤（neurogenic tumors），具有一定的共同特征。因此，这类肿瘤常被简单地诊断为良性神经源性肿瘤，需注明鉴别诊断包括雪旺细胞瘤和神经纤维瘤。

雪旺细胞瘤是一种有包膜包被的起源于雪旺（schwann）细胞的良性肿瘤，所有年龄段均可发病，主要位于浅表部位，但有时发生于深部组织（如纵隔和腹膜后）。大多数（90%）为散发性发病，但可伴有综合征（1型和2型神经纤维瘤病、雪旺细胞瘤病）。同时具有排列有序、呈栅栏状结构（Verocay小体）的多细胞区域（安东尼A），以及细胞稀疏的黏液区域（安东尼B）。

神经纤维瘤是一种异源性的良性神经肿瘤，包括所有的神经成分：雪旺细胞、神经轴突、成纤维细胞和神经周细胞。大多发病为散发性，但可伴有1型神经纤维瘤病（Von Recklinghausen病）。可发生于任何部位，10%的四肢或颈部的深层肿瘤可发生恶变（几乎只见于神经纤维瘤病）。

细胞形态学特征

FNA往往造成患者明显疼痛，当穿刺针取样于胶原化或黏液样物质以及囊性变区域时，往往无法确诊。穿刺获取的细胞数量不等，大部分细胞形成细胞簇，只有少量分散细胞。不规则组织碎片中可见形态单一的梭形、逗点状或子弹形细胞（图11-26，图11-27）。有时可见Verocay小体（图11-28）。细胞有不规则的、两端尖细的波浪形细胞核。染色质均一，核仁不突出。背景常见黏液样物质。老化的雪旺细胞瘤可见局灶核多形性并可伴有核分裂象。

恶性外周神经鞘瘤（MPNST），亦称恶性神经鞘瘤或神经纤维肉瘤，是一种大的深层肿瘤，通常发生在颈部、前臂、小腿和臀部的主要神经。50%的病例伴有神经纤维瘤病（NF）。可能由辐射引发，极少数来自神经节神经瘤恶变。易局部复发，常见远处转移。MPNST和其他神经源性肿瘤相比具有更多的细胞和更明显的细胞异型性。其细胞形态学特征包括

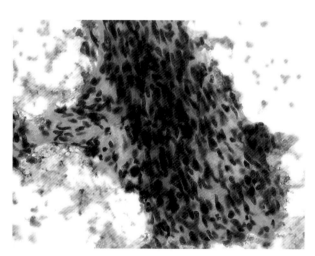

图11-26 神经鞘瘤，FNA细胞涂片可见大片段梭形和逗点状细胞（巴氏染色，400×）

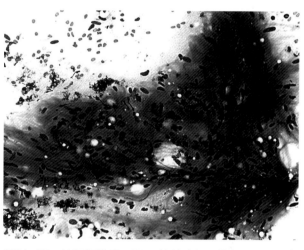

图11-27 神经纤维瘤，FNA涂片（巴氏染色，200×）

在明显胶原成分中，梭形或上皮样细胞呈肿瘤性增殖。肿瘤细胞核呈梭形波浪状，并具有尖细的两端，提示其神经源性。细胞排列可呈栅栏状。细胞有显著异型性，染色质粗糙深染，也可见坏死和核分裂象。可见软骨、骨或肌肉化生。

免疫染色S-100呈阳性（雪旺细胞瘤和神经纤维瘤

呈弥漫强阳性，MPNST呈微弱局灶染色）（图11-29）。

鉴别诊断

鉴别诊断包括结节性筋膜炎（多种细胞混合的形态学）、多形性脂肪肉瘤、平滑肌肉瘤（圆钝细胞核）、Ewing肉瘤、胚胎性横纹肌肉瘤、单相或低分化滑膜肉瘤、透明细胞肉瘤和黑色素瘤。

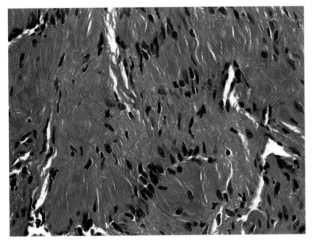

图11-28 雪旺细胞瘤，Verocay小体（HE染色，400×）

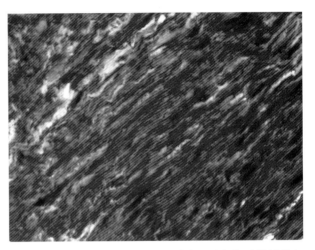

图11-29 雪旺细胞瘤在S-100染色，类似切碎的胡萝卜丝（免疫组化染色，400×）

四、血管瘤

血管瘤（hemangioma）是常见的良性血管肿瘤；几乎可发生于任何部位和年龄；可位于浅表位置或深层组织。组织学上，表现为薄壁血管增殖，内衬不显著的内皮细胞。

FNA样本常见血液成分，非诊断性。有时可见单一或多簇致密血管团，血细胞背景中含有长梭形细胞。细胞质少量或中等；胞核均质，偶见核沟和小核仁。

五、卡波西肉瘤

临床特征

卡波西肉瘤（kaposi sarcoma，KS）有4个不同的流行病学亚型：经典型（地中海或犹太人后裔，与艾滋病病毒无关）、非洲型（地方性）、艾滋病相关型（流行性）和医源型（移植性）。

主要为皮肤黏膜病变，但有可能播散至内脏（尤其是在艾滋病患者）。

病变可从早期的片状或斑块型皮损发展为大的肿瘤结节。

KS的发生与内皮细胞感染疱疹病毒/人类疱疹病毒8（KSHV/HHV8）有关。

卡波西肉瘤组织学可见含有数量不等的梭形肿瘤细胞、异常血管和一些慢性炎细胞。

细胞形态学特征

FNA细胞涂片可见血细胞背景中含有数量不等的细胞。单一和分散的组织碎片中可见松散聚集的梭形细胞（图11-30，图11-31），类似肉芽肿；间质Diff-Quik染色呈异染性；可见形态单一的梭形细胞，大的平滑的椭圆形细胞核；染色质均匀，核仁通常不明显。肿瘤细胞有轻度的多形性，细胞边界不明显。细胞质细腻、含量中等，通常渐细的细胞端与相邻细胞相互融合。玻璃样小体在细胞学样本中很少出现。

阳性免疫染色包括血管标记（CD31、CD34），淋巴管标记（D2-40）和人类疱疹病毒8型（LNA-1）。

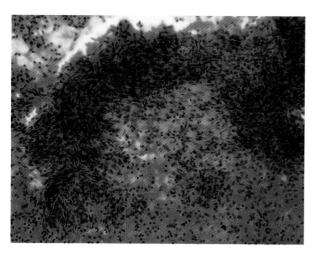

图11-30 乳房卡波西肉瘤，注意明显的血性背景中的梭形肿瘤细胞（巴氏染色，200×）

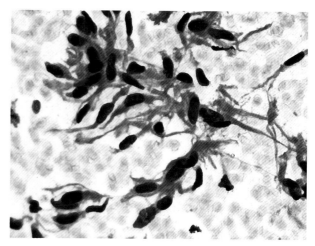

图11-31 卡波西肉瘤梭形肿瘤细胞（Diff-Quik染色，600×）

鉴别诊断

鉴别诊断包括肉芽组织增生、血管瘤、淋巴管瘤、结节性筋膜炎、子宫肌瘤、血管内皮瘤、肌纤维母细胞瘤、血管肉瘤和梭形细胞黑色素瘤。

六、血管肉瘤

临床特征

血管肉瘤（angiosarcoma）是起源于血管的肉瘤，其肿瘤细胞具有内皮细胞的形态和表型特征。最常见的发生部位是下肢、手臂、躯干和头颈部深部肌肉。可伴有凝血病、Maffucci综合征和放疗后的其他恶性肿瘤。

两种常见的类型包括梭形和上皮样细胞血管肉瘤。梭形细胞型类似纤维肉瘤或卡波西肉瘤。上皮样细胞类型中含大多边形细胞，核质比高，胞质嗜酸或嗜双色。两种类型均可见不规则血管管腔。

细胞形态学特征

梭形细胞血管肉瘤FNA涂片可见椭圆形或梭形深染的多形核及明显的核仁（图11-32），细胞核大小不等，其染色质可细可粗。可有多核，但非常罕见。

上皮样血管肉瘤可见大量多核细胞，肿瘤细胞具有中度至明显的多形性和不规则多形核，核仁大，并可为多个，染色质粗。胞质可见微囊泡（最好在Diff-Quik染色下观察），亦可见形态良好的血管、胞质内的红细胞、假腺体样玫瑰花环、胞质包涵体和空腔（图11-33）。

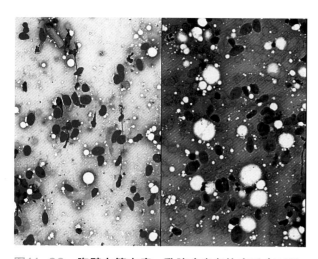

图11-32 胸壁血管肉瘤，乳腺癌患者放疗后（Diff-Quik染色，400×）

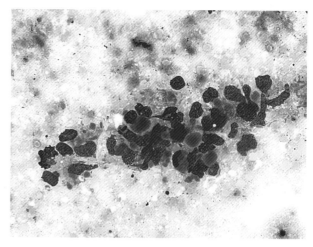

图11-33 血管肉瘤，FNA细胞涂片可见非典型上皮样细胞伴有玻璃样小球（Diff-Quik染色，400×）

免疫染色CD31、CD34、第八因子（factor Ⅷ）、血管内皮生长因子和FLI-1呈阳性。

鉴别诊断

鉴别诊断包括血管内皮瘤、其他梭形或上皮样肉瘤，以及癌和黑色素瘤。

七、孤立性纤维性肿瘤

临床特征

孤立性纤维性肿瘤（solitary fibrous tumor，SFT）是一个可能位于表面或深部软组织中的成纤维细胞间质肿瘤。

这种罕见的肿瘤主要为成人发病，但偶尔可见于儿童。

肿瘤部位多样，如四肢、头颈部、胸壁、胸膜、腹膜后和纵隔。

多数为良性，只有少数为恶性。

瘤细胞有明显的血管外皮瘤样围绕鹿角状样分支血管生长的模式；亦可见黏液性或囊性变。

细胞形态学特征

FNA细胞涂片主要可见梭形细胞，有时可见梭形和圆形混合细胞及数量不等的裸核细胞。大的组织碎片中常含多量的毛细血管。肿瘤细胞呈圆形，中等大小，胞质少，显示轻度异型。有些细胞具有偏位的细胞核，类似浆细胞。

良性与恶性孤立性纤维性肿瘤在细胞学无法区分。有些恶性SFT在细胞涂片具有大量异型细胞，并见增多的核分裂象和坏死。

免疫染色CD34和CD99呈阳性；EMA、BCL-2、SMA和S-100亦呈现不同程度阳性。

鉴别诊断

鉴别诊断包括其他梭形细胞病变，如GIST、纤维瘤病、肌周细胞瘤（myopericytoma）、DFSP、滑膜肉瘤、滤泡树突细胞肉瘤和纤维肉瘤。

八、滑膜肉瘤

临床特征

滑膜肉瘤（synovial sarcoma）可以是单相性（梭形细胞成分）或双相性（包含梭形和上皮样成分）。

滑膜肉瘤占所有软组织肉瘤的5%~10%。

滑膜肉瘤较常见于年轻男性患者。

肿瘤主要位于四肢、关节和腱鞘附近的深部软组织，但其他部位亦可发生。临床表现为包块，伴或不伴疼痛。

细胞形态学特征

有三个形态学类型：纺锤细胞型、有横纹肌特征的上皮细胞型和圆形细胞型。低分化滑膜肉瘤较少见，主要以圆形细胞为主。

单相性滑膜肉瘤的形态学主要为单一形态的短梭形细胞，可为单个分散细胞和（或）聚集成片或簇（图11-34）。细胞有少量颗粒状胞质，胞核长而深染，染色质粗，核边界不规则，可有多个明显核仁。可见钩形核。

双相性滑膜肉瘤可见圆形细胞形成小腺体或腺泡状结构，核仁明显。其生长与单相性肿瘤没有明显区别。

低分化滑膜肉瘤细胞明显增多，并具有显著多形性和核不规则。

阳性免疫染色包括细胞角蛋白、EMA（90%上皮样细胞）、BCL-2（梭形细胞）、调宁蛋白（calponin）和CD99。

PCR或FISH可检测t（x，18）（p11；q11）易位。

鉴别诊断

鉴别诊断包括孤立性纤维性肿瘤（血管外周细胞

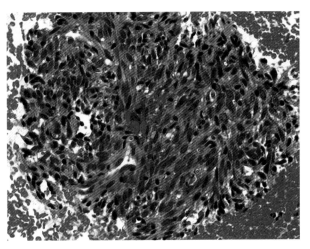

图11-34　**单形性滑膜肉瘤，27岁女性大腿，细胞块切片（HE染色，400×）**

瘤）、平滑肌肉瘤、上皮样肉瘤、MPNST及梭形细胞癌。

九、平滑肌肉瘤

临床特征

软组织平滑肌肉瘤（leiomyoscaroma，LMS）是一种常见的起源于平滑肌的恶性肿瘤，主要表现为子宫外肿块（尤其是腹膜后、盆腔、肠系膜、大网膜），深部软组织肿块（四肢）或浅表皮肤肿瘤。亦可涉及大血管（通常是下腔静脉）。

腹膜后肿瘤多见于女性，可呈ER阳性。

在免疫功能低下的患者（如艾滋病或器官移植患者）中，肿瘤与EB病毒感染有关。

细胞形态学特征

肿瘤细胞为短梭形细胞，仅显示轻度核异型和核分裂，以及核质粗糙不规则。单形态梭形细胞可排列成束状，具有雪茄形细胞核与核周空泡（图11-35，图11-36）；核仁通常不明显；常见核栅栏状排列。单个细胞较罕见。

免疫染色α-平滑肌肌动蛋白、结蛋白、调宁蛋白和钙调结合蛋白呈阳性（图11-37）。

鉴别诊断

鉴别诊断包括子宫肌瘤（无异型性，无核分裂象和无坏死）（图11-38）、肌纤维瘤、神经鞘瘤、纤维瘤病、多细胞血管纤维瘤、胃肠间质瘤（GIST）、炎性肌

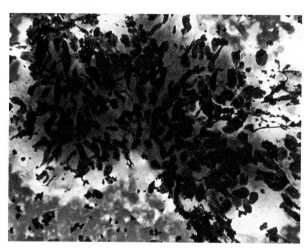

图11-35 平滑肌肉瘤，FNA细胞涂片（Diff-Quik染色，400×）

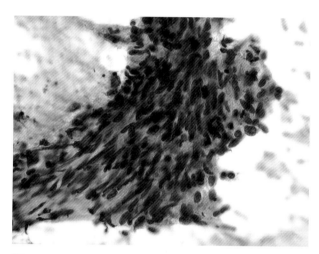

图11-36 平滑肌肉瘤，FNA细胞涂片（巴氏染色，400×）

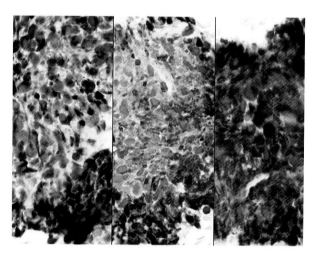

图11-37 转移性平滑肌肉瘤的阳性免疫染色：波形蛋白（左），平滑肌肌动蛋白（中），钙调蛋白结合蛋白（右）（400×）

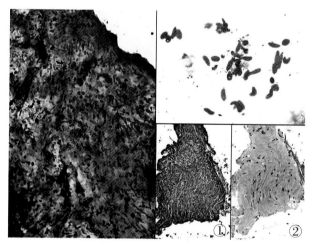

图11-38 食管周平滑肌瘤，FNA细胞涂片（Diff-Quik染色，左图，200×；右上图，400×；HE染色，右下图二，200×；平滑肌肌动蛋白免疫染色，右下图一，200×）

纤维母细胞瘤、孤立性纤维性肿瘤、脂肪肉瘤〔脂母细胞和（或）胞质空泡〕、横纹肌肉瘤、黏液纤维肉瘤、MPNST、单相性滑膜肉瘤、纤维肉瘤和肉瘤样癌。

十、纤维肉瘤

临床特征

纤维肉瘤（fibrosarcoma）是一种不常见的肉瘤，由肿瘤性成纤维细胞组成。

成纤维细胞性肉瘤包括成人纤维肉瘤、幼儿纤维肉瘤、黏液纤维肉瘤、低度恶性纤维肉瘤、硬化性上皮样纤维肉瘤、黏液炎性纤维母细胞性肉瘤。

主要见于老年患者，发病部位为四肢、躯干、头颈部区域的深层软组织。

预后较差，有10%～60%的患者出现肺和骨转移。但幼儿型纤维肉瘤预后较好。

成人型纤维肉瘤缺乏特定的分化特点。可为原发、辐射诱发，或为其他肿瘤的一个组成部分（如DFSP或恶性孤立性纤维性肿瘤）。

这种肉瘤通常细胞密集，基质中有含量不等的胶原蛋白，缺乏其他基质成分。其诊断通常为排除性诊断。

细胞形态学特征

FNA穿刺样本显示非典型梭形细胞呈单个细胞或小簇状排列，可见胶原背景。细胞具有长梭形胞质和束状胞核，染色质粗糙、深染，高度恶性肿瘤细胞具有明显核仁。

多数幼儿型纤维肉瘤有t（12；15）（p13；q26）染色体易位和ETV6-NTRK3融合蛋白，阳性测试结果可帮助确诊。

鉴别诊断

鉴别诊断包括纤维瘤病、肌纤维瘤病、平滑肌肉瘤、单相纤维型滑膜肉瘤和恶性外周神经鞘瘤（MPNST）。

十一、梭形细胞黑色素瘤

梭形细胞黑色素瘤（spindle cell melanoma）和促纤维增生性黑色素瘤是黑色素瘤的形态学变种，占黑色素瘤的3%～14%。组织学形态可类似包括肉瘤在内的其他梭形细胞病变。

FNA细胞涂片可见大量分散细胞，罕见细胞聚集。细胞呈圆形、多边形和梭形。常见双核和多核细胞。通常没有黑色素，或只存在于极少数细胞中。

鉴别诊断包括恶性纤维组织细胞瘤、纤维肉瘤、MPNST、平滑肌肉瘤、滑膜肉瘤、透明细胞肉瘤和多形性癌。

肿瘤细胞免疫染色HMB45、MELAN A和S-100呈阳性，其他黑色素瘤的标记包括酪氨酸酶和MITF亦可为阳性。

十二、肉瘤样癌

多形性或梭形细胞癌为高度恶性肿瘤，可见于多种器官如肺、胰腺、甲状腺和卵巢。

细胞形态学与包括肉瘤在内的其他梭形细胞病变相似。

癌细胞呈多形性，伴有坏死和间变。

FNA样本细胞丰富，可为明显多形性的单个散在的细胞或细胞簇，有梭形细胞和巨细胞特征。具有显著细胞学异型性和奇异的细胞形态。

肉瘤样癌（sarcomatoid carcinoma）鉴别诊断包括多形性肉瘤和梭形细胞黑色素瘤。

上皮细胞标记免疫染色呈阳性。

 第五节　圆形细胞肿瘤

肿瘤细胞呈圆形的软组织或骨的肿瘤，具有广泛的鉴别诊断，包括小圆蓝细胞肿瘤（横纹肌肉瘤、神经母细胞瘤、尤因肉瘤/ PNET等）、促纤维增生性小圆细胞肿瘤、低分化滑膜肉瘤、上皮样肉瘤、多细胞型骨外黏液样软骨肉瘤、副神经节瘤、血管球瘤、孤立性纤维性肿瘤，以及非间质恶性肿瘤如癌、黑色素瘤、非霍奇金淋巴瘤和髓系肉瘤（表11-7）。

一、横纹肌肉瘤

临床特征

横纹肌肉瘤（rhabdomyoscarcoma，RMS）是起源于横纹肌细胞或向横纹肌细胞分化的间叶细胞的

表11-7
小圆细胞肿瘤的鉴别诊断

间质肿瘤
- 神经母细胞瘤
- 尤因肉瘤/ PNET
- 促纤维增生性小圆细胞肿瘤（DSRCT）
- 横纹肌肉瘤
- 低分化滑膜肉瘤
- 骨骼外间质软骨肉瘤
- 小细胞骨肉瘤

非间质肿瘤
- 小细胞癌
- 基底样鳞状细胞癌
- Merkel细胞癌
- 淋巴瘤/白血病
- 生殖细胞瘤
- 小细胞形黑色素瘤

恶性肿瘤，可被分为胚胎型（包括葡萄状、梭形细胞和间变性变异型）、腺泡型和多形性等亚型。

胚胎型RMS最为常见，好发部位为头颈部或泌尿生殖区，近50%病例发生在5岁以下儿童，预后比腺泡型RMS好。此组肿瘤有复杂的染色体核型。

腺泡型RMS发生在年龄较大的儿童，主要发生在四肢或椎旁区。主要呈小圆细胞形态（图11-39）。组织学可与胚胎型RMS重叠，单靠细胞学不能

完全加以区分。多数肿瘤有特征性的平衡染色体易位t（2；13），少数为t（1；13）易位，造成*FKHR*基因（13号染色体）与*PAX3*或*PAX7*个基因（2号和1号染色体）融合。*FKHR*基因也被称为叉头框蛋白O1（FOXO1）。

多形性RMS几乎全部发生于成人，包括奇异的多边形、圆形和梭形细胞（图11-40～图11-42），没有一致的细胞遗传学异常。

腺泡型RMS的FNA涂片可见大量分散细胞和裸核。亦可见组织碎片，仅含少量的嗜酸性基质。肿瘤细胞呈圆形，高核质比，核圆而深染，可见核仁。胞质很少，边界不明显并可含有小的退行性空泡。由于含有糖原，背景可为蕾丝或虎纹样斑纹。核分裂象多见。

细胞形态学特征

细胞涂片胚胎型和腺泡型RMS有形态学重叠，但胚胎型细胞量较少。肿瘤细胞小且不成熟，有均一的椭圆形或圆形细胞核。个别区域可见处于不同成熟阶段的横纹肌母细胞。可有中等或大量嗜酸性基质。分散细胞较少见。

阳性免疫染色包括：desmin（细胞质着色）、myogenin肌细胞生成素（细胞核着色）和MYOD1（细胞核着色）。要注意的是：偶尔肌动蛋白、突触素、嗜铬细胞角蛋白和CD99可呈局部阳性。

腺泡型RMS可通过FISH检测*FKHR*断点或PCR鉴

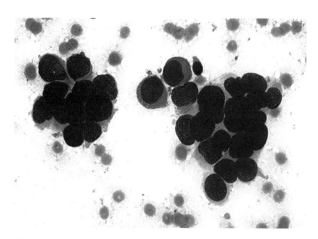

图11-39　腺泡型横纹肌肉瘤形成小圆形肿瘤细胞集群（Diff-Quik染色，600×）

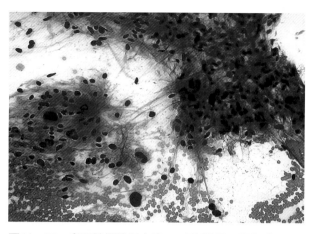

图11-40　多形性横纹肌肉瘤，70岁的男子臀部（Diff-Quik染色，200×）

定*FKHR-PAX3/PAX7*融合基因。

鉴别诊断

包括其他小圆蓝细胞肿瘤（尤因肉瘤/ PNET、神经母细胞瘤、淋巴瘤等），促纤维增生性小圆细胞瘤，肾母细胞瘤，MPNST，胸膜肺母细胞瘤，平滑肌肉瘤，肾外横纹肌样瘤。

二、尤因肉瘤/原始神经外胚层肿瘤

临床特征

尤因肉瘤/原始神经外胚层肿瘤（Ewing sarcoma/PNET）更多见于骨骼，其次是软组织。主要发生在儿童和年轻成人（5 ~ 25岁）。

症状主要为疼痛、发热、白细胞增多和血沉增快，可被误诊为炎症。

具有几种特征性的涉及EWSR1和ETS家族基因的基因易位。最常见的是t（11；22）EWSR1–FLI1融合（90%）和t（21；22）EWSR1–ERG融合（5% ~ 10%）。其他少见的涉及EWSR1易位基因包括t（2；22），t（7；22）和t（17；22）。

最常见的发生部位是四肢和胸壁，容易进行FNA检查。位于骨骼的病变穿刺可能有一定困难。

细胞形态学特征

FNA显示单个的小圆细胞和小细胞群，亦可见一些裸核（图11-43，图11-44）。同时可见两种细胞：含有细胞质的核淡染的细胞和核深染的凋亡细胞。常见细胞群团，而真正的组织碎片和玫瑰花环

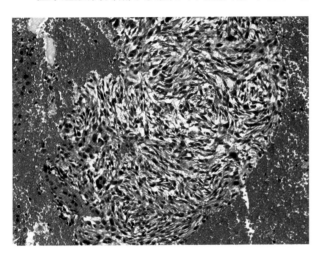

图11-41　多形性横纹肌肉瘤，细胞块切片（与图11-40同一病例）（HE染色，200×）

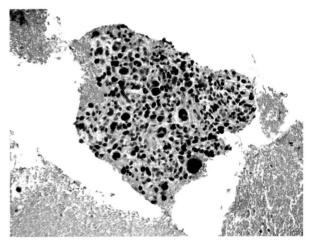

图11-42　多形性横纹肌肉瘤，Ki-67显示高增殖指数（与图11-40同一病例）（免疫组化染色，200×）

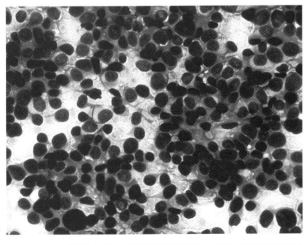

图11-43　尤因肉瘤，年轻男性的拇指；FNA细胞涂片显示小圆形深染（凋亡细胞）或淡染（活细胞）的肿瘤细胞（Diff-Quik染色，400×）

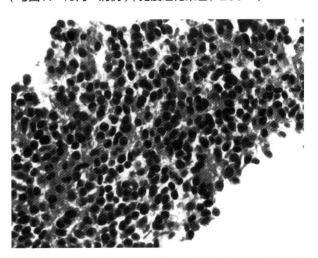

图11-44　尤因肉瘤，细胞块切片（与图11-43同一病例）（HE染色，×400）

则不太常见。核圆形，深染，有轻微至中度异型性。细胞质较少，偶尔可见明显边界以及小的退行性空泡。有些细胞可能有浆细胞形态。一些组织碎片的基质在Diff-Quik染色下呈粉红色，和神经母细胞瘤相比，纤维样结构不明显。由于含有糖原，背景可呈蕾丝状（虎皮纹），亦可见出血，甚至可能含有一些细胞质片段，形似淋巴瘤的淋巴小体（淋巴细胞胞质裂解碎片）。

辅助染色包括细胞质中糖原在PAS染色下呈阳性，大多病例CD99免疫染色为阳性（图11-45）；偶尔角蛋白、S-100或结蛋白可为阳性。FISH可检测到*EWSR1*基因（22q12）重组（图11-46）。

鉴别诊断

鉴别诊断包括其他小圆蓝细胞肿瘤（如神经母细胞瘤、淋巴瘤、腺泡型横纹肌肉瘤）、促纤维增生性小圆细胞肿瘤、低分化滑膜肉瘤、骨外间叶性软骨肉瘤和小细胞癌。

三、神经母细胞瘤

临床特征

神经母细胞瘤（neublactoma）是一种多见于儿童年的恶性小圆细胞肿瘤，90%的病例发生在5岁之前。

神经母细胞瘤发生在中线旁交感神经节分布区域，最常见于腹膜后、纵隔、宫颈和盆腔区域；亦可涉及肾上腺髓质。

骨骼或淋巴结转移可能是疾病的第一个征兆。

患者尿液中儿茶酚胺及其代谢物水平升高，很有助于诊断。

神经母细胞瘤是一种基质稀少的肿瘤，而神经节神经母细胞瘤则富含基质。

根据国际神经母细胞瘤病理分类，肿瘤可分为未分化、低分化和分化型神经母细胞瘤，结节型或混杂型神经节神经母细胞瘤。

细胞形态学特征

细胞形态学显示Homer-Wright 假玫瑰花环样排列，主要由一些细胞的胞核围绕中心区域排列，此中心区域主要由细胞质突触的纤维状神经纤维组成。肿瘤细胞有很高的核质比，细胞核呈圆形，深染并稍有不规则（图11-47）。细胞质含量可从很少到中等。低分化神经母细胞瘤可能不形成花环样结构。

神经节分化的特点包括细胞增大伴同步增加的细胞质和空泡状核。

阳性免疫染色包括NB84、CD56和其他神经内分泌标记。S-100可染神经鞘样基质。*N-myc*基因扩增提示预后差。

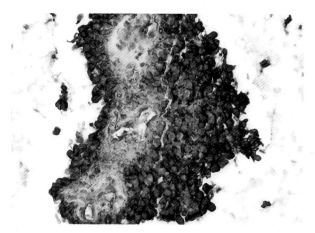

图11-45　尤因肉瘤，CD99肿瘤细胞膜染色（与图11-43同一病例）（免疫组化染色，400×）

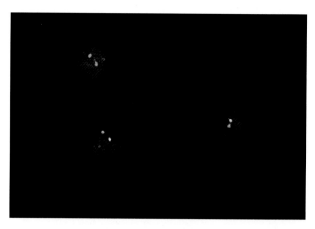

图11-46　FISH，EWSR1（22q12）双色分裂重组探针检测尤因肉瘤。当两个探针相互靠近（即EWSR1位点内没有重排），重叠光谱呈黄色。在有t（11；22）（q24；q12）易位时，重排的染色体呈现独立的绿色和红色信号（与图11-43同一病例）

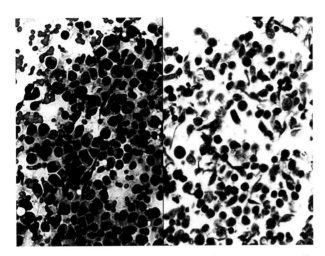

图11-47　神经母细胞瘤，细胞涂片（左，Diff-Quik染色，400×）和细胞块切片（右，HE染色，400×）。肿瘤细胞具有高核质比，显示核镶嵌（左图）

鉴别诊断

鉴别诊断包括尤因肉瘤/PNET、腺泡型横纹肌肉瘤、促纤维增生性小圆细胞肿瘤、肾母细胞瘤和淋巴瘤。

四、促纤维增生性小圆细胞肿瘤

临床特征

促纤维增生性小圆细胞肿瘤（desmoplastic small round cell tumor，DSRCT）是一种罕见的小圆细胞肿瘤，组织来源不清楚，预后较差，主要发病于20～30岁的男性。

最常见的部位是腹膜后、大网膜和骨盆。

肿瘤由小圆蓝细胞和丰富的促纤维增生性基质组成。可有局部上皮分化，形成玫瑰花环样和腺体样结构。

细胞形态学特征

细胞学样本，DSRCT细胞量为中等至丰富，可见细胞团和散在细胞。细胞簇可以是松散或紧密排列，可形成片状、小管状及玫瑰花环状。基质片段并不常见。基质中无细胞或只含有一些成纤维细胞，Diff-Quik染色呈强嗜酸性。肿瘤细胞有很高的核质比，细胞核呈椭圆形或圆形，具有轻度到中度多形性，核仁小。核分裂象多见，可见非典型核分裂。

肿瘤显示多表型分化，表达上皮源性（EMA）、肌源性（结蛋白）和神经源标记（S-100）。结蛋白染色模式为典型的核旁点状染色。肿瘤细胞阳性染色包括CD56、NSE、嗜铬粒蛋白、突触素、CD99和WT1（核染色）。

特征性t（11；22）（p13；q12）易位用以协助诊断。Ewing肉瘤有类似的11号染色体易位和基因重排，DSRCT为*WT1*基因（而不是*FLI1*）。

鉴别诊断

包括尤因肉瘤/PNET、腺泡状横纹肌肉瘤、滑膜肉瘤、间皮瘤、淋巴瘤和癌。

五、低分化圆形细胞滑膜肉瘤

低分化圆形细胞滑膜肉瘤（poorly differentiated synovial sarcoma with round cell morphology）一种低分化的滑膜肉瘤，细胞呈圆形。

细胞涂片通常含大量细胞，可见单细胞、裸核和数目不等的排列紧密的细胞簇。一些组织片段可含有毛细血管和花环样结构。肿瘤细胞有圆形和椭圆形核，细胞质量少。背景可见裸核。

免疫染色与一般类型的滑膜肉瘤相同，CK和EMA大多阳性，CD99也可阳性。PCR或FISH检测其特有的t（x；18）（p11；q11）有助于确定诊断；即X染色体上的*SSX*基因与18号染色体上的*SS18*基因（以前称为*SYT*）融合。

鉴别诊断包括尤因肉瘤/PNET（CD99均阳性）、腺泡型横纹肌肉瘤、上皮样肉瘤和MPNST。

六、软组织和骨骼的造血系统恶性肿瘤

累及软组织和骨骼的造血系统恶性肿瘤（hemtopoietic malignancies in soft tissue and bone）包括淋巴瘤（霍奇金淋巴瘤和非霍奇金淋巴瘤）、浆细胞肿瘤（浆细胞瘤、骨髓瘤）、髓样肉瘤（急性白血病浸润组织）和滤泡状树突细胞肿瘤。

软组织或骨骼淋巴瘤可为原发，也可继发于系统性疾病。结外淋巴瘤最常见的发生部位是胸壁，为前/后纵隔病变的直接延伸。

弥漫性大B细胞淋巴瘤（DLBCL）是最常见的骨的原发性淋巴瘤。主要由大的非典型淋巴瘤细胞组

成（图11-48），背景常见淋巴腺样体。常为高度恶性，表现为有丝分裂活性增高和细胞凋亡。高度恶性DLBCL需与伯基特（Burkitt）淋巴瘤区别，后者含更多中等大小的细胞，常含有小的胞质空泡。鉴别需要借助于免疫染色，伯基特细胞为CD20、CD10阳性，BCL-2阴性；Ki-67显示超过95%的增殖活性。

骨髓瘤是最常见的造成溶骨性病变的肿瘤。软组织浆细胞瘤往往是骨骼病变的直接延伸，少数情况下可表现为独立的软组织肿瘤。浆细胞瘤通常由圆形或椭圆形浆细胞组成（图11-49），但侵蚀性强的肿瘤可见更多非典型甚至浆母细胞样肿瘤细胞，并具有明显核仁。

髓样肉瘤在形态上可与浆细胞瘤或淋巴瘤类似，但可以借助某些肿瘤细胞的胞质颗粒和免疫染色来确认肿瘤细胞为髓系原始细胞（CD34、CD117、MPO，以及单核细胞分化标记）。

大多数情况下，辅助检测手段包括流式细胞技术、细胞块免疫染色和（或）FISH检测特定的染色体异常可以协助确诊。

七、转移性非间质小细胞恶性肿瘤

转移性非间质小细胞恶性肿瘤为（metastatic non-mesenchymal malignancies with small cell features）几种具有小细胞特征的恶性肿瘤，可能会表现为软组织和骨病变（继发恶性肿瘤），如小细胞癌、Merkel细胞癌（图11-50）、生殖细胞肿瘤、小细胞黑色素瘤。

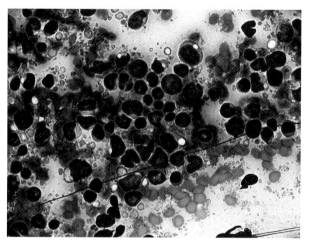

图11-48 弥漫性大B细胞淋巴瘤。注意淋巴腺样小体结构（Diff-Quik染色，600×）

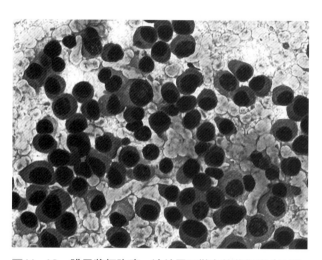

图11-49 腓骨浆细胞瘤，涂片显示散在的浆细胞（Diff-Quik染色，600×）

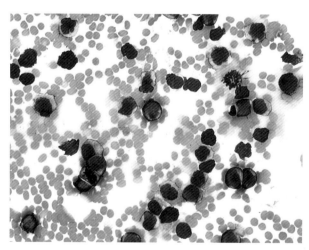

图11-50 Merkel细胞癌，FNA细胞涂片（Diff-Quik染色，400×）

第六节 上皮样肿瘤

上皮样肿瘤（epithelioid neoplasms）具有上皮样形态的软组织或骨骼肿瘤，包括横纹肌瘤、颗粒细胞瘤、副神经节瘤、上皮样肉瘤、某些肉瘤的上皮亚型（平滑肌肉瘤、MPNST、血管肉瘤、骨骼肌肉瘤等）、透明细胞肉瘤、腺泡状软组织肉瘤和转移瘤，后者如黑色素瘤、癌和间皮瘤（表11-8）。

<table>
<tr><td>

表11-8

软组织的上皮样细胞病变

</td></tr>
</table>

- 横纹肌瘤
- 颗粒细胞瘤
- 上皮样肉瘤
- 上皮样平滑肌肉瘤
- 恶性外周神经鞘瘤
- 上皮样血管肉瘤
- 上皮样血管内皮瘤
- 恶性肾外横纹肌样瘤
- 多形性横纹肌肉瘤
- 透明细胞肉瘤
- 腺泡状软组织肉瘤
- 转移性肿瘤（恶性黑色素瘤、癌、间皮瘤）
- 淋巴造血组织肿瘤（淋巴瘤、浆细胞、粒细胞肉瘤）

一、颗粒细胞瘤

临床特征

颗粒细胞瘤（granular cell tumor）是起源于雪旺细胞的肿瘤，所有年龄段均可发病。最常见于皮下组织和皮肤。发病部位多变，但最常见于舌部。

大多数颗粒细胞瘤为良性。尽管存在罕见的恶性颗粒细胞瘤，但两者在细胞学上无法区分。

细胞形态学特征

涂片细胞量中等或丰富，主要为单个细胞、片状细胞群和裸核。由于细胞质边界不明显，细胞群可呈合胞体样外观。肿瘤细胞大，呈多边形、椭圆形或圆形；细胞质丰富，呈颗粒状；细胞边界模糊（图11-51，图11-52）；细胞核小、圆而均匀，位于中央或外周，偶尔见明显核仁。由于细胞脆弱，很容易在涂片时破损，造成一些涂片主要为裸核，背景物质具有典型的颗粒状特征（在巴氏染色最为明显）。

细胞质颗粒呈 PAS阳性（抗淀粉酶），肿瘤细胞S-100（图11-53）和CD68阳性，但CK阴性。

鉴别诊断

包括成人横纹肌瘤和冬眠瘤。

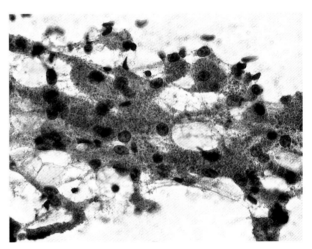

图11-51 **手臂上的颗粒细胞瘤（巴氏染色，600×）**

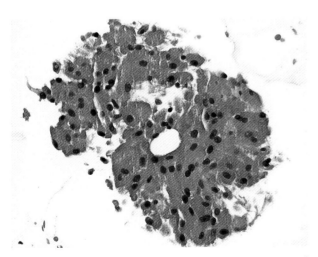

图11-52 **颗粒细胞瘤，细胞块切片（与图51同一病例）**
（HE染色，400×）

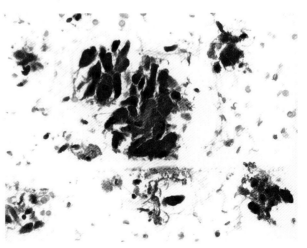

图11-53 **颗粒细胞瘤，S-100染色阳性（免疫组织化学染色，400×）**

二、副神经节瘤

临床特征

副神经节瘤（paraganglioma）（也称为化学感受器瘤、颈动脉体瘤或血管球瘤）是一个起源于神经嵴、与自主神经节有关的良性或恶性肿瘤。这些肿瘤可为散发性或家族性。最常见于头颈部、纵隔和腹膜后。

细胞形态学特征

涂片见大量细胞，可为组织碎片和单个细胞；因为富含血管，背景可见众多血细胞。松散排列的细胞团偶尔形成岛状或腺体样结构。细胞小或中等大小，具有圆形、多边形和椭圆形细胞核，具有不同程度的多形性（非典型神经内分泌细胞）。细胞质含量中等，边界不明显，可能含有嗜酸性颗粒。

肿瘤细胞阳性免疫染色包括NSE、嗜铬粒蛋白和突触素；外周支持细胞呈S-100阳性。

鉴别诊断

鉴别诊断包括甲状腺髓样癌、腺癌、类癌瘤、甲状旁腺肿瘤、腺泡状软组织肉瘤和黑色素瘤。

三、上皮样血管肉瘤

临床特征

血管肉瘤是由具有内皮细胞形态和表型特征的恶性细胞组成。最常见的部位是下肢、手臂、躯干和头颈部的深层肌肉。通常有两种形态，包括梭形和上皮样血管肉瘤（epithelioidangioscarcoma）。

上皮样肉瘤更常发生在深部软组织，生长迅速，浸润性强。肿瘤细胞具有丰富的嗜酸性胞质和大的泡状核，常见明显细胞学异型性，具多量核分裂象和肿瘤坏死。

细胞形态学特征

FNA细胞涂片见大量多核细胞，呈现中度至明显多形性，核不规则，染色质粗，核仁巨大或多个。细胞质中经常见微囊泡（尤其在Diff-Quik染色）。细胞块切片可见细胞内的红细胞，形态良好的血管，胞质内空泡与假腺体样花环样排列。

肿瘤细胞呈CD31、CD34、因子Ⅷ、FLI-1阳性。细胞角蛋白阳性率可以高达50%，因此，可能被误诊为癌。

鉴别诊断

包括血管内皮细胞瘤、上皮样肉瘤、恶性肌上皮瘤、癌和黑色素瘤。

四、透明细胞肉瘤/软组织恶性黑色素瘤

临床特征

透明细胞肉瘤（clear cell sarcoma）也称为软组织恶性黑色素瘤（malignant melanoma of soft parts）。

这是一种罕见的肉瘤，主要发生在青壮年（30~40岁）。部位多为四肢（踝关节和脚）。

肿瘤生长缓慢，因而有些患者不及早就医。肿瘤主要转移至淋巴结和肺。

细胞形态学特征

FNA涂片主要为单个细胞，但也可见少量细胞团（图11-54，图11-55）。肿瘤细胞呈松散排列，可形成微腺泡结构。肿瘤细胞呈圆形、椭圆形或多角形，并可有双核和多核。细胞质中等量，偶尔呈空泡状，可含有黑色素。细胞核为圆形或椭圆形，位于偏心位置，单个或多个核仁，偶尔可见核内包涵体。背景可呈蕾丝状、空泡状或虎纹状。

阳性免疫染色包括S-100、HMB45（图11-56）、MITF和Melan A，透明细胞癌免疫反应与转移性黑色素瘤相似，应注意两者的鉴别。在这种情况下，应利用FISH检测特征性t（12；22）（q13；q12）易位，以明确诊断。PCR可检测到90%的病例存在透明细胞肉瘤EWS-ATF1融合产物。

鉴别诊断

包括转移性黑色素瘤、腱鞘巨细胞瘤、MPNST、转移癌、血管旁类上皮细胞瘤、婴儿恶性神经外胚层肿瘤，以及其他肉瘤的上皮变种。

五、腺泡状软组织肉瘤

临床特征

腺泡状软组织肉瘤（alveolar soft part sarcoma，ASPS）是一种极为罕见的软组织肉瘤，主要见于年龄较大的儿童和年轻成人。

最常见的部位是在成人的四肢和儿童的头颈部。

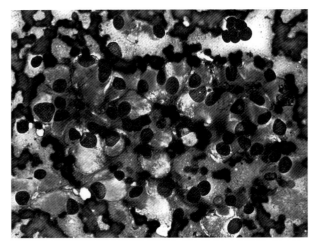

图11-54 透明细胞肉瘤，52岁的女性胫骨活检（Diff-Quik染色，400×）

肿瘤生长缓慢，复发率低，但可早期转移至肺、骨骼和大脑。

细胞形态学特征

细胞形态学显示恶性颗粒细胞瘤样形态。FNA涂片可见单细胞、细胞小集群和裸核。细胞集群可能会出现合胞体或腺泡样形态。肿瘤细胞大，呈多角形和圆形；胞质丰富，呈颗粒状（易破碎），偶尔可见胞质空泡。核大，位于中央，有明显核仁。一些细胞可能会有双核或多核。然而，组织学中特征性的杆状或菱形晶体在细胞学样本上很少见。涂片背景常见大量血细胞或颗粒状成份，可见裸核。

阳性染色包括PAS-D、desmin（局灶性）、MyoD1（胞质染色）和TFE3。

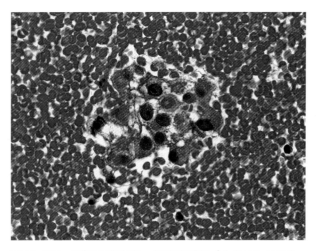

图11-55 透明细胞肉瘤，细胞块切片（与图11-54同一病例）（HE染色，600×）

电镜：瘤细胞含大量线粒体和高尔基复合体，内质网很少，特有的菱形膜结合晶体由规律的细网格结构组成。该晶体为单羧酸转运蛋白（MCTI）聚合物，其细胞伴侣是CD147。没有任何骨骼肌分化的特点。

鉴别诊断

包括颗粒细胞瘤、横纹肌瘤、副神经节瘤、透明细胞肉瘤、肾细胞癌。

六、其他肉瘤的上皮样变异型

其他肉瘤的上皮样变异型（epithelioid variant of other sarcomas）可能会显示上皮样形态，包括脂肪肉瘤、平滑肌肉瘤、恶性神经鞘瘤、上皮样肉瘤（图11-57）、骨肉瘤。

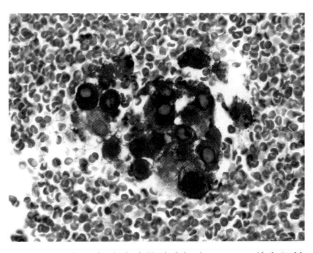

图11-56 透明细胞肉瘤的肿瘤细胞HMB45染色阳性（免疫组化染色，600×）

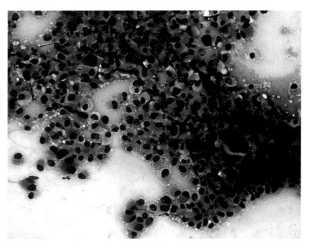

图11-57 上皮样肉瘤FNA涂片（Diff-Quik染色，200×）

七、具有上皮样特征的转移瘤

骨和软组织的继发恶性肿瘤往往有上皮样形态，如转移癌（乳腺癌、肺癌、前列腺癌、胃肠道恶性肿瘤、泌尿道上皮癌）和转移性黑色素瘤。

具有上皮样特征的转移瘤（metastases with epithelioid morphology）鉴别诊断还包括累及骨骼肌肉系统的淋巴瘤，如间变性淋巴瘤。

 ## 第七节　含有多形性巨细胞的肿瘤

含有多形性和含有巨细胞的病变可为反应性或肿瘤性。

胞核形态正常的巨细胞不仅存在于良性病变，也可能出现在某些恶性的肿瘤中，如：富含巨细胞的骨肉瘤和破骨细胞样多形性巨细胞癌可能含有反应性破骨巨细胞，其细胞形态无明显异常。然而，具有明显的核异型的巨细胞仅见于恶性肿瘤。

含大量多形性巨细胞的软组织和骨肿瘤的鉴别诊断可包括良性病变、低度恶性肿瘤和高度恶性肿瘤（表11-9）。

一、腱鞘巨细胞瘤/色素沉着绒毛结节性滑膜炎（giant cell tumor of tendon sheath/pigmented villonodularsynovitis）

临床特征

腱鞘巨细胞瘤是一种具有局部侵袭性的增殖性疾病，起源于关节滑膜、腱鞘和滑囊。

可位于关节内或关节外。关节外软组织腱鞘巨细胞瘤可累及或不累及邻近关节。

根据生长模式可分为局限性或弥漫性亚型。局限型肿瘤为腱鞘巨细胞瘤（以前称为结节性腱鞘炎或腱鞘滑膜巨细胞瘤）。弥漫型巨细胞瘤也称为色素沉着性绒毛结节性滑膜炎。

肿瘤主要由单核滑膜细胞样细胞组成，伴有数量不等的多核破骨细胞样巨细胞、泡沫细胞、含血色素巨噬细胞和炎症细胞。

表11-9

含有多形性巨细胞的肿瘤（pleomorphic and giant cell containing neoplasms）

良性病变
- 腱鞘巨细胞瘤/色素沉着绒毛结节性滑膜炎
- 骨化性肌炎/结节性筋膜炎
- 结节性腱鞘炎

恶性病变
- 骨巨细胞瘤
- 低恶变潜能的软组织巨细胞瘤
- 多形性肉瘤
  - 多形性未分化肉瘤/恶性纤维组织细胞瘤（MFH）
  - 多形性横纹肌肉瘤
  - 多形性脂肪肉瘤
  - 去分化脂肪肉瘤
  - 多形性平滑肌肉瘤
  - 富含巨细胞的骨肉瘤
  - 黏液纤维肉瘤
- 转移性巨细胞癌
- 恶性黑色素瘤
- 间变性大细胞淋巴瘤
- 霍奇金淋巴瘤（RS细胞）

主要受影响的关节包括手指、膝、踝、髋和肩关节，通常发病于屈肌腱鞘。

细胞形态学特征

FNA涂片主要为单核组织细胞，可为单细胞或成簇或乳头状结构。肿瘤细胞中含有粗糙的具折光性的金棕色含铁血黄素晶体，混杂的多核巨细胞含形态均一的胞核，类似单核细胞。可见核内包涵体，炎症细胞很少见（图11-58，图11-59）。

辅助染色包括阳性普鲁士蓝染色（染含铁血黄素中的铁，而不是黑色素）、波形蛋白、CD68和结蛋白（50%）。而细胞角蛋白、S-100和CD34呈阴性。Ki-67显示低增殖指数。

鉴别诊断

包括低恶变潜能的软组织巨细胞瘤（细胞异源性不明显，不见明显的间质玻璃样变）、黑色素瘤和肉瘤。

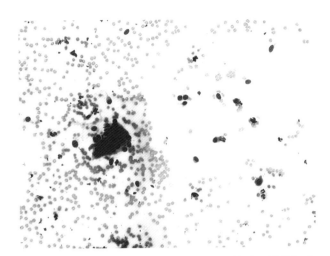

图11-58 腕部腱鞘巨细胞瘤，FNA活检显示单核和多核的瘤巨细胞（Diff-Quik染色，200×）

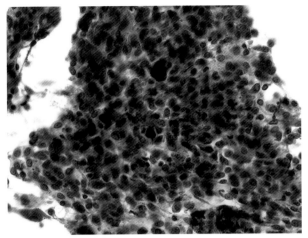

图11-59 腘窝色素沉着性绒毛结节性滑膜炎，FNA（巴氏染色，400×）

二、骨巨细胞瘤

临床特征

骨巨细胞瘤（giant cell tumor of the bone，GCT，亦称破骨细胞瘤）是一种低度恶性肿瘤，占所有原发性骨肿瘤的4%。高发于青壮年（20～40岁），亚洲国家更常见。

典型部位是长骨端和椎骨体。膝盖是最常见的部位（股骨远端、胫骨近端），其次是桡骨远端和骶骨。

肿瘤具有局部侵袭性，少见情况下可转移到肺或淋巴结。罕见恶性变。极少数情况下，高度恶性的梭形细胞肉瘤可发病于GCT（原发）或以前的GCT部位（继发）。

几乎所有的骨病变都可能含有巨细胞。但是，巨细胞瘤的诊断必须要有：

- 卵圆形的单核细胞和破骨细胞样巨细胞的组合
- 单核细胞和巨核细胞要有类似的胞核

有些肿瘤可有动脉瘤性骨囊肿成分，偶尔可见泡沫细胞和梭形单核细胞，缺乏软骨样分化。

细胞形态学特征

FNA细胞涂片显示类似巨噬细胞的单核细胞，混杂巨型破骨细胞样多核细胞（10～100个核），其细胞核形态单一，类似于基质细胞的细胞核。可见坏死、出血、含铁血黄素、反应性骨片段，偶见核分裂象。

阳性免疫染色包括α1-抗胰凝乳蛋白酶、溶菌酶、α1-抗胰蛋白酶、降钙素和ER。

鉴别诊断

包括甲亢棕色瘤、巨细胞肉芽肿、色素沉着绒毛结节性滑膜炎、软骨母细胞瘤、动脉瘤样骨囊肿、巨细胞丰富的骨肉瘤，朗格汉斯（Langerhans）细胞组织细胞增生症。

三、多形性肉瘤

大多数类型的肉瘤可出现巨细胞形态，如特定分化的多形性肉瘤（pleomorphic sarcoma）（包括横纹肌肉瘤、平滑肌肉瘤、脂肪肉瘤、软骨肉瘤）、黏液纤维肉瘤和巨细胞丰富的骨肉瘤。

FNA涂片通常可见大量松散排列的多形性和（或）梭形肿瘤细胞群体。可见明显多形和核异型的单核、双核和多核细胞，染色质粗糙，具明显的大核仁，常见核分裂象。背景可呈颗粒样、纤维样、黏液样或坏死。

阳性免疫染色如：横纹肌肉瘤的肌细胞形成素（myogenin），脂肪肉瘤和MPNST的S-100，和骨肉瘤的骨连接素（osteonecin），Ki-67往往显示高增殖指数。

鉴别诊断包括巨细胞癌、恶性黑色素瘤、间变性淋巴瘤。

四、骨肉瘤

骨肉瘤（osteosarcoma）是高度恶性的骨肿瘤，其肿瘤细胞产生骨样组织或骨质。

这些骨肿瘤可为原发或继发（如在Paget病或接受辐射的基础上）。

有多种类型骨肉瘤，包括各种经典型（原发髓内肿瘤）、毛细血管扩张型（有大血管间隙）、骨膜型（发生于骨表面的低度恶性肿瘤）、骨膜外型（骨表面上中度恶性肿瘤）和小细胞型（由小细胞组成）。

组织病理学上亦可分类为成骨型〔主要为骨和（或）骨质〕、软骨母细胞型（软骨基质为主）、成纤维细胞型（高度恶性梭形细胞肿瘤，含有最少的骨或软骨基质），或有其他不寻常组织形式（硬化型、软骨黏液纤维瘤样、软骨母细胞样、MFH样、巨细胞丰富型和上皮样骨肉瘤型）。

骨肉瘤细胞学可见红细胞丰富的背景中含有中等至大量的肿瘤细胞，可为单细胞或形成簇（图11-60～图11-62）。有显著的核异型性（细胞核不同大小和形状，深染，不规则核膜，核仁明显，非典型核分裂），有时可见高度恶性的多形性肉瘤特征（图11-63）。然而，骨肉瘤区别于其他高度恶性肉瘤的地方在于恶性成骨细胞直接形成骨和骨样基质，缺乏其他分化特征。最重要的是骨肉瘤的诊断必须密

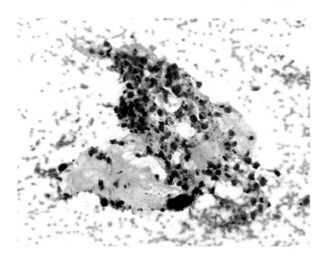

图11-60　胫骨表面高度恶性骨肉瘤，FNA涂片可见非典型上皮样肿瘤细胞（巴氏染色，200×）

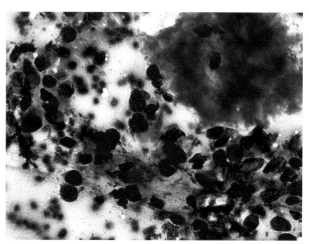

图11-61　骨肉瘤FNA涂片显示肿瘤细胞和位于右上角的品红色类骨质（Diff-Quik染色，400×）

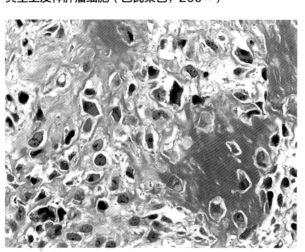

图11-62　骨肉瘤的病理组织学（与图11-60，11-61同一病例）。注意嗜酸性的恶性骨样组织（HE染色，400×）

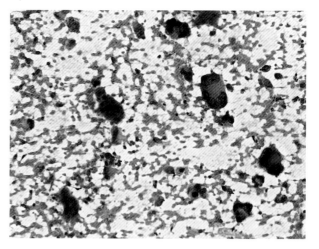

图11-63　多形性肉瘤，62岁女性盆骨（HE染色，MAG，200×）

切结合影像学所见的特点。类骨样组织最容易在Diff-Quik染色看到，含量不等。其他特点包括多核瘤细胞和浆细胞样细胞，胞核位于偏心位置，甚至可见清晰的核窝。

免疫组化染色，如碱性磷酸酶、骨钙素和骨连接素可协助诊断，但并不特异。

鉴别诊断包括明显的反应性骨和其他有成骨的肉瘤（如成骨软骨肉瘤）（图11-64）。

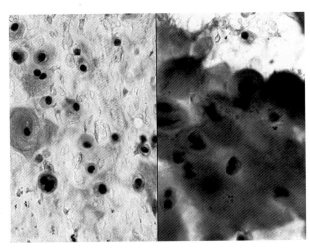

图11-64　**软骨肉瘤，丰富的肿瘤软骨细胞显示细胞学异型性（巴氏染色，400×）**

五、有巨细胞形态的继发恶性肿瘤（secondary malignancies with giant cell morphology）

软组织和骨可见有巨细胞形态的继发恶性肿瘤，如黑色素瘤、癌和间变性淋巴瘤。大多数患者有一个已知的恶性肿瘤病史。可能要借助免疫组化染色来区分转移肿瘤和多形性肉瘤。

 第八节　炎性/感染性软组织和骨骼病变

软组织和骨骼中的非肿瘤性和炎症性病变可包括以下几类。

感染：包括细菌性脓肿，分枝杆菌梭形细胞假瘤，葡萄状菌病，麻风病，真菌病（如广色霉菌病，

或由色素性暗色真菌引起的暗色丝孢霉病），足菌肿和寄生虫感染（如囊虫病）。

杆菌性血管瘤病（血管增生伴有中性粒细胞浸润，由巴尔通体感染引起）。

病毒感染可能会造成大的溃疡性病变或假瘤。如肥厚性单纯生殖器疱疹是一种少见的单纯疱疹病毒感染，见于免疫功能低下患者的生殖器。这种皮肤感染可通过以下方式进行诊断：Tzanck方法（在水泡或脓疱刮片上寻找疱疹感染病理性改变），切开皮肤，或对可触及的包块进行FNA检查。

感染引起的肉芽肿性炎症（如分枝杆菌和真菌）和非感染性肉芽肿病（如类肉瘤病、异物反应、破裂的表皮囊肿）。

肉芽组织、瘢痕组织、瘢痕疙瘩和脂肪坏死。

结节性筋膜炎、增生性筋膜炎或肌炎、缺血性筋膜炎。

其他：包括弹力纤维瘤，子宫内膜异位症，炎性假瘤（浆细胞肉芽肿），类脂质渐进性坏死，节肢动物叮咬反应，肿瘤性钙化，钙化性纤维性假瘤，脂膜炎，硬化性肠系膜炎，淀粉样瘤，Rosai-Dorfman病（又称巨淋巴结病性窦组织细胞增生症），埃德海姆-切斯特（Erdheim-Chester）病。

 第九节　实验室辅助检测

免疫组化在诊断形态学相似的软组织肿瘤上有一定帮助（梭形细胞肿瘤、小圆蓝细胞瘤及上皮样肿瘤）（表11-10，表11-11）。

肉瘤的免疫组化染色往往有混合型表达。如有些肉瘤可表达角蛋白，这包括滑膜肉瘤、上皮样肉瘤、肾外横纹肌样瘤、促纤维增生性小圆细胞瘤、婴儿型黑色素性神经外胚层瘤、上皮样肉瘤、横纹肌肉瘤和骨肉瘤。

FISH在检测基因重排、易位、缺失和扩增上很有帮助（组织切片或组织印片）（表11-12）。

有时可利用PCR进行诊断（如检测融合转录，即便是微小病变中的小部分的肿瘤细胞）。

表11-10

梭形细胞肿瘤的免疫染色特征

免疫组化染色	神经肿瘤	肌纤维母细胞瘤	平滑肌瘤	GIST	滑膜肉瘤	肉瘤样癌	黑色素瘤
角蛋白 （Keratin）	-	-	-	-	+	+	-
S-100	+	-	-	可变	可变	-	+
HMB45	-	-	-	-	-	-	可变
C-kit	-	-	-	+	-	-	-
SMA	-	+	+	可变	-	-	-
结蛋白 （Desmin）	-	-	+	-	-	-	-
其他阳性标记	GFAP NF	CD34 β-catenin	h-caldesmon ER	CD34 DOG1 PDGFR	EMA BCL-2	EMA	MelanA MITF 络氨酸酶

表11-11

小圆细胞肿瘤的免疫染色特征

免疫组化 染色	小细胞癌	黑色素瘤	淋巴瘤	尤因肉瘤 （Ewing）	横纹肌肉瘤	低分化滑 膜肉瘤	促纤维增生性 小圆细胞瘤 （DSRCT）
角蛋白 （Keratin）	+	可变	-	可变	罕见	+	+
S-100	-	+	-	可变	罕见	可变	-
CD45	-	-	+	-	-	-	-
TdT	-	-	+	-	-	-	-
Desmin	-	可变	-	罕见	+	-	点状
CD99	-	-	可变	+	可变	+	罕见
其他阳性 标记	TTF1 神经内分 泌标记	HMB45 MelanA MITF 络氨酸酶	非霍奇金淋 巴瘤标记	FLI-1	MyoD1	EMA BCL-2 CD56 TLE1 FLI-1	EMA WT1 FLI-1

表11-12

常见的软组织肿瘤分子异常

肿瘤	基因异常
腺泡样软组织肉瘤	t（x；17）（p11.2；q25）–ASPL–TFE3 融合基因
骨骼外黏液样软骨肉瘤	t（9；22）（q22；q12）–CHN–EWS融合基因
	t（9；15）（q22；q21）–CHN–TCF12融合基因
	t（9；17）（q22；q11）–CHN–RBP56融合基因
透明细胞肉瘤	t（12；22）（q13；q12）–ATF1–EWSR1融合基因
先天性/小儿纤维肉瘤	t（12；15）（p13；q25）–ETV6–NTRK3融合基因
促纤维增生性小圆细胞瘤	t（11；22）（p13；q12）–WT1–EWS　融合基因
	t（21；22）（q22；q12）–ERG–EWS融合基因
炎性肌纤维母细胞瘤	2p23 ALK 基因异位
尤因肉瘤/ PNET	t（11；22）（q24；q12）–FLI1–EWS融合基因
	t（21；22）（q22；q12）–ERG–EWS融合基因
	t（2；22）（q33；q12）–FEV–EWS融合基因
	t（7，22）；（p22；q12）–ETV1–EWS融合基因
	t（17；22）（q12；q12）–E1AF–EWS融合基因
黏液样脂肪肉瘤	t（12；16）（q13；p11）–TLS–CHOP/FUS融合基因
	t（12；22）（q13；q12）–CHOP–EWS融合基因
高分化脂肪肉瘤	源自12q13-15 的环形或巨型染色体标记，MDM2 and CDK4扩增
低度恶性纤维肉瘤	t（7；16）（q32-34；p11）–FUS–CREB3L2
	t（11；16）（p11；p11）–FUS–CREB3L1
腺泡状横纹肌肉瘤	t（2；13）（q35；q14）–PAX3–FKHR
	t（1；13）（p36；q14）–PAX7–FKHR
滑膜肉瘤	t（x；18）（p11.23；q11）–SS18（旧称 SYT）–SSX1
	t（x；18）（p11.21；q11）–SS18（旧称SYT）–SSX2

传统的细胞遗传学可用于检测染色体核型异常，但是这依赖于新鲜的样本或培养的细胞。

少数情况下亦可借助电子显微镜。

参考文献

1. Akerman M，Domanski HA，Johnsson K. Fine needle aspiration of bone tumours. Karger，Basel. 2010.

2. DeMay RM. Chapter 9：Soft Tissue，Bone，and Skin. In：The art and science of Cytopathology. 2nd Ed. Ed：DeMay RM. Chicago，IL：ASCP Press，2012，636-752.

3. Qian X. Chapter 16：Soft tissue. In：Cytology diagnostic principles and clinical correlates. Ed：Cibas ES，Ducatman BS. Philadelphia，PA：Saunders Elsevier，2009，451-522.

4. Czerniak B，Tuziak T. Soft tissue lesions. Chapter 35. In：Koss' Diagnostic Cytology and its Histopathologic

Bases. Ed: Koss LG, Melamed MR. Lippincott Williams & Wilkins, 2006, 1302-1339.

5. Layfield LJ, Bedrossian CW, Crim JR, Palombini L. Musculoskeletal cytohistology. Cambridge University Press, 2012.

6. Khalbuss WE, Teot LA, Monaco SE. Diagnostic accuracy and limitations of fine needle aspiration cytology of bone and soft tissue lesions: A review of 1114 cases with cytological-histological correlation. Cancer Cytopathology, 2010, 118: 24-32.

7. Khalbuss WE, Parwani AV. In: Cytopathology of soft tissue and bone lesions. Springer Press, 2011, 1-244.

8. Mallik Mk, Dey P, Gupta SK, et al. Grading of soft tissue sarcomas on fine-needle aspiration cytology smear. Diagn Cytopathol, 2010, 38: 109-112.

（王　路　译，赵澄泉　审校）

第十二章

肾脏和肾上腺

罗丕福（Pifu Luo）

第一节　概　述

一、现状

在全球范围内，肾癌的发病率在过去的30年中以每年2%～3%的速度稳定递增。肾癌占成人恶性肿瘤的5%，为泌尿系统常见肿瘤中最致命的一种。约35%的患者在诊断之后五年内死亡。据2013年美国癌症协会的估计，全美约有65 150例新发现的肾脏恶性肿瘤，其中13 680例患者死亡，肾细胞癌占93%，肾盂癌（尿路上皮癌）占6%，其他恶性肿瘤约占1%[1]。

肾脏和肾上腺为位于后腹腔深部的重要器官。临床用细针穿刺（FNA）作为初始诊断手段，诊断肾脏和肾上腺原发性肿瘤并不常见。过去，大多数肾脏肿瘤通过影像学诊断后做全肾切除。其中很多肿瘤为良性、低度恶性或很小的恶性肿瘤，全肾切除显然是过度治疗，给患者的生活质量带来不利影响[2]。随着影像学诊断手段的更新和更精细，临床发现小于7.0cm的肾脏肿瘤（临床一期）愈来愈常见，很多肿瘤被偶然发现（占5%）。这些肿瘤的生物学特征多种多样，可以是良性、低度恶性或高度恶性，所以临床治疗和处理的方法也因之而异，从临床观察到肾脏根治切除都有可能（见附录一）。哪些肿瘤应该观察？哪些肿瘤应该切除？局部切除还是全肾切除？常常是泌尿科医生遇到的一个难题。因此，仅靠影像学诊断远远不够。

在小于7.0cm的肾脏肿瘤中，约20%良性，20%～30%属于恶性，进展很快[2]。很多临床一期的恶性肿瘤很小，应该选择肿瘤切除或部分肾切除。因此，越来越多的患者和泌尿科医生均要求在手术前，作出准确的病理诊断。确定肿瘤良性、恶性，以决定临床观察，还是手术切除；对于恶性肿瘤，决定手术方案，局部或者肾脏全切手术。很多患者对于良性肿瘤，选择观察而非外科切除。即便是小的恶性肾脏肿瘤，因其生长速度缓慢，很多患者也会选择观察和定期复查。穿刺活检、细胞病理学诊断方法因此被重新评价且应用增多了，成为决定手术与否和拟定具体手术方案的必备参考指标[3-6]。

二、适应证、优点、局限性和并发症

穿刺的适应证[7]

（1）小于7.0cm的肾脏肿瘤，影像学诊断不能确定良性或者恶性者。

（2）患者需要病理诊断的结果，以选择和决定适当的治疗方法。

（3）不满足于不确定性的影像学诊断的情况。

（4）考虑非手术的保守治疗而不选择手术治疗的患者或老年患者。

（5）患其他疾病不能手术的患者，如心、肾功能不全或双侧肾恶性肿瘤患者。

（6）晚期肾癌，不能手术切除的患者（肾全切

禁忌证）或其他恶性肿瘤转移至肾脏。

（7）肾脏炎症、脓肿等非肿瘤性疾患的患者。

（8）因诊断病情或调查家族史的需要，获取少量FNA或活检材料用作分子或基因诊断。

穿刺活检的局限性

（1）必须在影像诊断设备（CT、超声波或MRI）的指导下进行穿刺活检，以确保定位准确，减少假阴性率。因此，一般由影像学医生做FNA穿刺、活检取材，同时由病理医生做快速诊断，评价取材部位和提供初步诊断结果。

（2）用FNA穿刺活检所获得的细胞或组织来确定肾癌（特别是透明细胞癌）的细胞核分级与组织病理的核分级可能相当一致[8]。但有时会有困难或误导，因为所穿刺的部位局限，有时不具备代表性，而难以提示恶性肿瘤的预后，如核的分级、有无肉瘤样改变等。

（3）对于小的肿瘤（<2.0cm），穿刺可能难以得到可供诊断的细胞和组织，导致假阴性的诊断[9]。

穿刺活检的并发症

虽然肾脏穿刺活检的并发症不能避免，但绝大多数的并发症很轻微，无需临床处理。需要临床处理的并发症仅占1.2%[10]。

（1）出血和短暂血尿（最常见的并发症，多数为轻微和临床不易觉察的出血，1.3%的病例需要密切观察乃至输血）[3, 6]。

（2）动静脉瘘（约为0.4%~16%，80%的动静脉瘘在几个月内恢复）[6, 10]。

（3）气胸、感染、尿漏。

（4）肿瘤经针道种植扩散。若用小于或等于18号的针头，肿瘤经针道扩散极为罕见（<0.01%）。

三、准确性、敏感性、特异性、假阴性率、假阳性率及对于穿刺材料的评价

传统上用细针穿刺（FNA）诊断肾脏肿瘤的作用有限，主要因为该方法假阴性率高、可能发生并发症以及过度依赖于影像学诊断技术。穿刺检查多用于确定是否肾癌转移至其他器官和部位。因为20%的临床一期肾肿瘤为良性，若做肾切除显然治疗过当，患者将承受失去单侧肾脏之苦。泌尿科医生和患者都愿意选择非伤害性或少伤害性的治疗方法。因此，穿刺活检诊断被重新确定为首选的诊断方式。随着CT和MRI定位技术的提高，穿刺活检诊断的准确性和安全性也不断改进和提高[3-7, 9, 10]。因此，穿刺活检诊断肾脏肿瘤的病例越来越多，以决定临床治疗手段、应对患者的咨询和管理。

准确性（accuracy）

有经验的细胞病理医生根据FNA穿刺所获得的材料，80%~94%的病例能够诊断良性或者恶性。肾癌中，3/4的病例能做出明确的分型[11]。从1998年美国病理学家学会（CAP）非妇科细胞学统计所获得的资料表明：在所有FNA穿刺诊断的病变中，肾脏FNA细胞病理诊断的假阳性率最高，高达30.4%；其假阴性率也高达14%[11]。

分析假阳性的结果，应归咎于下面因素：

（1）不熟悉正常肾脏结构及临近器官的细胞形态学特征，将正常细胞误诊为肿瘤。

（2）误将穿刺得到的邻近器官组织，如肝（紧邻右肾）和肾上腺组织当成肾脏肿瘤。

（3）将肾脏良性病变诊断为恶性肿瘤，如将泡沫性黄色肉芽肿性肾盂肾炎、血管平滑肌脂肪瘤等误诊为肾乳头癌或转移性肉瘤等。

假阴性率高多由于穿刺所得材料不够或穿刺部位不准确。

另一个最重要的原因和薄弱环节是在过去的病理实践中肾脏肿瘤FNA穿刺、活检诊断的病例不多，没有足够的诊断经验。希望通过本章的介绍，增加泌尿外科医生、放射科医生和病理医生对FNA穿刺及活检肾脏肿瘤等病变的认识，熟悉常见肾脏良性、恶性肿瘤的细胞病理学特征和相应的鉴别诊断。

据近几年的文献报道，肾脏肿瘤穿刺细胞和组织病理诊断的敏感性、特异性、假阴性率、假阳性率如下。

敏感性：89%～98%[3, 5, 9]。

特异性：近100%（PPV 100%）[3, 5]。

假阳性率：1.2%（过去曾经报道假阳性率为5%，近年来随着影像诊断的进步，活检技术的提高和采用免疫组化和分子病理检测，假阳性率得到明显改进）[6]。

假阴性率：4.4%（过去曾经报道假阴性率为25%）[6]。

尽管报道的数据不尽相同，肾脏肿瘤穿刺细胞和组织病理诊断的敏感性、特异性、阳性预测值、阴性预测值都很高。虽然以前报道的假阴性率和假阳性率很高，近年来随着影像诊断技术的进步，活检技术的提高和采用免疫组化和分子病理检测，假阳性率和假阴性率得到显著改善[6]。而且将2000年以前和2000年以后的报道作比较，穿刺活检病理诊断的敏感性、特异性、阳性预测值、阴性预测值均有明显改进。Laguna 等表明，2001年前的资料显示，近89%的肾脏活检材料能够区分良性和恶性肿瘤。自2001年以后，区分良性和恶性肿瘤的准确率达96%，表明肾脏活检诊断肿瘤的准确率在不断提高[5]。

对细针穿刺活检样本是否适当的评价

目前，没有公认的标准判断穿刺样本是否合适或足够。如果所获材料能做出良性或者恶性诊断，则认为是合适的。当然，其评价很大程度依赖于病理医生

的经验。文献表明：约30%的肾脏肿瘤穿刺的材料，难以作出诊断。在这些病例中，重复穿刺失败率达40%。类似于甲状腺FNA穿刺的细胞病理诊断，若穿刺仅获得组织样细胞或巨噬细胞，应作出不能或难以诊断的结论，不应诊断为阴性。因为它不能排除多囊性肾癌和乳头状肾癌的可能性[11]。乳头状肾癌有大量退变的组织样细胞和巨噬细胞，其大量存在提示乳头状肾癌的可能（参见乳头状肾癌的介绍）

四、常用穿刺的技术、准备及辅助检测方法

穿刺器具的准备和步骤：由影像诊断科室准备和影像学专科医生操作，不在此叙述。

常规细胞病理准备及染色：

（1）载玻片，用于涂片和印片。

（2）固定：95%酒精固定或空气干燥。

（3）染色：对于酒精固定的印片或涂片，可用快速的HE染色和巴氏染色；对于空气干燥的印片和涂片，用Diff – Quik染色。

（4）细胞块的准备：若有多余的穿刺材料，如冲洗针头和注射器所获得的材料，应尽量做成细胞块。包埋后切片，做常规HE染色，观察肿瘤的组织学结构（如乳头状肾癌）。细胞块还是进行必要的免疫组化染色、分子病理检测或其他辅助测试的宝贵材料。

免疫组化染色和特殊染色（表12-1）

表12-1

常见肾脏和肾上腺肿瘤常用免疫组化染色的选择、结果和鉴别诊断[12, 13]

肿瘤名称	阳性标记	阴性标记	局部阳性标记（<10%）
透明细胞癌	CA-IX，PAX2，PAX8，CD10，RCC-Ma，Vimentin	AMACR，CD117，CK7，CK19，CK903	
乳头状癌	CK7，AMACR，PAX2，PAX8	CD117，WT-1，CK903	CD10，RCC-Ma
嫌色细胞癌	CK7，CD117，E-Cadherin	Vimentin，RCC-Ma	CD10

肿瘤名称	阳性标记	阴性标记	局部阳性标记（<10%）
多囊性肾细胞癌	CA-IX, PAX2, CK7, EMA, CAM5.2	CD117	CD10, AMACR, Vimentin
管囊状癌	CK19, CK7, AMACR, PAX2, CD10	CD117	Vimentin
集合管癌	CK19, CK903, Vimentin	P63, CA-IX, RCC-Ma	PAX2, PAX8
髓样癌	CK19, CK903, Vimentin	CA-IX, RCC-Ma	EMA
尿路上皮癌	GATA-3, P63, CK7, CK20, P53, CK903	CA-IX, RCC-Ma, CD10	PAX2, PAX8
肾血管平滑肌脂肪瘤	HMB45, MelanA, Calponin	AE1/AE3, CA-IX, CD10, CK7	S-100A
嗜酸细胞瘤	CD117, S-100A1, EMA	AMACR, RCC-Ma, Vimentin	CK7, CD10
后肾腺瘤	CD57, WT-1, Pancytokeratin	AMACR, CK7,	CD56, Vimentin
肾上腺腺瘤	MelanA, Inhibin, Synaptophysin	EMA, S-100, chromogranin,	CD10, Vimentin
肾上腺腺癌	MelanA, Inhibin, Vimentin	CK7, CK20, EMA, chromogranin,	Synaptophysin
嗜铬细胞瘤	Synaptophysin, S-100, chromogranin, BCL-2	MelanA, Inhibin, AE1/AE3	HMB45

基因和染色体分析及分子病理检测（略）

五、粗针穿刺活检（needle core biopsy，NCB）快速细胞病理诊断的应用

近年来，影像学医生在超声波、CT或MRI指导下用粗针穿刺活检（18号针头）肾脏肿瘤，确诊的病例越来越多。粗针穿刺活检的标本可以做印片（touch preparation），将玻片放入酒精中固定或空气干燥。由在场的病理医生将酒精固定的玻片做快速苏木精－伊红染色（HE染色），或将空气干燥玻片作Diff-Quik染色。然后在显微镜下观察和判断，做出初步诊断。现场快速诊断的目的：① 确定穿刺活检是否得到肿瘤或病变组织；② 活检组织是否足够

做诊断分析以及必要的免疫组织化学染色、分子病理检测或基因检测[14]。若穿刺针未到达病变部位或没有获得足够的材料，影像学医生需要调整部位，重新穿刺，直到获得足够做出诊断的组织为止。为提高服务质量和减轻患者的痛苦，影像学医生对于病理医生在此方面的要求和依赖会越来越多。因此，病理医生必须熟悉和掌握各种肾脏肿瘤、肾上腺肿瘤的细胞病理学特征，做出正确的判断和结论。

六、关于肾细胞肿瘤的分类

目前，肾细胞肿瘤的分类比较复杂。2004年世界卫生组织（WHO）对其分类采取基因和染色体的改变和细胞组织形态学并行的方法。每种肾细胞癌

都有多种基因和染色体的改变[15]。同样，每种基因或染色体的改变可能产生多种细胞和组织形态肿瘤。如Birt-Hogg-Dubé综合征在染色体17p11.2的改变可导致嫌色细胞癌、透明细胞癌、乳头细胞癌、嗜酸细胞瘤和皮肤肿瘤等[15]。很多肾细胞肿瘤的基因和染色体改变尚未被完全认识。肾细胞癌的新类型（未定或未分类癌）也不断增加，其基因和染色体的改变还不清楚。鉴于此，本章强调穿刺细胞病理诊断时，采用组织病理形态的分类方法对肾脏肿瘤进行分类。

另外，2004年WHO肾脏肿瘤分类中所列出的肿瘤达五十种以上。其中很多肿瘤并不常见或者为罕见。由于篇幅的限制，恕不逐一介绍和描述。本章描述最常见的成年人肾脏肿瘤，其占所有肾脏肿瘤的90%~95%。有些肿瘤发生在肾脏，也出现在肾上腺中。如髓性脂肪瘤和转移性恶性肿瘤等，这些肿瘤将在肾上腺肿瘤章节中介绍。

七、肾及邻近器官的正常结构和在细胞病理诊断中的注意事项

（一）正常肾脏结构

熟悉FNA或穿刺所获的肾脏正常结构的细胞学特征是避免误诊和减少假阳性率的前提。穿刺所获得的正常结构包括肾小球、肾近曲小管和远曲小管等。它们虽在细胞形态上有其特征，但若不熟悉也可能会与某些肾脏肿瘤混淆，应注意区分。

肾小球

镜下呈大而致密的细胞团，形成乳头状结构（图12-1A~C），由较大的圆形、立方形或柱状上皮细胞和较小梭状或卵圆形的毛细血管内皮细胞混合而成（图12-1B，C；右侧）。应与肾乳头状癌相区别。

近曲小管

镜下由圆形、立方形或柱状细胞形成腺泡或管状结构，含丰富的嗜酸性颗粒状胞质（图12-1B，C；左侧）。鉴别诊断包括良性嗜酸细胞腺瘤和嫌色细胞癌等。

远曲小管

镜下由小圆形和立方形、核深染、胞质稀少、嗜碱性的细胞（高核质比）形成的腺泡或管状结构（图12-1D）。其鉴别诊断包括良性后肾腺瘤和肾乳头状癌（Ⅰ型和实管型）。

提醒注意

（1）若在同一张玻片或一次穿刺获得的材料同时显示上述肾小球，近曲小管和远曲小管的结构，提示正常肾脏结构（图12-1C，D）。要求影像科医生调整穿刺部位，重新穿刺，获得可供诊断的材料。

（2）在细胞涂片制作过程中，肾小管细胞常聚集在一起，且易与肾小球分离，形成细胞丰富，貌似肾肿瘤的假象，小心误诊（图12-1A，左侧2/3）。

（二）正常肝细胞和肝板

穿刺针经过肝脏时会带出正常肝细胞和条块状肝板结构。细胞学形态显示嗜酸性胞质的立方形细胞，核位于细胞中心，可见明显核仁，胞质呈颗粒状。应与肾嗜酸细胞肿瘤相区别（图12-1E，左下角）。注意观察胞质内金黄色胆色素沉积。若见胆色素沉积可确定为肝细胞。有时可同时见到由柱状细胞组成的胆管上皮（图12-1E，右上角），确定为正常肝、胆管结构。

（三）肾上腺细胞

虽然在CT和其他影像指导下穿刺到肾上腺的可能性极小，但还是存在的。若穿刺到肾上腺皮质，可能误诊为肾透明细胞肾癌。因两者的细胞形态特征非常相似。肾上腺皮层细胞的胞核大小均匀一致，含粗颗粒状均匀分布的染色质，有时可见核仁。胞质清亮但含大小均等的泡沫状脂质空泡（图12-1F）。

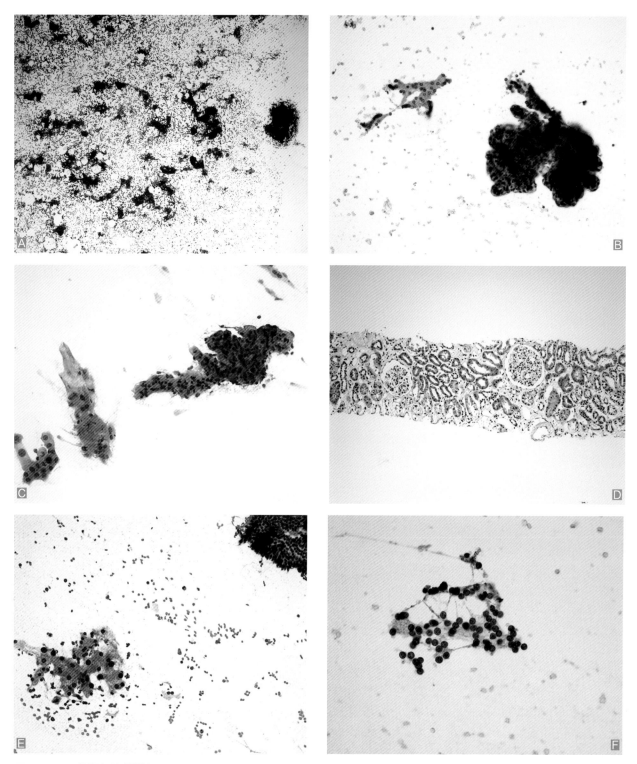

图12-1 **正常肾细胞学特征**

A，B. FNA穿刺可同时获得肾小管和肾小球结构，肾小管常易聚集在一起，容易误诊为肿瘤（A，Diff-Quik染色，40X）。
肾小球呈乳头状，由较大的上皮细胞和小的内皮细胞缠绕而成，应与肾乳头状癌区别（B，右侧，巴氏染色，400×）

C. 60岁男性患者，14mm肾肿瘤。穿刺仅获得正常肾小管（左）和肾小球（右，HE染色，200×）

D. 组织病理活检证实为正常肾组织（HE染色，100×）

E. 穿刺经过肝获得正常肝细胞（左下角）和胆管上皮（右上角，HE染色，200×）

F. 穿刺经肾上腺获得肾上腺皮质细胞（巴氏染色，400×）

第二节 肾脏良性肿瘤和病变

一、良性囊性病变（单个囊肿和多囊肾）（benign cystic lesions）

临床特征

肾囊肿很常见，随年龄增长而增多，良性；可为一个或多个，多个囊肿（三个以上）常见于慢性肾衰透析的患者（10%~20%）和遗传性成人多囊性肾病。单个囊肿和多囊肾早期无症状；多囊肾晚期症状明显，可导致肾衰，影像学诊断可确诊。单个囊肿穿刺时获得淡黄色浆液，穿刺后囊肿随之消失。

细胞形态学特征

穿刺常获得很少细胞和大量浆液；将囊液作离心沉积涂片，巴氏染色见少量单个或小簇良性扁平或立方状上皮细胞或透明样细胞（图12-2A）。胞核小而居中，胞质丰富清亮，低核质比，不见核仁（图12-2C）。可见少数组织样细胞、裸核和含血色素颗粒的巨噬细胞。有时可见假乳头样增生（图12-2B）。

鉴别诊断

多囊性透明细胞肾癌。FNA所获得的细胞远比囊肿丰富，癌细胞具有典型的透明细胞癌的细胞病理学特征，可见核仁，出血或癌性污秽背景（见图12-12）。

二、肾血管平滑肌脂肪瘤

肾血管平滑肌脂肪瘤（angiomyolipoma）也称之为肾错构瘤，为一种少见的肾脏良性间质肿瘤。由多种成分组成，包括脂肪组织、梭形和（或）上皮样平滑肌细胞以及厚薄不均的畸形血管，故得其名。

临床特征

见于1%的人群，约占所有肾脏肿瘤的1%；分为散发性和家族性遗传性，散发性多见于中年女性（45~55岁，女：男=4：1），常为单个肿瘤。遗传

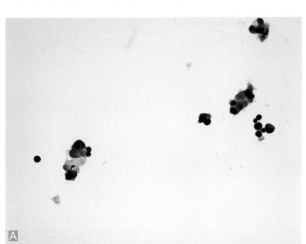

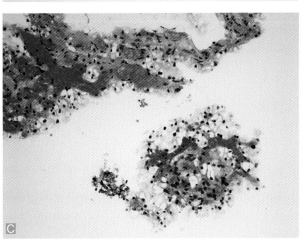

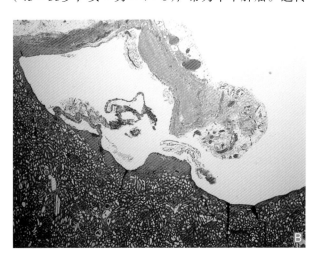

图12-2 单纯肾囊肿

A. FNA穿刺常获得囊液和极少细胞。将囊液作离心沉积制片，见少量单个或小簇细胞（巴氏染色，400×）

B. 组织病理显示囊肿以薄纤维包膜与肾实质分隔。囊腔内有透明细胞附着于悬浮的细小纤维血管索（HE染色，200×）

C. 良性的透明样细胞附着于纤维血管索（HE染色，200×）

性与结节硬化症相关（常染色体显性遗传），发病年龄25~35岁，男女发病率无差异，常见多个肾内或肾外肿瘤（提示结节硬化症）。临床无症状、无痛，或腰痛，血尿，可触及肿块。影像学可见致密度不均匀的肿块，CT可发现脂肪成分。

细胞形态学特征

穿刺常获得具有诊断性的细胞量中等或丰富的涂片。由多形态的卵圆形、梭形细胞混合而成，小的梭形、不易分离的内皮细胞组成异常的血管网络（图12-3）。肿瘤呈分枝、不规则的刷状和毛絮状、不干净的背景（图12-3A）。高倍镜下可见卵圆形或梭形的平滑肌细胞缠绕内皮细胞形成的血管网，少

数散在细胞点缀于血管网四周（图12-3B）。梭状平滑肌细胞常具有钝形末端。背景呈细小、不规则蜂窝、泡沫状和絮状物质，显示脂肪细胞成分（图12-3A）。穿刺细胞学检查常能够确诊。

组织学检查可见肿瘤由脂肪、平滑肌和厚薄不等的异常血管或毛细血管组成，常见出血点。肿瘤与肾皮质和髓质形成多处浸润性和不规则界面（图12-3C，D）。

免疫组化特征：用黑色素细胞标记（HMB45，MelanA）免疫组化阳性（图12-3E），平滑肌细胞标记（Actin，Calponin）阳性（图12-3F）。有时脂肪细胞标记（S-100）也呈阳性。肾细胞癌标记，如AE1/

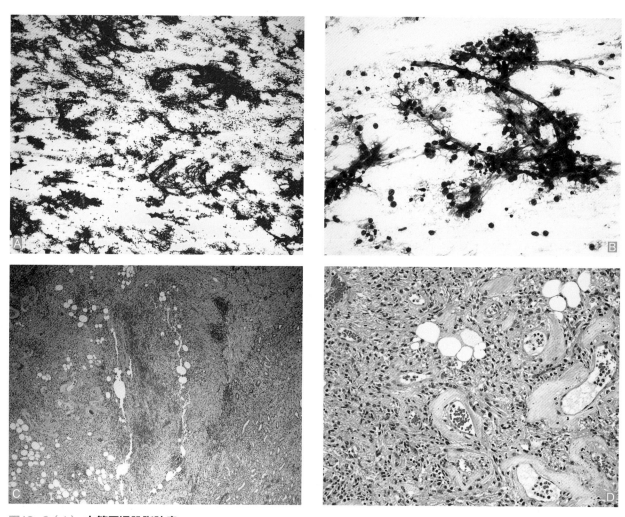

图12-3（1） **血管平滑肌脂肪瘤**

A，B．FNA穿刺涂片显示丰富的梭形细胞和血管，呈羽毛状或刷状排列（A，Diff-Quik染色，40×）；高倍镜下，见三种成分，平滑肌细胞、血管及血管内皮细胞和脂肪细胞及脂泡背景（Diff-Quik染色，200×）

C．组织病理：大量梭形平滑肌细胞，异常的血管，明显的脂肪成分和出血背景（HE染色，40×）

D．高倍镜示异常的血管，梭形平滑肌细胞，明显的脂肪成分和出血（HE染色，200×）

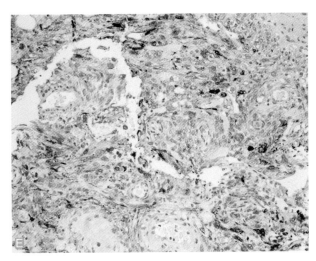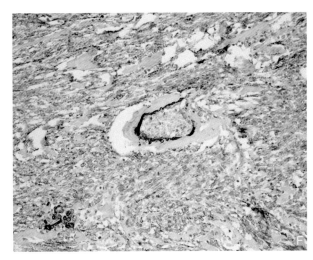

图12-3（2）　血管平滑肌脂肪瘤

E，F．免疫组化染色显示典型的MelanA和Actin阳性染色（200×）

AE3，CA-IX，CK7和CD10为阴性。

鉴别诊断

（1）含肉瘤成分的透明细胞肾癌：有高度恶性的梭形癌细胞，常见核分裂象和肿瘤坏死，血管丰富，多为毛细血管。免疫组化：肾细胞癌标记为阳性（图12-13）。

（2）含脂肪成分的肉瘤转移至肾脏：如脂肪肉瘤，清楚的临床病史和免疫组化染色（HMB45和MelanA阴性）可鉴别（图12-21）。

（3）其他含脂肪成分的肿瘤：如肾上腺髓性脂肪瘤等，其含有特征性的正常造血成分（图12-24）。

三、肾嗜酸细胞瘤

临床特征

肾嗜酸细胞瘤（oncocytoma）为良性实质性的肾肿瘤，约占肾脏肿瘤的5%；多发于中年男性，有些病例与肾癌共存；影像学检查见边缘清晰、光滑和均匀的肿块，常有特征性的中央瘢痕（图12-4C）。

细胞形态学特征

穿刺常获富含细胞的涂片，显示密集和扁平的小团状细胞团和散在的单个细胞，由圆形和多角形的嗜酸性细胞组成（图12-4A，B）。细胞团的边缘整齐、光滑，形成巢状或小岛状（图12-4B）。在组织切片上，瘤细胞组成的许多小岛被无细胞的粉红纤维蛋白分隔，犹如"千岛湖"样景观（图12-4C，D）。

细胞核居中，中等大的单核、偶见双核，可见核仁。一般核大小较均匀，但局部区域可见大小不一的核。胞质粉红，含嗜酸性颗粒（图12-4B，D）。

免疫组化特征：Parvalbumin和CD117呈弥漫性强阳性（图12-4E），CK7和CD10可呈局部阳性（图12-4F）。AMACR，RCC-Ma和Vimentin阴性。

鉴别诊断

（1）含嗜酸颗粒细胞成分的肾透明细胞癌：常见出血、坏死和核分裂象（图12-7），CA-IX和Vimentin阳性。

（2）含嗜酸胞质的嫌色细胞癌：具有典型的嫌色细胞癌的细胞病理特征，CK7强阳性和CD117膜染色阳性（图12-11F，G）。

（3）肾乳头状癌-Ⅱ型：具有典型的乳头样结构和特征，CK7和P504s（AMACR）强阳性（图12-9D，E）。

四、后肾腺瘤

临床特征

后肾腺瘤（metanephric adenoma）为后肾管肿瘤家族（包括后肾纤维腺瘤、后肾间质瘤等）的一员，是很少见的肾良性肿瘤（约占0.2%）；多见于中年妇女（50岁左右），肿瘤1～5cm，临床多无症状，约一半病例为偶尔发现；10%的病例有红细胞增多症、肿瘤旁分泌综合征等。

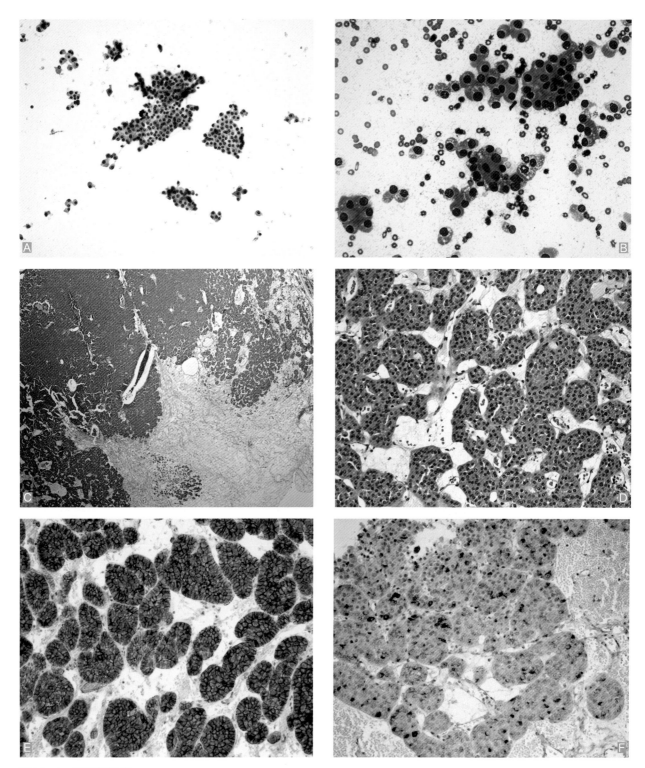

图12-4　嗜酸细胞瘤

A，B．圆形和多角形的瘤细胞排列成扁平和边缘光滑的小团。胞核居中，具有丰富嗜酸性颗粒状胞质（A，巴氏染色，100×；B，Diff-Quik染色，200×）

C．低倍镜示，肿瘤中心有宽大胶原纤维形成的瘢痕，局部出血，肿瘤成团块状分布（HE染色，20×）

D．高倍镜示，肿瘤边缘光滑、整齐，呈岛、巢状排列，犹如"千岛湖"。胞质含丰富嗜酸性颗粒（HE染色，200×）

E．免疫组化显示CD117弥漫性强阳性（胞质和膜染色，200×）

F．CD10免疫染色可呈局部阳性（200×）

细胞形态学特征

FNA穿刺样本细胞丰富。细胞小而均匀，小管和小乳头状致密排列，呈球体状。核质比高，核圆而深染，染色质均匀呈细颗粒状，核仁不常见（偶见小核仁），胞质极少，嗜碱性深染（图12-5A，B）。组织切片可见后肾腺瘤与肾实质分界明显，但无包膜（图12-5C），瘤细胞致密排列成小腺管和小球状（图12-5D）。

免疫组化特征：WT-1和CD57强阳性（图12-5E，F），AMACR和CK7阴性。

鉴别诊断

（1）肾乳头状癌：具有乳头状结构，不难区分。免疫组化CK7和P504s阳性，可资鉴别（图12-8~图12-10）。

（2）若是儿童病例，应与肾母细胞瘤区别。肾母细胞瘤常含三种细胞成分：上皮细胞，间质细胞和母细胞。多见非典型细胞核和核分裂象等恶性特征。

五、黄色肉芽肿性肾盂肾炎

临床特征

黄色肉芽肿性肾盂肾炎（xanthogranulomatous pyelonephritis）临床不常见，多由于慢性经久不愈的逆行尿路感染和结石引发的非典型性肉芽肿反应，形成瘤状或肿块病变；多见于中年女性，单侧病变，与肾盂阻塞和溃疡有关；临床表现类似于肾癌，故必须做必要的术前诊断。

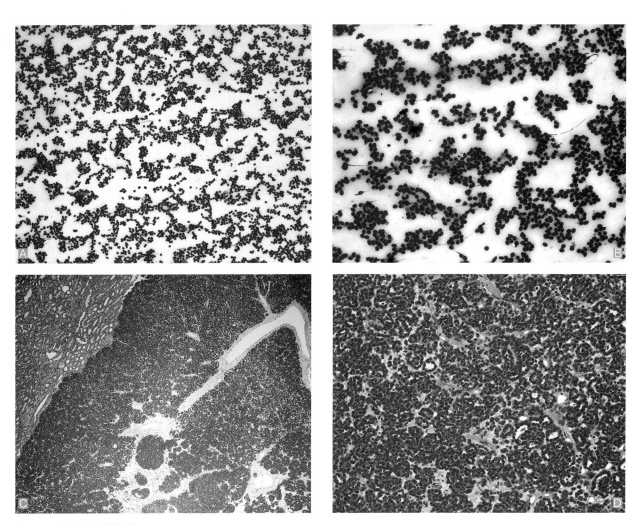

图12-5（1）后肾腺瘤

A，B．FNA穿刺获得的细胞丰富，显示大小高度一致，高核质比的小肿瘤细胞，呈小管状排列（A．Diff-Quik染色，100×；B．Diff-Quik染色，400×）

C，D．组织病理。C．肿瘤与正常肾实质有明显分界，但无包膜（HE染色，40×）。D．大小均匀，核深染的瘤细胞呈致密的小管或小球样排列（HE染色，200×）

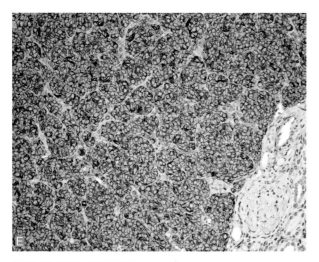
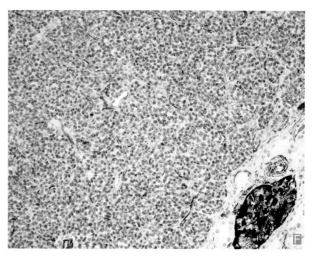

图12-5（2） **后肾腺瘤**

E．免疫组化，瘤细胞显示CD57强阳性（胞膜染色）

F．WT-1强阳性（胞核染色）

细胞形态学特征

穿刺涂片见大量泡沫状组织样细胞和多核巨噬细胞，形成肉芽肿性细胞团和炎症背景。可见鳞状细胞增生，梭形纤维母细胞反应和少量脂肪，应与肾错构瘤相鉴别。组织样细胞具有肾形或卵圆形核，核膜光滑，核质比低，胞质松散，呈泡沫状。多核细胞虽有多个核，但未见非典型核。

免疫组化特征：CD68阳性；上皮抗原、CA-IX、CK7等均为阴性。

鉴别诊断

（1）透明细胞肾癌：其细胞病理特征容易区分。

（2）乳头状肾癌：可见很多变性的泡沫样瘤细胞，但应有典型乳头样结构的癌细胞共存的特征（图12-8，图12-9）。

（3）肾错构瘤：大量平滑肌细胞和血管，免疫组化HMB45和Melan-A阳性（图12-3），CD68阴性。

（六）肾乳头腺瘤

临床特征

肾乳头腺瘤（papillary adenoma）为小于0.5 cm的良性肾皮质腺瘤，多见于因其他肿瘤或肾病切除的标本和尸检的标本，偶然发现。因肿瘤太小，罕见于FNA或活检，在此略述。

 第三节　肾原发性恶性肿瘤

一、肾透明细胞癌

临床特征

肾透明细胞癌（clear cell renal cell carcinoma）为最常见的肾肿瘤和最常见的恶性肾肿瘤，占肾癌总量的70%～80%。约40%的肾癌见于肥胖患者。常表现为腰痛、血尿和可触摸包块。随着影像学诊断技术的进步，临床发现无症状的一期肾癌（小于7.0 cm）愈来愈多。大多数肿瘤有染色体异常（3p-，*VHL*基因），见于von Hippel Lindau综合征。肾外转移者达30%以上，常见于肺、肝、淋巴结、肾上腺等。若发现肉瘤样癌成分，转移率更高，预后很差。

细胞形态学特征

FNA穿刺涂片见大量黏附在一起或散在的胞质透明的癌细胞（图12-6）。细胞核呈圆形或卵圆形，常常大小不均，核偏位。巴氏染色胞质丰富、清亮、透明，呈细颗粒状，细胞间隔不明显（图12-6A）。肿瘤含丰富血管，癌细胞覆盖血管网形成树枝状。Diff-Quik染色，胞质含大量细小透明空泡（图

12-6B）。高分化的透明细胞癌的核小，核仁不明显（核分级：2级，图12-6A~C）。透明细胞癌的分化程度越低，核越大，单个散在癌细胞和裸核细胞越多，胞核大小不一致，核仁越明显（核分级：3级，图12-6D，E）。极低分化的透明细胞癌呈现高度核异形性，很多分叶核和多核癌细胞，核仁大而明显，核

分裂象很常见（核分级：4级，图12-7A~D），有出血和污秽的癌性背景。

按照癌细胞核的大小和特征，对肾细胞癌进行Fuhrman分级（分1~4级），核分级的高低与临床愈后有直接关系。穿刺所获材料若具代表性，其核分级与组织病理检查结果高度一致[8]。分级越高

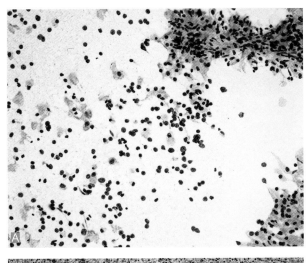

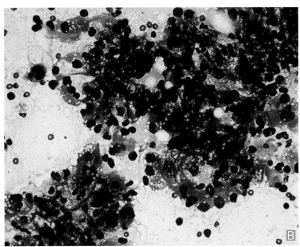

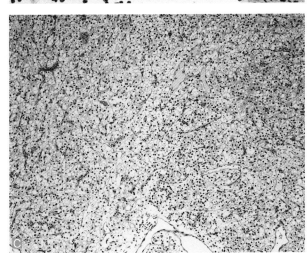

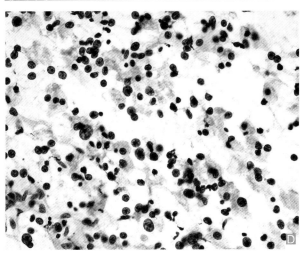

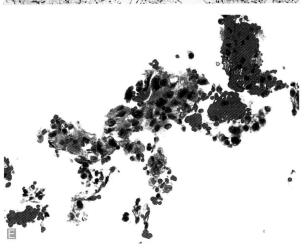

图12-6　**透明细胞癌**

A，B. 高分化透明细胞癌（核分级：2级），癌细胞呈片状和散在分布，核小、轻度不规则，核仁不明显，胞质清亮透明（A，巴氏染色，200×；B. Diff-Quik染色，400×）

C. 高分化透明细胞癌组织病理，透明癌细胞致密排列，核小，核仁不明显（HE染色，100×）

D. 低分化透明细胞癌（核分级：3级）。分化程度越低，核越大，单个散在癌细胞和裸核细胞越多，胞核大小不一致，核仁越明显（巴氏染色，400×）

E. 细胞块切片显示低分化透明细胞癌（核分级：3级），高核质比，大细胞核，中央可见核分裂象（HE染色，200×）

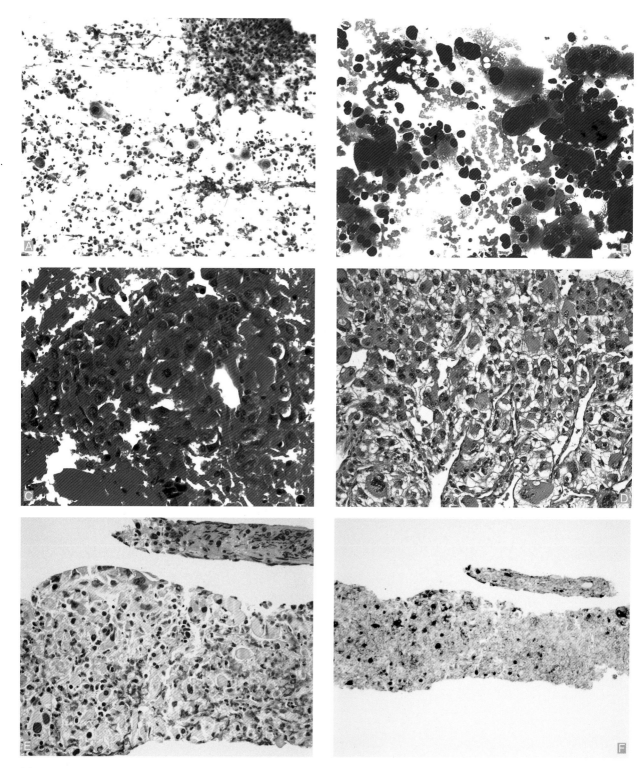

图12-7　嗜酸性胞质的透明细胞癌（核分级：4级）

A. 透明细胞癌的核大小极不一致，不规则，核仁明显，胞质致密嗜酸性和坏死背景（巴氏染色，200×）

B. 含嗜酸性胞质的低分化透明细胞癌（核分级：4级）。高度异型性、少数双核细胞，核仁明显（Diff-Quik染色，400×）

C. 细胞块切片示嗜酸性和致密的胞质，巨大核仁和双核仁，中央可见多个核分裂象（HE染色，200×）

D. 嗜酸性透明细胞癌的组织病理（核分级：4级），高度异型性、很多分叶核和多核癌细胞，核仁大而明显，核分裂象很常见（200×）

E，F. 肺部活检显示该嗜酸性透明细胞癌（图7D）已经转移至肺部（HE，400×），CD10免疫组化染色阳性（F）

表12-2	

肾透明细胞癌Fuhrman核分级特征（基于核仁最明显的高倍视野作为分级依据[8]）

核分级	细胞核及核仁特征
1级	小、圆和均一的核（10μm），核仁不明显，类似小而成熟的淋巴细胞（极少见）
2级	轻度不规则的核（15μm），40倍镜下见核仁，染色质疏松（见于40%的肾癌，图12-6A～C）
3级	极不规则的核（20μm），10倍镜下见核仁，染色质疏松（见于30%～40%的肾癌，图12-6D，E）
4级	多形癌细胞，畸形或分叶状核，巨大核仁，见核分裂象（见于15%的肾癌，图12-7A～D）

的肾癌，其松散细胞越多，核仁越大，细胞分界越不明显。胞质易碎，见很多裸核癌细胞（图12-6D，图12-7A，B）。

细胞学主要特征

- 黏附状癌细胞群和单个散在的癌细胞
- 癌细胞含丰富透明的空泡状胞质
- 核分级高和低分化的癌，核大小不均，具有明显核仁，裸核细胞较多
- 有出血、污秽和多脂泡沫状背景

组织病理切片见胞质透明的癌细胞，致密排列，可见核仁，其大小取决于癌的分化程度。丰富的血管供应，出血和坏死明显（图12-6C，E；12-7C，D）。透明细胞癌常有区域性、多少不等的各种结构和细胞特征。如囊状、乳头状、嗜酸细胞型（图12-7）、横纹肌肉瘤样型等，应与其相对应的恶性肿瘤区别。前两者（囊状、乳头状）的预后好。后两者（嗜酸细胞型和横纹肌肉瘤样型）的分化差，预后也差，常因转移而发现原发性肾癌（图12-7E，F）。

免疫组化特征（表12-1）：低分子量上皮抗原，CA-IX，RCC-Ma，CD10，Vimentin免疫染色阳性，PAX2和PAX8阳性（核染色）。AMACR，CD117，CK7等免疫染色阴性。

鉴别诊断

（1）乳头状肾癌：含有大量变性的巨噬细胞样癌细胞，AMACR和CK7免疫染色强阳性（图12-8～图12-10）。

（2）胞质淡染的嫌色细胞癌：具有典型的嫌色细胞癌细胞病理特征，CK7和CD117免疫染色强阳性（图12-11F，G）。

（3）肝癌肾转移，肝癌病史，Hep Par 1，Arginase，Glypican-3和多克隆CEA免疫染色阳性（图12-19）。

二、肾乳头状细胞癌

临床特征

肾乳头状肾细胞癌（papillary renal cell carcinoma）发病率为肾细胞癌的第二位，占所有肾细胞癌的10%～20%左右；多发于60岁左右，男性居多（70%）；常见7号和17号三联染色体；因其组织形态学具备典型的乳头分枝和管状，故而得名；预后较好。

细胞形态学特征

FNA涂片常含丰富细胞。癌细胞排列成高度和反复分支的乳头状和管状乳头样轮廓，大量泡沫样组织样和巨噬细胞为其特征（图12-8～图12-10）。按其细胞形态和结构特征分为Ⅰ型和Ⅱ型，Ⅱ型乳头状肾细胞癌比Ⅰ型的预后稍差。更多的亚型也被逐渐发现和报道。

Ⅰ型肾乳头状癌的癌细胞小，由单层细胞排列成乳头状，胞质清亮，核小（Fuhrman核分级为1～2级），核仁不明显（图12-8A～C）。背景易见很多单个或成群泡沫样组织样细胞和巨噬细胞（图12-8D）。

Ⅱ型肾乳头状癌由较大和嗜酸性胞质的癌细胞排列成单层或假复层乳头状（图12-9A，B）。核大

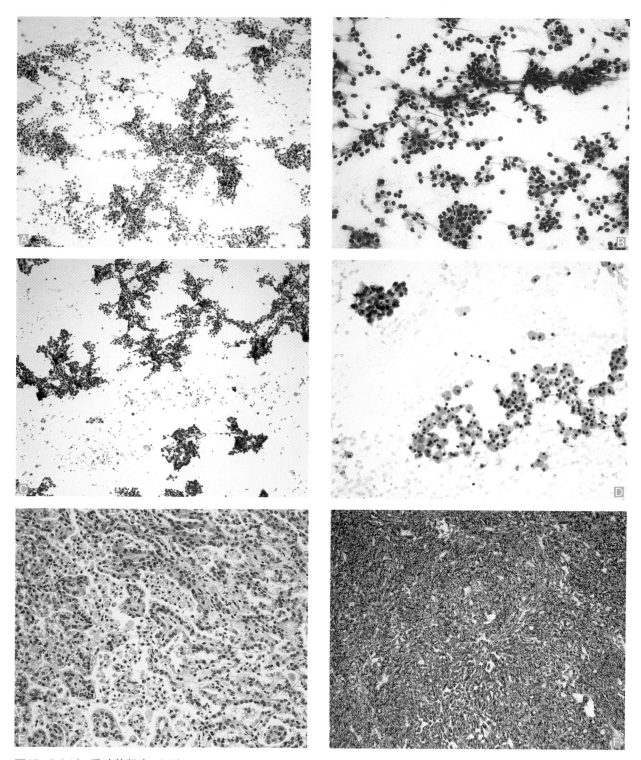

图12-8（1） 乳头状肾癌－Ⅰ型

A. 丰富、小而透明的癌细胞沿血管呈乳头和树枝状排列（巴氏染色，100×）

B. 癌细胞呈单层，沿纤维血管索排列（Diff-Quik染色，200×）

C. HE染色显示丰富和大小均匀的癌细胞，排列呈乳头状结构，背景见少量泡沫样组织样细胞（100×）

D. 背景显示很多泡沫样组织样细胞和巨噬细胞，为乳头状癌的典型特征之一（巴氏染色，200×）

E. 组织病理（HE染色，200×），单层小而透明的癌细胞沿纤维血管排列呈乳头状，乳头间有大量泡沫样组织样细胞和巨噬细胞

F. 免疫组化特征：CK7免疫染色弥漫性强阳性

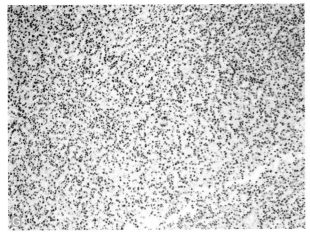
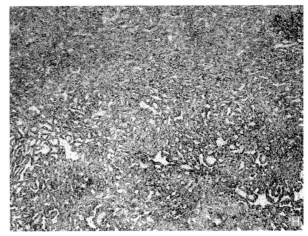
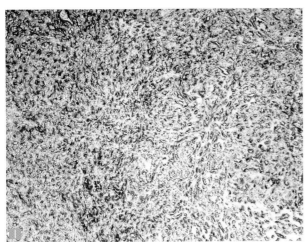
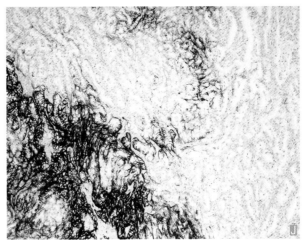

图12-8（2） **乳头状肾癌-Ⅰ型**

G~J. 免疫组化特征。

G. PAX2和PAX8免疫染色阳性（核染色，此为PAX8）

H. P504s（AMACR）免疫染色弥漫性强阳性

I. RCC-Ma标记免疫染色阳性

J. CA-Ⅸ免疫染色局部强阳性

且核仁明显（图12-9C），背景也见很多淡染的泡沫样组织样细胞和巨噬细胞（图12-9C）。很多乳头状肾癌可见Ⅰ型和Ⅱ型共存，纤维带分隔或直接相邻（图12-9F，Ⅰ型：右上半；Ⅱ型：左下半）。

另一种亚型在近几年的文献中常常提到，称为实性管状乳头肾癌[16-17]（图12-10）。肿瘤细胞丰富，由大小差别明显的两群细胞组成，大细胞聚集紧凑，成球状排列，具有丰富的嗜酸性胞质，可见核仁（图12-10B，C）；高核质比、无明显核仁、胞质清亮或嗜碱性深染的小细胞散在均匀分布球状排列的大细胞周围，整体画面显示，犹如"众星捧月"之像（大细胞为"月"，小细胞为"星"；图12-10A ~ C）。

细胞学主要特征

• 癌细胞排列成高度分支的乳头和小管状结构

• 背景见大量泡沫样组织样细胞和巨噬细胞

• Ⅰ型乳头状癌，细胞小，核小，胞质清亮（图12-8）

• Ⅱ型乳头状癌，细胞大，核大，核仁明显，嗜酸性颗粒胞质（图12-9）

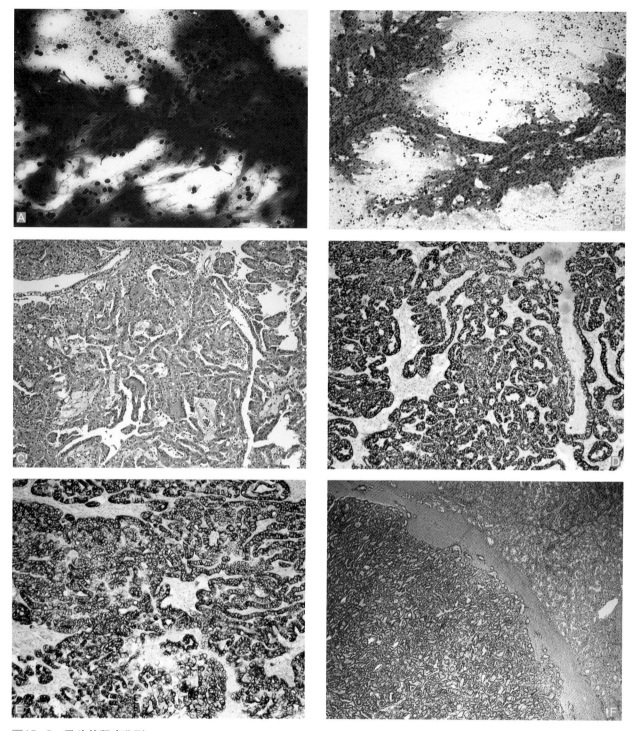

图12-9 乳头状肾癌Ⅱ型

A. 嗜酸性胞质的癌细胞呈单层或假复层，沿纤维血管排列呈乳头状（Diff-Quik染色，200×）

B. HE染色显示嗜酸性癌细胞呈单层或假复层排列成乳头状，背景见散在变性泡沫组织样细胞（HE染色，100×）

C. Ⅱ型乳头状肾癌组织病理（HE染色，100×）

D，E. Ⅱ型乳头状肾癌呈特征性的P504s（AMACR，D）和CK7（E）免疫组化强阳性

F. 很多乳头状肾癌见Ⅰ型（右上半）和Ⅱ型（左下半）共存，借纤维带分隔或直接相邻（HE染色，40×）

- 实性管状乳头癌，差别明显的大细胞和小细胞，显示"众星捧月"之像（图12-10）
- 免疫组化特征：CK7和P504s（AMACR）弥漫性免疫染色强阳性（图12-8F，H；12-9D，E；12-10E，F），PAX2和PAX8阳性（核染色，图12-8G）；CA-IX，RCC-Ma，CD10和Vimentin免疫染色可呈局部阳性（图12-8I，J）。CD117和CK903免疫染色阴性

鉴别诊断

（1）透明细胞癌：CK7和AMACR阴性（图12-6，7），应与Ⅰ型乳头状癌鉴别。

（2）嫌色细胞癌：典型细胞病理特征，CD117阳性（图12-11），应与Ⅱ型乳头状癌鉴别。

（3）后肾腺瘤：CD57和WT-1阳性（图12-5），应与实性乳头癌区别。

（4）嗜酸细胞瘤：CD117阳性（图12-4），应与Ⅱ型乳头状癌区别。

三、肾嫌色细胞癌

临床特征

肾嫌色细胞癌（chromophobe renal cell carcinoma）

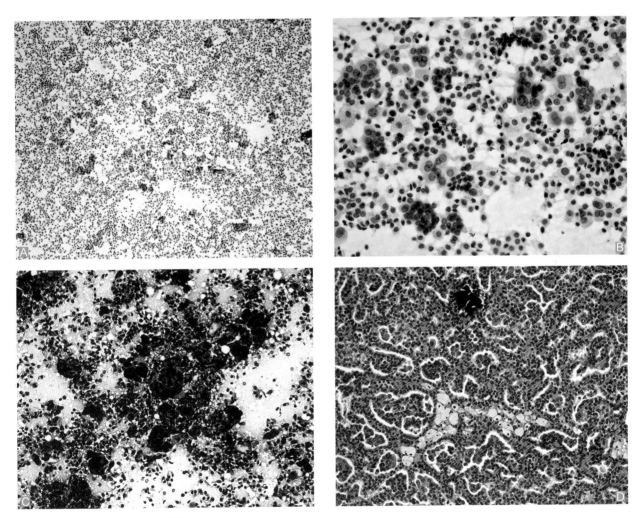

图12-10（1）　**实性管状乳头肾癌**

A. 两组瘤细胞大小差别明显，致密分布，形成"众星捧月"之像（巴氏染色，100×）

B. 大细胞成球状排列，具有丰富的嗜酸性胞质，核仁明显，小细胞环绕在大细胞周围（巴氏染色，400×）

C. "众星捧月"之像，中央嗜酸性胞质和核仁明显的大细胞被周围深染的小细胞环绕（Diff-Quik染色，200×）

D. 组织病理，大细胞形成"肾小球"和"肾小管"样结构，小细胞散在于间质之中。可见泡沫组织样细胞（中下）和同心圆样钙化（中上）（HE染色，200×）

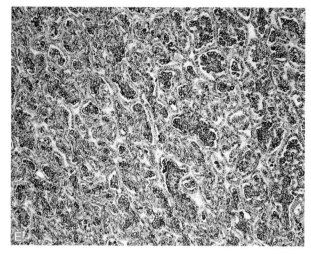 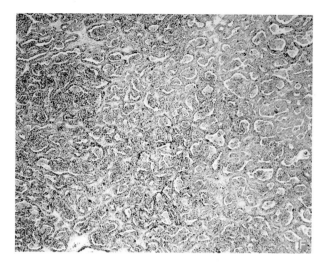

图12-10（2）　**实性管状乳头肾癌**

E，F．免疫组化染色显示CK7（E）和P504s（AMACR，F）强阳性

占肾细胞癌的5%，因肿瘤显示厚而分界清晰的细胞膜和淡染的胞质而得名（图12-11D）。发病年龄跨度较大（27～86岁），平均60岁左右，男女发病率无差别。临床多无症状，以致肿瘤很大时才被发现，但此肿瘤常无坏死和钙化，预后佳。双侧肿瘤提示为常染色体显性遗传有关的Birt-Hogg-Dube'综合征。

细胞形态学特征

FNA穿刺涂片通常细胞丰富，不见乳头状结构，但有极具特征性的癌细胞（图12-11）。瘤细胞大小变化明显，大细胞和小细胞可相差10倍以上（图12-11D）。瘤细胞含单个至多个核，双核很常见（图12-11B，C），核膜皱褶或小凹陷，呈"核桃仁样"。核周胞质清亮，形成特征性"核周晕"（图12-11B，C），核仁可见，但不如透明细胞癌明显。胞质淡染或嗜酸性，含有空泡（图12-11B，D）。胞膜清晰，边缘增厚，故细胞间分界十分明显（图12-11B，D，E）。与嗜酸性胞质的透明细胞癌一样，嫌色细胞癌也有嗜酸性胞质的亚型（图12-11E），其预后稍差。

细胞学主要特征

- 瘤细胞片状平铺，含大小不等、边界清晰明显的癌细胞
- 癌细胞具单核、双核或多个核，双核常见，核膜不规则皱褶呈"核桃仁状"，具有特征性的沿核周清亮的"核周晕"

- 胞质丰富淡染，含空泡，细胞膜增厚，有明显的细胞边缘
- 免疫组化特征：CK7和CD117强阳性（图12-11F，G）；Hale's胶体铁染色阳性（图11H）。Vimentin和AMACR为阴性（表12-1）

鉴别诊断

（1）肾透明细胞癌（图12-6，图12-7），CA-IX和Vimentin阳性。

（2）肾乳头状癌-Ⅱ型（图12-9），AMACR强阳性。

（3）肾嗜酸细胞瘤（图12-4），CK7阴性或小局部阳性，两者CD117染色均为阳性，但呈色不同。在肾嗜酸细胞瘤，CD117胞质胞膜强阳性（图12-4E）；而在嫌色细胞癌，CD117显示胞膜阳性（图12-11G）。

四、多房囊性肾癌

临床特征

多囊性肾细胞癌（multilocular cystic renal cell carcinoma）临床较少见，为低度恶性肾癌；可视为透明细胞癌的一种特殊形式，占透明细胞癌的5%。肿瘤被纤维组织分隔成多个互不交通的囊泡，纤维带被胞质透明的瘤细胞附着。影像学检查发现多个小囊组成的肿块或囊性病变；多发生于中年男性，

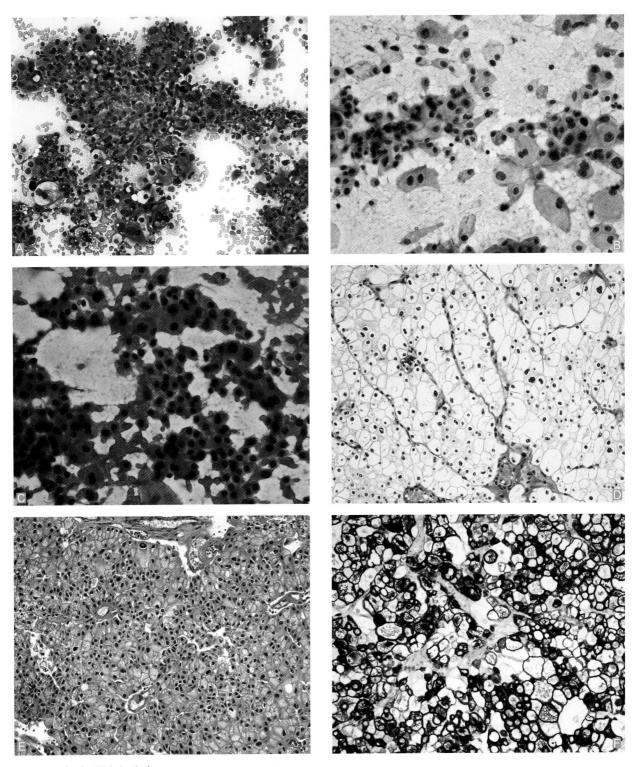

图12-11（1）　**嫌色细胞癌**

A. 丰富、胞质淡染和大小不等很多双核的癌细胞（Diff-Quik染色，200×）

B. 癌细胞核大小不等，很多双核细胞，胞质丰富，胞膜增厚，分界明显（巴氏染色，400×）

C. 核膜皱褶呈"核桃仁"状，很多双核细胞，具有核周透明的"空晕"像和胞质空泡（HE染色，400×）

D，E. 嫌色细胞癌（D）和嗜酸性嫌色细胞癌（E）的组织病理特征（HE染色，200×）

F. 免疫组化显示CK7弥漫性强阳性和CD117（C-kit）阳性（胞膜染色）

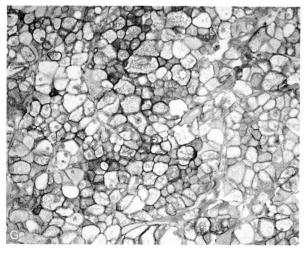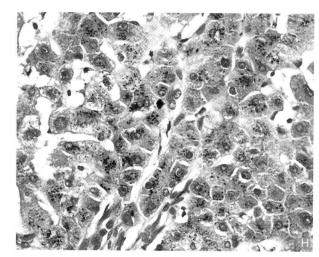

图12-11（2）　嫌色细胞癌

G. 免疫组化显示CK7弥漫性强阳性和CD117（C-kit）阳性（胞膜染色）

H. 胶体铁染色显示嫌色细胞癌呈阳性染色

局部切除可治愈，预后极佳。

细胞形态学特征

FNA穿刺常常获得一些胞质透明的瘤细胞，成单个和小丛状分布（图12-12A，B）。胞核小或中等（Fuhrman核分级，1～2级），核偏位，偶见不清晰核仁（图12-12B，C）。几个瘤细胞组成小腺泡状，胞质透明，与透明细胞癌无异（图12-12A，B）。囊内含出血坏死污秽状液体（图12-12B，C）。组织学可见大小不等的多囊腔肿块，由小的透明细胞附着于纤维分隔，临近可见小岛或小巢状分布的透明瘤细胞（图12-12D）。

免疫组化特征类似透明细胞癌（表12-1），CA-IX，PAX2，CK7，EMA和CAM5.2免疫染色阳性，CD10，AMACR和Vimentin 可呈阳性[18]；CD117常呈阴性。

鉴别诊断

（1）多囊肾病：瘤细胞少，由扁平和鞋钉状细胞附着纤维分隔。未见小岛或小巢状分布的透明瘤细胞。

（2）小管囊性肾癌：由大核（2～3级核）和嗜酸性胞质的瘤细胞组成小管和囊状，CK7 和AMACR免疫染色阳性。

（3）良性囊性肾瘤：细胞扁平，无小巢，CK19免疫染色阳性。

五、肉瘤样肾细胞癌

临床特征

肉瘤样肾细胞癌（sarcomatoid renal cell carcinoma）是一种高度恶性肿瘤，其细胞来源并非独特，多由透明细胞癌转化而来；但其他肾癌，如嫌色细胞癌、乳头细胞癌和集合管癌都可转化为肉瘤样肾癌；它占所有肾细胞癌的5%左右，其细胞病理学特征为梭形恶性细胞，类似肉瘤，预后极差。WHO分类并未将之单独列出来，若诊断各种肾癌时发现肉瘤样癌成分，必须在诊断报告或诊断清单中表明，以助临床医生评估预后。

细胞形态学特征

FNA涂片见丰富、高度恶性和梭形的癌细胞，核异形性明显，染色质粗而深染，大或巨大不规则核仁（3～4级，图12-13A，B）。核分裂象常见，有坏死和出血背景（图12-13C）。组织学切片显示恶性梭形细胞肿瘤（图12-13C，D），在局部可以找到残留分化程度稍好的透明细胞、乳头细胞或嫌色细胞癌成分。若难以发现分化程度好的癌成分，有必要借助免疫组化染色结果，如CA-IX，PAX8和Vimentin等（图12-13E～H），做出正确的诊断。

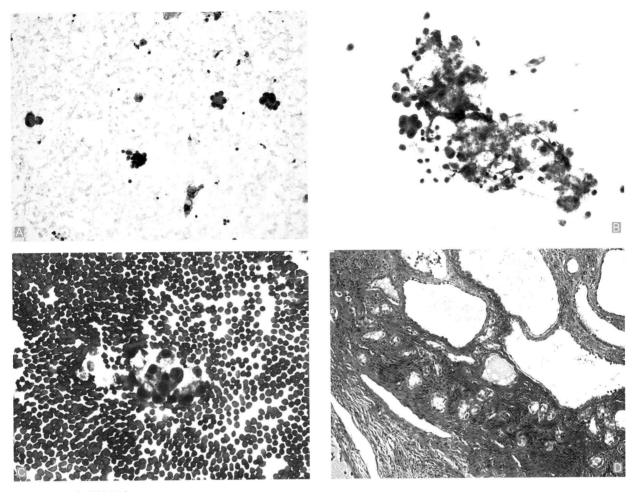

图12-12　**多囊性肾癌**

A. FNA穿刺仅获得几簇腺泡状透明癌细胞（巴氏染色，100×）

B. 成簇和单个癌细胞，胞核偏位，胞质清亮，少许梭形细胞和絮状坏死污秽背景（巴氏染色，200×）

C. 小簇癌细胞，胞核偏位，核仁模糊，胞质清亮稀疏（Diff-Quik染色，400×）

D. 组织病理，注意多房囊腔附近，呈小岛或小巢状分布的透明癌细胞（左下部，HE染色，100×）

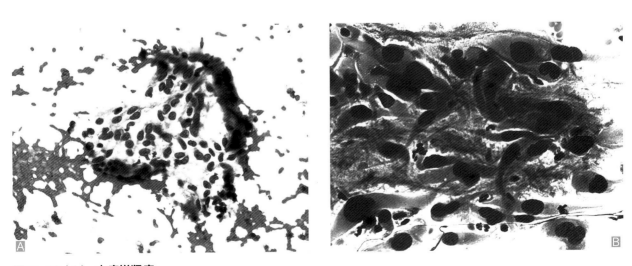

图12-13（1）　**肉瘤样肾癌**

A. 梭形癌细胞具有明显核仁和出血背景（巴氏染色，200×）

B. 梭形细胞和胞核明显异型性，含巨大核仁以及粉红纤维絮状背景（Diff-Quik染色，400×）

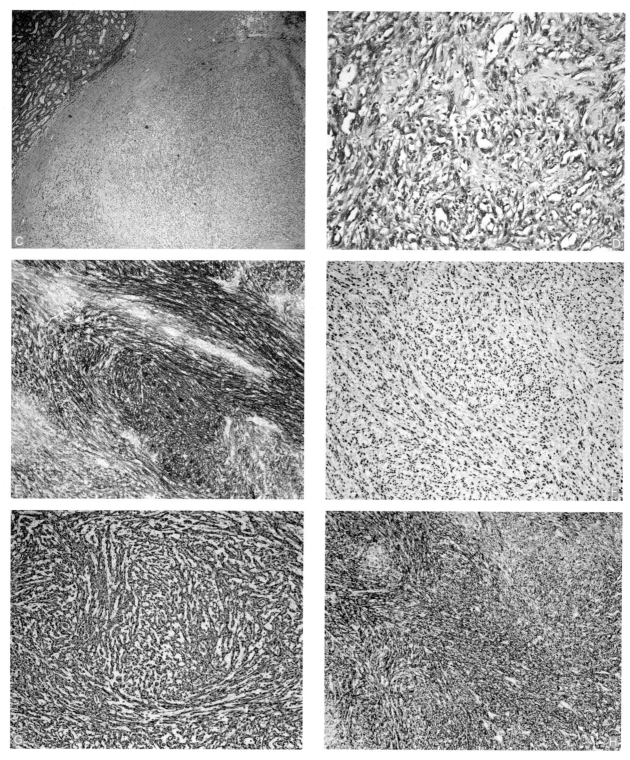

图12-13（2）　**肉瘤样肾癌**

C，D．组织病理。C．低倍镜下实性梭形细胞肿瘤，出血和坏死明显（HE 染色，40×）；D．恶性梭形细胞，梭形核，类似平滑肌肉瘤或纤维肉瘤（HE染色，200×）

E，F，G，H．免疫组化显示CA-IX染色强阳性（E），PAX8 染色阳性（核染色，F），Vimentin阳性（G）和AMACR阳性（H）

鉴别诊断

（1）各种肾原发或转移性肉瘤：如平滑肌肉瘤、脂肪肉瘤等，借助病史和免疫组化染色可加以鉴别（图12-21）。

（2）肾血管平滑肌脂肪瘤：含良性血管、平滑肌和脂肪成分，HMB-45和MelanA免疫染色阳性（图12-3）。

六、未分类肾细胞癌

临床特征

未分类肾细胞癌（unclassified renal cell carcinoma）约占5%的恶性肾癌。该类癌具有独特的形态特征，且其形态特征目前尚不能归属于任何一种已分类的肾癌。这类肾癌还未被充分认识。另外，少数肾癌兼具多种已分类的肾癌的特征，难以准确划分属于某种特定的肾癌。一般这种肾癌的核分级高（3～4级），临床分期也高（3～4期）。

细胞形态学特征

因肿瘤的不同而异，难以具体描述。现就一例个案分析如下。73岁男性，发现右肾6.0cm肿瘤；影像学检查发现1.8cm坏死灶，提示恶性肿瘤。穿刺涂片显示丰富的细胞，排列成稀疏网状（图12-14A，B），圆形和多角形瘤细胞单层排列，形成网隔，两端增厚形成网结，形如肺泡（图12-14B）。胞核圆形均一，居中或稍偏，可见核仁（2～3级核，图12-14B）。胞质丰富，含嗜酸性颗粒（图12-14B）。

组织病理特征

嗜酸性瘤细胞沿细而光滑的纤维血管索排列成大小不等的网眼（图12-14C）。网眼大小相对一致、规则，无鞋钉样细胞（区别于管状囊性肾癌）。与肾实质和周围相连的边缘不规则，呈浸润状（不同于嗜酸细胞瘤）。易见片状出血和坏死灶（图12-14C）。

免疫组化特征

CK7染色弥漫性强阳性（图12-14D），CD117广泛阳性（图12-14E）Vimentin呈大片状阳性（图12-14F）。CA-IX，RCC-Ma，AMACR和CD10免疫染色阴性。

鉴别诊断和讨论

（1）肾透明细胞癌（图12-6，图12-7）：此例未分类癌未见任何透明肿瘤细胞特征，CA-IX和CD10等免疫染色阴性。

（2）肾乳头状癌-II型（图12-9）：此例未分类癌未见乳头样结构和泡沫样组织样细胞和巨噬细胞，且AMACR免疫染色阴性。

（3）嫌色细胞癌（图12-11）：此例未分类癌虽然在免疫组化上类似嫌色细胞癌（CK7和CD117免疫染色阳性），但未见嫌色细胞癌的典型细胞病理特征，且Vimentin免疫染色阳性（嫌色细胞癌应为阴性）。

（4）管状囊性肾癌：此例未分类癌形成相对规则的网囊状，未见小管和不规则的囊状结构，也未见鞋钉样细胞（hobnail cell），且AMACR免疫染色阴性。

（5）肾集合管癌：此例未分类癌不具有集合管癌高度恶性的细胞病理形态特征，且CK903免疫染色阴性。

（6）肾嗜酸细胞瘤（图12-4）：此例未分类癌与肾实质和周围相连的边缘不规则，呈浸润状，且CK7染色呈弥漫性强阳性。

结论

此肿瘤从临床表现、细胞和组织病理特征及免疫组化特征分析，应属于肾细胞癌。从以上的鉴别诊断和讨论，它尚不能归属于以上任何一种癌或良性肿瘤，故归类于未分类肾癌。未分类肾癌其归属有待于分子病理和基因分析的研究进展。

七、管囊状肾癌

临床特征

管囊状肾癌（tubulocystic carcinoma）是很罕见的肾脏肿瘤，最初认为是起源于肾集合管低度恶性肿瘤。从分子病理和免疫组化分析为一种独特的肾细胞癌[19-21]。多数肿瘤（85%）发生在中年男性（55岁），男：女=7:1，肿瘤分界明显，但无包膜。多数肿瘤小于7.0cm，预后佳。

细胞形态学特征

FNA涂片细胞丰富。瘤细胞形成小腺管和松散的大小不等的网状结构。高倍镜见细胞呈圆形和鞋钉状，核位于中心，染色质粗，核仁清晰，胞质嗜酸性。

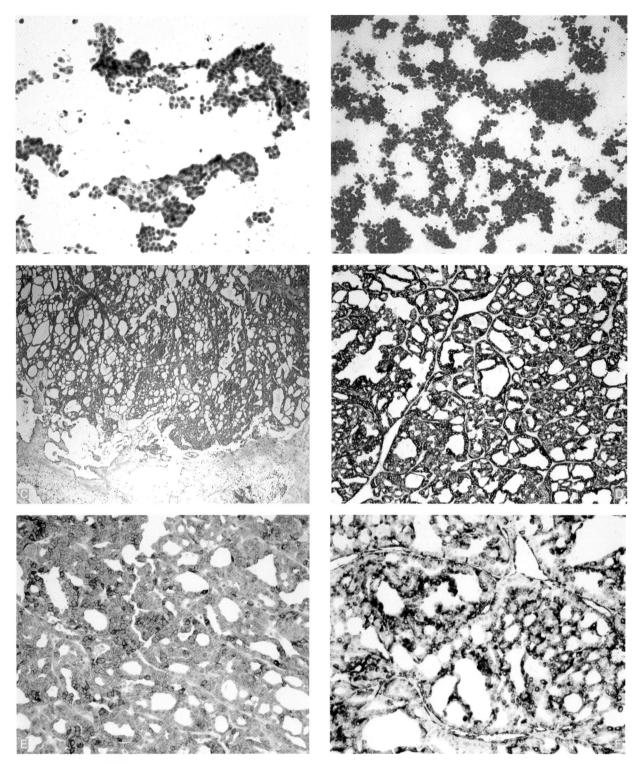

图12-14 **未分类肾癌**

A. 穿刺涂片显示丰富的圆形和多角形癌细胞，成稀疏的网状排列，胞核居中或稍偏，可见核仁；胞质丰富、嗜酸性，含细小颗粒（巴氏染色，200×）

B. 空气干燥涂片显示明显网状结构。单层细胞形成网隔，两端增厚形成网结，形如肺泡（Diff-Quik染色，100×）

C. 组织病理，嗜酸性癌细胞沿光滑纤维血管索排列成大小不等的网眼状。肿瘤与中心疤瘢和肾实质的边缘不规则，呈浸润状；可见片状出血和坏死灶（HE染色，40×）

D，E，F. 免疫组化染色显示CK7弥漫性强阳性（D），CD117阳性（E）和Vimentin局部强阳性（F）

组织学管囊状肾癌分界清楚，由嗜酸性圆形和鞋钉样（hobnail）细胞混合成小管和大小不均的多囊状结构，呈粗海绵状。小管和小囊大小不一，从50μm至2mm不等，瘤细胞由厚薄不均的纤维组织分隔。囊腔的大小、形态和边缘都不规则。

免疫组化特征

类似于乳头细胞癌，CK7，AMACR和PAX2免疫染色阳性，Vimentin可呈阳性；CD117免疫染色阴性。

鉴别诊断

（1）集合管肾癌：高度恶性的癌细胞，CK19，CK903染色阳性；CK7，AMACR和PAX2染色阴性。

（2）肾乳头状癌：虽然管状囊性肾癌会有局部乳头样成分，两者免疫组化特征也类似，整体上以小管和不规则多囊为主，具有鞋钉样瘤细胞。但它不含泡沫组织样细胞和巨噬细胞，以及钙化砂粒体（图12-8，9，10）。

（3）多囊性肾癌：瘤细胞为透明细胞，CK7和AMACR免疫染色为阴性（图12-12）。

（4）网囊状未分类肾癌：规则网囊状结构，未见鞋钉样瘤细胞，AMACR免疫染色阴性（图12-14）。

八、肾集合管癌

临床特征

肾集合管癌（collecting duct carcinoma）为罕见的成人高度恶性肾癌（<1%），起源于肾髓质远端集合管（Bellini管）。多见于中年男性（60%～70%，平均发病年龄55），临床为无痛，肉眼可见血尿，近一半患者肿瘤与膀胱癌共存，预后极差，容易转移（35%～50%），多数患者生存期仅达两年[22]。

细胞形态学特征

类似于高度恶性乳腺导管及腮腺导管癌。FNA涂片富含恶性导管细胞，形成腺泡和导管。多见鞋钉样恶性细胞拥挤在一起，细胞核明显增大，深染或空泡状染色质，含明显核仁。胞质中等密度，常见核分裂象及坏死和炎性背景。常难以与低分化的尿路上皮癌和肾细胞癌区别，需借助免疫组化染色相鉴别。

组织病理显示极不规则的管状结构与周围极明显的结缔组织增生反应，高度恶性的鞋钉样癌细胞和坏死及炎性背景。

免疫组化特征

高分子上皮抗原（CK19、CK903）强阳性，PAX8阳性，可见CD117阳性；P63，GATA-3，CA-IX，RCC-Ma为阴性，以与低分化的泌尿上皮癌和肾细胞癌区别。

鉴别诊断

（1）低分化的尿路上皮癌和肾细胞癌（图12-13，图12-16）：借助免疫组化染色（表12-1），可资鉴别。

（2）转移性癌：特别是乳腺导管癌和分化差的癌常转移至肾（图12-18～图12-21），临床病史和免疫组化染色常可资鉴别诊断[23]。

九、肾髓样癌

临床特征

肾髓样癌（medullary carcinoma of kidney）为非常罕见的高度恶性肾癌，全世界报道少于100例。肿瘤起源于集合管，75%发生在年轻黑人（20～25岁），75%发生在男性，75%发生在右侧肾。所有病例与镰刀型细胞贫血病和镰刀性血红蛋白病有关。预后极差，多数病例诊断时已有转移。肿瘤对化疗和放疗均不敏感，患者往往在诊断后半年内死亡[24]。

细胞形态学特征

高度恶性的癌细胞，呈小团块分布。胞核大、偏位，核膜凹陷、不规则，染色质粗而疏松，大而明显的核仁。有时见横纹肌肉瘤样特征。

免疫组化特征

高分子上皮抗原（CK19，CK903）和Vimentin染色阳性；CA-IX，RCC-Ma等为阴性。

鉴别诊断

出现上述特殊的病史和临床特征，是怀疑肾髓样癌诊断的关键。若细胞或组织病理特征符合，便可确立诊断。

十、肾盂尿路上皮癌

临床特征

肾盂尿路上皮癌（urothelial carcinoma of renal

pelvis）占所有肾脏肿瘤的5%～10%，发生在肾盂和肾盏的尿路上皮。70%发生在70岁左右男性，常表现为无痛性血尿。与肾细胞癌鉴别诊断很重要，因外科手术方案不同。尿路上皮癌需要切除输尿管。

细胞形态学特征

FNA涂片含丰富的癌细胞，瘤细胞形成小乳头状结构（低度恶性癌）或散在的瘤细胞。细胞形态因肿瘤分化程度不同而异（图12-15）。分化好、低度恶性尿路上皮呈现乳头状结构，瘤细胞呈柱状，含丰富胞质，核稍小，染色质稍细，其特征与膀胱的乳头状尿路上皮癌无异。分化中等的肿瘤，癌细胞显示高核质比，核深染，核膜相对光滑（图12-15A～C），胞质中等致密或有空泡（图12-15A，B）。分化差的高度恶性肿瘤，核不规则，染色质粗，核膜凹陷，常见明显核仁和核分裂象，胞质常有空泡，细胞坏死和出血，呈污秽背景（图12-15D）。分化极差的癌核异型性明显，呈梭状，可见多核细胞（图12-16）。

免疫组化特征

P63，P53和GATA-3免疫染色阳性（核染色，图12-16F）和高分子量上皮抗原CK19和CK903阳性（图12-16E），CK7和CK20可为阳性；肾细胞癌标记，如CA-IX，RCC-Ma，CD10，AMACR等常为阴性。

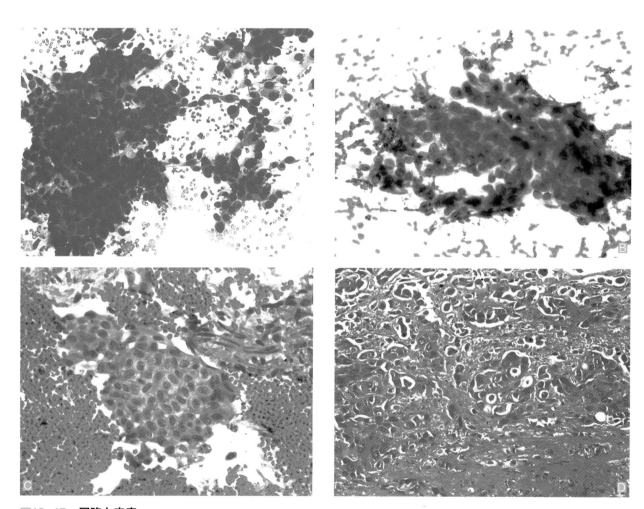

图12-15　尿路上皮癌

A，B. 丰富的卵圆形或梭形癌细胞，散在或小丛分布；核深染，高核质比，胞质致密（A. Diff-Quik染色，200×；B. 巴氏染色，200×）

C. 细胞块切片示尿路上皮癌的组织病理特征（HE染色，200×）

D. 低分化尿路上皮癌的组织病理特征。癌细胞呈小丛排列，单个癌细胞，核不规则、深染和清晰核仁及出血背景（HE染色，200×）

高度恶性分化的尿路上皮癌

肾盂尿路上皮癌具有多种多样的形态和分化特征，其预后与分化特征和分化程度密切相关。若发现尿路上皮癌具有破骨细胞、滋养层细胞、平滑肌肉瘤、横纹肌肉瘤、脂肪肉瘤、巨核细胞、小细胞和大细胞神经内分泌成分或其分化特征，表明其预后极差[25]。各种恶性分化的细胞病理和形态特征差异很大，恕不能在此一一描述，应该加深认识。否则，在诊断中可能被迷惑、误导，甚至得出错误的诊断结论。图12-16展示一种恶性分化特征 - 富含破骨细胞的未分化尿路上皮癌的细胞病理和组织病理特征，以加深读者的印象和认识。FNA涂片显示大量奇形怪状的癌细胞和坏死背景（图12-16A），很多具有分叶核和多个核的细胞，呈"爆米花"样癌细胞（图12-16B，D）。癌细胞显示高核质比，常见核分裂象（图12-16B，D）。胞质中等致密，可见胞质空泡（图12-16D）。一些核膜光滑，良性多核的破骨细胞也同时存在（图12-16B～D）。

免疫组化染色显示肿瘤高分子量上皮抗原（CK19、CK903），P53和P63免疫染色阳性（图12-16E，F），其他肾细胞癌标记均为阴性，证实为尿路上皮癌，而非低分化肾癌。

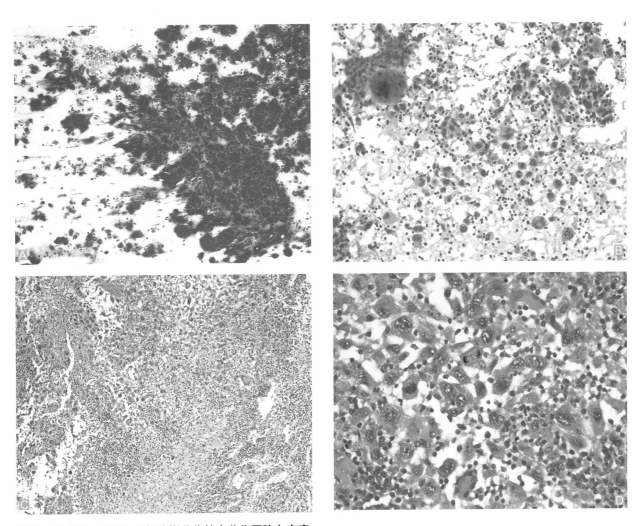

图12-16（1） **具有破骨细胞样分化的未分化尿路上皮癌**

A. 大量奇形怪状的癌细胞和坏死背景（Diff-Quik染色，100×）

B. 癌细胞核呈显著异型性，极不规则，很多具有分叶核和多个核的癌细胞，高核质比，中等致密的完整胞质，常见核分裂象，多核的破骨细胞也同时存在（HE染色，200×）

C. 破骨细胞样分化的未分化尿路上皮癌的组织病理，大量破骨细胞样癌细胞和坏死（HE染色，100×）

D. 很多高度恶性破骨细胞样癌细胞，核分裂象和少数多核组织样细胞（HE染色，400×）

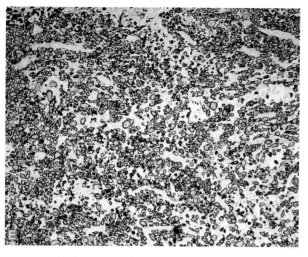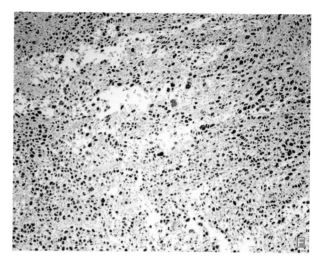

图12-16（2）　具有破骨细胞样分化的未分化尿路上皮癌

E，F．癌细胞显示高分子量上皮抗原（CK903）免疫染色阳性（E）和P63免疫染色阳性（核染色），证实为尿路上皮癌

鉴别诊断

（1）乳头状肾癌（图12-8～图12-10）：细胞病理特征不同，P63和GATA-3均为阴性。

（2）肉瘤样肾癌（图12-13）：肾细胞癌免疫染色阳性，P63和GATA-3均为阴性。

（3）肾集合管癌：PAX8阳性，P63和GATA-3均为阴性[26]。

十一、肾恶性淋巴瘤（malignant lymphoma of kidney）

临床特征

肾原发性淋巴瘤很少见（<1%），可能与肾移植有关。若发现肾淋巴瘤，首先考虑继发性，故应确定有无涉及双侧肾，排除其他部位或器官有无淋巴腺增大。绝大多数的肾原发性淋巴瘤为B淋巴细胞，尤其是弥漫性大B细胞淋巴瘤，FNA穿刺样本可以用于辅助检查（免疫染色和流式细胞学等）而确定诊断。若在肾发现弥漫性大B细胞淋巴瘤，肿瘤常播散至中枢神经系统（CNS），应予以排除。若发现播散，应增加针对CNS淋巴瘤的化疗药物[27]。

细胞形态学特征

FNA可见数量增多、不同形态和大小不等的瘤细胞，瘤细胞呈散在或小丛状分布，具有高核质比、胞质稀少、核染色质深、核及核膜不规则或扭曲成多种形态，如梭形等（图12-17A，B）。背景中若见细胞胞质裂解碎片（淋巴小体），可提示淋巴瘤诊断。很多情况下，活检组织切片也难以诊断（图12-17C）。细胞或组织学特征提示弥漫性大B细胞淋巴瘤，需借助免疫组化和流式细胞仪检测提供明确的诊断[28,29]。所以，如果FNA穿刺怀疑淋巴瘤，一定要求多取材料，制成细胞块，做免疫染色。在肾，难以进行反复FNA穿刺以获取足够细胞做流式细胞仪检查，活检可能是最好的选择。

免疫组化

在免疫组化鉴别诊断中，第一步染色过程应先确定瘤细胞的起源，如原发性肾细胞癌、转移癌、肉瘤、淋巴瘤、黑色素瘤等。本例第一步免疫染色，瘤细胞仅显示CD45和PAX8染色阳性（图12-17D），其他标记均为阴性，初步诊断为淋巴瘤。第二步的免疫染色应聚焦于何种淋巴瘤，并做有治疗以及预后意义的标记。本例进一步免疫染色，大的瘤细胞示CD20强阳性（图12-17E）和MUC1阳性，其他淋巴瘤标记均为阴性。Ki-67染色显示增殖指数达90%（图12-17F），确诊为弥漫性大B细胞淋巴瘤。

鉴别诊断

上面提到，这种高度恶性和未分化的肿瘤，鉴别诊断很广泛，包括低分化或未分化的原发性肾癌、

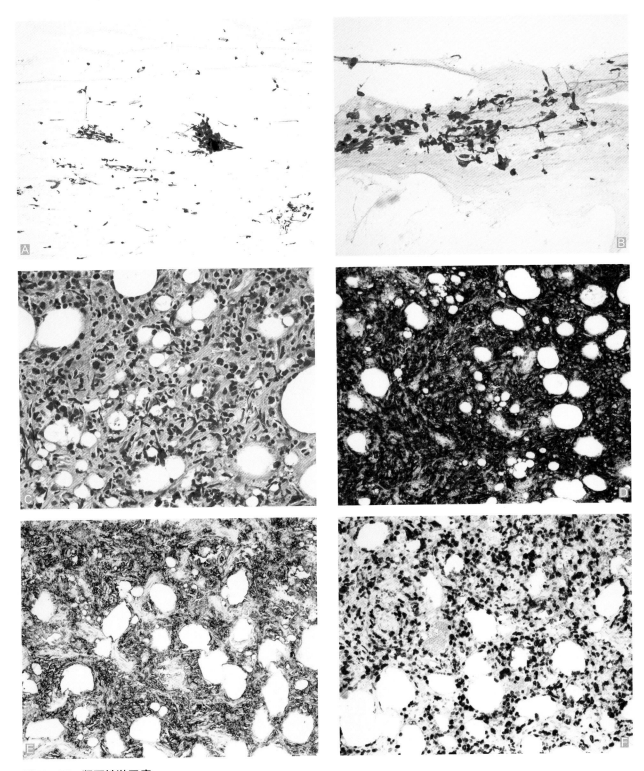

图12-17　**肾恶性淋巴瘤**

A，B．不同大小和形态的瘤细胞，呈散在或小丛分布（Diff-Quik染色，100×）。B．肿瘤细胞具有高核质比、胞质稀少、染色质深染、胞核及核膜不规则或扭曲成梭形等多种形态（HE染色，400×）

C．弥漫性大B 细胞淋巴瘤的组织病理特征（HE染色，400×）

D．CD45免疫染色显示所有细胞为淋巴细胞

E．CD20免疫染色显示大的肿瘤细胞

F．Ki-67染色显示肿瘤细胞的增殖指数达90%

转移癌、肉瘤、淋巴瘤和黑色素瘤等，必须借助免疫组化明确诊断[29]。

 第四节　恶性肿瘤转移至肾

众所周知，肾细胞癌容易转移至其他器官或部位。特别是低分化的透明细胞癌，超过30%发生肾外转移。若肾细胞癌具有肉瘤样成分，肾外转移率更高，达50%。与此相反，其他部位和器官的恶性肿瘤转移至肾的比例要低得多，约占7%。多数为无症状性转移，少数患者尚未发现原发癌，初始表现为肾转移症状，如血尿、腰痛等，影像学检查发现小的双侧或多发性肿块。常见原发恶性肿瘤转移至肾按所报道的例数依次为：肺癌、皮肤恶性黑色素瘤、乳腺癌、胃肠道癌、胰腺癌、卵巢癌和睾丸恶性肿瘤。总的临床特征包括：小的多个和双侧肾脏转移，转移灶多位于肾皮质，呈"楔形"形状。

"肿瘤至肿瘤"的转移自20世纪初被报道后。陆续发现，肾透明细胞癌常常是肾外恶性肿瘤转移至肾的接受者（受体）。越来越多的报道表明，肾细胞癌是最常见的"肿瘤至肿瘤"转移的受体。两种可能的机制包括：①"机械"学说，肾细胞癌富含血管，血流丰富，增加了外来瘤细胞到达的机会；②"种子与土壤"学说，外来瘤细胞（种子）喜欢肥沃的生长环境（土壤），肾细胞癌富含血管、血流丰富，为外来肿瘤提供了理想的土壤[30-32]。肺癌转移至肾透明细胞癌是迄今最常报道的"肿瘤至肿瘤"转移的例子[31]。

应该指出：FNA细胞病理诊断，确定为原发性肾肿瘤或转移性肿瘤非常重要。一旦诊断为转移性肿瘤，手术切除将不是治疗的选项，应选择化疗和放疗。各种转移性肾肿瘤的细胞形态和病理特征因原发肿瘤的不同而异，在下面举例简单介绍。

一、肺癌肾转移

临床特征

肺癌是最常见转移至肾的恶性肿瘤；每一种肺癌，如小细胞肺癌、腺癌、鳞癌等均可转移至肾；明确的肺癌病史和新发现的肾肿瘤，应怀疑肺癌肾转移（lung carcinoma metastasis to kidney），FNA或活检明确诊断后，方能确定治疗或手术方案。

细胞形态学特征

依原发癌不同而异，读者请参考和阅读各种肺癌的细胞病理特征。图12-18显示肺鳞状细胞癌肾转移。FNA涂片示成簇癌细胞，扁平和立体状不规则排列，胞核居中、深染，染色质粗糙，含丰富和致密的胞质（图12-18A）。背景见少许橘红角质化的细胞和坏死，凸显鳞癌特征。在活检组织切片，高倍镜下可见细胞间桥（图12-18B）。免疫组化显示P40染色强阳性（胞核染色，图12-18C）。该患者一周前CT指导下的肺活检证实为肺部鳞癌，免疫组化显示CK5/6和P40双重染色均为强阳性（图12-18D），其他免疫染色为阴性。

鉴别诊断

（1）肾原发性鳞癌：很少见，与肾结石、感染和肾盂鳞状上皮化生有关；多数病例诊断时已为晚期，预后差[33]。细胞形态和免疫组化不能与转移性鳞癌相鉴别，依赖于肺鳞癌的病史和临床表现，可供鉴别。

（2）肾尿路上皮癌：肾尿路上皮癌常有局部或较广泛的鳞状细胞分化。注意观察尿路上皮癌成分，若发现，不应诊断为鳞癌。免疫染色：尿路上皮癌GATA-3阳性（核染色），鳞癌为阴性。

二、肝细胞癌肾转移（hepatocellular carcinoma metastasis to kidney）

临床特征

慢性肝炎病史，包括病毒性、酒精性和其他肝炎；肝硬化或肝癌病史，一个或多个肾肿块，有时为双肾肿块。

细胞形态学特征

FNA涂片见细胞丰富，有大小差别显著的两群细胞组成。大的嗜酸性瘤细胞，单个或成簇排列（图12-19A）。瘤细胞见1~3个胞核、核居中、核仁明显。胞质明显嗜酸性，含较粗的嗜酸性颗粒，有时可见胞

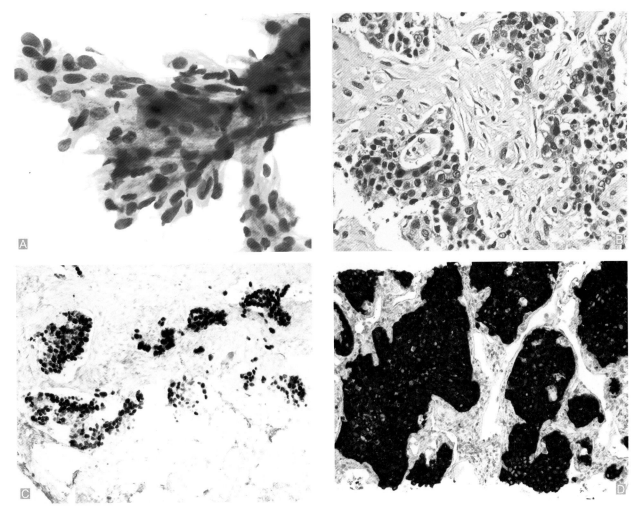

图12-18　肺鳞癌肾转移

A. 癌细胞呈簇，扁平不规则排列，胞核居中、深染、染色质粗糙，丰富和致密的胞质（巴氏染色，400×）

B. 组织病理特征，高倍镜下可见细胞间桥（HE染色，200×）

C. 肾转移性鳞癌，免疫组化显示P40染色强阳性（胞核染色）

D. 同一患者的肺部鳞癌，免疫组化显示CK5/6（棕色）和P40（红色）双重染色均为强阳性

质胆色素颗粒（可帮助诊断）。小的细胞为毛细血管内皮细胞，连接成链状，包裹或横穿瘤细胞之中（图12-19A）。在组织病理中，嗜酸性瘤细胞呈实性生长，有丰富的内皮细胞包裹和穿插其中（图12-19B）。

鉴别诊断

嗜酸性细胞的肾细胞癌，如含嗜酸细胞成分的透明细胞癌、乳头状癌－Ⅱ型、嫌色细胞癌。依赖典型的细胞形态特征和免疫组化，不难鉴别（图12-6，7，9，11）。

免疫组化染色

Hepar-1，Arginase，Glypican-3[34]和多可隆CEA，肝癌细胞为阳性（图12-19C，D），肾细胞癌为阴性。

三、乳腺癌肾转移（breast carcinoma metastasis to kidney）

临床特征

个人、家族性乳腺癌病史，新发现的一个或多个肾结节，有时累及双肾肿块或结节。

细胞病理学特征

视何种原发性乳腺癌而定。导管癌涂片见数量丰富、松散聚集和分散的恶性肿瘤细胞（图12-20A）。背景可以是血性的，可见组织坏死碎屑。癌细胞核的大小不一，胞核边缘不规则，核质比（N/C）增大，胞核深染，染色质呈粗颗粒状，核仁明显

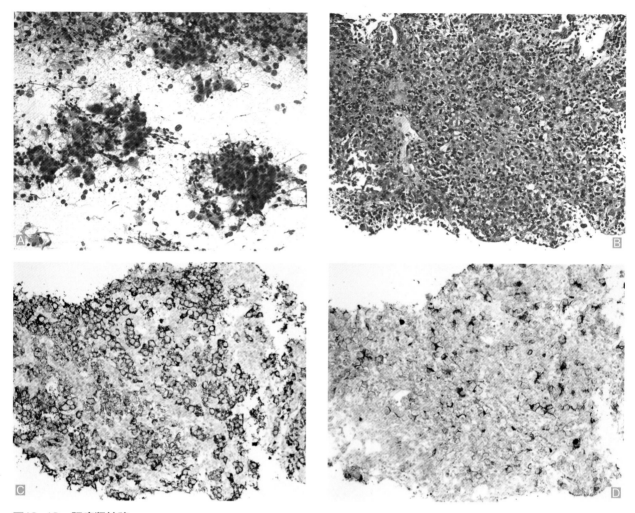

图12-19　**肝癌肾转移**

A. 大小差别显著的两组细胞，大的嗜酸性瘤细胞，单个或成簇排列。瘤细胞见1～3个胞核、核居中、核仁明显，胞质明显嗜酸，含粗的嗜酸性颗粒。小的毛细血管内皮细胞，连接成链状，包裹或横穿瘤细胞之中（HE染色，200×）

B. 实性生长的嗜酸性瘤细胞，丰富的内皮细胞包裹和穿插其中（HE染色，200×）

C，D. 肝细胞癌免疫组化染色。C．Hepar-1免疫染色阳性。D．多克隆CEA免疫染色阳性

（图12-20A）。乳腺小叶癌的细胞呈单个、小团，不规则、单直线条分布和散在细胞。细胞相对较小，核质比增高。细胞核呈细颗粒状，浅染或轻度深染。可能存在胞核不规则或小核仁。具有偏心细胞核及胞质空泡的印戒细胞，可对诊断有帮助。大汗腺分化特征的导管癌具有丰富嗜酸性颗粒胞质和大细胞核，核仁明显（图12-20B），应与含嗜酸细胞的肾细胞癌相鉴别。其详细的细胞病理特征，请参阅"第七章：乳腺细针穿刺活检细胞学诊断"。

鉴别诊断

各种原发肾细胞癌，结合明确的病史、典型的细胞形态特征和免疫组化，不难鉴别。

四、肾原发性和转移性肉瘤（primary and metastatic sarcomas of kidney）

临床特征

恶性肉瘤累及肾虽很少见（<1%），但时有报道。不同种类的肉瘤均可出现在肾，可为原发性或转移性，包括血管肉瘤、平滑肌肉瘤、脂肪肉瘤、关节滑膜肉瘤、骨肉瘤、恶性纤维组织细胞瘤、透明细胞肉瘤（儿童）、Ewing肉瘤和未分化肉瘤等。转移性肉瘤应有典型的病史和已证实的诊断。无论

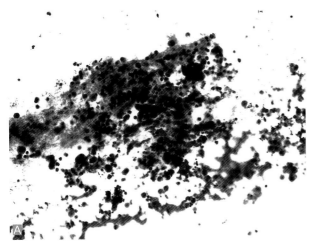

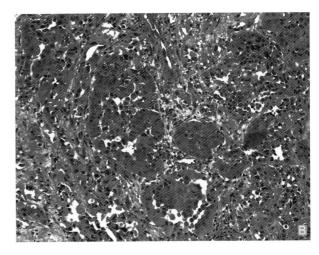

图12-20　乳腺导管癌肾转移

A. 数量丰富、集聚和分散的恶性瘤细胞，胞核大小不一，边缘不规则，高核质比，胞核深染，粗颗粒状染色质（巴氏染色，200×）

B. 组织病理，具有大汗腺分化特征的导管癌，丰富嗜酸性颗粒胞质和大细胞核，核仁明显（HE染色，200×）

原发性或转移性肉瘤，临床预后都较差[35]。

细胞形态学特征

FNA涂片，细胞病理特征视不同种类的肉瘤而异，请读者参阅相关章节。一般来说，FNA涂片显示丰富和恶性的梭形和（或）上皮样细胞，呈随机和不规则排列（图12-21A，C）。瘤细胞大小差异明显，梭形、卵圆形或圆形等多形状的核，核重叠，易见核分裂象（图12-21B，D）。很多细胞的胞质稀少，呈裸核状（图12-21A，B），常见出血和坏死背景（图12-21C，D）。

鉴别诊断

（1）肉瘤样肾细胞癌：很多肾细胞癌有肉瘤样改变和肉瘤样成分，应与肉瘤相鉴别。注意寻找典型的肾细胞癌成分，免疫组化染色常是必要的辅助鉴别手段（图12-13）。

（2）区别肾原发性和转移性肉瘤：依赖于病史和影像学检查，免疫组化不能提供帮助。

（3）确诊为何种肉瘤：依赖于免疫组化染色，分子病理及肿瘤基因的染色体分析。

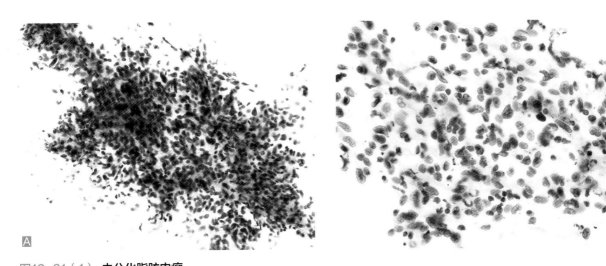

图12-21（1）　去分化脂肪肉瘤

A. 涂片显示大量恶性的梭形和上皮样细胞，呈随机、密集和不规则排列（巴氏染色，100×）

B. 瘤细胞大小差异明显，梭形、卵圆形或圆形等多形核，核重叠，胞质稀少，呈裸核状（巴氏染色，400×）

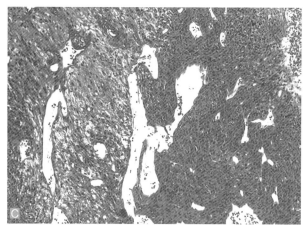
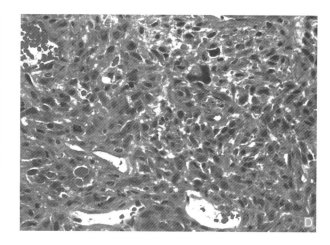

图12-21（2） 去分化脂肪肉瘤

C. 去分化脂肪肉瘤的组织病理，左侧为脂肪肉瘤成分，右侧为去分化肉瘤成分（HE 染色，100×）

D. 去分化脂肪肉瘤部分，显示形态和大小差异显著的梭形细胞，血管丰富和出血，可见核分裂象（HE 染色，200×）

第五节 肾上腺良、恶性肿瘤

一、概述

肾上腺位于肾的后上方，是借脂肪组织与肾分隔的小神经内分泌器官。在组织学上分为肾上腺皮质和肾上腺髓质。肾上腺皮质按其组织结构和内分泌功能分为球状带、束状带和网状带。肾上腺的肿瘤相对少见，最常见发生在皮质的肿瘤包括：良性的肾上腺皮质增生、肾上腺皮质腺瘤和肾上腺髓性脂肪瘤；恶性的有肾上腺皮质腺癌和转移性癌。最常发生在肾上腺髓质的肿瘤为嗜铬细胞瘤。恶性肿瘤转移至肾上腺多见于皮质。FNA穿刺诊断肾上腺肿瘤虽不常见，但临床上会遇到，特别是癌症转移至肾上腺。因此，熟悉和掌握肾上腺常见肿瘤的细胞病理特征和鉴别诊断，很有必要。

肾上腺正常结构[36]：FNA穿刺正常的肾上腺皮质常获得大小均匀、胞质丰富透明和含脂质空泡的细胞和脂质背景（图12-22B）。细胞的核质比低，细胞核位于中心，核膜光滑，见小而清晰的核仁（图12-22A）。细胞易碎破裂，裸核聚集在一起，类似神经内分泌肿瘤（如类癌），应与之鉴别。有时穿刺正常的肾上腺皮质可获大量细胞（图12-22C），应小心误诊为肿瘤。肾上腺髓质的细胞在穿刺中很少见到。细胞大小稍不均一，可呈巢状排列，核不规则，细颗粒样染色质，核仁明显，胞质嗜碱性（图12-22D）。有时可见神经节样细胞。几种FNA穿刺细胞病理诊断中最常见的肾上腺肿瘤介绍如下。

二、肾上腺皮质腺瘤（adrenal cortical adenoma）

临床特征

是最常见的肾上腺皮质肿瘤，绝大多数为单侧良性和实质性肿瘤；多见于青、中年（30～40岁），女性（60%～70%）；功能性的腺瘤具有典型的临床症状和体征；肿瘤常小于2cm，多数腺瘤偶尔发现。

细胞形态学特征

FNA涂片见中等或丰富，大小均匀的中等大细胞，瘤细胞易碎，形成很多无胞质的裸核，裸核堆积形成核重叠（图12-23A）。核膜光滑，可见小的核仁。碎裂的胞质散在于背景中，形成特征性的和大量脂泡样背景（图12-23A，B），有时可见脂色素颗粒。若见完整细胞，核居中，具有清亮含脂肪空泡的胞质（图12-23D）。有的腺瘤可见核大小不一，但核分裂象极少或缺乏。血管丰富，可见局部出血，但无坏死（图12-23C，D）。

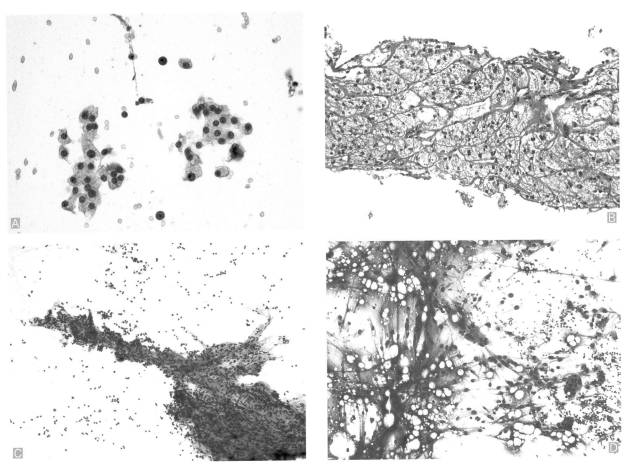

图12-22 **正常的肾上腺皮质细胞形态**

A. 肾上腺皮质细胞的核质比低，细胞大小均匀、核位于中心，核膜光滑，小而清晰的核仁和含脂质空泡的胞质（巴氏染色，400×）

B. 肾上腺皮质的组织学特征（HE染色，200×）

C. 有时FNA穿刺肾上腺获得大量成簇细胞，难以与肿瘤分别（巴氏染色，100×）

D. FNA穿刺肾上腺皮质和髓质可获得很多大小不一的细胞或细胞丛，容易误诊为肿瘤，应十分谨慎（Diff-Quik染色，100×）

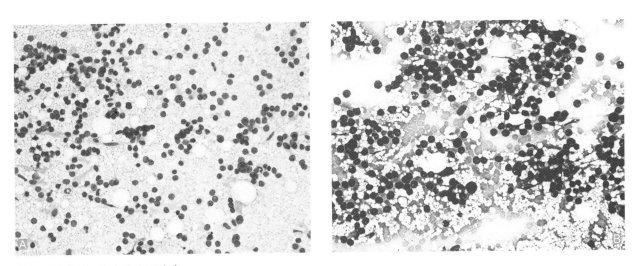

图12-23（1） **肾上腺皮质腺瘤**

A. 细胞丰富，大小均匀，胞质易碎，形成很多无胞质的裸核，堆积在一起形成核重叠现象（巴氏染色，400×）

B. 大量大小均匀的圆形细胞和裸核，可见小核仁，浸于脂质空泡连成片的背景之中（Diff-Quik染色，400×）

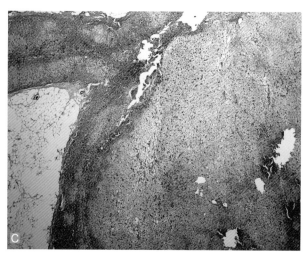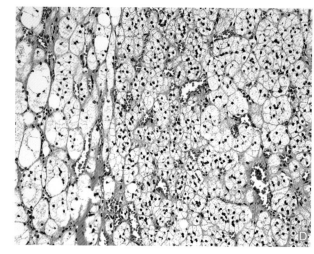

图12-23（2）肾上腺皮质腺瘤

C. 正常残留肾上腺结构依然可见（左上方细带状部分），后侧为腺瘤，肿瘤未见出血和坏死（HE染色，20×）

D. 瘤细胞含小而居中、深染的核，核质比低，大量透明含脂质颗粒和脂泡的胞质，毛细血管丰富（HE染色，200×）

鉴别诊断

（1）正常肾上腺皮质：完整细胞居多，核处于中央，有小的核仁，脂泡背景稀少（图12-22）。有时细胞特征很难区分正常肾上腺皮质与皮质腺瘤。结合影像学检查，可得出正确诊断。

（2）肾上腺皮质腺癌：分化良好的腺癌，与腺瘤在细胞形态学上难以区分。诊断常依靠肿瘤大小，转移和浸润邻近器官。若涂片发现核分裂象，特别是非典型核分裂象，肿瘤坏死、出血和癌细胞异型性非常明显，可诊断为皮质腺癌（图12-26）。

三、肾上腺皮质增生（adrenal cortical hyperplasia）

临床特征

分为原发性（先天性）和继发性（因脑垂体腺瘤或异位ACTH分泌引起），多为双侧增生。增生分为弥漫性和结节性（常小于0.5cm）。常具有典型的肾上腺皮质增生的症状和体征，如库欣综合征、高醛固酮综合征等。结合生化检测和影像学检查确立诊断，极少需要FNA穿刺诊断。

细胞形态学特征

与肾上腺皮质腺瘤无异（图12-23）。

鉴别诊断

若为单侧，应与肾上腺皮质腺瘤区分，依据大小、临床表现和生化检测等，可资鉴别。

四、肾上腺髓性脂肪瘤（adrenal myelolipoma）

临床特征

为肾上腺罕见的良性肿瘤，由成熟脂肪混合多少不等的正常造血骨髓成分组成。多数为无症状和非功能性，无造血系统症状和体征；多发生在肥胖患者，偶尔发现，单个，大小差异可从几毫米至30厘米不等。

细胞形态学特征

FNA涂片所含细胞取决于肿瘤造血细胞和脂肪成分的多少。正常造血成分包括有核红细胞、原粒和早幼粒细胞及血小板巨核细胞等混合而成（图12-24A，B）。类似骨髓活检的涂片中含正常造血细胞成分，如血小板巨核细胞等（图12-24B，D）。常可见脂肪细胞，脂质空泡和颗粒（图12-24C，D）。大的肿瘤可见出血和缺血性坏死（图12-24C）。

鉴别诊断

该肿瘤极具特征性。影像学（脂肪）和典型骨髓造血细胞成分可诊断。勿将血小板巨核细胞误认

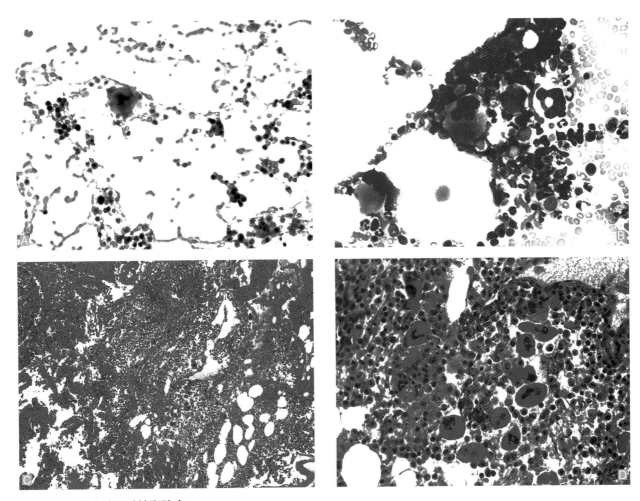

图12-24 **肾上腺骨髓性脂肪瘤**

A. 正常骨髓造血成分呈现于脂泡状肾上腺背景（巴氏染色，100×）

B. 各种造血干细胞包括有核红细胞，不同时期粒细胞和血小板干细胞（Diff-Quik染色，400×）

C. 细胞块见正常造血成分和脂肪细胞（HE染色，40×）

D. 多个分叶状和异型核的血小板巨核细胞和很多其他造血细胞（HE染色，200×）

为恶性肿瘤细胞。

（1）血管平滑肌脂肪瘤：见三种成分、粗血管、平滑肌细胞和脂肪细胞，HMB45和Melan A免疫染色阳性（图12-3）。

（2）脂肪肉瘤：瘤细胞异形性明显，不含骨髓造血细胞成分（图12-21）。

五、肾上腺髓质嗜铬细胞瘤（pheochromocytoma）

临床特征

为肾上腺髓质最常见的肿瘤，因儿茶酚胺的分泌而引起恶性致命的高血压，靠手术切除肿瘤而得以纠正。典型临床症状包括：突发性心动过速、大量出汗、头痛、高血压、颤抖等。生化检查血和尿中发现高儿茶酚胺及其代谢产物而做出诊断。嗜铬细胞瘤被称为"10%肿瘤"而著名，即10%肿瘤为双侧，10%在肾上腺之外，10%的肿瘤有转移，10%肿瘤发生在儿童。家族性肿瘤见于多种多器官内分泌肿瘤综合征和多个神经纤维瘤。这些病例多见双侧性嗜铬细胞瘤。

细胞形态学特征

若怀疑嗜铬细胞瘤，FNA可能诱发阵发性高血压和出血，FNA被视为禁忌。若临床严格控制的FNA病例或肾上腺外的嗜铬细胞瘤，涂片见细胞丰富、排列疏松的细胞群或单个散在瘤细胞。瘤细胞异型性极为明显，从小的多角形到大的梭形核，奇形怪状。核大小极不一致，大小核差别在10~20倍以上（图12-25B），核仁明显，具有不同的染色质特征（图12-25D）。胞质或密（图12-25A）或疏（图12-25B）、或含颗粒或含空泡（图12-25D），或裸核无胞质（图12-25B，C）。背景可见出血、坏死和颗粒样泡沫样物质（图12-25D）。

恶性嗜铬细胞瘤的特征

若发现嗜铬细胞瘤转移至淋巴结、肝、肺和骨，这是恶性嗜铬细胞瘤最可靠的证据。其他恶性特征包括：肿瘤浸润肾上腺旁的脂肪组织，高增殖指数（>3%），高核分裂象（>4/10HP），非典型的核分裂，坏死等[37]。

免疫组化特征

神经内分泌标记，如Chromogranin，synaptophysin和S-100免疫染色阳性。MelanA，Mart1，inhibin，keratin and calretinin等免疫染色为阴性。

鉴别诊断

（1）肾上腺皮质腺癌：分化差的腺癌，其异型性常难以与嗜铬细胞癌区分，免疫组化可帮助诊断。嗜铬细胞癌细胞显示S-100和神经内分泌标记物阳性。

（2）转移性癌和转移性肉瘤：低分化或未分化的癌和肉瘤可能会有类似奇形怪状的形态。既往癌症或肉瘤病史，以及出现嗜铬细胞瘤的典型症状和体征，不难区分两者。用免疫组化染色可证实诊断。

六、肾上腺皮质腺癌（adrenal cortical carcinoma）

临床特征

罕见的肾上腺皮质肿瘤（每百万人口0.5～2例），

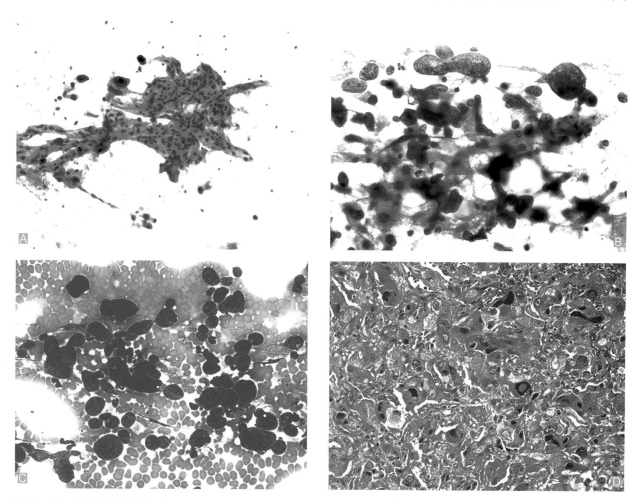

图12-25　肾上腺嗜铬细胞瘤

A，B. 大小和形态极不一致、奇形怪状的深染瘤细胞随机分布于粉色纤维状背景（巴氏染色，A. 100×；B. 400×）

C. 瘤细胞核异型性明显，多呈裸核状（Diff-Quik染色，200×）

D. 嗜铬细胞瘤的组织病理（HE染色，400×）

不分男女。发病年龄呈双峰，即儿童和40～50岁；肿瘤常常很大，可有先天性肾上腺皮质增生和肿瘤综合征，如Li Fraumeni综合征等；近一半的肿瘤是功能性的，肿瘤坏死可引起发热，类似传染性疾病。影像学发现邻近器官或远处转移为恶性的可靠证据。

细胞形态学特征

分化好的皮质腺癌细胞形态与腺瘤难以区分，依赖于肿瘤大小、转移等特征相鉴别。低分化的皮质腺癌，FNA涂片细胞丰富，常见呈单个或小团分布（图12-26A）。瘤细胞常具有完整和透明的胞质（图12-26B）和嗜酸性稍致密胞质（图12-26C，D）。细胞核异型性明显，大核与小核相差5～10倍（图12-26B）。核染色质深染，易见核仁和核分裂象。常有出血和坏死（图12-26A，C）。

肾上腺皮质腺癌的恶性特征

近距离的浸润和远距离的转移为恶性肿瘤最可靠的证据。其他的恶性证据（修订的Weiss证据）包括：① 核分裂象高于5/50高倍视野；② 透明细胞少于肿瘤的25%；③ 异常核分裂象；④ 坏死；⑤ 肿瘤浸润包膜。将这些特征积分，若积分高于3以上，提示为恶性。预后差的因素包括：高核分裂比、静脉浸润、肿瘤重于50g、直径大于6.5cm、增殖指数>4%（Ki-67）和P53免疫染色阳性[38]。

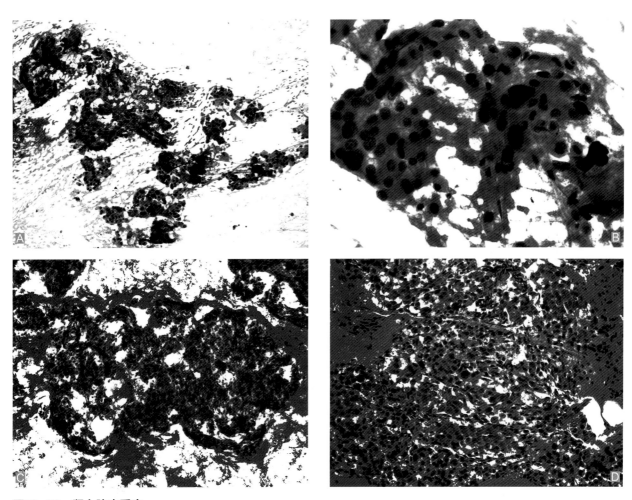

图12-26 **肾上腺皮质癌**

A. 大量丰富癌细胞呈小团和三维立体分布，背景出血明显（巴氏染色，100×）

B. 癌细胞胞核深染，大小差异明显。完整、透明或半透明脂质的胞质，裸核少见（区别于良性腺瘤）（巴氏染色，400×）

C. 细胞块显示丰富的癌细胞及出血背景（HE染色，100×）

D. 多数癌细胞具有致密的嗜酸性胞质（恶性特征），染色质深染，核仁明显（HE染色，200×）

免疫组化特征

MelanA，Mart-1，inhibin，calretinin，synaptophysin 和 vimentin 等免疫染色阳性。CK7，CK20，EMA，CEA，B72.3 和 chromogranin 等免疫染色为阴性。

鉴别诊断

（1）肾上腺皮质腺瘤（图12-23）。

（2）肾上腺髓质嗜铬细胞瘤（图12-25）。

（3）肾上腺转移癌（图12-27）。

（七）肾上腺转移性恶性肿瘤（malignant neoplasms metastases to adrenal gland）

临床特征

恶性肿瘤易转移至肾上腺，很多转移在尸检中被发现。单个或多个占位性病变，涉及单侧或双侧肾上腺。一般不影响肾上腺功能，除非占位性病变超过肾上腺的80%。有恶性肿瘤病史的患者，若新发现肾上腺结节和肿块，应高度怀疑为转移癌，FNA 穿刺可明确诊断。

细胞形态学特征

因原发性恶性肿瘤而异。最常见的转移癌来自乳腺癌、肺癌、胃肠道癌、黑色素瘤、肾细胞癌、甲状腺癌和对侧肾上腺肿瘤。此外，肉瘤也常转移至肾上腺。现选几例典型的肾上腺转移癌，举例描述。

（1）肺癌转移至肾上腺：图12-27A～B显示小细胞肺癌转移至肾上腺。细胞学显示典型小细胞癌特征，包括高核质比，核深染、核镶嵌，胡椒盐状染色质，核周点彩等。免疫染色：上皮抗原、Synaptophysin 和Chromograinin染色阳性；Inhibin、MelanA 和Mart-1阴性，可与肾上腺原发肿瘤相鉴别。

（2）结肠癌转移至肾上腺：图12-27C～D显示结肠腺癌转移至肾上腺。涂片显示排列紧密的柱状或"铅笔"样瘤细胞，核染色深，重叠拥挤呈复层状。肿瘤坏死明显（图12-27D，右侧）。免疫染色：CK20 和CDX2 染色阳性；Inhibin、MelanA 和Mart-1阴性，可与肾上腺原发肿瘤相鉴别。

（3）肾细胞癌转移至肾上腺：图12-27E～F显示肾透明细胞癌转移至肾上腺。涂片显示典型的具有透明胞质和明显核仁的瘤细胞，出血明显（图12-27E，左侧）。正常肾上腺的皮质和髓质结构清晰可辨（图12-27E，右侧）。免疫染色：转移灶呈CA-IX、CD10 和PAX2染色阳性；Inhibin、MelanA 和Mart-1阴性，可与肾上腺原发肿瘤相鉴别。

（4）肉瘤转移至肾上腺：图12-28A～D显示平滑肌肉瘤转移至肾上腺。FNA涂片显示大量梭形和上皮细胞样恶性细胞，密集分布。梭状细胞有明显异形的核，大小不一，核分裂象常见，胞质致密，核嗜酸性（图12-28B，C）。免疫染色：肿瘤细胞显示Desmin（图12-28D）、Caldesmon 和Vimentin染色阳性；Inhibin、Melan A、Mart-1、Synaptophysin和Chromograinin阴性，可与肾上腺原发肿瘤相鉴别。

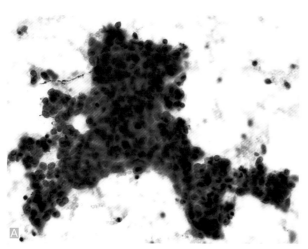
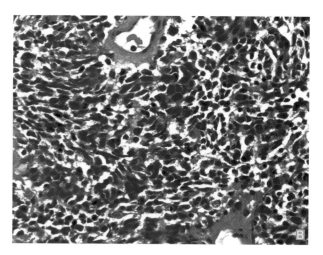

图12-27（1） **肾上腺转移性癌**

A. 典型小细胞（燕麦细胞）肺癌转移至肾上腺（巴氏染色，200×）

B. 转移性小细胞癌的组织病理（HE染色，200×）

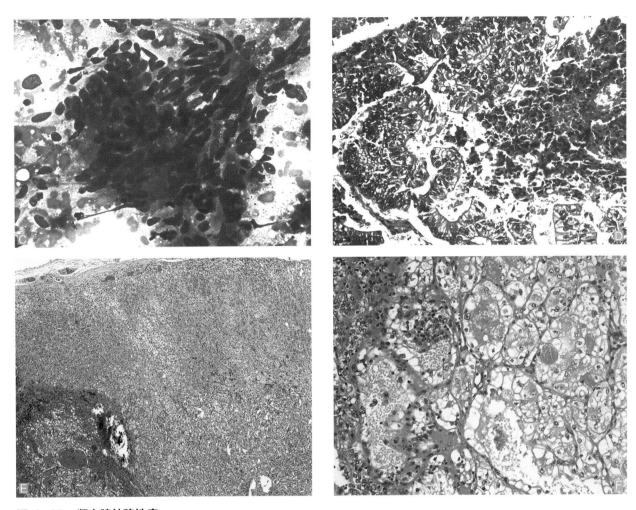

图12-27　肾上腺转移性癌

C，D．结肠癌转移至肾上腺。C．柱状结肠癌细胞呈紧凑的三维排列（Diff-Quik染色，200×）。D．细胞块显示典型结肠癌形态特征和坏死（HE染色，100×）

E，F．肾透明细胞癌（左下角）转移至肾上腺（HE染色，40×）；F．典型透明细胞癌特征（HE染色，200×）

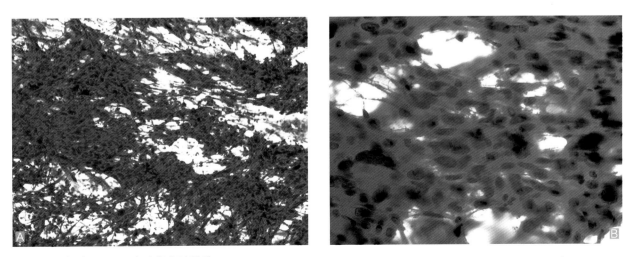

图12-28（1）　平滑肌肉瘤肾上腺转移

A．大量恶性的梭形和上皮样瘤细胞排列致密（HE染色，100×）

B．瘤细胞呈梭形和卵圆形，胞核深染，胞质淡染，常见核分裂象（HE，400×）

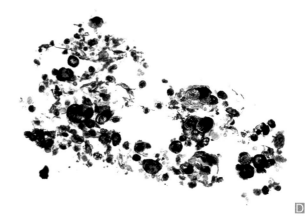

图12-28　平滑肌肉瘤肾上腺转移

C．空气干燥涂片Diff-Quik染色显示致密的随机排列的恶性梭形瘤细胞（Diff-Quik染色，200×）

D．免疫组化显示Desmin染色阳性

参考文献

1. Cancer facts and figures. 2013, Atlanta：American Cancer Society，2013.

2. Novick AC，Campbell SC，Belldegrun A，et al. Guidelines for management the clinical stage 1 renal mass. American Urologyical Association（AUA）website，http://www.auanet.org/education/guidelines/renal-mass.cfm.

3. Maturen KE，Nghiem HV，Caoili EM，et al. Renal Mass Core Biopsy：Accuracy and Impact on Clinical Management. American J. of Roent，2007，188：563–570.

4. Schmidbauer J，Remzi M，Memarsadeghi M，et al. Diagnostic accuracy of computed tomography-guided percutaneous biopsy of renal masses. Eur Urol，2008，53：1003–1012.

5. Laguna MP，Kümmerlin I，Rioja J，et al. Biopsy of a renal mass：Where are we now？ Current Opinion in Urology，2009，19：447–453.

6. Lim A，O'Neil B，Heilbrun ME，et al. The contemporary role of renal mass biopsy in the management of small renal tumors. Front Oncol，2012，2：106.

7. Dragoescu EA，Liu L. Indications for renal fine needle aspiration biopsy in the era of modern imaging modalities. J Cyto，2013，10：15.

8. Delahunt B，Sika-Paotonu D，Bethwaite PB，et al. Grading of clear cell renal cell carcinoma should be based on nucleolar prominence. Am J Surg Pathol，2011，35：1134-1139.

9. Mangal N，Sharma VK，Verma N，et al. Ultrasound guided fine needle aspiration cytology in the diagnosis of retroperitoneal masses：A study of 85 cases. J Cytol，2009，26：97–101.

10. Manno C，Strippoli GF，Amesano L，et al. Predictors of bleeding complications in percutaneous ultrasound-guided renal biopsy. Kidney Int，2004，66：1570-1577.

11. Clibas ES，Ducatman BS. Cytology Diagnostic Principles and Clinical Correlates（383-404）. New York：Saunders，2003（2nd Ed）.

12. Zhou M，Roma A，Magi-Galluzzi C. The usefulness of immunohistochemical markers in the differential diagnosis of renal neoplasms. Clin Lab Med，2005，25：247-257.

13. Shen SS，Truong LD，Scarpelli M，et al. Role of Immunohistochemistryin Diagnosing Renal NeoplasmsWhen Is It Really Useful？ Arch Pathol Lab Med，2012，136：410–417.

14. Tan PH，Cheng L，Rioux-Leclercq N，et al. Renal tumors：Diagnostic and prognostic biomarkers. Am J Surg Pathol，2013，37：1518-1531.

15. Eble JN，Sauter G，Epstein，JI，et al. Pathology and genetics of Tumors of the Urinary system and Male genital organs，In World Health Organization Classification of Tumors. Lyon：IARC Press，2004.

16. Padilha MM，Billis A，Allende D，et al. Metanephric adenoma and solid variant of papillary renal cell carcinoma：Common and distinctive features. Histopathology，2013，62（6）：941-953.

17. Cantley R，Gattuso P，Cimbaluk D. Solid variant of papillary renal cell carcinoma with spindle cell and tubular components. Arch Pathol Lab Med，2010，134（8）：1210-1214.

18. Williamson SR，Halat S，Eble JN，et al. Multilocular cystic renal cell carcinoma：Similarities and differences in immunoprofile compared with clear cell renal cell carcinoma. Am J Surg Pathol，2012，36（10）：1425-1433.

19. Yang XJ，Zhou M，Hes O，et al. Tubulocystic carcinoma of the kidney：Clinicopathologic and molecular characterization. Am J Surg Pathol，2008，32（2）：177-187.

20. Zhou M，Yang XJ，Lopez JI，et al. Renal tubulocystic carcinoma is closely related to papillary renal cell carcinoma：

Implications for pathologic classification. Am J Surg Pathol，2009，33（12）：1840-1849.

21. Quiroga-Garza G，Piña-Oviedo S，Cuevas-Ocampo K，et al. Synchronous clear cell renal cell carcinoma and tubulocystic carcinoma：Genetic evidence of independent ontogenesis and implications of chromosomal imbalances in tumor progression. Diagn Pathol，2012，7：21.

22. Wang X，Hao J，Zhou R，et al. Collecting duct carcinoma of the kidney：A clinicopathological study of five cases. Diagn Pathol，2013，8：96.

23. Sarode VR，Islam S，Wooten D，et al. Fine needle aspiration cytology of collecting duct carcinoma of the kidney：Report of a case with distinctive features and differential diagnosis.Acta Cytol，2004，48（6）：843-848.

24. Assad L，Resetkova E，Oliveira VL，et al. Cytologic features of renal medullary carcinoma.Cancer，2005，105（1）：28-34.

25. Zhai QJ，Black J，Ayala AG，et al. Histologic Variants of Infiltrating Urothelial Carcinoma. Archives of Pathology & Laboratory Medicine，2007，131：1244-1256.

26. Albadine R，SchultzL，LlleiP，et al. PAX8（+）/P63（-）Immunostaining Pattern in Renal Collecting Duct Carcinoma（CDC），A Useful Immunoprofile in the Differential Diagnosis of CDC Versus Urothelial Carcinoma of Upper Urinary Tract. Am J Surg Pathol，2010，34（7）：965-969.

27. Villa D，Connors JM，Sehn LH，et al. Diffuse large B-cell lymphoma with involvement of the kidney：Outcome and risk of central nervous system relapse. Haematologica，2011，96（7）：1002-1007.

28. Celik A，Yildiz Y，Özekinci S，et al. Non-Hodgkin's Lymphoma of Kidney，Presenting as a Solid Mass：Case Report. J Clin Exp Pathol，2012，2：117.

29. Gellrich J，Hakenberg OW，Naumann R，et al. Primary renal non-Hodgkin's lymphoma -a difficult differential diagnosis. Onkologie，2002，25（3）：273-277.

30. Sella A，Ro JY.Renal cell cancer：Best recipient of tumor-to-tumor metastasis. Urology，1987，30（1）：35-38.

31. Granville LA，Ostrowski ML，Truong LD，et al. Pathologic quiz case：Unusual morphology in an otherwise classic renal cell carcinoma. Tumor-to-tumor metastasis：Pulmonary adenocarcinoma metastatic to clear cell renal cell carcinoma. Arch Pathol Lab Med，2005，129（2）：49-50.

32. Sawada T，Takahashi H，Hasatani K，et al. Tumor-to-tumor metastasis：Report of an autopsy case of lung adenocarcinoma metastasizing to renal cell carcinoma. Intern Med，2009，48（17）：1525-1529.

33. Bhandari A，Alassi O，Rogers C，et al. Squamous cell carcinoma of the renal pelvis. J Urol，2010，183（5）：2023-2024.

34. Yan BC，Gong C，Song J，et al. Arginase-1：A new immunohistochemical marker of hepatocytes and hepatocellular neoplasms.Am J Surg Pathol，2010，34（8）：1147-1154.

35. Wang X，Xu R，Yan L，et al. Adult renal sarcoma：Clinical features and survival in a series of patients treated at a high-volume institution. Urology，2011，77（4）：836-841.

36. Koss LG，Melamed MR. Koss'diagnostic cytology and its histopathologic bases，Fifth et，Vol. II，Lippincott Williams & Wilkins，Philadelphia，2006.

37. Thompson LD.Pheochromocytoma of the Adrenal gland Scaled Score（PASS）to separate benign from malignant neoplasms：A clinicopathologic and immunophenotypic study of 100 cases.Am J Surg Pathol，2002，26（5）：551-566.

38. Aubert S，Wacrenier A，Leroy X，et al. Weiss system revisited：A clinicopathologic and immunohistochemical study of 49 adrenocortical tumors. Am J Surg Pathol，2002，26（12）：1612-1619.

 # 附录　肾肿瘤治疗方案

根治切除（全肾切除）

过去几十年来成为所有肾肿瘤治疗的金标准（包括临床一期肿瘤）。现在已经知道，对于一期肿瘤根治切除是过度治疗，对患者的肾功能有不良影响，且增加患者慢性肾病、心血管疾病的发生率，增加死亡率。

部分肾切除（肿瘤切除）

现已作为临床一期肾肿瘤治疗的首选方案。对单肾或肾功能不全的患者，可能是唯一选择。并发症：出血、组织坏死、尿漏、外科手术切缘阳性而发生术后肿瘤复发等。

冷冻或电磁（ablation）损毁肿瘤

用冷冻、电磁波等物理方法施加于肿瘤局部，使肿瘤坏死，达到治疗的效果。

其他新治疗手段

如高强超声波治疗、微波热疗、激光热疗、栓塞等，所治疗的病例尚少，有待进一步观察和评价。

观察随访

对于小的临床一期肾肿瘤，定期观察，应首选随访和跟踪。

第十三章

感染性疾病

Liron Pantanowitz，赵澄泉（Chengquan Zhao）

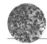 ## 第一节　概　述

病理医生或细胞病理医生在日常工作中因为诊断目的或意外发现常会接触到感染性疾病的样本。细胞病理学为诊断和及时处理许多感染性疾病提供了一种快速、廉价、简便有效的方法[1-3]。用于诊断的细胞学样本可以通过破损处涂抹、细针抽吸或印片方法获得。在许多情况下细胞学检查可以比微生物病原体检测和组织病理检查更早获得结果用于诊断，如分枝杆菌和真菌的培养可能需要几个星期才能得到结果。移植受者和获得性免疫缺陷综合征——艾滋病（AIDS）患者机会性感染的出现迫切需要微创且快速的诊断方法（表13-1）[4]。随着免疫功能不全患者的增多，以往罕见病原菌的感染也

不断增加，细胞学样本中经常可以发现微生物。然而，单纯依靠细胞形态学鉴定它们有时会有困难。其他辅助技术，如特殊染色、免疫组织化学和分子生物学检查可以提高细胞学诊断微生物感染的特异性和灵敏度。细胞病理医生还应该意识到病原体引起的组织病理反应（如肉芽肿）和细胞病理反应（如核内包涵体）对鉴定某些特定微生物感染是非常重要的。最后还应该注意，一些内源性的结构改变（如钙化）和污染物可能类似病原体。本章将介绍感染性疾病的细胞学诊断。与宫颈细胞学有关的感染性疾病在《妇科细胞病理学诊断与临床处理》一书已有详细介绍[5]，所以不在本书重复。虽然本书为细针穿刺病理学，但是因为感染性疾病较为分散，微生物、寄生虫等种类繁多，可累及许多器官，并且一般病理医生或细胞病理医生对感染性疾病的认

表13-1	
移植后感染	
移植阶段	可能的感染
早期阶段	移植后感染可能是来自于供体或受体（如巨细胞病毒、弓形体），手术并发症（如脓毒症、吸入性肺炎）或住院治疗。
中期阶段	患者由于免疫抑制获得机会致病菌感染（如肺囊虫肺炎、BK多瘤病毒、呼吸道病毒、结核分枝杆菌和胃肠道寄生虫）的风险最大。
晚期阶段	受者持续使用低剂量的免疫抑制剂，常见感染（如社区获得性肺炎）的风险增加。

识、诊断不够重视，所以将感染性疾病单独列为一章介绍。本章包括细针穿刺和脱落细胞学有关的感染性疾病的内容。

第二节　微生物学概述

为了作出准确的诊断以及正确识别临床重要的病原体种类，必须掌握微生物学的基本知识。本节简要概述与细胞学诊断有关的微生物，但并非取代标准的微生物学教科书。

一、病毒

病毒（viruses）体积非常小，无法直接通过光镜识别。病毒是一种绝对细胞内寄生的微生物，必须在细胞内复制，所以病毒常可引起寄宿细胞的形态学改变，病理医生可以根据宿主细胞的形态学变化而来诊断病毒的感染。常见的变化包括细胞核（如包涵体、染色质边集、多核）、细胞质（如挖空细胞、融合巨细胞）和（或）整个细胞（如细胞增大）

的形态改变（图13-1～2）[6]。细菌的继发感染是许多病毒感染常见的并发症，它可能掩盖病毒引起的这些轻微的细胞学改变。病理医生或细胞病理医生在日常工作中可能遇到的病毒种类见表13-2。

二、细菌

大多数细菌（bacteria）为球形（球菌）（图13-3，图13-4）或杆形（杆菌），但它们也可以是弯曲或螺旋形（如螺旋体、幽门螺杆菌）（图13-5）；一些细菌属于球杆菌，因为它们能以球菌、杆菌或中间形式存在（如流感嗜血杆菌、马红球菌、巴通氏体属）；细菌也可成双（如双球菌）、成链（如链球菌）或成簇排列（如金黄色葡萄球菌）；有些细菌还可能有鞭毛。根据革兰染色，细菌可以被进一步分为革兰阳性菌和革兰阴性菌。革兰阳性细菌被染为深蓝色（紫色），这是因为它们细胞壁中含有丰富的肽聚糖，可以保留结晶紫的颜色；革兰阴性菌不能保留结晶紫的颜色，显示复染液（番红或碱性复红）的颜色，呈现红色或粉红色（图13-6）。

表13-2
细胞学样本中可能见到的病毒

- 疱疹病毒：α-疱疹病毒，包括单纯疱疹病毒（HSV）和水痘-带状疱疹病毒（VZV）；β-疱疹病毒，包括巨细胞病毒（CMV）和人类疱疹病毒6和7型（HHV6 和HHV7）；γ-病毒，包括EB病毒（EBV）和卡波西肉瘤（Kaposi's sarcoma）相关病毒/人类疱疹病毒-8型（KSHV/HHV8）
- 乳头状病毒：人类乳头状瘤病毒（HPV）、多瘤病毒（包括BK病毒，JC病毒）、Merkel细胞多瘤病毒（MCV或MCPyV）
- 腺病毒
- 冠状病毒
- 痘病毒（传染性软疣病毒）
- 逆转录酶病毒：人类免疫缺陷病毒（HIV）、人嗜T细胞淋巴病毒（HTLV）
- 肝炎病毒：甲型肝炎（小RNA病毒）、乙型肝炎（DNA嗜肝病毒）、丙型肝炎病毒（RNA黄病毒）、戊型肝炎（RNA杯状病毒）、丁型肝炎（δ因子）
- 正粘病毒：甲型流感病毒
- 副粘病毒：麻疹病毒、呼吸道合胞病毒（RSV）
- 细小病毒：细小病毒B19（B19V）

图13-1 支气管冲洗样本制片中的单纯疱疹病毒Cowdry
B包涵体（巴氏染色；高倍）

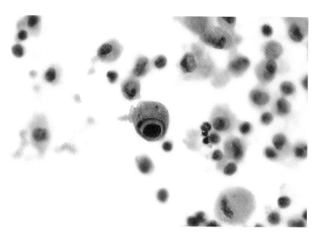

图13-2 巨细胞病毒感染的细胞，细胞核内出现包涵体，
细胞看似"猫头鹰眼"状（巴氏染色；高倍）

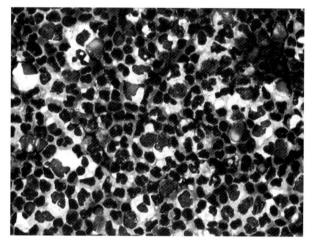

图13-3 脓胸胸腔积液中球菌菌落（Diff-Quik染色；
高倍）

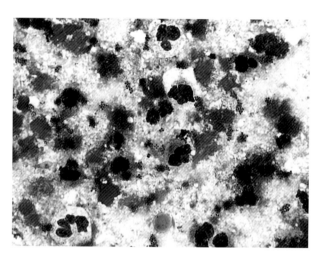

图13-4 脓肿FNA示耐甲氧西林金黄色葡萄球菌（Diff-
Quik染色；高倍）

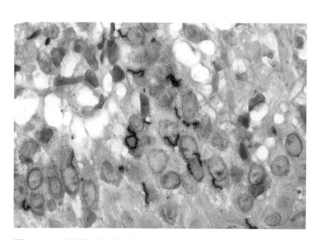

图13-5 螺旋形的梅毒螺旋体（梅毒免疫染色；高倍）

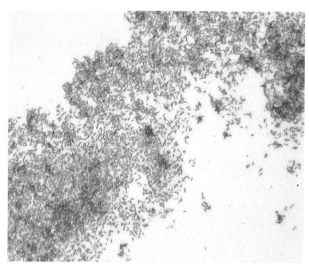

图13-6 革兰阴性铜绿假单胞菌（革兰染色；高倍）

分枝杆菌

分枝杆菌（mycobacteria）为需氧革兰阳性的杆菌（图13-7），因为可以抵抗盐酸酒精脱色（被称为AFB），所以常用抗酸染色（齐尼染色、Kinyoun、Fite、金胺罗丹明染色）进行染色（图13-8）。结核分枝杆菌抗酸染色强阳性（深红色），为细长略带弯曲的杆菌，大小约（1.0~4.0）μm×（0.2~0.5）μm。非典型分枝杆菌（MAI）呈短杆或球杆样。在某些分枝杆菌，可以看到串珠结构，表示杆菌着色不均匀。为了便于诊断和治疗，分枝杆菌分为以下三个主要群体：结核分枝杆菌群（包括结核型、牛型、非洲型、鼠型、卡介苗型和卡内蒂型结核分枝杆菌），可以引起结核病；麻风分枝杆菌，可以引起

麻风病（汉森病）；非结核分枝杆菌群（NTM），包括所有的其他分枝杆菌。非结核分枝杆菌又被称为非典型分枝杆菌（MAI），或结核分枝杆菌以外分枝杆菌（MOTT），或环境分枝杆菌，非典型分枝杆菌感染在免疫抑制患者日益增多。虽然大多数NTM可以通过抗酸染色在显微镜下检测到，培养和（或）分子生物学检测对鉴定这类分枝杆菌也是必需的。

丝状杆菌

丝状杆菌（filamentous bacteria）包括放线菌、诺卡菌属、红球菌属、链球菌属和马杜拉放线菌属，具有类似于真菌菌丝的丝状分枝。通常它们形成口腔正常菌群的一部分（图13-9~图13-11）。放线菌（属）革兰阳性，其感染（放线菌病）形成多个脓肿

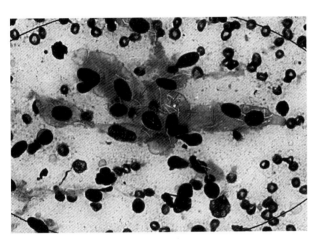

图13-7　阴性显像巨噬细胞内非典型分枝杆菌（红色箭头）（Diff-Quik染色；高倍）

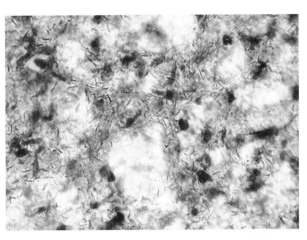

图13-8　结核分枝杆菌抗酸染色（齐尼染色；高倍）

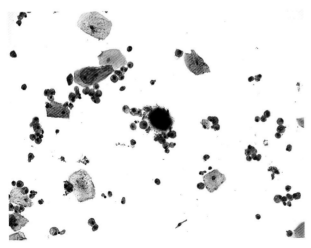

图13-9　支气管肺泡灌洗液（BAL）薄层液基样本中放线菌污染，放线菌形成松散的细菌球（巴氏染色；中倍）

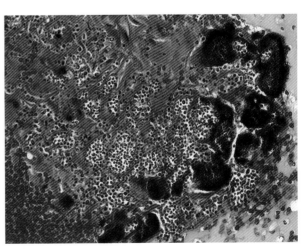

图13-10　支气管肺泡灌洗液样本离心制片（细胞蜡块）示口咽部样本放线菌和念珠菌污染（HE染色；中倍）

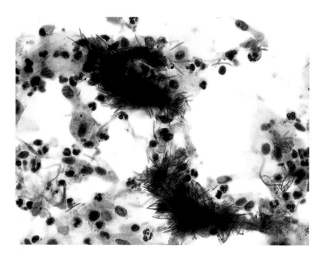

图13-11 丝状放线菌（巴氏染色；高倍）

和窦道，排出硫磺颗粒。放线菌病最常见的是由衣氏放线菌引起。诺卡菌（属）革兰染色呈弱阳性，并形成部分抗酸染色阳性的串珠状分枝（图13-12~图13-14）[7]。诺卡菌属共有85个种，其中以星状诺卡菌引起的感染（诺卡菌病）最为常见。诺卡菌病包括肺炎、心内膜炎、脑炎和（或）脑脓肿以及皮肤感染，如放线菌性足分支菌病。

三、真菌

根据真菌（fungi）的形态可分为酵母菌和丝状菌。酵母菌是单细胞真菌，通过出芽（形成芽生孢子）或裂殖进行繁殖。丝状菌是多细胞真菌，形态上它们形成分枝、长丝状的管状结构，即菌丝。菌丝包括有隔菌丝和无隔菌丝。菌丝体（霉菌）是由大量菌丝聚合形成的。菌丝可以产生分生孢子。

念珠菌属

念珠菌（candida）可以形成酵母和菌丝体两种形态。在临床样本中，它们产生假菌丝（类似香肠串，孢子连接处狭窄）（图13-15），不产生有分隔的真菌丝，出芽繁殖（图13-16）。念珠菌菌体呈椭圆形，直径3.0~5.0μm。通常念珠菌位于细胞外，细胞内的念珠菌容易与其他小真菌如组织胞浆菌混淆。念珠菌通常产生大小不一的酵母细胞，易引起化脓性感染，肉芽肿病变较少。念珠菌是皮肤、上呼吸道、胃肠道和女性生殖道黏膜正常菌群的组成成分之一，它们经常对这些部位采集的细胞学样本造成污染。在一定条件下，如长期使用抗生素、皮肤长时间潮湿和糖尿病患者，念珠菌也可能在组织中繁殖。白色念珠菌是临床上念珠菌感染中最常见的菌种，光滑念珠菌（以往被称为光滑球拟酵母菌）只以酵母形式存在（图13-17，图13-18）。

曲霉菌属

曲霉菌属（aspergillus）由多种霉菌组成，致病菌种包括烟曲霉和黄曲霉。这些真菌含有呈45°角分枝的有隔菌丝（图13-19，图13-20），其他的叉状分枝菌丝如曲霉菌、镰刀菌（图13-21）和青霉菌等丝状菌容易与皮肤癣菌混淆。曲霉菌所特有的子实体（分生孢子头）末端膨大呈瓶状，内含大量分生

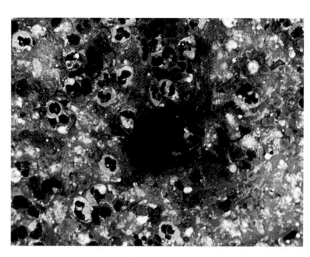

图13-12 丝状诺卡菌负染色（Diff-Quik染色；高倍）

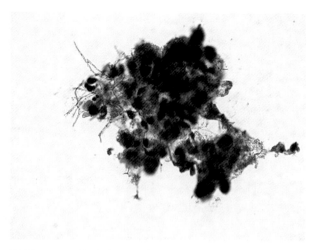

图13-13 肺脓肿FNA样本中的诺卡菌（巴氏染色；高倍）

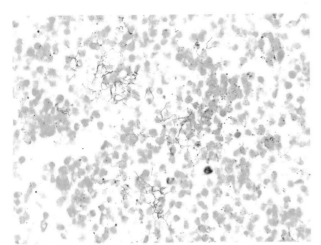

图13-14 诺卡菌属丝状分枝（六胺银染色；高倍）

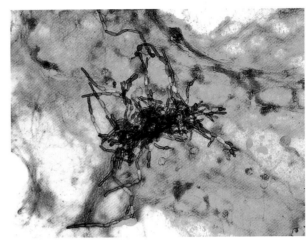

图13-15 念珠菌的假菌丝（六胺银染色；中倍）

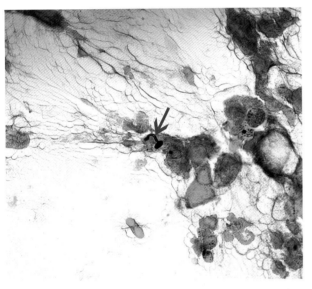

图13-16 念珠菌管状出芽（红色箭头）（六胺银染色；中倍）

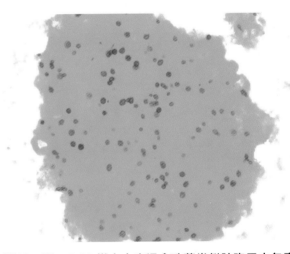

图13-17 BAL样本中光滑念珠菌类似肺孢子虫包囊（GMS染色；高倍）

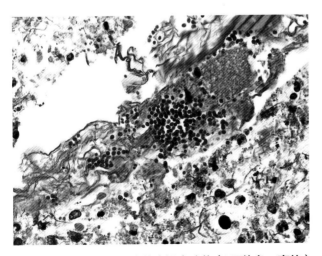

图13-18 细胞块切片中的光滑念珠菌（HE染色；高倍）

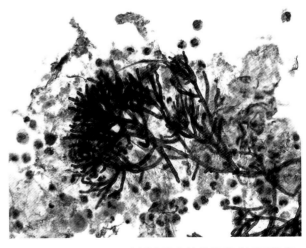

图13-19 BAL薄层液基涂片中的曲霉菌（巴氏染色；中倍）

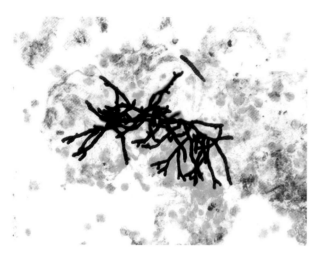

图13-20　BAL薄层液基中的曲霉菌（六胺银染色；中倍）

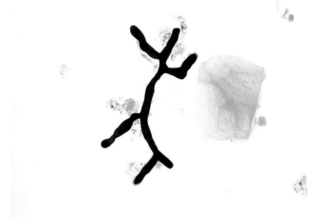

图13-21　一名移植患者BAL样本中的镰刀菌。镰刀菌也有有隔菌丝，但与曲霉菌不同，其分支奇异，不规则（六胺银染色；高倍）

孢子（图13-22）。子实体通常只存在于从腔道或其他氧含量丰富部位获得的样本中。外界环境中的曲菌孢子通过呼吸道进入人体，吸入的孢子不一定在人体内繁殖致病，大多数情况下曲菌是一种条件致病菌，只有在机体抵抗力降低情况下致病。由曲霉菌属引起的疾病（曲霉菌病）包括鼻窦炎、过敏性支气管肺曲菌病、肺部曲霉菌肿（"真菌球"），以及具有侵袭性的播散性曲霉菌病。

接合菌

接合菌（zygomycetes）属于接合菌门，可以导致人类疾病的是毛霉菌目和虫霉目真菌，其中大多数疾病与毛霉菌目中的根霉菌属有关。接合菌的形态特点是形成接合孢子和营养菌丝体，其菌丝为宽带状、无隔膜、多角分支的透明菌丝（多核菌丝）（图13-23～图13-25）。细胞学检查时，这些形态特征有助于鉴别接合菌感染和其他真菌感染。在细胞学样本中如果菌丝出现扭曲或皱缩，会给诊断带来困难。此外，在活检组织或细胞块的切片上的褶皱可能会使无隔菌丝看似有隔菌丝。在呼吸系统样本中，接合菌不出现酵母相，借此可以和二相性真菌和酵母菌区分。有些真菌可因环境条件（营养、温度、氧气等）的改变，由一种形态转变为另一种形态，此真菌称为二相性真菌。二相性真菌有两种存在形式，在体外室温下生长时呈霉菌型，在宿主体

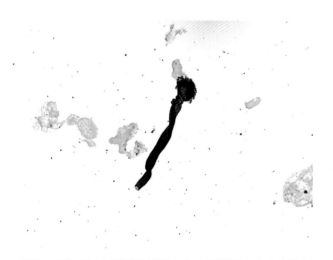

图13-22　BAL薄层液基样本中曲霉菌子实体（六胺银染色；高倍）

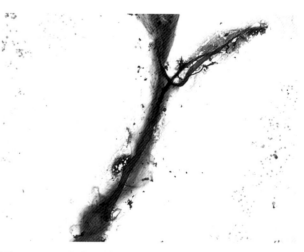

图13-23　鼻窦活检印片中毛霉菌（Diff-Quik染色；高倍）

内37℃生长时呈酵母型。临床采集的用于接合菌感染检测的样本往往伴有广泛的坏死和炎症。临床实验室分离查见接合菌提示环境污染或者接合菌病。人类接合菌病属于机会性感染，主要见于免疫功能低下的人群，如糖尿病、白细胞减少或使用免疫抑制剂治疗的患者。与侵袭血管的感染可以引起血栓、组织梗死和播散性感染。接合菌病包括脑部和肺部疾病以及少见的皮肤、胃肠道感染和过敏性疾病。

隐球菌

隐球菌（cryptococcus）为小（5.0～15.0μm）的多形性（卵圆形到球形）酵母菌（图13-26），其特征是具有宽厚的明胶样荚膜（图13-27），并出现基底部较窄（泪滴形）的出芽（图13-28）。隐球菌壁薄，偶尔具有折光性（图13-29）。荚膜的直径可以为菌细胞直径的五倍，经Diff-Quik、巴氏和印度墨汁染色，在菌细胞周围形成晕轮。无荚膜的隐球菌体积较小（2.0～5.0μm）（图13-30），容易与其他体积较小的真菌相混淆（如组织胞浆菌、念珠菌和未成熟的小球粗球孢子菌）。在这样的情况下，通过仔细检查，仍然可以检测到一些具有微荚膜的酵母菌。荚膜样物质通常引发以化脓和肉芽肿为特征的剧烈炎症反应。酵母菌通常只产生一个芽生孢子，很少

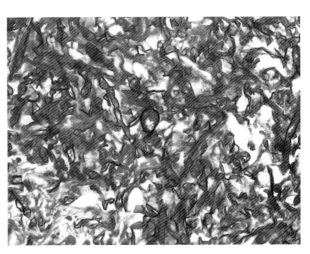

图13-25 毛霉菌的生殖菌丝和厚膜孢子（HE染色；高倍）

图13-24 毛霉菌宽无隔菌丝（巴氏染色；高倍）

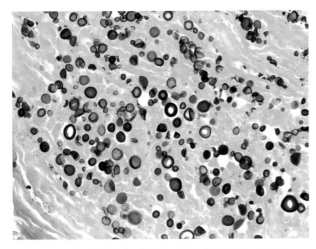

图13-26 隐球菌的多形性酵母（六胺银染色；高倍）

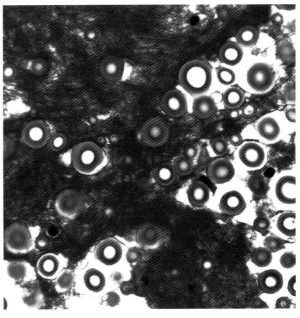

图13-27 腹水包埋细胞中的厚壁隐球菌酵母（HE染色；高倍）

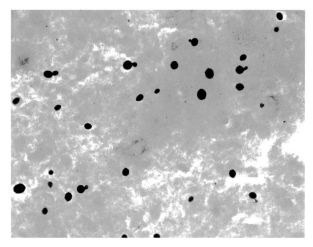

图13-28　隐球菌酵母泪滴状的出芽（六胺银染色；高倍）

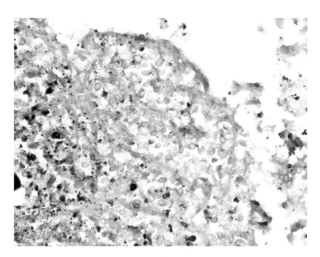

图13-30　无荚膜的隐球菌（黏液染色；高倍）

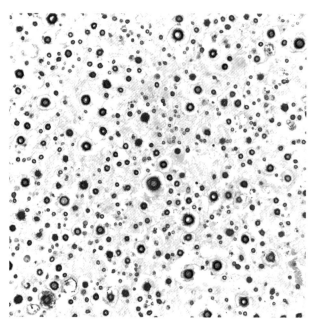

图13-29　黏液卡红（mucicarmin）染色示隐球菌荚膜（中倍）

成厚壁成熟包囊（5.0～8.0μm，GMS阳性）。包囊内形成囊内小体，最终包囊破裂释放出囊内小体，发育为滋养体。肺孢菌常常出现于健康人的肺部，不致病，但在免疫抑制人群尤其艾滋病（AIDS）患者是一种条件致病菌。晚期HIV感染者出现肺外肺孢菌感染，淋巴结、脾、肝、骨髓、胃肠道、眼睛、甲状腺、肾上腺、肾以及胸腔积液中的巨噬细胞均可被感染。

青霉菌

青霉素（penicillium）是由青霉菌产生的。马尔尼菲青霉菌是唯一已知的具有二相性的青霉菌。在细胞学样本中，如果以丝状菌形式存在并出现有隔菌丝，可能是污染。然而，在免疫抑制患者，马尔尼菲青霉菌是一种机会性致病菌，可导致青霉菌病。东南亚热带地区的AIDS患者青霉菌的发病率特别高。吸入后感染从肺部蔓延到造血系统和皮肤。酵母样细胞存在于巨噬细胞内和细胞外，它们不是真正的酵母细胞，而是分生孢子。细胞内的"酵母菌"为直径2.0～3.0μm的圆形或椭圆形结构，因为它们以二分裂进行增殖，所以观察不到出芽；在胞外的菌体往往细长，有时可达13.0μm，并且可以有"隔膜"（二分裂形成的横隔）。

出现多个芽生孢子和芽生孢子链。隐球菌感染主要发生在免疫抑制的患者，较少引起炎症。大部分的感染由新生隐球菌引起，如HIV阳性患者的脑膜炎和脑膜脑炎。隐球菌格特变种（前身为新生隐球菌变种）在非洲和澳大利亚的热带地区流行，可能会导致免疫正常个体出现隐球菌病。

肺孢菌

耶氏肺孢菌（以往称为卡氏肺孢菌）是肺孢菌（pneumocystis）属中的一种，为酵母样真菌，是肺孢菌肺炎（肺囊虫病，以往简称PCP）的病原体。包囊常崩解形成新月牙形小体。肺孢菌生活周期中的各种形态结构均可出现在肺泡内。一旦吸入，单细胞滋养体（1.0～4.0μm，吉姆萨染色阳性）进行二分裂形成未成熟包囊（在光镜下难以分辨），并最终形

着色真菌

着色真菌（dematiaceous fungi）（自然色素）是一组在细胞壁中产生黑色素的真菌，培养时菌落呈棕色，在组织标本中呈现色素沉着。韦-麦二氏染色可以用来确认真菌黑色素的存在。着色真菌可以引起几种人类感染，包括产色真菌病（也称为着色真菌病）和暗色丝状菌病（或暗色真菌囊肿）。

皮肤癣菌

皮肤癣菌（dermatophytes）引起皮肤、头发以及指甲感染，称为体癣、头癣和甲癣。引起这些疾病的三个属包括小孢子菌属、表皮癣菌属和毛癣菌属。可观察甲屑、皮肤或头皮标本识别特征性菌丝，有时可看到鳞状上皮细胞之间或断发毛干内的孢子。

明色丝菌

明色丝菌（hyalogyphomycoses）是对具有透明有隔菌丝并引起侵入性真菌感染真菌的统称，包括曲霉属、青霉属、拟青霉属、枝顶孢属、白僵菌属、镰刀菌属和帚霉属。它们可能代表污染或在免疫抑制宿主引起侵袭性疾病。镰刀菌菌丝与曲霉菌相似，具有锐角和直角分支的有隔菌丝。感染的组织（镰刀菌病）内也可形成孢子，它们的大分生孢子呈月牙形、梨状，有分隔，大小约（80.0～120.0）μm ×（3.0～6.0）μm。

二相性真菌

二相性真菌（dimorphic fungi）有两种存在形式，在体外室温下生长时呈霉菌型，在宿主体内37℃生长时呈酵母型。因此，在患者的临床样本中，病理医生会遇到这类真菌的酵母型结构。这类真菌尚可以引起全身多个器官感染，所以也称为系统性真菌。下面将潜在可以引起人体疾病的二相性真菌做简要介绍。

（1）芽生菌：芽生菌（blastomyces）大小为8.0～15.0μm，细胞壁厚，呈双层，具有折光性，宽颈部的出芽。刚果红染色可见局部偏振光可折散的物质；粘蛋白卡红染色显示没有粘蛋白。最常见的致病菌是皮炎芽生菌属，流行于美国和加拿大。芽生菌从土壤吸入后感染，感染后会导致芽生菌病，可感染几乎所有器官，包括肺、皮肤、骨和脑。

（2）球孢子菌属：球孢子菌（coccidioides）以内生孢子的形式存在于20.0～150.0μm大小不等的内含孢子的孢子囊（图13-31，图13-32），如果孢子囊破裂，能看到散在的3.0～5.0μm大小的内生孢子。如果内生孢子被巨噬细胞吞噬，它们就容易与细胞内其他的酵母菌混淆。球孢子菌病的病原体是厌酷球孢子菌（C. immites）和C. Posadasii，流行于美国西南部、墨西哥、中美和南美洲。感染会导致肉芽

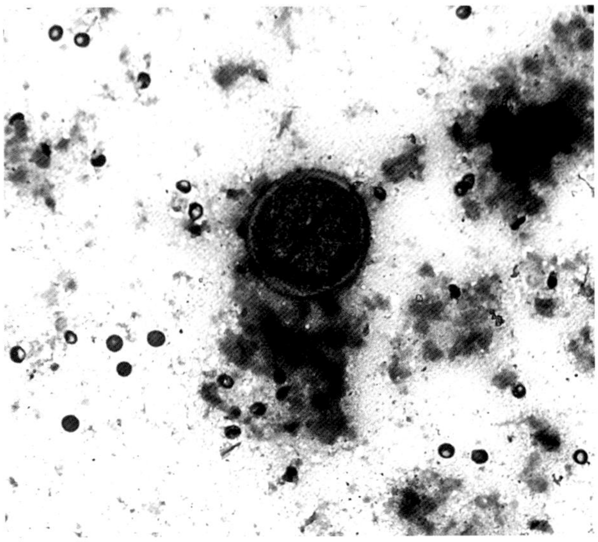

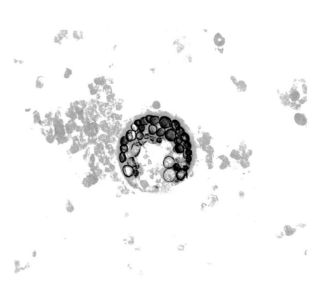

图13-31　坏死碎片包绕的球孢子菌属孢子囊（Diff-Quik染色；中倍）

图13-32　充满内生孢子的球孢子菌属孢子囊（六胺银染色；中倍）

肿和粟粒疹，主要发生在肺部。在流行地区，可在肺部看到真菌球，临床称之为山谷热（valley fever）或沙漠关节炎病。

（3）副球孢子菌属：副球孢子菌（paracoccidioides）大小为5.0~30.0μm，圆形或椭圆形，出芽的特点是在一个母细胞周边出现多个出芽（图13-33）。副球孢子菌病是由巴西副球孢子菌感染引起，主要发生在巴西和美国南部。原发感染一般症状较轻，并且具有自限性，但是可能发展为系统性的真菌病，包括口腔病变、全身性淋巴结增大、粟粒性肺部病变，感染也可以蔓延到骨头、脑膜和脾。

（4）组织胞浆菌属：组织胞浆菌（histoplasma）引起组织胞浆菌病。这种出芽的真菌呈圆形或椭圆形，形态各异，大小在1.0~5.0μm之间，产生芽生孢子。主要存在于巨噬细胞中（图13-34，图13-35），有时也存在于中性粒细胞中。可见基底部较窄的圆形到椭圆形的出芽，但由于出芽很小[8]，往往被忽视。通常细胞内的菌体周围有一圈清晰的晕轮，然而，随着细胞破坏，真菌被释放到细胞外，可能看不清晕轮。组织胞浆菌通常存在于鸟类和蝙蝠的粪便中，其种类较少，以荚膜组织胞浆菌为代表菌。在沙保式培养基上定温生长较慢，镜检可见细长有隔菌丝和大的圆形孢子（8.0~15.0μm）。荚膜组织胞浆菌分布于世界各地，但以北美一些特定的地区和

非洲南部和东部的洞穴为主要流行区。组织胞浆菌病主要感染肺部和纵隔，但也可能播散，导致肝脾大、淋巴结病变、眼部和皮肤疾病以及肾上腺增大。

（5）孢子丝菌属

孢子丝菌（sporothrix）直径3.0~5.0μm，从圆形到雪茄形，形态各异，有单个或者多个出芽，偶尔可见无隔菌丝。唯一活跃的种类是申克孢子丝菌，它是孢子丝菌病的病原体。最初可通过皮肤感染，进而可能通过淋巴管播散至关节、骨骼和中枢神经系统。吸入性真菌感染会导致肺孢子丝菌病，表现为肺结节、空洞、纤维化和肺门淋巴结病变。

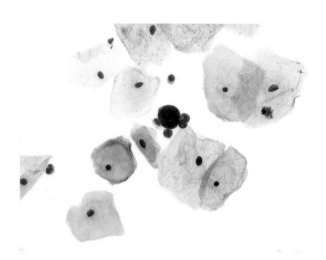

图13-33 带有多个出芽的副球孢子菌（巴氏染色；中倍）

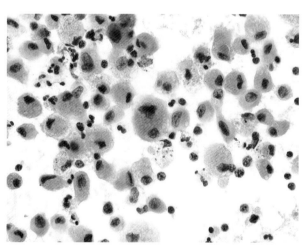

图13-34 HIV阳性患者BAL样本中充满了组织胞浆菌的泡沫状巨噬细胞（巴氏染色；高倍）

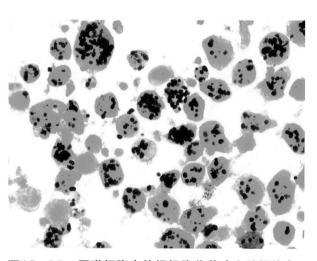

图13-35 巨噬细胞内的组织胞浆菌（六胺银染色；高倍）

第三节　寄生虫

一、原虫

原虫（protozoa）是单细胞构成的能够运动的原生动物，根据其运动方式分为阿米巴原虫、鞭毛虫和纤毛虫。它们的生命周期分为滋养体（摄取营养-分裂阶段）和包囊（能够在宿主外生存的休眠阶段）两个阶段。滋养体和包囊的特征（尤其是细胞核和细胞质内容物）有助于原生动物的鉴定。包囊被摄入，在消化道内释放滋养体引起感染。本节主要介绍与病理或细胞病理诊断有关的原虫。

阿米巴原虫，溶组织内阿米巴

致病性的阿米巴原虫（amebue）包括肠道阿米巴和自由生活阿米巴。肠道寄生的溶组织阿米巴原虫（entameba）引起阿米巴病，表现为痢疾、烧瓶状结肠溃疡、结肠阿米巴瘤，还可能导致肠外脓肿，主要是肝脓肿，少数发生在脾或脑部，脓肿内含果酱样物质。一些阿米巴如迪斯帕内阿米巴无致病性，其中有一些比较常见，如口腔内的牙龈阿米巴。与其他阿米巴不同的是，致病性溶组织阿米巴细胞质内含有摄取红细胞的物质[9]。另外，还有一些自由生活阿米巴也会引起疾病，如棘阿米巴、巴拉姆希阿米巴和福氏纳格里阿米巴。棘阿米巴可导致肉芽肿性的阿米巴脑炎（GAE）、透镜相关的阿米巴角膜炎和皮肤病变。巴拉姆希阿米巴也可以导致肉芽肿性的阿米巴脑炎（GAE）。福氏阿米巴也被称为是食脑阿米巴，可导致进展迅速的致死性原发性阿米巴脑膜炎，常发生于在淡水池塘和河流游泳的孩子，阿米巴可以进入鼻腔并通过嗅觉神经移行到大脑。在脑脊液样本中可以找到滋养体，但必须通过已接种大肠杆菌的非营养琼脂平板培养或者鞭毛实验才可以确诊。

鞭毛虫

鞭毛虫（flagellates）有一根或者多根鞭毛，包括毛滴虫、贾第鞭毛虫、利什曼虫和锥形虫，阴道毛滴虫可引起性传播疾病。

利什曼虫是从白蛉中发现的，不同种类引起不同部位的利什曼病——皮肤病变（东方疮）、黏膜皮肤病变（鼻咽黏膜利什曼病）、内脏病变（黑热病）。利什曼虫有两种存在形式，一是在昆虫宿主内的有鞭毛的前鞭毛体，二是在人体内的无鞭毛体。用于诊断的样本取自皮肤黏膜的病变组织或骨髓和内脏的抽取物。形态学特征是在巨噬细胞内含多个大小为 $2.0 \sim 5.0 \mu m$ 的无鞭毛体，被称为利-杜小体[10]。无鞭毛体球形或椭圆形，其内有细胞核和椭圆到杆状的动基体（kinetoplast）为动基体目原虫所特有。动基体是重要的生命器官，含大量的kDNA，kDNA为环状，有大环和小环2种，大环含有一些结构基因和一些蛋白酶的编码基因。需要进行鉴别的小生物体有荚膜组织胞浆菌（出芽、仅存在于细胞）和弓形体（有更多弯曲，大部分位于胞外）。

由锥形虫引起的人类疾病主要是布氏锥形虫引起的非洲锥虫病（昏睡病），以及由克氏锥形虫成虫引起的美洲锥虫病（恰加斯病）。这种克氏锥形虫成虫长 $30.0 \mu m$，通常出现在外周血中（图13-36）。锥形虫有波动膜、中央核和位于前端的动基体。

纤毛虫

纤毛虫（ciliates）包括结肠肠袋虫（balantidium coli），它是已知唯一对人类有致病性的纤毛虫。它

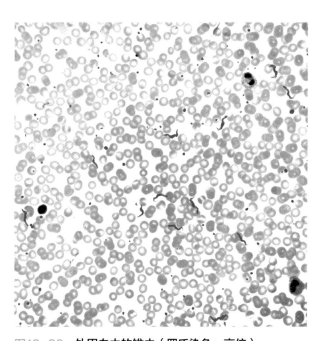

图13-36　**外周血中的锥虫（罗氏染色；高倍）**

的滋养体很大，约50.0～70.0μm，表面有纤毛，内含一个肾形的大核仁，包囊偶尔也会形成纤毛。纤毛细胞变性裂解形成的无核纤毛丝（cilicytophthoria）易被误认为是这种纤毛虫。在发展中国家，猪或人类粪便污染水源，容易造成纤毛虫播散。感染的人可无症状或引起类似溶组织阿米巴感染的痢疾症状。

二、顶复（动物亚门）虫类

顶复虫（apicomplexans）是一组形态各异的原生生物，包括球虫亚纲（孢子虫纲）、疟原虫（引起疟疾）、巴贝西虫（引起巴贝西虫病）。球虫病包括隐孢子虫病、等孢子球虫病、圆孢子虫病、肉孢子虫病和弓形体病。

刚地弓形体属于弓形体属，猫是刚地弓形体的确切宿主，偶尔从猫的粪便摄入感染性卵囊可以引起感染，但大多数感染是由于食用了污染的肉引起。感染后症状轻重不一，可以表现为轻微的流感样症状，也可表现为致命的胎儿感染。潜伏感染的激活

主要发生在免疫抑制患者。来自大脑、心脏、眼睛、造血系统和肺部的样本中均可发现弓形体，样本中可能含有游离的（位于细胞外）速殖子，速殖子大小3.0～5.0μm，弯曲成香蕉状（图13-37）。当弓形体大量出现在巨噬细胞（被称为"袋寄生虫"）时，形成假包囊（虫空泡），内含缓殖子（图13-38～40）。

三、蠕虫

蠕虫（helminths）可分为三大类：绦虫、线虫和吸虫，其中吸虫和绦虫属于扁形动物门。临床感染可由成虫、幼虫或卵引起，不同形式引起的感染均可根据其不同的特点进行诊断。

线虫

线虫（nematodes，roundworms）种类很多，其中寄生于人体的有十余种，大多形态相似，如蛲虫、粪类圆线虫和微丝蚴。

蛲虫（pinworm）引起肠内蛲虫病，成年雌虫在夜晚迁移在肛周，且一旦暴露在氧气中就会产卵。这会导致肛周瘙痒，也可引起阴道炎，偶尔会出现会阴部的皮下结节。在这种情况下，巴氏涂片可能会发现成年蛲虫和（或）虫卵。这种寄生虫的特征是尾部尖直，卵无色、卵圆形、壁薄并且一侧平坦。

粪类圆线虫（strongyloides stercoralis）引起粪圆线虫病，幼虫可穿透皮肤，并移行至肺部，引起Loeffler综合征，患者咳嗽、吞咽时，幼虫又寄生

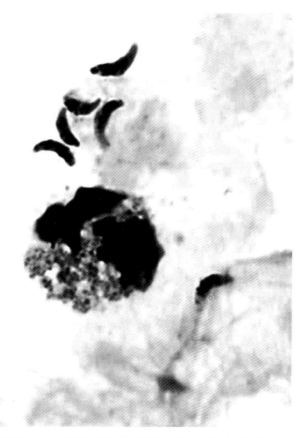

图13-37　弯曲如"香蕉状"的刚地弓形体（吉姆萨染色剂；高倍）

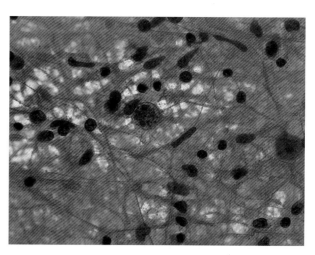

图13-38　脑组织涂片显示弓形体裂殖子形成的假包囊（HE染色；高倍）

在十二指肠，在此会产生新的幼虫，导致慢性感染（自身感染）。在免疫功能低下的患者，幼虫可能穿透肠壁，通过血液播散（称重度感染），播散性圆线虫病死亡率非常高。胃肠（图13-41）和肺部（如痰）样本中可能含有幼虫，可能是非感染的杆状幼虫或感染性的丝状幼虫。

丝虫（filariae）引起丝虫病，微丝蚴可以阶段性地在外周血中发现，包括班氏丝虫、马来丝虫和罗阿丝虫（图13-42）。班氏丝虫和马来丝虫寄生于淋巴管导致淋巴结炎和慢性淋巴水肿（象皮病），罗阿丝虫寄生在皮下组织和结膜。有些微丝蚴不易在血标本中发现，如常现曼森线虫、盘尾丝虫、麦地那龙线虫和犬恶丝虫。常现曼森线虫寄居在体腔内，如腹膜、胸膜引起浆膜腔丝虫病；盘尾丝虫感染皮

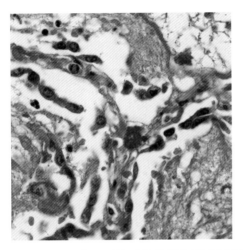

图13-39　肺组织中弓形体引起的假包囊（HE染色；高倍）

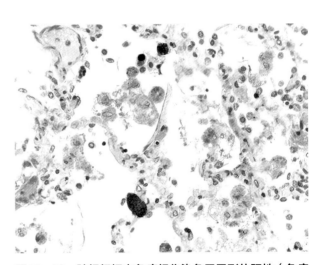

图13-40　肺组织标本免疫组化染色示弓形体阳性（免疫组化；中倍）

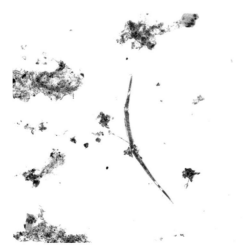

图13-41　结肠刷样本中的丝状线虫幼虫（巴氏染色；中倍）

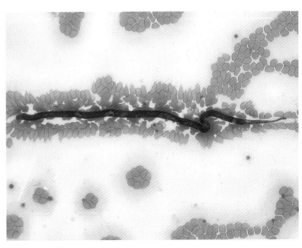

图13-42　外周血涂片中的罗阿丝虫（罗曼诺夫斯基染色；高倍）

下组织形成结节和感染结膜造成失明（盘尾丝虫病或河盲症）；犬恶丝虫导致肺肉芽肿结节。丝虫病是以发现微丝蚴作为诊断依据，是否有鞘以及尾部核的模式是区分各种丝虫的依据。隐匿性丝虫病诊断可以通过细针穿刺抽吸（FNA）诊断，血性穿刺液内含有微丝蚴、蠕虫，甚至卵[11]。最好用吉姆萨染色观察虫的形态，抽出物的背景细胞包括嗜酸性粒细胞、中性粒细胞、慢性炎症细胞，甚至肉芽肿。

吸虫

吸虫（trematodes；flukes）是寄生于软体动物及脊椎动物的寄生虫，多为椭圆状或蠕虫状。

肝吸虫包括肝片吸虫（fasciola hepatica）和华支睾吸虫（clonorchis sinensis），可导致胆道感染及后期的胆道纤维化，华支睾吸虫感染是胆管癌的危险因素。布氏姜片吸虫是一种肠吸虫，寄生于胆管和十二指肠。卫氏并殖吸虫，是一种肺吸虫，可引起肺部感染和肺炎。

吸虫还包括血吸虫，血吸虫感染可引起血吸虫病。其中有三种血吸虫可感染人：分布于非洲尼罗河的曼森血吸虫可导致肠血吸虫病，分布于非洲和中东的埃及血吸虫可寄生于膀胱，导致膀胱鳞状细胞癌，以及分布于中国和东南亚的日本血吸虫，主要感染人类肝脏。通过显微镜在粪便或尿液样本以及组织切片中观察到吸虫卵可做出快速诊断。可通过血吸虫卵上的小刺区分血吸虫类别，埃及血吸虫卵（椭圆形）为端刺（图13-43），曼森血吸虫（椭圆形）为侧刺，日本血吸虫（圆形）为凸起的侧刺。

绦虫

绦虫（tapeworms；cestodes），包括猪肉绦虫、牛肉绦虫和鱼肉内的裂头绦虫等。

人绦虫感染是在食用了含有囊尾蚴的未煮熟的或是被虫卵或孕节污染的牛肉、猪肉之后引起的。牛带绦虫导致小肠感染和成人绦虫病；意外食用了含有绦虫卵（存在于粪便）的食物或饮料会导致猪带绦虫感染，引起囊尾蚴病。发现虫卵有助于诊断绦虫病（图13-44）。囊尾蚴病的特点是在许多部位出现含有幼虫的囊肿，如脑部（脑囊尾蚴病导致癫痫发作）、眼睛、肌肉和皮下组织（引起疼痛结节）。这些囊肿可导致嗜酸性粒细胞增多、炎症反应，最终会钙化。

意外食用了带有绦虫卵的食物或饮料会导致棘球绦虫感染，引起棘球蚴病，也称为包虫病。棘球蚴几乎可以存在于身体各个部位，生长缓慢，可以持续存在多年，直至引起症状或者被意外发现。破裂的棘球蚴内含有免疫原性非常强的液体，可引起过敏性休克，正因如此，不建议患者做活检。然而，就发表的数据来看，这种不良反应很罕见。如果要做细针穿刺检查，应选择一个细的穿刺针，以及由娴熟的操作者来操作以防止棘球蚴液体流出。包虫病有三种：囊型包虫病（细粒棘球绦虫感染引起）、泡型包虫病（多房棘球绦虫感染引起）和多囊包虫病（伏氏棘球绦虫感染引起，偶由少头棘球绦虫感染引起）。棘球

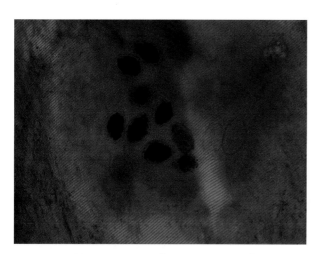

图13-43 埃及血吸虫虫卵（巴氏染色；中倍）

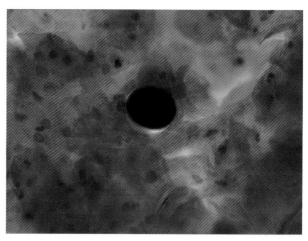

图13-44 具有放射状条纹、厚壁绦虫卵（巴氏染色；高倍）

蚴外壁厚，内有薄层上皮，泡型和多囊包虫病棘球蚴通常是多房的。棘球蚴内含有液体、子代棘球蚴及棘球蚴砂，吸气棘球蚴砂内含原头蚴（图13-45，

图13-46）和游离的小钩（图13-47，图13-48）。活原头蚴的小钩平行排列，而死原头蚴的小钩杂乱排列。

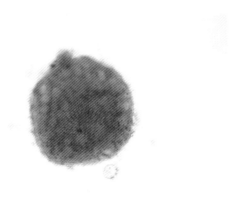

图13-45　细粒棘球绦虫原头蚴内陷的一排小钩（巴氏染色；中倍）

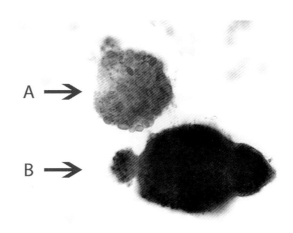

图13-46　棘球绦虫，A. 退化的原头蚴，死亡的蚴体呈明显的钙化小体和少许的小钩（hooklets）。B. 外翻的原头蚴，蚴体示一外翻的突出部分头节（左侧）。（巴氏染色；中倍）

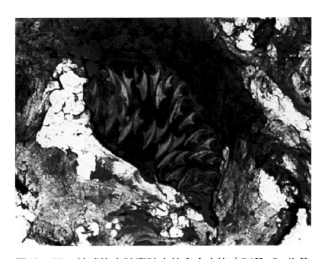

图13-47　棘球绦虫肺囊肿中的多个小钩（Diff-Quik染色；高倍）

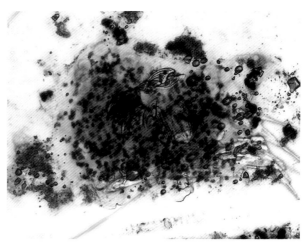

图13-48　棘球蚴砂含有的游离小钩（Diff-Quik染色；高倍）

第四节　样本收集

正确的样本收集和处理对感染性疾病的诊断是必需的。要求使用无菌容器采集样本，穿刺抽取和避免污染对分离病原体非常重要。工作人员必须严格遵守实验室的规章制度处理样本，防止被感染。

病毒学

病毒感染的诊断方法包括抗体检测、病毒分离、血清学和分子技术。进行病毒分离的样本需要特殊的运送培养基，也可使用细菌的运送培养基。

细菌学

细菌感染可以通过直接涂片染色（革兰染色和抗酸染色）和分离培养（需氧和厌氧培养）进行诊断，需要特殊的培养基。

真菌学

真菌感染可以通过直接镜检（如荧光染色和印度墨汁染色）、抗原检测（如隐球菌抗原）和真菌培养（如沙保琼脂）进行诊断。

寄生虫学

寄生虫一般不用培养，多采用直接涂片（湿涂片）和涂片染色检查。湿涂片对检查能运动的滋养体和包囊（多加入碘）非常有用。血清学诊断在寄生虫学中的应用非常有限。

第五节 特殊的染色法

革兰染色法（或布朗·布雷恩改良的革兰染色法）对鉴定细菌十分有用。抗酸染色对鉴定抗酸细菌非常

有用，表13-3是几种有效的抗酸（AFB）染色法（表13-3）。这几种染色法适用于干燥的涂片，可预防酒精对细菌细胞壁的破坏。改良的AFB染色法也可以使诺卡菌属、红球菌属、麦氏军团菌、血吸虫虫卵的刺突、棘球绦虫小钩和隐孢子虫的孢子着色。过碘酸-希夫氏染色法（PAS）和莫里六胺银染色法（GMS）可以诊断和鉴定真菌，然而，GMS染色对毛霉菌的诊断无效。粘蛋白卡红、阿辛蓝和胶体铁用于染色带荚膜的隐球菌。韦-麦二染色可以使黑色素着色，用于鉴定无荚膜的隐球菌。罗曼诺夫斯基之类的染色法如吉姆萨染色法可以对寄生虫染色。沃辛斯泰纳染色法可以对猫抓病病原体染色。有很多抗体可以用于免疫组织化学检测（图13-49）。原位杂交对确定一些感染性疾病病原体有一定作用，如HPV、EBV编码RNA（EBER）（图13-50）和曲霉菌属（图13-51）。

表13- 3

抗酸染色法

染色	方法	结果
金胺－罗丹明	荧光染色	杆菌在紫外线下发荧光
齐尔-尼尔森	加热染色	分枝杆菌染成红色
Kinyoun	不加热（改良）	分枝杆菌染成红色
Fite	使用硫酸	非典型性分枝杆菌着色

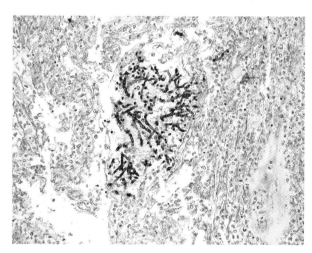

图13-49　BAL样本细胞块中曲霉菌免疫染色阳性（免疫组化染色；中倍）

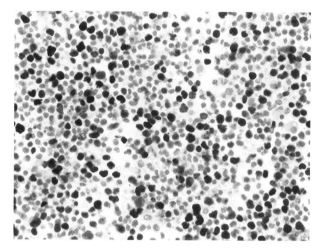

图13-50　EBV感染的淋巴细胞EBER原位杂交阳性（原位杂交；中倍）

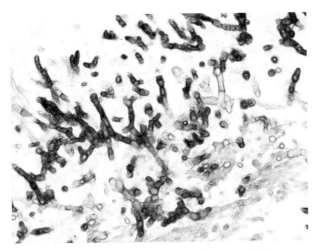

图13-51　曲霉菌原位杂交阳性（原位杂交；高倍）

第六节　宿主反应

人类（宿主）对感染性因子的反应取决于微生物以及患者的免疫状态，了解这些反应及其细胞学特征有助于识别潜在的感染性病原体。夏科-莱登晶体（charcot-leydem crystals）与嗜酸性粒细胞增多相关，双折光草酸钙晶体与曲霉菌感染有关，特别是黑曲霉，草酸钙晶体可以呈菊花团状或麦捆般成簇排列，位于极端（图13-52）。

病毒能引起被感染细胞的变化（称为病毒的细胞病变效应）。病毒引起的核变化可能包括核大（如

CMV）、污垢状染色质（如支气管上皮细胞中的腺病毒）、玻璃状染色质（如尿中的人多瘤病毒）、多个细胞核（如HSV）、核仁巨大凸出（如CMV引起的猫头鹰眼状改变）、核内包涵体（HSV引起的染色质边集、嗜酸性包涵体）、或挖空细胞（宫颈鳞状上皮感染HPV）。病毒引起的细胞质变化包括巨细胞形成和胞质内包涵体（如呼吸道样本中呼吸道合胞病毒和麻疹病毒）。纤毛细胞变性裂解形成的无细胞核的游离的纤毛簇（ciliocytophthoria）。在呼吸系统、妇科和腹腔细胞学样本中可以发现纤毛细胞变性崩解。不仅某些病毒感染（如肺腺病毒感染）可以导致纤毛细胞变性裂解产物，创伤也可以引起这种现象，而且该现象也可能与带有纤毛或鞭毛的原生动物混淆[12, 13]。吞噬血细胞综合征（hemophagocytic syndrome）是指在不同器官的活化的巨噬细胞吞噬其他血细胞，如红细胞（图13-53）或淋巴细胞。这种噬血细胞综合征可见于一些病毒感染性疾病（EBV、HIV、CMV、细小病毒B19）和一些非感染性（家族性）疾病如噬血细胞性淋巴组织细胞增生症。

急性或化脓性炎症（如脓肿）是细菌或真菌感染引起的一种常见的反应。高倍镜观察可以发现细胞内或细胞外的微生物，如在Diff-Quik染色涂片上可以看到不着色的结核分枝杆菌。对于有细胞坏死的涂片，仔细观察对发现微生物、非典型细胞或肿

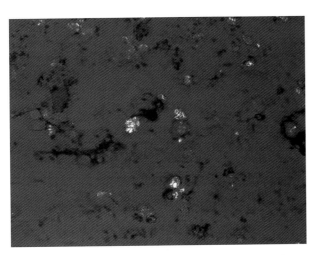

图13-52　曲霉菌感染的偏光草酸钙结晶（巴氏染色；中倍）

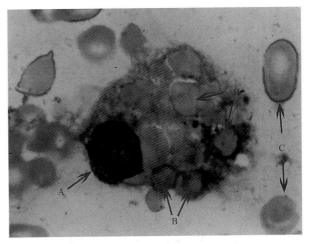

图13-53　HIV相关的噬红细胞作用。箭头A.巨噬细胞核；箭头B.许多被吞噬的红细胞；箭头C.没有被吞噬的红细胞（Diff-Quik染色；高倍）

瘤细胞是很重要的。肉芽肿可细分为坏死性（中央干酪样坏死）和非坏死性（无中央坏死）肉芽肿性炎症。上皮样巨噬细胞有肾形核，核仁明显，丰富的边界不清晰的胞质，多核巨细胞包括郎罕巨细胞（细胞核在细胞边缘排列如马蹄形图案）或异物型巨细胞（有散在细胞核）。坏死性肉芽肿通常在结核分枝杆菌感染、真菌感染和猫抓病中看到，非坏死性肉芽肿通常出现在非典型分枝杆菌感染、真菌感染、结节病以及对异物的反应。

黄色肉芽肿性炎症是一种罕见的肉芽肿性炎症，其特点是含大量充满脂质的泡沫状巨噬细胞。这种炎症主要发生在肾（黄色肉芽肿性肾盂肾炎）或胆道系统（黄色肉芽肿性胆囊炎），往往发生在糖尿病患者和（或）其他形式的免疫功能低下患者，变形杆菌、大肠杆菌和假单胞菌属感染是最常见的病原体。软斑症是一种罕见的慢性肉芽肿性炎症反应，病因不明，被认为是由于巨噬细胞无法清除革兰阴性大肠杆菌群（如大肠杆菌或变形杆菌）引起的。该病通常发生在泌尿生殖道[14]，但也曾在多种不同组织中出现。郎罕巨噬细胞胞质内含软斑病小体（Michaelis-Guttman bodies），该结构被认为是矿化的细菌碎片，软斑病小体呈圆形或椭圆形，为层片状包涵体，被一层膜或晕轮包裹，通常有钙化或明显的核心。这些包涵体通常PAS、GMS和von Kossa染色阳性。

感染有时会导致上皮细胞（图13-54）或间质细胞的强烈反应，包括鳞状上皮细胞化生、上皮异型（如支气管上皮细胞）、间质梭形细胞异型及肉芽组

织生成。某些感染可引起上述反应，如真菌引起的空洞病变、慢性脓肿或溃疡反应，但治疗后（放疗、化疗）或梗死也会出现这种反应。出现该种反应时，检查样本可见到从良性细胞到反应或修复细胞的连续过渡的变化。与肿瘤细胞相比较，非典型细胞往往具有更均匀的核膜，偶尔出现小核仁。肿瘤细胞样本，可有两类细胞，即正常细胞和恶性细胞。

第七节　肺部感染

肺是感染性疾病的好发部位，最佳的诊断方法取决于病变部位和放射学检查结果。痰、支气管刷检和灌洗液样本适用于累及主要呼吸道的中心部位病变的诊断，而支气管肺泡灌洗（BAL）样本适用于肺周边区域炎症和感染的评估和诊断。经支气管或超声引导下的FNA可以采集支气管下或肺中心部位病变或肺门淋巴结样本，不能进行气管镜检查的胸膜下或肺外周部位可采用放射学（如CT）引导下的经胸壁FNA穿刺。结合临床、放射学检查和微生物学检验可以对感染性肺炎的病因作出正确判断。

病毒

病毒（viruses）是呼吸道感染的最常见的原因之一，并非所有的病毒感染都可产生细胞病变（如流感、猪流感、严重急性呼吸系统综合征/SARS病毒、EBV）。然而，在许多情况下，病毒感染（图13-55～图13-57）会引起一些特定的细胞学变化（表13-4）。

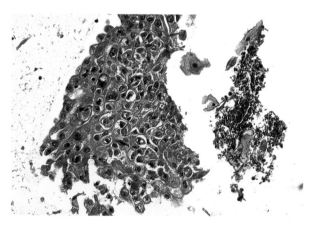

图13-54　细胞块切片示由真菌感染引起的明显的反应性鳞状细胞异型（HE染色；中倍）

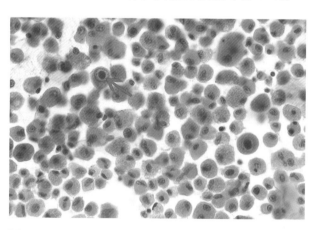

图13-55　HIV阳性的患者的肺泡冲洗液样本示巨细胞病毒感染（箭头）（巴氏染色；中倍）

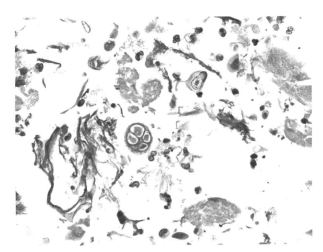

图13-56 疱疹性肺炎示细胞中疱疹病毒包涵体（HE染色；高倍）

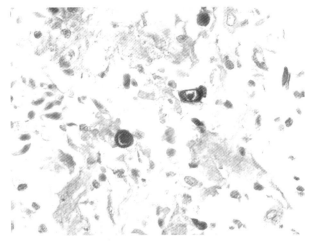

图13-57 图13-56疱疹性肺炎患者疱疹病毒免疫染色阳性片（免疫组化染色；高倍）

表13-4
常见的肺部病毒病原体的细胞学特征

病毒	细胞学变化
HSV/HZV	Cowdry A、B 型包涵体
VMV	核内包涵体或小的胞质内包涵体
腺病毒	核内包涵体和纤毛细胞变性崩解
RSV	多核巨细胞
副流感病毒	大的胞质内包涵体、多核巨细胞和纤毛细胞变性崩解
麻疹病毒	多核巨细胞和胞质、核内包涵体

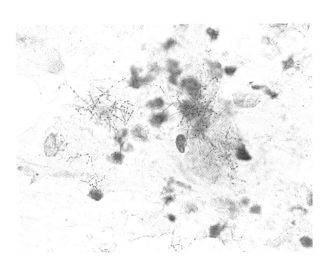

图13-58 肺脓肿FNA穿刺样本示诺卡菌（革兰染色；高倍）

细菌

细菌（bacteria）性肺炎可以是大叶性肺炎、小叶性肺炎、非典型肺炎（如占位病变或间质肺炎）。大多数细菌引起非特异性急性坏死性炎症反应，伴随不同程度的纤维组织细胞反应。诺卡菌革兰染色呈弱阳性（图13-58），部分具有抗酸性，其具有丝状菌丝的细菌可引起肺炎；免疫力低下患者感染可伴有空洞性肺结节，感染也可蔓延至胸膜或胸壁，坏死性化脓性感染可能导致脓肿形成。

分枝杆菌

分枝杆菌（mycobacteria）可能会导致肉芽肿形成。肺结核（TB）由结核分枝杆菌感染引起，非结核分枝杆菌（NTM），复合分枝杆菌（MAC）（鸟−

表13-5	

肺部感染真菌的形态学

种类	形态学
念珠菌属	假菌丝（延长的酵母菌接合在一起） 窄基底泪滴形出芽（2.0~10.0μm）
组织胞浆菌属	窄基底出芽（3.0~5.0μm）
芽生菌	厚壁宽基底出芽（5.0~15.0μm）
隐球菌属	厚荚膜酵母菌（5.0~20.0μm）
副球孢子菌属	厚壁孢子囊孢子（10.0~80.0μm），充满孢子（2.0~5.0μm）
曲霉菌	45°分支的有隔菌丝（宽3.0~6.0μm） 子实体（分生孢子）
毛霉菌属	蝴蝶结状，90°分支的无隔菌丝（宽6.0~50.0μm）

胞内分枝杆菌）和堪萨斯分枝杆菌，也可引起肺部感染。患者通常出现盗汗、发热、消瘦、乏力、慢性咳嗽、胸痛、咯血，也可能出现肺外结核，如胸膜和纵隔淋巴结大。结核表现为肉芽肿改变，上皮样组织细胞成簇排列，可混有淋巴细胞、郎格罕巨细胞和（或）异物多核巨细胞，伴有坏死或无坏死。在非结核分枝杆菌感染中，巨噬细胞细胞质中含大量分枝杆菌，呈泡沫状，称假性戈谢（pseudo-Gaucher）细胞。

真菌

真菌（fungi）感染常导致肉芽肿或坏死性炎症反应。真菌形态随疾病和真菌生物体的不同阶段而变化。表13-4和表13-5总结了常见的呼吸道感染病原真菌的细胞学特征及形态学。肺组织胞浆菌病在临床可表现为肺炎、肺结节、空洞性肺疾病和纵隔或肺门淋巴结大，甚至也可引起上腔静脉综合征或其他纵隔结构梗阻。这种肺局部感染不常见，可能与癌症混淆。隐球菌性肺疾病的临床表现轻重不一，可表现为无症状感染、缓慢进展性肉芽肿（隐球菌性肉芽肿）、肺炎、急性呼吸窘迫综合征（ARDS）和胸腔积液。

肺孢菌

肺孢菌（pneumocystis）肺炎（或肺囊虫病）由酵母样卡氏肺孢菌引起，主要感染肺边缘区域，可产生泡沫状渗出物。免疫功能低下的患者，包括AIDS患者和接受免疫抑制治疗的患者感染卡氏肺孢菌的风险增加。肺孢菌肺炎的症状包括发热、干咳、呼吸急促、体重减轻和盗汗，可伴发气胸和肺外疾病，但胸腔积液和胸腔内淋巴结增大比较罕见。用于诊断肺孢菌肺炎的样本包括痰（诱发排痰比自然咳痰敏感）、BAL（具有侵入性，但诊断率高）和气管插管气管吸出物。肺孢菌感染的典型细胞学特征为许多呈泡沫状团块或管型物质，内含包囊（图13-59~图13-62）。在某些病例，可以不出现管型，只发现肺孢菌存在于巨噬细胞内。炎性浸润的背景是可变的，并且很少出现肉芽肿。采用巴氏染色，肺孢菌不容易着色，但仍然能够观察到，表现为管型中出现多个清晰的间隙。包囊采用银染（如GMS）最容易观察（图13-63~图13-65）[15]。包囊大小为4.0~8.0μm，类似压碎的乒乓球（杯形），并且通过GMS染色可以看到一个中心呈圆点状的区域，是由细胞膜固缩形成。包囊往往2~8个聚集排列，这个特点可以与组织胞浆菌或隐球菌进行区分，它们不会聚集排列。肺孢菌不出芽，然而，相邻或重叠的包囊可能与出芽繁殖的真菌混淆。肺孢菌的鉴别诊

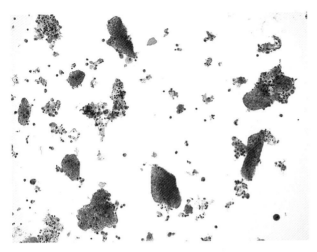

图13-59　卡氏肺孢菌，泡沫状团块或管型（巴氏染色；高倍）

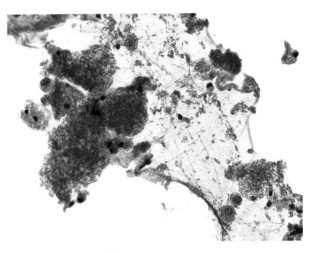

图13-60　BAL薄层液基涂片中卡氏肺孢菌泡沫状团块或管型（巴氏染色；中倍）

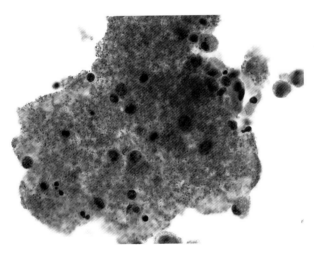

图13-61　泡沫状团块中含有许多肺孢菌包囊（巴氏染色；高倍）。在常规染色，如巴氏染色时，肺孢菌不易着色，不容易被发现。但泡沫状蛋白质（proteinaceous）样团块是肺孢菌感染的一个相对典型的细胞学。比对图13-63和13-64GMS染色特征

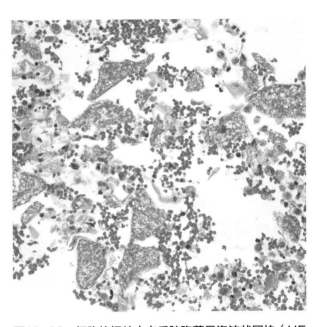

图13-62　细胞块切片中卡氏肺孢菌呈泡沫状团块（HE染色；中倍）

断包括其他真菌（如念珠菌、隐球菌、芽生菌）、肺泡蛋白沉积症、淀粉样变性、裂解的红细胞（图13-66）和任何其他潜在的类似物，后者包括黏液、润滑剂、细菌团块、滑石粉、嗜中性粒细胞（图13-67）、嗜含铁血黄素的巨噬细胞以及上皮细胞。辅助诊断包括肺孢菌特异免疫组织化学、荧光增白剂显色、直接免疫荧光法和PCR。

寄生虫

由于一些寄生虫（parasites）生命周期的某一个阶段可以寄生在肺部，因此，肺部也可以发生寄生虫感染。这种感染通常会在血液和肺组织中出现嗜酸性粒细胞。粪类圆线虫以丝状蚴感染呼吸道，并通过血流播散，尤其是在那些免疫抑制患者。丝状蚴形体较大（400.0～500.0μm），具有锯齿状尾巴和短口腔（图13-68）。肺吸虫感染时，成熟的蠕虫在肺内产卵，可在脱落细胞样本（痰或支气管灌洗液）或FNA样本中看到虫卵。卵有厚厚的双层壳，末端有盖，外观扁平，大小因种类而异，约

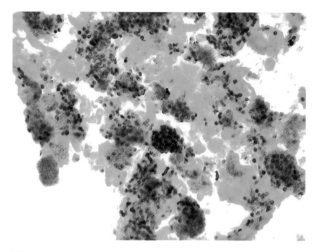

图13-63　GMS染色可见许多杯形的卡氏肺孢菌包囊（GMS染色；中倍）

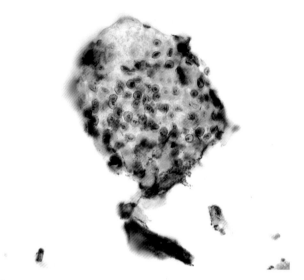

图13-64　肺孢菌包囊中央呈点状或暗区（GMS染色；高倍）

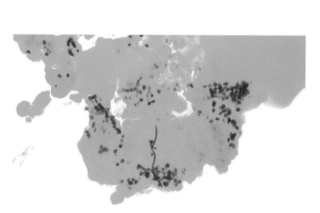

图13-65　BAL样本中肺孢菌包囊和念珠菌菌丝共存（GMS染色；中倍）

图13-66　BAL样本红细胞管型类似卡氏肺孢菌泡沫状结构（巴氏染色；中倍）

图13-67　BAL样本炎性碎片类似卡氏肺孢菌泡沫状结构（巴氏染色；中倍）

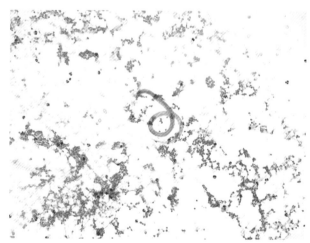

图13-68　BAL样本离心涂片中的粪类圆线虫幼虫（巴氏染色；中倍）

80.0～118.0μm（图13-69）。恶丝虫病（犬恶丝虫）可能通过媒介昆虫（蚊）由犬传染给人，寄生在肺血管内的寄生虫可能会导致肺梗死。对梗死结节进行FNA发现结节内蠕虫碎片和坏死肺组织混合物，伴有炎症和肉芽肿反应。这种蠕虫大小不同，雌性长于雄性，长120.0～310.0μm。可以通过恶丝虫突出的肌肉外侧束和角质条纹与其他线虫区分。

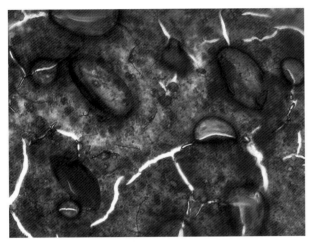

图13-69 肺FNA样本中的并殖吸虫卵（Diff-Quik染色；高倍）

 第八节 淋巴结感染

表13-6中总结了在淋巴结FNA样本中可能遇到的各种感染类型。急性化脓性淋巴结炎的特点是急性炎症以及脓肿形成。典型的感染性病原体包括化脓性细菌（如葡萄球菌、链球菌属、革兰阴性杆菌）、极少的放线菌（放线菌属和诺卡菌属的某些种类），以及一些真菌（念珠菌、曲霉菌、接合菌）。鉴别诊断包括猫抓病、由沙眼衣原体引起的性病肉芽肿、土拉菌病、Kikuchi's淋巴结炎（病灶中核破裂碎片类似中性粒细胞）、炎性囊肿（如感染性鳃裂囊肿）、伴随急性感染的转移性肿瘤。

猫抓淋巴结炎是一种急性、自限性、坏死性、肉芽肿性淋巴结炎，由革兰阴性杆菌汉赛巴尔通体（Bartonella henselae）感染引起，少数由昆塔纳巴尔通体（Bartonella quintana）感染引起。患者皮肤被猫咬伤或抓伤1～3周后，发生局部淋巴结炎，1/3的患者可发生低热，极少数患者可能产生更严重的全身性疾病（如肝脾大）。淋巴结病分为三个阶段，初始阶段的特点是反应性淋巴组织增生；第二阶段表现为疏松的肉芽肿和单一的组织细胞；后期阶段具有典型特征，表现为急性化脓性、栅栏样肉芽肿性淋巴结炎。FNA检查可观察到数量不等的急性化脓性或肉芽肿性炎性物质（图13-70）[16]。巨噬细胞可能形成致密的肉芽肿、分散的上皮细胞样组织细胞，或表现为化脓性肉芽肿。如果不采用特殊染色，很少能看到细菌。猫抓淋巴结炎需要与由分枝杆菌或真菌感染引起的坏死性肉芽肿性炎症进行鉴别诊断。汉赛巴尔通体常呈多形性聚集排列，革兰染色不易着色。因此，改良后的银染色（改良Steiner染色或Warthin-Starry染色）可以用来鉴定汉赛巴尔通体。银染阳性的微生物可能很难从被染色背景的碎片中辨别出来。目前已建立了使用汉赛巴尔通体单克隆抗体免疫组织化学检测的方法[17]，这是确诊汉赛巴尔通体感染最好的方法，但该抗体不能用于检测其他巴尔通体菌。PCR技术比特殊染色更为敏感。血清学诊断敏感性和特异性均很低，这是因为有些患者不产生抗体或抗体滴度很低。分离培养非常困难且时间漫长（9～45天）。

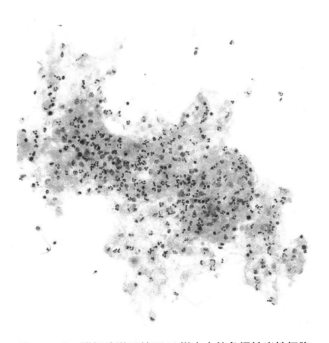

图13-70 猫抓病淋巴结FNA样本中的急慢性炎性细胞（巴氏染色；中倍）

肉芽肿性淋巴结炎可以由感染性因素（如肺结核、真菌感染）或非感染性因素（如结节病、异物反应），以及某些恶性肿瘤（如淋巴瘤、鳞状细胞癌、精原细胞瘤）引起。反应性组织细胞为泡状核，细胞核细长、肾形、有核仁，胞质颗粒丰富（HE染色嗜酸性，巴氏染色嗜碱性），有时因细胞边界不清楚而形成细胞融合。肉芽肿淋巴结炎可能有化脓、坏死（图13-71）和非坏死性三种形态。需常规对分枝杆菌和真菌进行特殊染色，以排除感染性因素。典型结核性淋巴结炎为含有郎罕巨细胞和（或）异物多核巨细胞的肉芽肿，伴有坏死，分枝杆菌通常很少见。弓形体淋巴结炎FNA样本表现为多形性淋

巴细胞群、小的上皮样肉芽肿、炎性B细胞浸润，背景可能有或无坏死。FNA穿刺样本中很少观察到含有许多裂殖子（"袋寄生虫"）的包囊和游离于细胞外的弓形体速殖子，但曾经有报道在FNA样本中观察到包囊和速殖子。S-100和CD68（KP1）免疫染色可以用来证实巨噬细胞的存在。

传染性单核细胞增多症（EBV相关淋巴结病），通常见于儿童和青少年。患者可能会出现疲劳、发热、咽炎、淋巴结病、脾大，有时肝大。多数患者颈部淋巴结大、淋巴细胞增生，外周血涂片中可见非典型淋巴细胞（Downey细胞），传染性单核细胞增多症检测试剂盒测试阳性。EBV的潜伏期为40～60天，所以出现症状时血清学诊断通常呈阳性。在淋巴结FNA样本中，通常可观察到明显的免疫母细胞群，背景为多形性淋巴细胞，混杂易染体（tingible bodies）巨噬细胞和浆细胞样淋巴细胞[18]。偶尔会出现较多双核多形性非典型免疫母细胞（CD20+、CD30-、CD15-），与R-S细胞类似。鉴别诊断包括伴随传染性单核细胞增多症样综合征的其他病毒性淋巴结炎（HIV、CMV、HSV、HHV6）、弓形体淋巴结炎、自身免疫性疾病（系统性红斑狼疮、类风湿关节炎）、药物性淋巴结炎（如苯妥英钠）、疫苗接种相关的淋巴结炎、非霍奇金淋巴瘤和霍奇金淋巴瘤。流式细胞技术可用来排除非霍奇金淋巴瘤，这是由于EBV反应性淋巴结病的淋巴细胞是多克隆的。

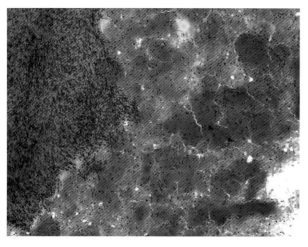

图13-71　结核患者颈部淋巴结FNA穿刺样本可见肉芽肿性炎症（左）和干酪样坏死（右）（巴氏染色；低倍）

表13-6
淋巴结感染的细胞形态学类型

淋巴结炎类型	感染
化脓性淋巴结炎	细菌、早期猫爪病、结核病、非典型分枝杆菌、放线菌、真菌、HSV、肺孢菌
肉芽肿性淋巴结炎	肺结核、结核样麻风、真菌、非典型分枝杆菌、猫爪病、性病淋巴肉芽肿、土拉菌病、利什曼原虫
坏死	分枝杆菌、真菌
多样化淋巴细胞	病毒、早期细菌感染、早期猫抓病
单一的淋巴细胞	EBV（传染性单核细胞增多症），弓形体病

HIV阳性的患者可能有淋巴结大，是由HIV感染和（或）继发感染（如结核病）、炎症过程（如Castleman病或免疫重建炎性综合征）或恶性肿瘤（如淋巴瘤、卡波西肉瘤、转移癌）引起。急性HIV感染时可能发生单核细胞增多症样的综合征，表现为淋巴结病、咽炎、皮疹和不适。慢性HIV相关淋巴结病（进行性全身性淋巴结病）往往存在全身淋巴结大，淋巴结通常小于1.0 cm。伴随着HIV慢性感染和免疫功能下降（CD4细胞计数递减），淋巴结结构发生变化，初始区域性反应性滤泡增生（A型），随后滤泡减少（B型），并最终表现为纤维化淋巴结（C型）[19]。由于高效抗逆转录病毒疗法（HAART）的应用，现在似上述晚期（C型）淋巴结病变已经非常少见。单独使用FNA检查很难识别HIV淋巴结病引起的淋巴结结构改变。细胞核浓染重叠及胞质少的多核巨细胞可能很少见到。

第九节　头和颈部感染

口咽部

细胞学检查可作为一种快速、简便和经济的常规方法诊断口咽部感染[20]。多种病毒可以感染口咽部，如疱疹病毒、HIV、HPV、EBV、麻疹病毒、风疹病毒、腮腺炎病毒和传染性软疣病毒。疱疹病毒引起的细胞病变包括细胞核增大、变形、多核形成、染色质边集、嗜酸性核内包涵体（图13-72）。HPV可通过性

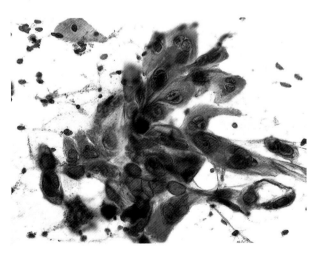

图13-72　口腔疱疹鳞状细胞内病毒核内包涵体，染色质边集和多个细胞核（巴氏染色；中倍）

传播或垂直传播（青少年喉乳头瘤发病的常见原因）。口腔疣由HPV 2型和4型引起，局灶性上皮增生由HPV 13型引起，尖锐湿疣和乳头状瘤病由HPV 6型和11型引起，鳞状细胞癌与HPV 16、18、31、33和35型感染有关。头颈部丝状分枝放线菌感染可能涉及到下巴（"粗颌病"），导致多发性脓肿和广泛纤维化，窦道中排出带有硫磺颗粒（菌落）的脓液[21]。拔牙创伤或免疫抑制等，是放线菌感染的诱发因素。虽然各种真菌都可能会感染口腔黏膜，但念珠菌病是最常见的口腔真菌感染，其中白色念珠菌是口腔念珠菌病最常见的病原体。口腔念珠菌感染可能是HIV感染或其他原因导致免疫抑制的一种表现。侵犯口腔的寄生虫感染包括囊虫病（绦虫）、包虫病（棘球蚴病）、旋毛虫病（蛔虫）、黏膜与皮肤的利什曼病（也称为鼻咽黏膜利什曼病）。

鼻窦

鼻窦感染可能比较严重，有时需通过FNA诊断[22-23]。鼻窦真菌感染可能是非侵入性或侵入性。非侵入性感染包括真菌球感染（也称为足分枝菌病或曲霉肿）、过敏性真菌性鼻炎及鼻窦炎和腐生性真菌感染。鼻腔分泌物细胞学检查已被用于诊断过敏性真菌性鼻窦炎，通过观察曲霉菌菌丝、黏稠的过敏性黏蛋白、嗜酸性粒细胞和夏科-莱登晶体进行诊断[24]。侵入性真菌感染包括毛霉菌病（接合菌病）、曲霉菌病和镰刀菌感染。毛霉菌病最常见，接合菌亚纲中多种真菌（如毛霉菌属、根霉属、犁头霉属）都可导致毛霉菌病。这些接合菌的带状菌丝是无隔或少隔菌丝，直角分枝，并常伴有坏死。还应该注意某些鼻腔和鼻窦感染性疾病可以表现为肉芽肿性炎症，这些不仅包括侵袭性鼻和鼻窦真菌病，而且也包括鼻硬结病、鼻孢子虫病（慢性感染水生西伯鼻孢子虫）、结核和麻风病。鉴别诊断也包括非感染性肉芽肿病，如肉瘤样病和韦格纳肉芽肿病。

唾液腺

唾液腺感染可能由细菌、病毒和真菌引起。与唾液腺感染有关的最常见的细菌是金黄色葡萄球菌，最常见的病毒是引起病毒性腮腺炎的副粘病毒

（腮腺炎病毒）。发生在主要腺体（特别是腮腺）的急性涎腺炎更为常见。增加感染风险的因素包括唾液瘀滞、唾液腺管狭窄、脱水、糖尿病、厌食、挑食、甲状腺功能减退、营养不良、HIV/AIDS、干燥综合征和某些药物。急性涎腺炎可以导致脓肿发生，FNA样本中可能含有炎性细胞、反应性导管细胞和非酪氨酸（淀粉酶型）结晶（5.0～200.0 mm）（图13-73）。这些晶体呈几何图形（矩形、菱形），为抽吸物碎片，巴氏染色为橙色，HE染色为粉色。慢性炎症导致腺泡减少、纤维化、导管扩张。肉芽肿性涎腺炎可能由感染性因素（如分枝杆菌感染、组织胞浆菌病、弓形体病、猫抓病、鼻孢子虫病）或非感染性因素（如结节病、韦格纳肉芽肿）引起。

眼部

眼部感染可以通过结膜和角膜刮片以及前房、玻璃腔、泪腺的抽吸物来诊断。眼球表面的印片细胞学检查利用收集装置（通常为滤纸）接触结膜或角膜，这种采集方法细胞保存完好，适用于显微镜镜检以及PCR、流式细胞术、免疫细胞化学和培养。细胞印片学与各种辅助技术联合应用，可以用来诊断HSV、棘阿米巴原虫、水痘-带状疱疹病毒、腺病毒和狂犬病毒感染。HSV角膜炎是最常见的病毒性角膜炎，角膜刮片中很少能观察到病毒包涵体，需要PCR、ISH和电镜等辅助检查进行诊断。样本中对HSV的免疫反应可能主要存在于细胞质而非细胞核

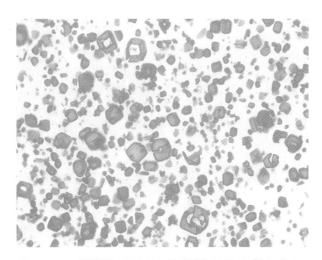

图13-73　**腮腺FNA样本中的非酪氨酸晶体（HE染色；中倍）**

中。由沙眼衣原体引起的沙眼是重要的致盲病因之一，其感染可能导致上眼睑内翻、倒睫、角膜瘢痕、视力丧失；细胞学检查可观察到淋巴细胞、中性粒细胞以及带有嗜碱性胞质内包涵体的结膜细胞。真菌性角膜炎通常是由丝状真菌（如镰刀菌属、假丝酵母菌属、曲霉菌属）引起。棘阿米巴角膜炎可发生在角膜创伤后，以及据报道可发生在使用未消毒的隐形眼镜护理液后；角膜刮片经罗氏染色、荧光增白剂显色和三色染色，可以用来观察特征性滋养体和包囊（卵圆形、12.0～18.0μm、双壁）。除此之外，荧光显微镜和培养也可以用于诊断棘阿米巴角膜炎[25]。

第十节　泌尿道感染

尿路感染分为上尿路感染和下尿路感染，上尿路感染即肾盂肾炎，下尿路感染包括输尿管炎、尿道炎和膀胱炎。用于细胞学检查的泌尿道样本主要是尿液，但FNA穿刺样本有时也可用于诊断泌尿道感染。

一、肾感染

急性肾盂肾炎

急性肾盂肾炎通常是由细菌感染肾引起的，最常见的是大肠杆菌通过尿道逆行至肾造成感染，其他致病菌包括葡萄球菌和肠球菌。血源播散的微生物感染侵及肾会引起肾脓肿，表现为肾占位。糖尿病患者的肾感染也可由克雷伯菌、大肠杆菌、梭状芽孢杆菌和念珠菌引起，极少发生病毒感染。危险因素包括：异常肾（如多囊肾和马蹄肾）、膀胱输尿管反流、异物、使用仪器和免疫抑制。尿中出现白细胞管型是急性肾盂肾炎的特点，但有时不出现白细胞管型；肾或者肾周脓肿FNA穿刺样本可见中性粒细胞、慢性炎细胞和坏死。需要对真正的急性感染和细菌或真菌过度繁殖（后者通常没有炎症存在）进行区分。

慢性肾盂肾炎

慢性肾盂肾炎是由感染持续存在引起的，可导致慢性肾衰和肾萎缩。慢性肾感染主要发生在伴有

解剖异常、肾结石、阻塞性肾病和膀胱输尿管反流的患者。阻塞会导致尿液瘀滞，引起感染。慢性肾盂肾炎患者的尿液细胞学检查是非特异性的，可有数量不等的炎细胞、提示组织损伤的颗粒背景（无定形碎片）和各种管型——宽蜡样管型、透明管型和颗粒管型。肾常见的真菌感染包括念珠菌、曲霉菌、隐球菌、球孢子菌、组织胞浆菌、芽生菌、毛霉菌。真菌感染可导致肉芽肿性炎症反应，可伴有亦可不伴有坏死，也可导致脓肿，甚至会发生肾梗死。

黄色肉芽肿性肾盂肾炎

黄色肉芽肿性肾盂肾炎是肾的一种慢性破坏性肉芽肿性炎性疾病，与感染性肾结石所致的梗阻相关。尿培养常显示大肠杆菌和奇异变形杆菌阳性，假单胞菌属、粪链球菌、克雷伯菌属则相对少见。大约25%的病例，尿培养可能是无菌的。患者多为中年妇女，有反复的泌尿道感染病史。临床表现为肾区疼痛、发热、血尿、脓尿、结石，以及单侧肾占位性病变。肾影像学常常显示多发结节、结石（通常为鹿角型），且病变向肾周延伸。细针穿刺（FNA）标本含有泡沫样组织细胞混杂急性和慢性炎细胞（图13-74），偶尔也可见多核巨细胞[26]。尿中所见是非特异性的，经常显示强烈的炎症和（或）出血背景。在细针穿刺标本和尿液样本中，鳞状化生细胞可以很多。显著的梭形细胞成分可能会误认为肉瘤样肾细胞癌。脂肪坏死可能类似

脂母细胞。通常查不到细菌，尽管嗜碱性PAS阴性胞内包涵体曾被报道过。鉴别诊断包括结核、软斑病和透明细胞肾细胞癌。

二、膀胱感染

细菌性膀胱炎

细菌性膀胱炎通常由革兰阴性菌（如大肠杆菌、克雷伯菌、大肠杆菌、沙雷菌、假单胞菌、变形杆菌）感染引起，很少由革兰阳性菌（如金黄色葡萄球菌、腐生葡萄球菌及肠球菌）引起。感染由尿道细菌上行引起，且主要影响育龄妇女。膀胱结构异常或患糖尿病等全身性疾病的患者更容易受到感染。细菌感染时尿液呈明显的急性炎症改变，长时间感染时会出现慢性炎症细胞，尿液中也可能会观察到细菌（图13-75）。细菌性膀胱炎可能会发生在膀胱恶性肿瘤的基础上，因此，尿液中出现与炎症细胞混杂的异型细胞时不要忽视。

病毒感染

很少引起膀胱炎，但可能发生在免疫抑制患者。尿中出现HPV感染的鳞状上皮细胞（即挖空细胞）（图13-76）可能是由于生殖器或膀胱和（或）尿道感染尖锐湿疣而引起。膀胱尖锐湿疣通常女性多于男性，其细胞学特点基本上与宫颈涂片相同。据报道，HPV感染可发生在膀胱，而且可能在尿道癌的发生中发挥作用。HSV可引起出血性膀胱炎，尤以

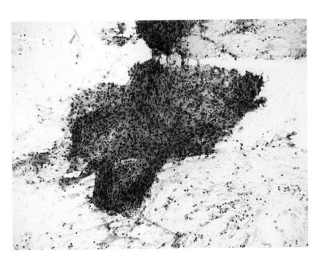

图13-74　肾包块FNA样本示黄色肉芽肿性炎症（巴氏染色；中倍）

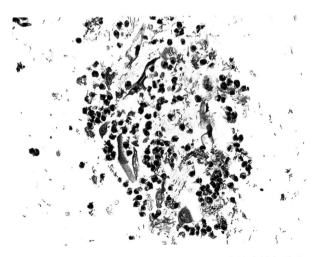

图13-75　急性细菌性膀胱炎，细胞包块中的炎性细胞和细菌（HE染色；中倍）

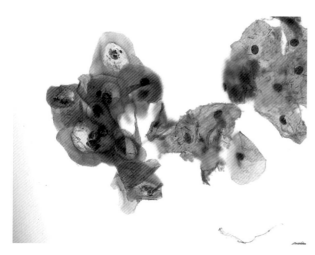

图13-76 尿液样本中的挖空细胞，提示HPV感染（巴氏染色；中倍）

生殖器疱疹患者多见。腺病毒和CMV也可引起出血性膀胱炎。

BK多瘤病毒

是可以通过尿液细胞学检测到的一种重要的感染因子[27]，它是多瘤病毒家族的成员。BK病毒感染通常发生在幼年，高达80%的人可能有既往感染。病毒潜伏在尿路上皮和肾小管上皮细胞内，在宿主的免疫状态发生变化时，病毒激活增殖，病毒颗粒及感染细胞（所谓的"Decoy"细胞，是指形态学似癌细胞）出现在尿液中（图13-77）。免疫低下人群感染可能会引起出血性膀胱炎、输尿管狭窄和（或）进行性肾功能不全（肾炎）。1%～10%受感染的肾移植患者进展成BK病毒肾病，导致许多患者（高达80%）失去移植的肾，这可能发生在移植后几天至5年内。Decoy细胞中含有BK病毒抗原，对肾移植受者，可以通过检测其尿液细胞学样本中含多瘤病毒包涵体的细胞评估病毒激活和BK肾病患病风险。Decoy细胞在BK肾病诊断中的敏感度和特异性均很高，达99%和95%，阳性预测值不确定，为27%～90%，但阴性预测值高达99%。BK肾病出现两种类型的感染上皮细胞。一种细胞具有大而均匀（毛玻璃样）的嗜碱性核内包涵体，染色质边缘固缩，并显示一定程度的退行性改变，这种细胞出现在感染初期阶段。另一种感染细胞具有泡状核，因为染色质缺乏通常被描述为"渔网袜"状，这种细胞出现在感染后期阶段。许多Decoy细胞其细胞质偏

移不对称，使细胞类似彗星的尾巴，被称为"彗星细胞"（Comet细胞）。Decoy细胞通常为单细胞，很少发生聚集。Decoy细胞核轮廓规则，无坏死，可能会与原位癌或上泌尿道上皮癌混淆。鉴别诊断包括高分化尿路上皮癌、变性的泌尿道上皮细胞、放疗或化疗影响及其他病毒导致的细胞病变（如腺病毒、疱疹病毒、CMV）。采用猿猴病毒40（SV40）抗体进行免疫细胞化学检测可以帮助确诊BK病毒感染。由于很多人存在既往感染，因此，不能采用血清学试验诊断BK病毒感染。定量PCR可以用来检测尿和血清样本中BK病毒DNA含量。肾组织活检是诊断BK肾病的金标准。

膀胱真菌感染

大多由白色念珠菌（图13-78）引起，主要发生在女性。发病风险因素包括：免疫抑制、膀胱内留置装置、尿路梗阻、糖尿病和抗生素治疗。多数具有念珠菌尿的患者无症状。真菌性膀胱炎可发生在恶性肿瘤的基础上，因此，应该仔细检查是否存在非典型细胞或肿瘤细胞。在取样过程中尿液样本可能会被真菌污染，污染的样本，一般没有炎性反应，而真菌性膀胱炎可见明显的炎性反应。

血吸虫病

血吸虫病（也被称为裂体吸虫病）由血吸虫属

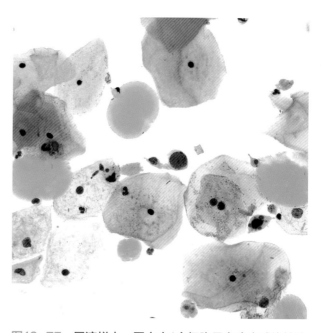

图13-77 尿液样本，图中央1个细胞具有病毒感染性改变，诊断多瘤病毒感染（巴氏染色；高倍）

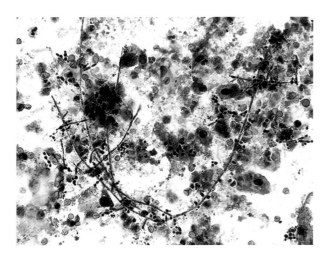

图13-78 尿液显示念珠菌性膀胱炎（巴氏染色；中倍）

的吸虫引起。埃及血吸虫可导致尿路血吸虫病，其成虫居住在膀胱静脉丛，在尿液中产卵，嵌入组织中的虫卵可能会钙化，引起尿路上皮鳞状化生、肠上皮化生、肉芽肿和嗜酸性粒细胞增多。日本血吸虫和黑质血吸虫感染时也可以在尿液中发现虫卵；曼氏血吸虫的虫卵经常出现在大便中而在尿中较少见。被感染的患者可发展为慢性膀胱炎而且可能出现血尿，慢性感染可发展为纤维化、尿路梗阻，少数可发展为泌尿器官鳞状细胞癌。镜下检测尿液样本中的虫卵是诊断泌尿道血吸虫病最可行的方法[28]，尿液样本中还可观察到鳞状上皮和肠上皮化生、肉芽肿和（或）嗜酸性粒细胞增多，在极少数病例可能会出现鳞状细胞癌。

 第十一节 胃肠道感染

胃肠道感染可以通过使用内镜刷、内镜下黏膜活检及印片和FNA穿刺进行有效的检查和诊断。

病毒

HSV可能会导致食管溃疡，为观察疱疹病毒感染引起的鳞状上皮细胞病变，应刷取溃疡边缘组织而不是溃疡基底部的肉芽组织，样本中可能还会出现中性粒细胞和坏死碎片。鉴别诊断包括反应性改变、肿瘤和放射性食管炎。针对HSV1和HSV2的免疫组化染色可以提高检测病毒致细胞病变的敏感性。胃肠道的CMV感染主要发生在免疫抑制患者[29]，血管内皮细胞感染巨细胞病毒可能导致缺血性坏死，随后形成溃疡和（或）假瘤而导致肠梗阻。内镜刷和活检标本显示被感染细胞增大，形成一个嗜酸性核内包涵体，包涵体周围往往形成一圈清晰的晕轮。

细菌

胃吸取物和内镜下黏膜活检会发现幽门螺杆菌，它是一种有鞭毛、弯曲或螺旋形细菌（S或C形），宽0.3μm，长3.0～5.0μm，通常在背景为浅表性胃小凹上皮细胞的黏液中被发现（图13-79）[30]。heilmanii螺杆菌较大（可达7.5μm），而且紧密地缠绕在一起。螺杆菌属的免疫细胞化学染色对诊断螺杆菌感染既敏感又特异，但幽门螺旋杆菌和非典型幽门螺杆菌种均可被染色。

真菌

真菌性食管炎主要是由念珠菌感染引起，内镜刷检查可能会发现假菌丝或带有出芽的酵母菌以及不同程度的炎性细胞。球形的口腔菌群可能会被误认为是酵母菌，但前者无出芽现象。其他真菌如二相性真菌、曲霉菌属和接合菌引起的真菌性食管炎较为罕见。内镜刷样本诊断真菌性食管炎的敏感性与黏膜活检类似，有时甚至更灵敏。

寄生虫

由胞外寄生的蓝贾第鞭毛虫引起的贾第鞭毛虫病是最常见的肠道寄生虫感染型疾病[31]。其他胃肠道感染，可能在免疫功能低下患者尤其AIDS患者发生[32]，包括以下几种。

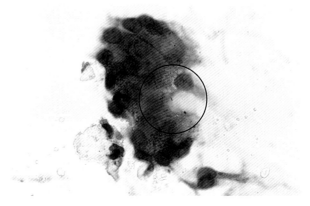

图13-79 胃刷样本中在圆圈内可见数个幽门螺杆菌（吉姆萨染色；高倍）

隐孢子虫病-由胞内寄生虫小隐孢子虫引起，其为球形，2.0~5.0μm，不规则地突起于表皮细胞表面。

微孢子虫病-由胞内寄生的Enterocytozoon bieneusi和Encephalitozoon intestinalis引起，两者共同位于胞质空泡的内部。

等孢子球病-由贝氏等孢子球虫引起，位于胞质空泡的内部，椭圆形，体积更大（20.0μm）。

 ## 第十二节　肝胆感染

肝脓肿

主要是由细菌感染引起（图13-80），化脓性脓肿主要是由链球菌、葡萄球菌或肠道细菌感染引起，可以发生在上行性胆管炎、败血症或创伤后。FNA细针穿刺是一种有效的取材诊断方法。FNA样本中含有丰富的中性粒细胞及坏死碎片，偶尔可发现细菌，革兰染色可对细菌进行确认。念珠菌是真菌肝脓肿最常见的原因，通常发生在免疫抑制患者。在肝脓肿FNA样本中可能观察到其他微生物，包括放线菌、利什曼原虫和蓝伯贾第虫。阿米巴肝脓肿主要由痢疾阿米巴感染引起，是肠道阿米巴病一种罕见的并发症，阿米巴主要感染肝右叶。FNA样本中可含有滋养体和大量坏死碎片以及巨噬细胞、变性的肝细

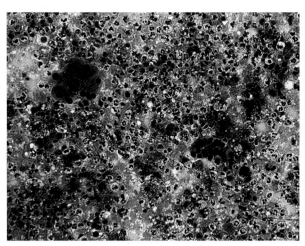

图13-80 肝脓肿FNA样本中肝细胞间含大量中性粒细胞和炎性碎片（Diff-Quik染色；中倍）

胞，中性粒细胞较少见。溶组织阿米巴滋养体与巨噬细胞类似，圆形，胞质呈泡沫状，单个圆形胞核，一般含有吞噬的红细胞。发现大量嗜酸性粒细胞提示与寄生虫感染有关，如肝吸虫、华支睾吸虫或肝片吸虫。FNA样本可能发现肉芽肿、感染（如结核分枝杆菌、真菌）或其他肝脏疾病（如原发性胆汁性肝硬化、结节病、药物反应等）都可能引起肉芽肿。肝脓肿需与具有明显坏死的肿瘤进行鉴别诊断。

胰腺炎

胰腺炎（通常是急性）可能是由各种感染引起，包括病毒（如腮腺炎病毒、HSV、HIV）、细菌（如支原体、沙门菌）、真菌（如曲霉菌属）和寄生虫（如隐孢子虫、弓形体、蛔虫）。急性胰腺炎患者，一般不适宜进行FNA穿刺。

棘球蚴病（包虫病）

由摄入棘球绦虫的幼虫引起，最常见的为细粒棘球绦虫，其经过门脉静脉循环到达肝。患者常出现一个缓慢增长的棘球蚴囊肿，或在影像检查时无意中被发现，或者在腹部发生疼痛、黄疸，或者较大的囊肿引起门脉高压时被发现。由上腹部影像学检查可对棘球蚴病做出初步诊断，随后通过血清学试验对薄壁棘球蚴进行鉴定。可通过对囊肿部位进行FNA检查以明确诊断，可发现卵圆形原头蚴，其直径约100.0μm，吸附在囊壁的胚膜上。完整原头蚴包含两圈小钩和一个吸盘，然而，囊肿内往往只包含脱落掉的小钩或退化物质（棘球蚴砂），脱落的小钩呈典型的弯刀状（弯曲，单刃剑），可能伴有石灰小体。

 ## 第十三节　中枢系统感染

中枢神经系统感染可能侵犯脑膜（脑膜炎）、脑实质（脑炎）或两者兼而有之（脑膜炎）。脑脊液（CSF）可以用来诊断侵犯中枢神经系统的感染性疾病。脑部感染可以通过脑组织涂片或压片来进行细胞学诊断，这通常在手术过程中进行。脑脊液细胞增多是指脑脊液中细胞的数量增加，脑脊液细胞增多的类型指其中的主要细胞群与不同的感染和疾病有关（表13-7）。

表13-7

脑脊液中细胞增多常见原因

细胞增多类型	感染病因
中性粒细胞	细菌、病毒感染早期、结核杆菌、真菌、脓肿、出血、梗死、高分化肿瘤
淋巴细胞	病毒（无菌性）、结核杆菌、真菌、初步治疗的细菌性脑膜炎、寄生虫、多神经炎、吉兰–巴雷综合征
单核细胞	结核杆菌、梅毒、阿米巴、真菌、病毒性脑膜脑炎、多发性硬化症、异物反应
嗜酸性粒细胞	寄生虫、真菌、异物（滞留）、急性多发性神经炎、淋巴瘤、原发性脑瘤

病毒性脑膜炎

也被称为"无菌性脑膜炎"，这是由于脑脊液培养时没有细菌生长。脑脊液中细胞最初可能以中性粒细胞为主，但在一两天后，表现为淋巴细胞增多。有时也可观察到一些非典型未成熟淋巴细胞，在这种情况下，有必要使用流式细胞检测以排除淋巴瘤。莫拉雷脑膜炎是一种罕见的复发性、无菌性、慢性脑膜炎，其可能与病毒感染有关，脑脊液检查显示含特征性莫拉雷细胞（激活单核细胞）的单核细胞增多症。莫拉雷细胞呈豆形，具有增大的细胞核以及有裂缝的脑回状核，使其呈现"脚印"（foot print）样外观（图13-81）。

细菌性脑膜炎

脑脊液特点是中性粒细胞增多（图13-82），外观云雾状浑浊，含纤维蛋白及细胞碎片。发病极早期脑脊液检查可能显示极少量细胞或者以淋巴细胞为主。应当注意一些高分化脑瘤可能表现为明显坏死以及中性粒细胞增加，这是由于肿瘤伴随综合征引起的。因此，对脑脊液中性粒细胞增多的病例，应仔细筛查所有非典型细胞以排除肿瘤。偶尔可以发现细胞内的细菌。由结核分枝杆菌导致的结核性脑膜炎，通常由结核瘤（肺结核引起的良性团块）在脑或脑膜种植引起，其脑脊液表现为以淋巴细胞为主的中等脑脊液细胞增多。

隐球菌脑膜炎

是最常见的中枢神经系统真菌病，多数由新生隐球菌引起，少数由隐球菌格特变种引起。隐

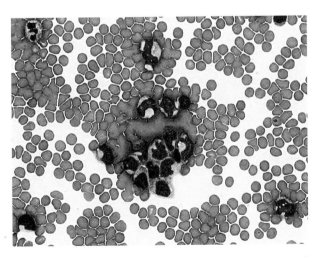

图13-81　脑脊液中的莫拉雷细胞（Mollaret's细胞）（Diff-Quik染色；高倍）

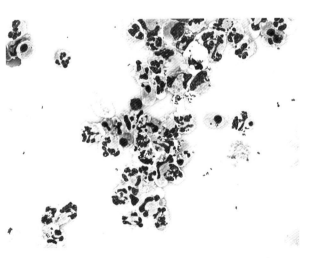

图13-82　急性细菌性脑膜炎，可见许多杆状细菌（Diff-Quik染色；高倍）

球菌脑膜炎可发生于健康人群和免疫功能低下人群，以AIDS患者多见。脑脊液可观察到数量不等的隐球菌，从极少到大量均有可能。隐球菌大小为5.0~15.0μm，圆形（图13-83），但在盖玻片下可皱缩以及被空气挤压，导致类晶体的折光假象，出芽基底部窄且不对称，通常没有伴随的炎性细胞。

脑脓肿

通常是由细菌引起的，包括链球菌、假单胞菌、奈瑟球菌、嗜血杆菌、诺卡菌和分枝杆菌，大多数脑脓肿是由于感染混合菌群引起。其他引起脑脓肿的生物包括真菌和寄生虫（如刚地弓形体、阿米原虫），多发生于免疫功能抑制患者，脑脊液检查显示无异常或可能与急性细菌性脑膜炎类似。立体定位活检偶尔也用于诊断脑脓肿。

弓形体病

是由细胞内寄生虫刚地弓形体感染引起的。摄入的卵囊转变为速殖子，速殖子寄生在神经和肌肉组织，继而形成引起组织囊肿的裂殖子。在中枢神经系统中，弓形体病可能表现为脑膜脑炎或多发性小脓肿。弓形体病感染在免疫抑制人群中更常见，

是AIDS患者常见的机会性感染疾病，也是AIDS患者局灶脑损伤最常见的病因。先天性感染可能会导致大脑发育停滞而造成小头畸形和智力缺陷。弓形体感染引起的眼部疾病可以为先天性感染或出生后感染，这些病例脑脊液检查可发现中性粒细胞和单核细胞，速殖子很少见。脑部病变样本的细胞学检查通常很难观察到微生物。自然干燥经诺曼诺夫斯基染色（如Diff-Quik染色）的涂片中可看到典型的包囊，内含椭圆形或新月形的裂殖子，除此之外，还可看到大量巨噬细胞和多形性淋巴细胞，偶尔反应性星形细胞增多。使用吉姆萨染色或使用弓形体抗体进行免疫细胞化学染色，可以进一步确证弓形体感染。

神经系统囊虫病

是指由猪肉绦虫引起的脑和脊髓的感染。在中枢神经系统，猪肉绦虫的幼虫不能发育成成虫。因此，它们以囊尾蚴形式长期存在。幼虫死亡后，囊尾蚴破裂产生炎症反应。猪带绦虫感染是世界上最常见的侵犯神经系统的蠕虫感染，患者可能会出现癫痫发作。影像学检查可显示典型的大脑局部病灶。脑脊液中含有大量的嗜酸性粒细胞以及单核细胞，观察不到幼虫。鉴别诊断包括血管圆线虫病引起的感染，血管圆线虫病是嗜酸性粒细胞脑膜炎最常见的病因。

原发性阿米巴性脑膜炎（PAM）

是由于感染福氏耐格里阿米巴原虫（naegleria fowleri）而引起。这些寄生虫生活在温暖的不含氯的、不流动的淡水中。通常在夏季，人游泳时，阿米巴原虫通过鼻子感染人体，这些寄生虫进入人体后迅速散播到中枢神经系统。患者可能表现为脑炎的症状，头痛、恶心、呕吐、颈部强直、癫痫发作，最终昏迷。当感染扩散到脑干时，患者死亡，通常发生在感染后的14天内。在脑脊液中可检测到未包入包囊中的阿米巴原虫，有相对较大的细胞核和较少的细胞质。早期感染时，脑脊液中性粒细胞增多，而慢性感染时，以单核细胞增多为主。阿米巴可能很难与单核细胞区分。

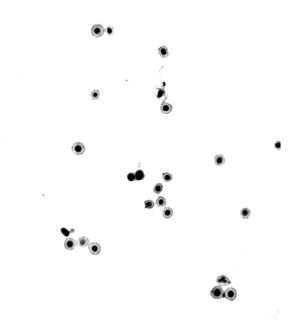

图13-83 脑脊液样本示许多带荚膜的隐球菌，荚膜呈透亮区，此样本的特点是缺乏炎症细胞（巴氏染色；高倍）

第十四节 肌肉骨骼系统感染

骨髓炎

可能是由感染（病毒、细菌、分枝杆菌、真菌包括足分枝菌病）和非感染性原因（如急性骨折、结节病、组织细胞增生）引起。细菌性骨髓炎以金黄色葡萄球菌感染最为常见，通常为急性感染，主要发生在儿童的长骨，导致化脓性炎症反应，包括骨坏死。下颌骨骨髓炎也可能由放线菌感染引起。某些细菌感染，包括沙门菌、布鲁菌、巴尔通体属、伯纳特立克次体（引起Q型热）、类鼻祖伯克菌（引起类鼻疽），可能引起肉芽肿反应。骨结核可能是局灶性的（如脊椎结核病）。真菌骨髓炎可由许多类真菌引起。寄生虫性骨髓炎主要是由于感染棘球绦虫（棘球蚴病）引起。

关节炎

可能是由关节感染（脓毒性关节炎）引起。细菌是滑膜感染最常见的原因，包括化脓性滑膜炎，典型的致病菌包括葡萄球菌、链球菌、淋球双球菌、脑膜炎双球菌，以及多种微生物混合感染，如厌氧菌、莱姆病、分枝杆菌。多种病毒感染（如细小病毒B19、乙型肝炎和丙型肝炎病毒、HIV、甲病毒）可以导致关节炎（风湿性综合征）。真菌引起的关节炎比较少见。感染性关节炎需要与非感染性疾病区分，如急性风湿热和链球菌感染后关节炎。滑液特征和培养可能有助于鉴别。

 第十五节 皮肤感染

皮肤感染

可以通过Tzanck涂片、裂缝皮肤涂片（slit-skin smear）以及对水泡和（或）囊肿等病灶的FNA进行诊断。Tzanck涂片是从囊泡或脓疱刮下来的碎屑（最好是从病变的部位），可用来检测单纯疱疹病毒和水痘-带状疱疹病毒引起的细胞病变效应。有时可以看到

传染性软疣病毒蜡样的细胞质内包涵体（软疣小体）（图13-84）[33]。裂缝皮肤涂片是在病灶部位做一个大约5.0mm长、3.0mm深的切口，然后将组织刮擦涂片，以观察病原微生物，如麻风或利什曼病可通过该涂片检查。皮肤及皮下软组织可发生各种感染。当深部软组织感染时，可能会发生蜂窝织炎、脓肿、坏死性筋膜炎、坏疽（如梭菌的气性坏疽）、隐球菌肉芽肿、厚壁菌病、化脓性肌炎等。

皮肤结核

非常少见，可分为：① 原发性感染；② 继发性疾病或再感染（包括疣状结核、瘰疬结核和弥散性皮肤结核等）；③ 皮肤反应（结核疹）。皮肤瘰疬结核由潜在的淋巴结炎蔓延扩散引起，通常由非典型分枝杆菌感染所致。

麻风病

是由麻风分枝杆菌感染引起的一种进展缓慢的疾病。麻风分枝杆菌是胞内寄生的革兰阳性细菌，具有抗酸性。细胞学已被用于麻风病的诊断和分类以及细菌指数（BI）和形态指数（MI）的评价[34]。麻风病主要发生在皮肤、鼻腔黏膜和周围神经。根据宿主反应，Ridley-Jopling将麻风分为5种类型，包括结核样型、类结核样型、未定类、类瘤型和瘤型麻风。世界卫生组织建议根据病灶的数量及皮肤涂

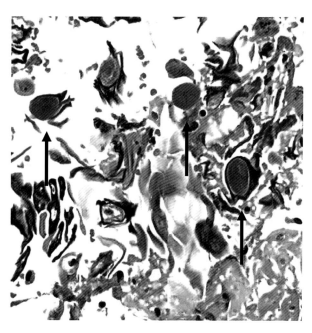

图13-84 软疣小体（箭头）（HE染色；高倍）

片中细菌的数量来分类，据此分为两类，一类是少菌麻风病（5个或5个以下病灶，涂片中未见细菌）；一类是多菌麻风病（6个或6个以上病灶，涂片中可见细菌）。抗酸染色时，细胞内外均可看到麻风杆菌，长3.0~7.0μm，呈串珠状、杆状或弯曲状。在瘤型和类瘤型病灶中容易发现杆菌，在类结核样型细菌很稀少，而结核样型通常没有细菌。

大多数感染性皮肤病由真菌感染引起。这些菌包括皮肤癣菌（癣）、酵母（例如念珠菌、隐球菌、二相性真菌）和着色真菌。

色素性真菌病（着色真菌病）是一种慢性真菌感染，主要影响下肢，可由多种真菌（佩德罗索产色芽生菌属、瓶霉菌属、出芽短梗霉菌属、播水喙枝孢菌）引起。其病变特点是肉芽肿，伴化脓或不伴化脓。真菌的形状为圆形、厚壁，呈棕黄色（天然色素）（图13-85），细胞间有隔膜（称为硬化小体，砖格状细胞或枸杞小体），厚约5.0~12.0μm。真菌游离存在或存在于巨细胞内。PAS和GMS染色会掩盖这些霉菌的色素，导致误诊。

暗色丝孢霉病（暗色丝状菌病）涉及多部位感染，包括表皮、皮下和内脏感染。常见的病原体包括外小杯菌、瓶霉、苍白弯孢霉、茎点霉属、斑替枝孢霉、分枝孢子菌属、烂木瓶霉等。全身性感染通常发生在免疫抑制人群。感染一般形成局限性囊肿或脓肿，以及肉芽肿性炎症。细胞样本中会观察到异物（如木屑）、棕色丝状菌丝和酵母样的结构以及炎性碎片。

足菌肿是一种皮肤和皮下组织的慢性感染，表现为窦道，流出物中含各种颜色（黑色、红色、黄色、浅色）的颗粒（微生物菌落）[35]，该病变可以深达骨。病因有两种，放线菌足菌肿（由放线菌或诺卡菌属等引起）感染和足分枝菌病（由真菌引起）感染。

寄生虫感染

可能累及皮肤，包括阿米巴、鞭毛虫（如锥虫、利什曼病）、吸虫（如血吸虫病）、绦虫（如囊虫病、包虫病）和线虫（如盘尾丝虫病、恶丝虫病、幼虫移行症）。利什曼虫感染可导致皮肤感染（东方型）、皮肤黏膜感染（美洲型）和内脏感染（黑热病）。皮肤（"干"和"湿"）利什曼病是一种自限性皮肤的肉芽肿性疾病，有急性、慢性、复发性（类狼疮）和弥散性等类型。急性病变时可见大量慢性炎症细胞，其中包括被感染的巨噬细胞；慢性皮肤损伤受感染的巨噬细胞较少见[36]。CD68染色有助于观察被感染的巨噬细胞（寄生泡）。利什曼虫（无鞭毛体阶段）呈圆形或椭圆形，含有一个偏心分布的动基体，此时的利什曼虫（利-杜小体，黑热病小体）最好采用吉姆萨染色来观察。PCR可以用于确定诊断，而且适用于陈旧或干燥的样本。人囊虫病是感染猪带绦虫（猪肉绦虫）的幼虫而引起的疾病，表现为皮下和肌肉结节，因此，适于采用FNA进行诊断。结节由一个1cm的囊尾蚴组成（图13-86），里面充满透明或乳白色液体，一个幼虫（猪囊尾蚴）吸

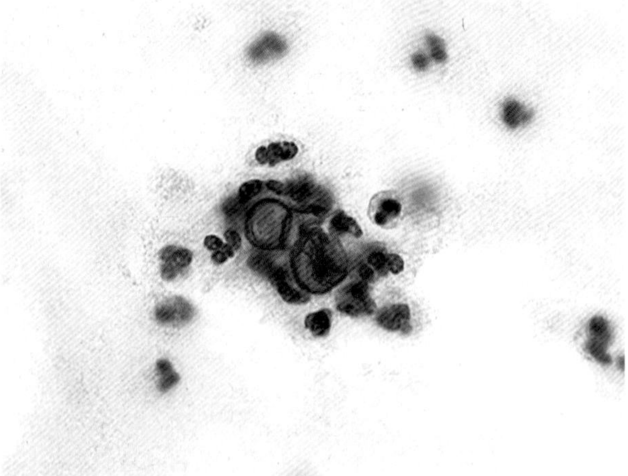

图13-85 乳腺着色真菌病形成肿块，FNA穿刺样本示含色素的真菌（罗氏染色；高倍）

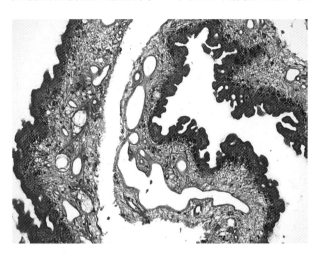

图13-86 囊虫病患者囊尾蚴的体壁（HE染色；中倍）

附在一端，幼虫呈卵圆形，大小为（3.0~10.0）×（4.0~5.0）μm。幼虫头节有一个小喙、四个吸盘和22~32个小钩，小钩排成两排。囊尾蚴壁呈多层，厚100.0~200.0μm，可能是包裹着纤维变性组织和相关嗜酸性粒细胞、慢性炎性细胞、异物巨细胞。囊尾蚴只在退化时引起炎症反应，有活力时不引起炎症反应。当涂片中看到囊尾蚴的结构（囊尾蚴头节）时，很容易通过细胞学作出诊断。

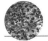

第十六节 类似物和污染物

在细胞学检查时，可能会遇到类似微生物的人工制品和污染物[34-39]，这种情况可能在样本收集、样本处理的过程中发生或在样本处理之后发生。出现这种情况时，了解患者的临床信息（年龄、免疫状态、伴发疾病、旅游和移民情况）是非常重要的。细胞内发现微生物提示真正的感染，反之如果未发现相应的炎性反应、坏死或在免疫正常个体没有出现细胞反应时，则提示污染。另外，还有一些指征可以区分感染和污染，包括：① 这种结构只在巴氏染色或Diff-Quik染色时出现，而不是两种染色时都出现。② 这种结构与固有的细胞物质位于不同的焦距平面，表明它们在不同时间沉积于载玻片上。③ 这种结构位于载玻片的边缘。

内源性结构或物质

血液如红细胞类似肺孢菌包囊（图13-87），Leisegang 环/小体类似真菌（图13-88），血小板可类似寄生虫。

钙化和砂粒体类似寄生虫卵和（或）真菌

晶体，如尿液晶体类似寄生虫卵

黏液，如柯斯曼螺旋（curshmann spiruals）类似蠕虫

纤毛细胞变性裂解形成的无核纤毛丛（ciliocytophthoria）类似纤毛寄生虫

退化细胞（如中性粒细胞细胞溶解和退化类似毛滴虫）

外源性结构或物质

空气传播真菌如链格孢菌属污染物（图13-89）

植物材料，如asterosclerid（图13-90）和毛状体（图13-91）污染物

花粉颗粒（图13-92）和孢子可能类似酵母和卵

植物性物质，可能类似蠕虫和（或）挖空细胞

藻类如丝藻属、硅藻类

节肢动物和微观动物，如地毯甲虫附件、尘螨、水生昆虫、轮虫

纤维、线和缝合材料，可能类似蠕虫

粉尘和粉，可能类似孢子或卵

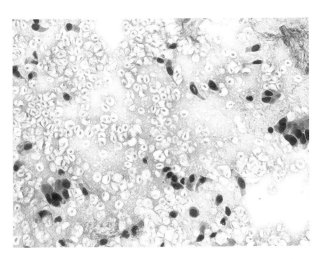

图13-87 支气管刷样本中的红细胞类似肺孢菌包囊（巴氏染色；中倍）

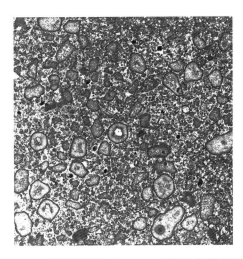

图13-88 血肿内的Leisegang环/小体类似于真菌（HE染色；中倍）

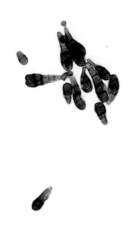

图13-89　链格孢属的棕色、棒状、有隔膜大分生孢子，空气中存在，易污染样本（乳醇酚棉蓝染色，Lactol Phenol Cotton Blue；高倍）

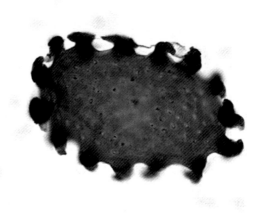

图13-90　Asteroslcereid 植物污染物（巴氏染色；高倍）

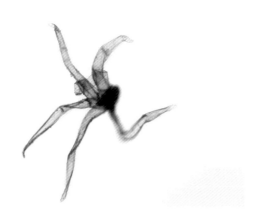

图13-91　毛状体植物附属器（trichome plant apperdage）（巴氏染色；高倍）

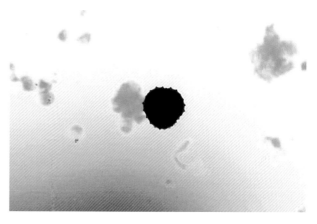

图13-92　BAL样本中可折射荚膜的花粉颗粒（六胺银染色；中倍）

参考文献

1. Powers CN. Diagnosis of infectious diseases: A cytopathologist's perspective. Clin Microbiol Rev, 1998, 11: 341-365.

2. Atkins KA, Powers CN. The cytopathology of infectious diseases. Adv Anat Pathol, 2002, 9: 52-64.

3. Pantanowitz L, Michelow P, Khalbuss WE. Cytopathology of Infectious Diseases. Springer, 2011.

4. Lang T, Khalbuss WE, Monaco SE, et al. Review of HIV-related cytopathology. Path Research Int, 2011.

5. Sangoi AR, Rogers WM, Longacre TA, et al. Challenges and pitfalls of morphologic identification of fungal infections in histologic and cytologic specimens: A ten-year retrospective review at a single institution. Am J Clin Pathol, 2009, 131: 364-375.

6. Takeuchi T, Fujii A, Okumiya T, et al. The study of cytopathological aspects induced by human cytomegalovirus infection. Diagn Cytopathol, 2004, 31: 289-293.

7. Onuma K, Crespo MM, Dauber JH. Disseminated nocardiosis diagnosed by fine-needle aspiration biopsy: Quick and accurate diagnostic approach. Diagn Cytopathol, 2006, 34: 768-771.

8. Gupta N, Arora SK, Rajwanshi A. Histoplasmosis: Cytodiagnosis and review of literature with special emphasis on differential diagnosis on cytomorphology. Cytopathology, 2010, 21: 240-244.

9. Bhambhani S, Kashyap V. Amoebiasis: Diagnosis by aspiration and exfoliative cytology. Cytopathology, 2001, 12: 329-333.

10. Kumar PV, Omrani GH, Saberfirouzi M: Liver fine needle aspiration findings in 23 cases presenting with a fever of unknown origin. Acta Cytol, 1996, 40: 263-268.

11. Kumar B, Karki S, Yadava SK. Role of fine needle aspiration cytology in diagnosis of filarial infestation. Diagn Cytopathol, 2011, 39: 8-12.

12. Martínez-Giron R, Doganci L, Ribas A. From the 19th century to the 21st, an old dilemma: Ciliocytophthoria, multiflagellated protozoa, or both? Diagn Cytopathol, 2008, 36: 609-611.

13. Hadziyannis E, Yen-Lieberman B, Hall G. Ciliocytophthoria in clinical virology. Arch Pathol Lab Med, 2000, 124: 1220-1223.

14. Gupta M, Venkatesh SK, Kumar A. Fine-needle aspiration cytology of bilateral renal malakoplakia. Diagn Cytopathol, 2004, 31: 116-117.

15. Naimey GL, Wuerker RB. Comparison of histologic stains in the diagnosis of Pneumocystis carinii. Acta Cytol, 1995, 39: 1124-1127.

16. Silverman JF. Fine needle aspiration cytology of cat scratch disease. Acta Cytol, 1985, 29: 542-547.

17. Caponetti GC, Pantanowitz L, Marconi S. Evaluation of immunohistochemistry in identifying Bartonella henselae in cat-scratch disease. Am J Clin Pathol, 2009, 131: 250-256.

18. Stanley MW, Steeper TA, Horwitz CA. Fine-needle aspiration of lymph nodes in patients with acute infectious mononucleosis. Diagn Cytopathol, 1990, 6: 323-329.

19. Caponetti G, Pantanowitz L. HIV-associated lymphadenopathy. Ear Nose Throat J, 2008, 87: 374-375.

20. Braz-Silva PH, Magalhães MH, Hofman V. Usefulness of oral cytopathology in the diagnosis of infectious diseases. Cytopathology, 2010, 21: 285-299.

21. Sah SP, Mishra A, Rani S, et al. Cervicofacial actinomycosis: Diagnosis by fine needle aspiration cytology. Acta Cytol, 2001, 45: 665-667.

22. Deshpande AH, Munshi MM. Rhinocerebral mucormycosis diagnosis by aspiration cytology. Diagn Cytopathol, 2000, 23: 97-100.

23. Gori S, Scasso A. Cytologic and differential diagnosis of rhinosporidiosis. Acta Cytol, 1994, 38: 361-366.

24. Schnadig VJ, Rassekh CH, Gourley WK. Allergic fungal sinusitis. A report of two cases with diagnosis by intraoperative aspiration cytology. Acta Cytol, 1999, 43: 268-272.

25. Rivasi F, Longanesi L, Casolari C, et al. Cytologic diagnosis of Acanthamoeba keratitis. Report of a case with correlative study with indirect immunofluorescence and scanning electron microscopy. Acta Cytol, 1995, 39: 821-826.

26. Kumar N, Jain S. Aspiration cytology of focal xanthogranulomatous pyelonephritis: A diagnostic challenge. Diagn Cytopathol, 2004, 30: 111-114.

27. Cimbaluk D, Pitelka L, Kluskens L, et al. Update on human polyomavirus BK nephropathy. Diagn Cytopathol, 2009, 37: 773-779.

28. Waugh MS, Perfect JR, Dash RC. Schistosoma haematobium in urine: Morphology with ThinPrep method. Diagn Cytopathol, 2007, 35: 649-650.

29. Muir SW, Murray J, Farquharson MA, et al. Detection of cytomegalovirus in upper gastrointestinal biopsies from heart transplant recipients: Comparison of light microscopy, immunocytochemistry, in situ hybridization, and nested PCR. J Clin Pathol, 1998, 51: 807-811.

30. Senturk O, Canturk Z, Ercin C, et al. Comparison of five detection methods for Helicobacter pylori. Acta Cytol, 2000, 44: 1010-1014.

31. Marshall JB, Kelley DH, Vogele KA. Giardiasis: Diagnosis by endoscopic brush biopsy of the duodenum. Am J Gastroenterol, 1984, 79: 517-519.

32. Huppmann AR, Orenstein JM. Opportunistic disorders of the gastrointestinal tract in the age of highly active antiretroviral therapy. Hum Pathol, 2010, 41: 1777-1787.

33. Gupta RK, Naran S, Lallu S, et al. Cytologic diagnosis of molluscum contagiosum in scrape samples from facial lesions. Diagn Cytopathol, 2003, 29: 84.

34. Malik A, Bhatia A, Singh N, et al. Fine needle aspiration cytology of reactions in leprosy. Acta Cytol, 1999, 43: 771-776.

35. EL Hag IA, Fahal AH, Gasim ET. Fine needle aspiration cytology of mycetoma. Acta Cytol, 1996, 40: 461-464.

36. Dabiri S, Hayes MM, Meymandi SS, et al. Cytologic features of "dry-type" cutaneous leishmaniasis. Diagn Cytopathol, 1998, 19: 182-185.

37. Martínez-Girón R, Ribas-Barceló A. Erythrocytes as fungus like artifacts in pulmonary cytology. Acta Cytol, 2007, 51: 247-248.

38. Martínez-Girón R, González-López JR, Esteban JG, et al. Worm-like artifacts in exfoliative cytology. Diagn Cytopathol, 2006, 34: 636-639.

39. Martínez-Girón R. Beware of contaminants on cytological smears. Diagn Cytopathol, 2010, 38: 233.

（王　云译，罗　兵、赵澄泉 审校）

第十四章

分子生物学技术在细针穿刺（FNA）细胞病理学中的应用

杨怀涛（Huaitao Yang） 赵澄泉（Chengquan Zhao）

近10年来，人类基因工程、癌基因及肿瘤抑制基因的信息途径、新一代基因测序等分子生物学技术的进展日新月异，这些研究成果已经逐渐地应用于实验室检测、分子病理学的诊断及肿瘤的靶向治疗中。细胞病理学也从分子生物学这一崭新的高科技领域的发展中获益。

细针穿刺（FNA）样本在许多情况下和组织活检样本具有同样的诊断价值。大量研究表明FNA样本可用于许多实验室辅助检测技术，如免疫组化和分子生物学检测，不仅用于诊断，也可用于判断预后和指导临床治疗。在日益强调个体化治疗的现代医学模式下，肿瘤病理诊断对病理医生是一个很大的挑战。对细胞病理学而言，样本的质和量不再像过去一样只需要满足于完成普通细胞学诊断的需求，而是还要满足分子生物学检测的要求。若FNA获得的细胞学样本量不足，则可能无法进行分子生物学检测。所以，在样本较少的情况下，如何正确选择包括分子生物学在内的辅助检查内容，也是细胞病理医生应该充分考虑的问题。细胞实验室要制备优质的细胞学涂片，且病理医生应在了解临床信息的基础上仔细辨识细胞形态，再精准地选择简要的免疫组化项目，以达到最终正确诊断的目的。现在FNA样本的分子生物学检测技术已应用于许多肿瘤的诊断和治疗的指导，如肺癌、甲状腺肿瘤、肾肿瘤、淋巴造血系统肿瘤、胰腺肿瘤及软组织肿瘤等。但是目前最常利用分子生物学检测的肿瘤是肺癌和甲状腺肿瘤，分子生物学检测在这两大领域已达到

标准化和统一化，所以本章将重点介绍分子生物学检测在这两个领域中的应用。

第一节 肺部肿瘤分子生物学检测

一、提要

■ 晚期非小细胞肺癌（NSCLC）是癌症相关死亡的首要原因。

■ 50%以上的非小细胞肺癌有表皮生长因子受体（EGFR）的表达。EGFR表达与患者的不良预后相关。EGFR受体和其家庭成员是靶向治疗的最主要的靶受体，触发一种"癌源休克"并引起下源性信号的衰变及凋亡信号的形成。

■ 两个EGFR靶向的小分子抑制剂吉非替尼（gefitinib）（又名易瑞沙、阿斯利康，2003年5月FDA批准）和厄洛替尼（erlotinib）（又名特罗凯，2004年11月FDA批准）作为治疗对常规化疗无效的晚期非小细胞肺癌患者，下一代新药也正在面市。

■ 早期临床资料表明，10%的非小细胞肺癌患者对吉非替尼和厄洛替尼的靶向治疗有很好的反应。这部分肿瘤见于特定的人群（如非吸烟者、年轻女性、亚洲东部人群、具有细支气管肺泡组织学特点的肺癌），有特定的TKI敏感性突变。

■ 分子分析表明，在大多数情况下，对靶向治

疗有很好反应的患者具有特定的 *EGFR* 基因突变，即TKI敏感性突变。外显子19在747-750的缺失者占45%，外显子21在L858R点突变占40%～45%，余下10%的突变涉及到外显子18和20。

　　■ EGFR激酶域的突变高度激活该激酶，并且赋予依赖突变激酶的非小细胞肺癌瘤细胞以生存能力。

二、概述

　　无论男性或女性，肺癌是世界上最常见的致死性恶性肿瘤。目前重点强调如何对高危人群进行早期诊断，如何选择适当有效的治疗方案。小细胞肺癌在肺癌中约占20%，大细胞癌和未分化癌占9%。在男性，鳞状细胞癌占所有肺癌的44%，腺癌占28%。在女性，鳞状细胞癌占所有肺癌的25%，腺癌占42%。虽然大多数肺癌与吸烟有关，但约15%的肺癌（多为腺癌）发生在未吸烟的患者。

　　现在强调的肺癌个体化治疗（personalized therapy）的成功与否取决于许多因素。病理医生或分子病理医生如何将常规组织学、细胞学的诊断与分子生物学检测结果相结合作出肿瘤的临床病理诊断，对个体选择最适当的治疗方案起到至关重要的作用。为了统一标准，美国病理学家学会（CAP）联合国际肺癌学会（IASLC）及美国分子病理学会，于2013年4月3日，正式发布了肺癌患者的分子生物学检测指南[1]。

三、肺非小细胞癌分子生物学的异常变化

　　在过去的十年中，肺癌的研究已经取得了实质性的进展。分子靶向治疗广泛应用于肺癌临床，针对患病个体有选择地用药，特别是对肺非小细胞癌的治疗卓有成效，因为肺非小细胞肺癌的分子生物学信号途径已经基本研究清楚。在肺腺癌中，至少有两个不同的主要途径已经明确，即KRAS信号的活化和EGFR信号的激活。

无吸烟者或轻度吸烟者的肺腺癌特点

　　无吸烟者或轻度吸烟者的肺腺癌有高频率的癌基因异常，包括 *EGFR* 和HER2受体酪氨酸激酶（TK）域活化和EML4-ALK的活化。鳞状细胞癌的分子生

物学异常有 EGFRⅧ缺失的外显子2～7，*DDR2* 突变和 *FGFR1*（8p12）基因扩增。其他的基因异常包括：*PIK3CA* 基因突变和扩增，*MET* 扩增（7q21-q31），以及 *AKT1* 并 *MAP2K1* 基因突变。现将最常见的临床相关的突变简述如下。

EGFR基因突变

　　EGFR分子异常在非小细胞肺癌中是很常见的[2]，包括基因活化突变、基因扩增，以及蛋白质和其配体的过度表达。*EGFR* 受体基因突变发生在约24%的肺腺癌，而非吸烟者腺癌可高达60%。TK域的前4个外显子（外显子18～21）的突变最常见。其中，最常见的基因突变发生在第19外显子缺失和错义突变（占所有突变的44%），其次是发生在外显子21的突变（41%）。约5%是在外显子20发生的重复或插入突变，此外为罕见的其他部位的错义突变。*EGFR* 突变主要发生于腺癌（约20%～48%），约2%发生在其他的非小细胞肺癌组织学亚型。不吸烟者 *EGFR* 突变概率较高，约为54%；吸烟者突变概率较少，约为16%。女性患者高于男性患者（女性49%，男性19%）。如果要用"选择表皮生长因子受体激酶抑制剂（TKI）"来治疗肺癌患者，则表皮生长因子受体基因突变状况是最重要的参考标准。

常见的对TKI药物敏感的EGFR突变 [3]

外显子18（5%）

G719S, G719A, V689M, N700D, E709K/Q, S720P

外显子19（45%）

ΔE746-A750, ΔE746-T751, ΔE746-A750 (ins RP), ΔE746-T751 (ins A/I), ΔE746-T751 (ins VA), ΔE746-S752 (ins A/V), ΔL747-E749 (A750P), ΔL747-A750 (ins P), ΔL747-T751, ΔL747-T751 (ins P/S), ΔL747-S752, ΔL747-752 (E746V), ΔL747-752 (P753S), ΔL747-S752 (ins Q), ΔL747-P753, ΔL747-P753 (ins S), ΔS752-I759

外显子20（<1%）

V765A, T783A

外显子21（40%～45%）

L858R(40%～45%), N826S, A839T, K846R, L861Q, G863D

常见的对TKI药物有耐药的*EGFR*突变[3]

外显子19（<1%）

D761Y

外显子20（5%）

T790M (50%)*, D770_N771 (ins NPG), D770_N771 (ins SVQ), D770_N771 (ins G), N771T, V769L, S768I

HER2突变

肺癌样本HER2/neu异常包括：基因突变、基因扩增和蛋白过度表达。*HER2*基因突变主要见于亚洲人和不吸烟的肺癌患者，见于2%的腺癌，主要发生在20外显子。*HER2*基因扩增见于2%~4%的非小细胞肺癌和4%腺癌。

ALK融合基因

现已明确ALK的异常表达见于部分肺腺癌病例，包括异常的融合基因转录子形成与相继的细胞的恶性转变[4]。这些ALK异常是由于位于染色体2p21的*EML4*基因和位于2p23.7EML4-ALK的*ALK*基因由反转易位而形成转录子，进而引起细胞的恶性转变活动。至少7%的肺腺癌患者可检测到EML4-ALK易位，它与肿瘤的早期发生有关，尤其是对从不吸烟或有过少量吸烟的患者。EML4-ALK易位/重排多见于实体型腺癌、印戒细胞癌，但也可见于腺管腺癌和筛状腺癌。检测EML4-ALK易位的标准方法是采用FDA批准的用双色断裂分离探针的荧光原位杂交（FISH）方法。如果超过15%的肿瘤细胞具有分开信号，即可诊断为EML4-ALK易位/重排，FISH结果阳性。有一些报告表明，免疫组化法（IHC）可以筛选评估EML4-ALK是否融合。

BRAF和KRAS基因突变

*BRAF*致癌基因可以被基因点突变激活，特别是在肺腺癌（1%~3%）。在肺癌组织中检测到的最常见的BRAF突变是Val600Glu（V600E）突变。V600E定位于外显子15，该突变是*EGFR*和*KRAS*基因突变相互除外（即两者互相不兼有）的基因突变。*KRAS*突变多见于有吸烟史的肺腺癌患者（约30%），常出现在密码子12，13，61和外显子2。*KRAS*突变很少出现于有*EGFR*突变的肿瘤。*KRAS*突变被认为是不适合做靶向治疗的基因突变[5,6]。因此，最近的研究多侧重于KRAS的下游通路，即RAF / MEK/ERK，作为治疗肺癌的潜在的治疗目标。

FGFR1扩增

FGFR1是成纤维细胞生长因子受体（FGFR）跨膜的酪氨酸激酶（TK）部分，它包括4个激酶的成员（FGFR-1，2，3，4）。FGFR1扩增（染色体8p11-12）是肺癌的一个起始驱动事件，主要见于鳞状细胞癌（约20%），也见于非小细胞肺癌和腺癌（1%~3%）。目前，评估FGFR1扩增拷贝数的首选方法是FISH。

DDR2突变

DDR2的*TK*基因突变发生在4%的肺鳞状细胞癌，见于其激酶结构域和其他区域的蛋白质序列中，没有热点突变。这使得检测该基因突变更具有挑战性。DDR2-突变细胞系研究发现，具有DDR2-突变的肿瘤细胞系对达沙替尼（dasatinib）治疗敏感。

PIK3CA突变和扩增

在非小细胞肺癌，拷贝数增益是PIK3CA一种常见的异常，主要见于鳞状细胞癌（33%~35%）。相比而言，PIK3CA拷贝数增益在腺癌较少见（2%~6%）。在非小细胞肺癌，PI3K和其下游途径的PTEN、mTOR及AKT是潜在的靶向治疗的热点，使用其相应的靶向抑制剂治疗非小细胞肺癌的临床试验正在进行中[7]。

四、非小细胞肺癌细胞样本的分子检测

现以美国病理学家学会（CAP）、国际肺癌学会（IASLC）及分子病理学会于2013年4月3日联合发布的肺癌患者分子生物学检测指南为蓝本，简要介绍肺癌细胞样本的分子检测要点[1]。

（一）患者选择

建议对肺腺癌和含有腺癌成分的混合肺癌患者进行EGFR和ALK检测。在选择表皮生长因子受体酪氨酸激酶抑制剂的治疗对象时，不应该将具有某些临床特征的肺腺癌患者排除掉。在细胞含量有限的（如粗针活检或细针穿刺）鳞状细胞癌或小细胞癌样本中，当无法确定是否兼有确切的腺癌成分时，可进行EGFR和ALK检测。在选择样本时，患者的临床情况（如年龄小、缺乏吸烟史）可能更具参考价值。

无论是原发肿瘤（包括单灶或多原发灶）或转移灶，都必须经分子生物学方法检测EGFR和ALK状态之后才能确定初始治疗方案。肺部多发癌灶，若组织学类型相同，则无需重复检测。

（二）何时检测*EGFR*突变和ALK重排

在第一次组织病理学诊断时已经是处在晚期的患者（Ⅳ期，AJCC第7版TNM分期系统），*EGFR*基因突变和ALK重排检测最有必要。另外，在初次组织病理学诊断时没有进行EGFR和ALK分子检测，但现在伴有癌症复发或进展的患者，*EGFR*基因突变和ALK重排检测也有必要。对处于Ⅰ，Ⅱ，Ⅲ期肺癌的患者也可进行EGFR和ALK检测，这部分患者是否实施检测可由各实验室和相关的肿瘤科医生决定。

（三）样本处理

用福尔马林固定石蜡包埋（FFPE）的样本、新鲜样本、冷冻样本或酒精固定的样本都可应用PCR方法对*EGFR*突变进行检测。但是，必须强调绝对避免选用经酸性固定剂、重金属固定剂处理过的样本或脱钙样本进行EGFR检测，因为这些情况下DNA已经被严重地破坏。FDA推荐用FISH方法来检测ALK重排，作为选择肺癌患者可否用ALK抑制剂治疗的筛选方法。免疫化学染色也可以作为一种筛查办法。但是，不建议用RT-PCR替代FDA批准的FISH法。

足量的细胞学样本才可能用于EGFR和ALK检测，因此，细胞病理学家要确定样本是否足够制作细胞块（cell block）以供分子生物学检测。当然，细胞病理学家也必须要评估细胞块中的癌细胞成分所占的比例（％）和由细胞学样本抽提出DNA的数量和质量：DNA的量是否足够，DNA的纯度是否达到分子生物学实验室的标准。

（四）其他的分子生物学测试

在EGFR和ALK检测的同时可进行*KRAS*基因突变检测，因为*KRAS*基因突变分析也可用于选择TKI靶向治疗肺癌。但是，*KRAS*基因突变不应该作为采用TKI治疗的唯一首选决定因素，必须强调，在肺腺癌分子生物学检测中，EGFR检测是第一位的——优先于其他分子标志物检测，其次是ALK检测，最后才是其他分子标记。

（五）细胞学样本的分子测试

细胞学样本（包括FNA穿刺、支气管刷检、支气管灌洗液及胸腹腔积液等样本）的固定剂通常是醇类，这是最佳的保存核酸的方法。若细胞学样本量足够多，可离心后将沉渣进一步做成细胞块，经福尔马林固定、脱水、浸蜡、包埋后制作石蜡切片。虽然组织学样本是最好的分子检测材料，但是细胞量丰富的细胞学样本也可以成功地用于分子生物学检测。

有两点需要注意：其一，需要慎重考虑检测项目的优先顺序，即防止样本被相对不重要的测试技术消耗掉，之后无法进行更重要项目的检测；其二，病理学家应判断样本中恶性细胞量是否足够，是否可供提取足量的肿瘤细胞核酸。

第二节 甲状腺肿瘤分子生物学检测

一、提要

■ 激活MAPK和PI3K-AKT信号转导通路，在甲状腺癌的发生和发展中起到重要的作用。

■ 甲状腺癌具有异常的特征性改变的基因外显子表达谱。

■ 在甲状腺癌具有多种癌基因突变，常见的突变机制有两种：① 点突变，如*RAS*和*BRAF*基因；② 染色体重排，如RET/PTC和PAX8/PPARγ。

■ 用分子生物学方法检测基因表达谱及癌基因突变以辅助诊断甲状腺结节细针穿刺样本，有助于良恶性的判别。

二、前言

甲状腺癌是内分泌器官最常见的恶性肿瘤之

一，绝大多数甲状腺癌由甲状腺滤泡上皮细胞发生，3%~5%起源于滤泡旁细胞或C细胞。甲状腺癌可大致分为：分化良好的甲状腺乳头状癌或滤泡状癌、低分化癌和间变性（未分化）癌。

甲状腺结节多数为良性，临床面临的挑战是如何准确快速地识别甲状腺结节的良恶性，细针穿刺是最常用的优先识别办法。在许多情况下，细胞学诊断甲状腺新生物对病理医生都是一个挑战，因为大多数甲状腺新生物都具分化程度很高这一相同的特点。FNA采集到高质量的细胞学样本，是做出细胞学诊断的最重要的前提条件之一。目前，甲状腺细胞学的诊断已经普遍采用2010年发表的"*Bethesda* 甲状腺细胞学报告系统"[8]。在该甲状腺细胞学报告系统中，甲状腺结节的FNA细胞学诊断被分为以下几个类别：① 良性，恶性危险性 0~3%；② 意义不明的非典型性或意义不明的滤泡病变（AUS/FLUS），恶性危险性 5%~15%；③ 滤泡新生物，恶性危险性15%~30%；④ 怀疑恶性，恶性危险性60%~75%；⑤ 恶性，恶性危险性97%~99%。在日常诊断工作中，很多临床医生习惯将2, 3, 4称作"不确定性（indeterminate）"。对这些"不确定性"的细胞学诊断病例，分子生物学检测发挥了极其重要的作用。目前流行的分子生物学检测方法主要有两种：① Afirma 公司开发的Gene Expression Classifier（Afirma GEC），具有较高的阴性预测值（NPV）；② 癌基因突变检测，具有较高的阳性预测值（PPV）。后者既有公司开发的检测试剂盒，也有病理学临床实验室自己开发的检测方法。以下将一一介绍。

三、Afirma 公司开发的Gene Expression Classifier（Afirma GEC）[9-11]

Afirma基因表达分类（GEC）的开发目的：当甲状腺结节FNA穿刺诊断为"不确定性"的结果时，如何判断良性。即确定这些甲状腺结节是真正的良性结节（真阴性，无肿瘤），能有较高的阴性预测值（NPV）。Afirma GEC 最主要的目的是让良性的甲状腺结节避免不必要的外科手术。

（一）Afirma GEC的工作流程

• FNA 细针穿刺 → 样本置于RNA protect保存液（Qiagen, Valencia, CA）→使用AllPrep Micro Kit（Qiagen）提取RNA → PCR 扩增cDNA → 加样于Afirman 客户设计的microArray（Affymetrix, Santa Clara, CA）→ 基因表达谱结果（"外显子阵列"chip，由探针选择区组成）→ GEC 软件分析并报告结果

在一个"外显子阵列的chip"上有上百万个外显子选择区，其表达谱包括由以下的事件引起的改变：外显子跳跃，内含子保留，相互排斥的外显子的使用，替换启动子的使用，替换多聚腺苷酸化，选择性剪接供体/受体的部位在25bp内的变化。

在室温下，由FNAs抽吸来的细胞学样本可以在RNA protect中保留稳定的RNA长达6天。而且，已证明GEC技术在整个检测的过程中重复性极高，从FNA收集、运输和RNA提取chip的杂交，直到最后GEC的结果分析。FNAs采集的甲状腺细胞学样本一般都含有污染的外周血液，若后者含量不超过83%，则不影响GEC的检测效果。但是，当污染的外周血液过高时，有时能导致GEC假阳性结果。

（二）Afirma® GEC在细胞学的应用

使用Afirma® GEC基因表达谱可以把经FNA细胞学诊断为"不确定性"的甲状腺结节，明确的分为"良性"或"怀疑恶性"甲状腺结节。Afirma® GEC表达为"良性"的结节不需进行外科手术，表达为"怀疑恶性"的结节则需要进行外科手术。

对FNA诊断为"不确定性"的甲状腺结节时，GEC的阴性预测值（NPV）大于94%，即基本等同于FNA细胞学诊断为良性的甲状腺结节。但是，细胞病理学诊断为"可疑恶性"的甲状腺结节，GEC的阴性预测值（NPV）降至85%，其敏感性为92%，尽管意味着恶性肿瘤的风险从62%降低至15%，但对这些FNA细胞学诊断为"可疑恶性"的甲状腺结节，其GEC的应用价值已大大降低，而必须通过外科手

术活检才能区分其良恶性。

当甲状腺结节的细胞病理学诊断为"恶性"的类别时，没必要进行Afirma GEC分子生物学检测。

四、癌基因突变检测

甲状腺细胞学样本分子生物学检测的另一种方法是检测癌基因突变。甲状腺癌的癌基因突变检测是基于对癌基因信息途径的全面理解的前提下开展的。众所周知，甲状腺肿瘤分子生物学改变涉及有丝分裂原激活的蛋白激酶（MAPK）通路和PI3K-AKT通路，其异常的分子生物学改变包括点突变或基因重排[12, 13]。已经证实70%以上的常见甲状腺癌（乳头状癌和滤泡癌）至少含有以下4种突变中的一种：*BRAF*、*RAS*、*RET/PTC*或*PAX8/PPARr*。其中，*BRAF*和*RAS*基因突变最为常见，*RET/PTC*和*PAX8/PPARr*为基因转位/基因重排改变。这4种基因突变和基因重排简介如下：

*RAS*基因突变

RAS家族含有HRAS、KRAS和NRAS。通常*HRAS*、*KRAS*和*NRAS*基因的激活点突变的*RAS*基因密码子是位于12、13和61。在甲状腺癌，*NRAS*的61位密码子和HRAS密码子61突变是最常见的。已经发现在各种不同的甲状腺肿瘤都可以出现 *RAS*突变，包括：10%~20%的乳头状癌，40%~50%的滤泡癌，20%~40%的低分化和未分化癌，以及20%~40%的良性滤泡腺瘤。此外，*RAS*基因突变也出现在去分化癌。

*BRAF*突变

*BRAF*最常见的激活机制是点突变，发生在核苷酸位置1799，由此导致在600处缬氨酸-谷氨酸替换（Val600Glu）。此类*BRAF*突变见于：40%～45%的甲状腺乳头状癌（通常见于典型的乳头状癌和高细胞状乳头状癌），20%~40%的低分化甲状腺癌，以及30%~40%的甲状腺未分化癌。滤泡型乳头癌较为罕见*BRAF*突变。

PAX8/PPARγ重排

PAX8/PPARγ重排导致形成嵌合的PAX8/PPARγ蛋白，但其转化活性的机制尚未完全明了。

PAX8/PPARγ可见于：30%~35%的滤泡性甲状腺癌，2%~13%的滤泡性腺瘤，以及1%~5%的滤泡性乳头状癌。PAX8/PPARγ重排和*RAS*癌基因点突变很少出现在同一肿瘤。

RET/PTC和TRK重排

RET/PTC是在甲状腺乳头状癌中发现的染色体重排现象，其中，最常见的两种重排类型是RET/PTC1和RET/PTC3，属于臂内重排，即其转位发生于10号染色体的长臂内。而最近发现的RET/PTC2和9个类型的RET/PTC重排却是由位于不同染色体上的基因和RET融合重排。RET/PTC克隆性重排在甲状腺乳头状癌中的发生频率存在地域差异，或可见于10%~20%的甲状腺乳头状癌。RET/PTC克隆性重排有一定的特异性，良性甲状腺肿瘤没有RET/PTC重排。

甲状腺乳头状癌中发生的另一类染色体重排是神经营养酪氨酸受体激酶基因，即NTRK1。据报道，10%~15%的甲状腺乳头状癌存在*NTRK1*基因即TRK重排。

五、细针穿刺样本的分子生物学检测在甲状腺癌诊断中的应用

分子生物学检测对FNA 细胞学结果为"不确定性"甲状腺结节样本的良恶性评断极其有用，包括意义不明的非典型性、意义不明的滤泡病变——AUS/FLUS、滤泡新生物及怀疑恶性。

（1）对FNA细胞学结果为"不确定性"的甲状腺结节样本做*BRAF*，*RAS*，*Pax8*和*PTC*的分子生物学检测。比如*BRAF*突变分析，若结果为阳性，几乎可以诊断为乳头状癌，即乳头状癌的机会> 99%。更重要的是，所有FNA细胞学结果为"不确定性"的甲状腺样本中BRAF阳性反应的样本数量比例可达到15%～40%，因此，*BRAF*突变检测对这些"不确定性"的甲状腺结节具有相当大的辅助诊断价值。另外，*BRAF*基因突变的存在与否，对甲状腺肿瘤的预后和治疗也有重要的预示作用：*BRAF*突变的甲状腺乳头状癌更具有侵袭性，预后更差，复发时对放射性碘的反应性差。

（2）在FNA细胞学结果为"不确定性"类别的甲状腺细胞样本（如不能确定意义的异型性细胞和不能确定意义的异型性滤泡细胞），*RAS*基因点突变的（癌症）阳性预测值为74%~87%。

（3）RET / PTC和PAX8/PPARγ重排的阳性预测值极其可靠，检测重排可以提高穿刺细胞学样本诊断的精确性，RET / PTC或PAX8/PPARγ阳性重排几乎100%就是甲状腺恶性肿瘤。

六、其他肿瘤分子生物学检测

其他肿瘤的分子生物学诊断也正在开发研制中，如*RAS*和*GNAS*的突变检测用于胰腺肿瘤的诊断，FISH检测染色体易位用于淋巴瘤诊断，FISH检测染色体易位用于软组织肉瘤的诊断，肿瘤抑制基因检测用于乳腺肿瘤的诊断等。鉴于篇幅有限，在此不再叙述。

七、分子生物学检测的常用的技术（图14-1~图14-4）

分子生物学检测的技术很多，而且可靠，针对基因的热点突变、缺失与插入、基因重排转位及基因扩增等可由不同的技术检测。其中包括：PCR扩增，熔点曲线分析，FISH，桑格测序，焦磷酸测序等。分子生物学技术日新月异，最近由生命技术公司Ion TORREN新推出的下一代测序技术（next generation sequencing，NGS）如PGM, Ion Proton正以一日千里的速度用于肿瘤的诊断及预后。细胞学方法有其独特性，如创伤性小、取样可靠、样品新鲜、固定剂的多样性等，这些独特性使得细胞学的样本成为了极受分子生物学检测青睐的生物学样品之一。毫无疑问，分子生物学检测在病理学尤其是细胞病理学诊断中充当了一个重要的角色，其作用的重要性堪比现在每日必用的免疫组化技术，它将会逐渐成为病理学诊断极其重要的组成部分。

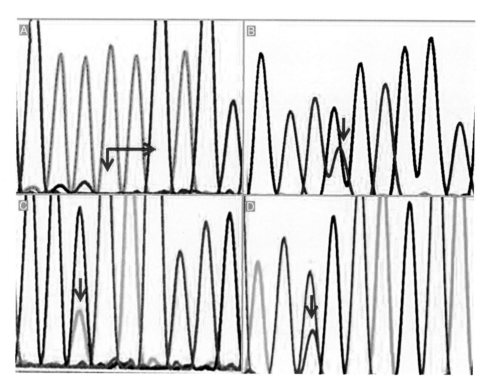

图14-1 桑格测序在细胞病理学的应用

A. 非小细胞肺癌，EGFR exon 19 p.pL746_S750del

B. 非小细胞肺癌，KRAS p.G12C, c.36G>T

C. 非小细胞肺癌，EGFR exon 20 p.G779D

D. 非小细胞肺癌，EGFR exon 21 p.P848L

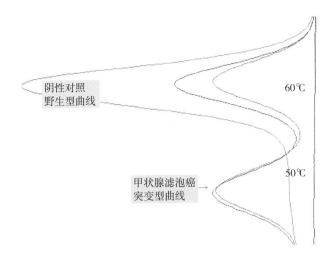

图14-2 **熔点曲线在细胞病理学的应用**
甲状腺滤泡癌：*NRAS* 61突变，熔点曲线分析

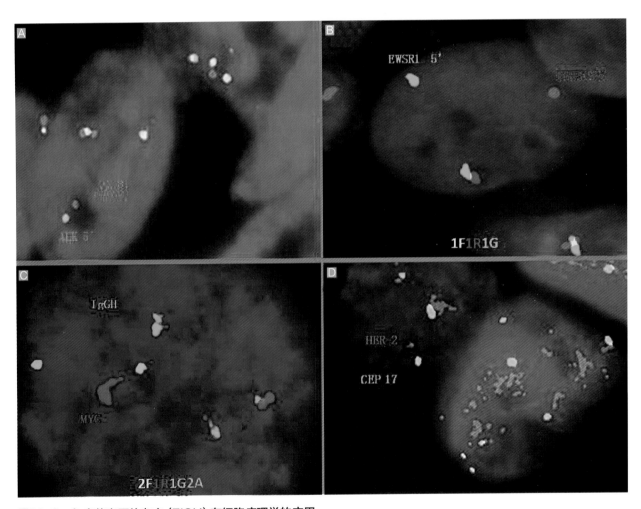

图14-3 **免疫荧光原位杂交（FISH）在细胞病理学的应用**

A. ALK 阳性肺癌-FISH：LSI ALK 2p23 Alk 双色断裂分离重排探针（dual color break-apart rearrangement probe）

B. EWSR1阳性Ewing 肉瘤-FISH：EWSR1（22q12）双色断裂分离探针（dual color, break apart）(EWSR1 = Ewing 肉瘤断裂分离点区1）

C. IGH-MYC t(8;14) by FISH, Burkitt 淋巴瘤 - IGH/MYC/CEP 8 三色双融探针（Tri-Color Dual Fusion）

D. Her2 (PathVysion HER-2 DNA Probe)-FISH: *HER-2/neu* 基因扩增

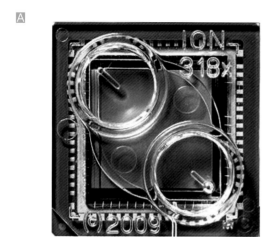

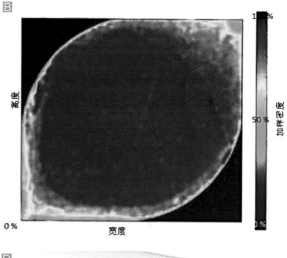

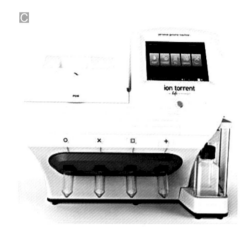

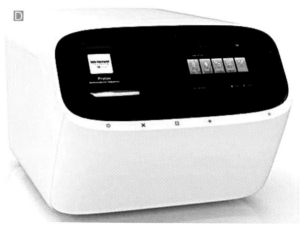

图14-4　新一代测序仪外观

A. 未加样的 Ion 318 Chip

B. 以加样的 Ion 318 Chip扫描后

C. Ion Torrent™ PGM™　新一代测试仪外观

D. Ion Torrent™ Proton™　新一代测试仪外观

参考文献

1. Lindeman NI, Cagle PT, Beasley MB, et al. Molecular testing guideline for selection of lung cancer patients for EGFR and ALK tyrosine kinase inhibitors: Guideline from the College of American Pathologists, International Association for the Study of Lung Cancer, and Association for Molecular Pathology. Archives of pathology & laboratory medicine, 2013, 137（6）: 828-860.

2. Mok TS, Wu YL, Thongprasert S, et al. Gefitinib or carboplatin-paclitaxel in pulmonary adenocarcinoma. The New England journal of medicine, 2009, 361（10）: 947-957.

3. Sharma SV, Bell DW, Settleman J, et al. Epidermal growth factor receptor mutations in lung cancer. Nature reviews Cancer, 2007, 7（3）: 169-181.

4. Shaw AT, Yeap BY, Mino-Kenudson M, et al. Clinical features and outcome of patients with non-small-cell lung cancer who harbor EML4-ALK. Journal of clinical oncology: Official journal of the American Society of Clinical Oncology. 2009, 27（26）: 4247-4253.

5. Reinersman JM, Johnson ML, Riely GJ, et al. Frequency of EGFR and KRAS mutations in lung adenocarcinomas in African Americans. Journal of thoracic oncology: official publication of the International Association for the Study of Lung Cancer, 2011, 6（1）: 28-31.

6. Jackman DM, Miller VA, Cioffredi LA, et al. Impact of epidermal growth factor receptor and KRAS mutations on clinical outcomes in previously untreated non-small cell lung cancer patients: Results of an online tumor registry of clinical trials. Clinical cancer research: An official journal of the

American Association for Cancer Research，2009，15（16）：5267-5273.

7. Chaft JE，Arcila ME，Paik PK，et al. Coexistence of PIK3CA and other oncogene mutations in lung adenocarcinoma-rationale for comprehensive mutation profiling. Molecular cancer therapeutics，2012，11（2）：485-491.

8. Ali SZ，Edmund S. Cibas The Bethesda System for Reporting Thyroid Cytopathology：Definitions，Criteria and Explanatory Notes. Springer，2010.

9. Alexander EK，Kennedy GC，Baloch ZW，et al. Preoperative diagnosis of benign thyroid nodules with indeterminate cytology. The New England journal of medicine，2012，367（8）：705-715.

10. Melillo RM，Santoro M. Molecular biomarkers in thyroid FNA samples. The Journal of clinical endocrinology and metabolism，2012，97（12）：4370-4373.

11. Ali SZ，Fish SA，Lanman R，et al. Use of the afirma（R）gene expression classifier for preoperative identification of benign thyroid nodules with indeterminate fine needle aspiration cytopathology. PLoS currents，2013，5.

12. Nikiforov YE，Nikiforova MN. Molecular genetics and diagnosis of thyroid cancer. Nature reviews Endocrinology，2011，7（10）：569-580.

13. Hassell LA，Gillies EM，Dunn ST. Cytologic and molecular diagnosis of thyroid cancers：Is it time for routine reflex testing? Cancer cytopathology，2012，120（1）：7-17.